第2版

アスレティック
リハビリテーション
ガイド

競技復帰・再発予防のための
実践的アプローチ

編集

福林　徹 早稲田大学名誉教授

武冨　修治 東京大学医学部整形外科講師

文光堂

執筆者一覧(掲載順)

福林 徹	早稲田大学スポーツ科学学術院名誉教授/東京有明医療大学特任教授
武冨修治	東京大学医学部整形外科
広瀬統一	早稲田大学スポーツ科学学術院
菅谷啓之	船橋整形外科病院スポーツ医学・関節センター
鈴木 智	船橋整形外科病院理学診療統括部
長澤 誠	宮崎大学医学部整形外科
石田康行	宮崎大学医学部整形外科
帖佐悦男	宮崎大学医学部整形外科
宮﨑茂明	宮崎大学医学部附属病院リハビリテーション部
落合 優	宮崎大学医学部附属病院リハビリテーション部
板倉尚子	日本女子体育大学健康管理センター
水石 裕	杏林大学医学部付属病院リハビリテーション室
金子雅明	株式会社キネティックアクト/日本テニス協会医事委員会/日本テニス協会強化本部テクニカルサポート委員会
眞鍋裕昭	徳島大学大学院医歯薬学研究部運動機能外科学
西良浩一	徳島大学大学院医歯薬学研究部運動機能外科学
後藤 強	徳島大学病院リハビリテーション部
佐藤正裕	八王子スポーツ整形外科リハビリテーションセンター
倉持梨恵子	中京大学スポーツ科学部スポーツ健康科学科
松浦由生子	早稲田大学スポーツ科学学術院
三富陽輔	独立行政法人日本スポーツ振興センター
金岡恒治	早稲田大学スポーツ科学学術院
山藤 崇	東京医科大学整形外科
青山倫久	AR-Ex 尾山台整形外科東京関節鏡センターリハビリテーション科
綿貫 誠	AR-Ex 尾山台整形外科東京関節鏡センター整形外科
内田宗志	産業医科大学若松病院整形外科
畑中仁堂	じんどう整骨院アスリート
奥脇 透	国立スポーツ科学センタースポーツメディカルセンター
松田直樹	株式会社ワイズスポーツ&エンターテイメント
加藤 基	帝京大学スポーツ医科学センター
平田昂大	慶應義塾大学體育會蹴球部
太田千尋	慶應義塾大学體育會蹴球部
古賀英之	東京医科歯科大学大学院医歯学総合研究科運動器外科学
今屋 健	関東労災病院中央リハビリテーション部
田中龍太	関東労災病院中央リハビリテーション部
木村由佳	弘前大学大学院医学研究科整形外科学講座
石橋恭之	弘前大学大学院医学研究科整形外科学講座
杉山恭二	大阪府立大学総合リハビリテーション学研究科
木村佳記	大阪大学医学部附属病院リハビリテーション部
中瀬順介	金沢大学医学部整形外科
村松僚太	金沢大学附属病院 リハビリテーション部
前 達雄	大阪大学大学院医学系研究科運動器スポーツバイオメカニクス学共同研究講座
中田 研	大阪大学大学院医学系研究科健康スポーツ科学(スポーツ医学)

小柳磨毅	大阪電気通信大学医療福祉工学部理学療法学科	宮本 亘	帝京大学医学部整形外科学講座
松下雄彦	神戸大学大学院整形外科	大桃結花	国立スポーツ科学センターアスリートリハビリテーション
荒木大輔	神戸大学医学部附属病院整形外科/日本バレーボール協会	能瀬さやか	東京大学医学部附属病院女性診療科・産科
田中 寛	Dr. KAKUKOスポーツクリニック/日本バレーボール協会	平井晴子	公益財団法人日本ラグビーフットボール協会
		能勢康史	NPO法人野球共育塾
清水 結	とつか西口整形外科スポーツ医学センター・稲波脊椎関節病院リハビリテーション科	原田 尭	横浜F・マリノスアカデミートレーナー
		土屋篤生	帝京平成大学現代ライフ学部経営マネージメント学科
馬越博久	八王子スポーツ整形外科リハビリテーションセンター	磯 あすか	フィジオセンター
寺本篤史	札幌医科大学医学部整形外科学講座	小泉圭介	株式会社Perform Better Japan
河合 誠	札幌医科大学附属病院リハビリテーション部	杉山ちなみ	株式会社リボンプロジェクト
中田周兵	横浜市スポーツ医科学センターリハビリテーション科	竹井 仁	首都大学東京大学院人間健康科学研究科理学療法科学域
佐保泰明	帝京大学医療技術学部スポーツ医療学科/スポーツ医科学センター	鈴木 岳.	株式会社R-body project
		高橋佐江子	国立スポーツ科学センターハイパフォーマンスジム
熊井 司	早稲田大学スポーツ科学学術院		
佐竹勇人	阪奈中央病院スポーツ関節鏡センターリハビリテーション科	財前知典	株式会社PTNEXT
		前田 弘	公益財団法人日本サッカー協会
澳 昂佑	四條畷学園大学	菊島良介	公益財団法人日本サッカー協会
田邊愛弓	阪奈中央病院スポーツ関節鏡センターリハビリテーション科	藤本英樹	東京有明医療大学保健医療学部鍼灸学科
		溝口秀雪	花田学園アスレティックトレーナー総括部
齋田良知	順天堂大学医学部整形外科・スポーツ診療科	並木磨去光	株式会社ナズー
秋吉直樹	おゆみの中央病院リハビリテーション部	桑原匠司	PHI Pilates Japan
安井洋一	帝京大学医学部整形外科学講座	枝 伸彦	早稲田大学スポーツ科学学術院
三木慎也	帝京大学医学部整形外科学講座	高尾美穂	アスリートヨガ事務局

第2版序文

2020年東京オリンピック・パラリンピック開催を目前に控え，国民のスポーツへの関心はますます高まりを見せています．スポーツ選手がより良いパフォーマンスを発揮するためには，外傷・障害を受けにくい身体づくり，治療・リハビリテーションによるスポーツ外傷・障害からのできるだけ早い復帰，再発予防などの医学的サポートが重要です．アスレティックトレーナーはスポーツ現場におけるこれらの実践者としてニーズは非常に高まっています．

本書の第1版が発行された2008年から10年が経過し，この間にスポーツ医学やアスレティックリハビリテーションの領域においても，近年さまざまな進歩がみられています．このような状況を背景として，内容の大幅な見直しを行い第2版として全面改訂して発刊する運びとなりました．

第2版ではスポーツ現場でのニーズの高い肩関節・肘障害，腰椎分離症や椎間板ヘルニアを含む腰痛症，鼠径部痛症候群を含む股関節障害，膝関節障害，足関節捻挫や足部のスポーツ障害の7つを中心として，特有の障害へのアプローチが必要な女性アスリートと成長期アスリートの項目を新たに加えました．また，現場で実践されている手技では，従来から用いられているインソール，鍼やスポーツマッサージなどの手技に加えて，比較的最近スポーツ現場に取り入れられている筋膜リリースやピラティス，ヨガなどを用いたアプローチについても項目を設けました．それぞれの項目は，現在スポーツ現場の第一線でご活躍のスポーツドクター・理学療法士・アスレティックトレーナーの先生方に執筆していただきました．また，各項目とも，写真や図を豊富に盛り込み，本書を参考にしていただくことで，すぐに現場で実践できるように工夫しています．

本書を，アスレティックトレーナーを目指す方々だけでなく，現役のトレーナー，スポーツドクターや理学療法士（を目指す方々），医学生，指導者など多くのスポーツ診療に携わる方々の手にとっていただき，スポーツ現場のリハビリテーションやスポーツ診療の一助としていただければ幸いです．より多くの人々がより楽しく安全にスポーツを行うこと，そしてアスリート達がよりハイレベルのパフォーマンスを発揮し，活躍することに，本書が少しでも貢献できることを願っております．

　2018年10月

武冨修治

福林　徹

第1版序文

　　アスレティックリハビリテーションは，1990年以降急速に発達した分野です．この分野はリハビリテーションの専門家である整形外科医や理学療法士（PT）のみならず，鍼灸マッサージ師，アスレティックトレーナーなどが共存する領域であり，プロスポーツをはじめとした各種競技スポーツの隆盛により，そのニーズが大きく高まっているフィールドです．このようなときに文光堂から本書を発行することになりました．

　本書がそのフィールドに携わっている医師，PT，トレーナーの皆様，また今後この分野を志す学生諸君にとって真の意味でのガイドになることを希望したいと思います．

　本書は2003年に発行された『スポーツ外傷・障害とリハビリテーション』をベースに，さらにその内容を実践的に，現場サイドに特化させた書です．本来ならばスポーツ整形外科的疾患全部を網羅すべきところですが，紙面と時間の関係より，現場のニーズの高い，代表的な7項目の疾患を選び，それに対して各手法を用いてのリハビリテーションを詳細に，実践的に記載することにつとめました．以下項目別に簡単に解説させていただきます．

　野球肩の項目では通常のリハビリテーションのほか，現場で時々用いられている初動負荷やPNFについても，その手技を中心に専門家に依頼し，記載しております．

　腰痛症はその診断がむずかしく，どこに痛みの原因があり，どのような手法で痛みを取りながら筋力強化をはかるかがポイントとなります．その周辺をご解説いただき，さらには腰痛によく使われている関節運動学的アプローチ（AKA）-博田法についても言及していただきました．

　膝靱帯損傷はやはりACL損傷，MCL損傷が中心となります．この両外傷は病院でのリハビリテーションの中核をなしておりますので，理学療法の諸先生にその詳細を記載していただきました．

　足関節捻挫はスポーツで最も頻度の高い疾患です．スポーツ種目により工夫されている面も多いので，今回は種目別特性を出すかたちでご執筆いただいております．

　肉ばなれはその発生メカニズムが不明の点が多く，リハビリテーションメニュー

で判断に迷われることも多いと思います．今回は陸上，ラグビーと相違なる種目をあげ，そのリハビリテーション上のポイントをご執筆いただいております．

　鼠径部痛症候群や第5中足骨疲労骨折はいずれもサッカーに多い障害です．今回はサッカー選手をイメージしたリハビリテーション内容になっております．

　最後の章では各種のリハビリテーショントレーニング法とスポーツ用装具について，その道の権威の方に執筆していただきました．

　リハビリテーション手技の中には，初動負荷を利用した手法やスポーツPNFを利用した手法，加圧トレーニング法など技術的にもむずかしく，またライセンス等が絡む手法もあります．これらの手法に興味を持たれました読者は直接著者にコンタクトし，その手技をマスターする方法をとっていただければ幸いです．

　最後に執筆依頼から完成まで長期間を要したため，執筆いただいた先生方に大変ご迷惑をおかけすることになりましたことを陳謝いたします．

2008年4月

福林　　徹

第2版 アスレティックリハビリテーションガイド
競技復帰・再発予防のための実践的アプローチ

目次 —CONTENTS—

総説

1 日本におけるアスレティックリハビリテーション ……… 福林 徹 ……… 2
2 スポーツ診療とアスレティックリハビリテーション ……… 武冨修治 ……… 4
3 スポーツ現場におけるアスレティックリハビリテーション ……… 広瀬統一 ……… 12

I 肩関節・肘関節障害とそのリハビリテーション

1 投球障害肩の発症メカニズムと臨床診断 ……… 菅谷啓之 ……… 22
2 投球障害肩のリハビリテーション ……… 鈴木 智 ……… 26
3 スポーツ肘障害の発症メカニズムと臨床診断 ……… 長澤 誠, 石田康行, 帖佐悦男 ……… 36
4 スポーツ肘障害のリハビリテーション ……… 宮﨑茂明, 落合 優, 帖佐悦男 ……… 40
5 バレーボールでの競技復帰・再発予防プログラム ……… 板倉尚子, 水石 裕 ……… 48
6 テニスでの競技復帰・再発予防プログラム ……… 金子雅明 ……… 56

II 腰痛症とそのリハビリテーション

1 腰痛症の発症メカニズムと臨床診断 ……… 眞鍋裕昭, 西良浩一 ……… 66
2 椎間板ヘルニア・椎間板症のリハビリテーション ……… 後藤 強, 西良浩一 ……… 72
3 腰椎分離症のリハビリテーション ……… 佐藤正裕 ……… 80
4 非特異的腰痛のリハビリテーション ……… 倉持梨恵子 ……… 90
5 水泳での競技復帰・再発予防プログラム ……… 松浦由生子, 三富陽輔, 金岡恒治 ……… 100

III 股関節障害とそのリハビリテーション

1. 股関節障害の発症メカニズムと臨床診断 ……………………… 山藤　崇 …………… 108
2. 股関節障害のリハビリテーション …………………… 青山倫久, 綿貫　誠, 内田宗志 …… 116
3. サッカーでの競技復帰・再発予防プログラム …………… 畑中仁堂 …………… 124

IV 肉ばなれとそのリハビリテーション

1. 肉ばなれの発症メカニズムと臨床診断 …………………… 奥脇　透 …………… 138
2. 肉ばなれのリハビリテーション ………………………… 松田直樹 …………… 144
3. 陸上競技での競技復帰・再発予防プログラム …………… 加藤　基 …………… 152
4. ラグビーでの競技復帰・再発予防プログラム …………… 平田昂大, 太田千尋 …………… 160

V 膝関節障害とそのリハビリテーション

1. 前十字靱帯損傷の発症メカニズムと臨床診断 …………… 古賀英之 …………… 170
2. 前十字靱帯再建術後のリハビリテーション …………… 今屋　健, 田中龍太 …………… 176
3. 内側側副靱帯損傷の発症メカニズムと臨床診断 …………… 木村由佳, 石橋恭之 …………… 186
4. 内側側副靱帯損傷のリハビリテーション …………… 杉山恭二, 木村佳記 …………… 190
5. 膝靱帯損傷の予防トレーニング ………………………… 中瀬順介, 村松僚太 …………… 196
6. 半月板損傷の発症メカニズムと臨床診断 …………… 前　達雄, 中田　研 …………… 204
7. 半月板縫合術後のリハビリテーション …………… 木村佳記, 小柳磨毅 …………… 210
8. 膝蓋腱炎の発症メカニズムと臨床診断 …………… 松下雄彦 …………… 218
9. 膝蓋腱炎のリハビリテーション ………………………… 荒木大輔, 田中　寛 …………… 222
10. バスケットボールでの競技復帰・再発予防プログラム …… 清水　結 …………… 228
11. サッカーでの競技復帰・再発予防プログラム …………… 馬越博久 …………… 234

VI 足関節捻挫とそのリハビリテーション

1. 足関節捻挫の発症メカニズムと臨床診断 …………… 寺本篤史 …………… 246
2. 足関節捻挫のリハビリテーション …………… 河合　誠 …………… 252

3 バスケットボールでの競技復帰・再発予防プログラム ...... 中田周兵, 清水 結 260
4 サッカーでの競技復帰・再発予防プログラム ...... 佐保泰明 266
5 バレーボールでの競技復帰・再発予防プログラム ...... 水石 裕, 板倉尚子 276

Ⅶ 足部のスポーツ障害とそのリハビリテーション

1 アキレス腱障害の発症メカニズムと臨床診断 ...... 熊井 司 284
2 アキレス腱障害のリハビリテーション ...... 佐竹勇人, 澳 昂佑, 田邊愛弓 290
3 第5中足骨疲労骨折の発症メカニズムと臨床診断 ...... 齋田良知 298
4 第5中足骨疲労骨折のリハビリテーション ...... 秋吉直樹 302
5 足底腱膜炎の発症メカニズムと臨床診断 ...... 安井洋一, 三木慎也, 宮本 亘 310
6 足底腱膜炎のリハビリテーション ...... 大桃結花 314

Ⅷ 女性アスリートに対するアプローチ

1 女性アスリート特有の障害 ...... 能瀬さやか 326
2 女性アスリートに対する競技現場でのアプローチ ...... 平井晴子 334

Ⅸ 成長期アスリートに対するアプローチ

1 成長期アスリートのスポーツ外傷・障害 ...... 武冨修治 342
2 成長期アスリートに対する競技現場でのアプローチ:
少年野球 ...... 能勢康史 352
3 成長期アスリートに対する競技現場でのアプローチ:
サッカージュニアユース ...... 原田 尭 358

Ⅹ リハビリテーションにおけるアプローチの臨床実践

1 水中運動療法を用いたアプローチ ...... 土屋篤生 370
2 セラピーボールやロールを用いたアプローチ ...... 磯 あすか 376
3 サスペンションを用いたアプローチ ...... 小泉圭介 384

4	PNFを用いたアプローチ		杉山ちなみ	392
5	筋膜リリースを用いたアプローチ		竹井 仁	400
6	ファンクショナルトレーニングを用いたアプローチ		鈴木 岳	408
7	競技現場での物理療法の応用アプローチ		高橋佐江子	414
8	インソールを用いたアプローチ		財前知典	420
9	テーピングを用いたアプローチ		前田 弘, 菊島良介	428
10	鍼を用いたアプローチ		藤本英樹, 溝口秀雪	436
11	スポーツマッサージを用いたアプローチ		並木磨去光	442
12	ピラティスを用いたアプローチ		桑原匠司	452
13	ヨガを用いたアプローチ		枝 伸彦, 高尾美穂	456

和文索引 ………………………………………………………………………… 463
欧文索引 ………………………………………………………………………… 468

巻頭カラー

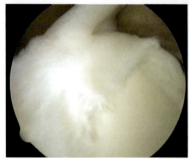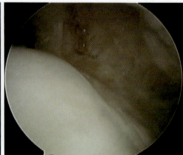

図3 上方関節唇損傷と腱板関節面断裂
左：社会人野球投手(24歳)にみられたSLAP病変タイプⅡ.
右：プロ野球投手(29歳)にみられた深い腱板関節面断裂.
（本文25頁参照）

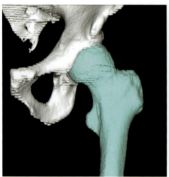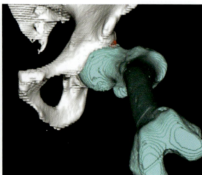

図7 3DCTによる骨形態評価
骨形態異常を診断するだけでなく，シミュレーションを使用することでよりわかりやすく骨性インピンジメントを評価することが可能である．
（本文113頁参照）

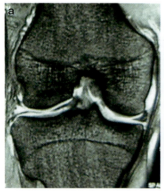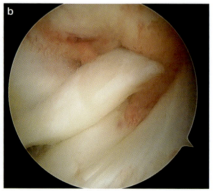

図2 顆間窩に挟まった半月板
a：MRI，b：鏡視像（本文206頁参照）

図4 ドップラーエコー
炎症期のエコー像．滑膜組織周囲から腱にかけて血管の流入を認める．
（本文 220 頁参照）

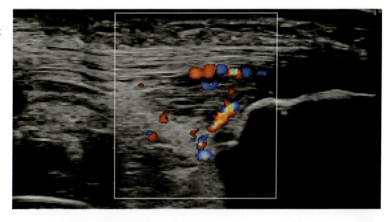

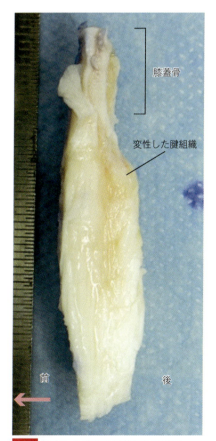

図6 摘出した膝蓋骨付着部と膝蓋腱
腫大した膝蓋腱を認める．後方に黄色変性した腱組織を認める．
（本文 221 頁参照）

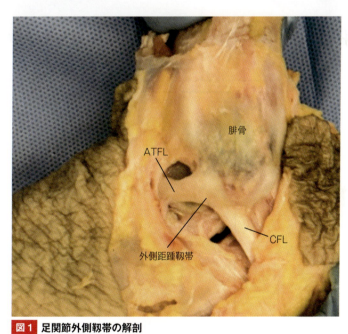

図1 足関節外側靱帯の解剖
前距腓靱帯（ATFL），踵腓靱帯（CFL），ATFL と CFL の交通線維である外側距踵靱帯．（本文 246 頁参照）

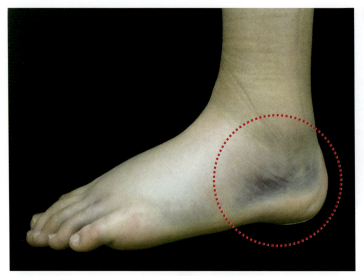

図4 視診所見
丸印：外側靱帯損傷に伴う腫脹と皮下出血（本文248頁参照）

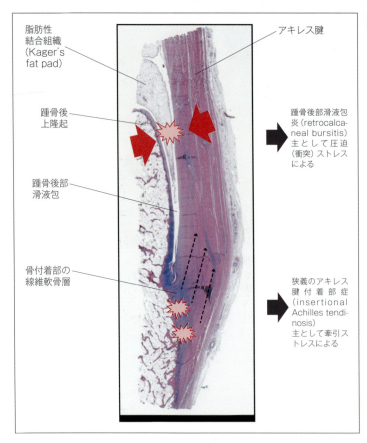

図2 アキレス腱付着部の enthesis organ 構造と障害
（本文285頁参照）

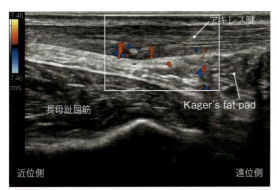

図7 アキレス腱症の超音波画像（ドプラ法）
アキレス腱実質の肥厚とともにKager's fat padからパラテノンを通過してアキレス腱変性部に侵入する異常血管網が認められる．（本文287頁参照）

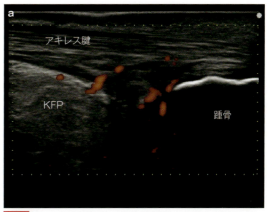

図4 アキレス腱周囲との癒着の評価とモビライゼーション
a：エコー画像．アキレス腱とKager's fat padの間に新生血管が観察され，同じ部位にタイトネスがある場合が多い．またKager's fat pad内にも新生血管がみられる．（本文292頁参照）

図1 有限要素法による第5中足骨への引張応力解析
第5中足骨への荷重により，中足骨基部〜近位骨幹部へ引張応力が集中（黄色）する．
（本文299頁参照）

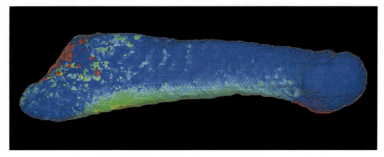

総　説

総説

1 日本におけるアスレティックリハビリテーション

福林 徹

1 アスレティックリハビリテーションとは

- 競技者が怪我をした後，元の競技により早く安全に復帰させることを目的としたリハビリテーションの必要性がスポーツ界では認識されている．平昌オリンピックでの男子フィギュアスケートで連続優勝を果たした羽生選手においては昨年11月に重度の右足関節捻挫を受傷したが，その後の本人の努力とサポートグループが行ったアスレティックリハビリテーションにより，怪我から復帰し見事オリンピック連覇の快挙を成し遂げた．
- 従来のリハビリテーションは医師の指導のもとに理学療法士が社会復帰に向けて行う一連の理学療法である．しかしスポーツ選手にとってはスポーツ復帰に向けては一般社会への復帰と異なり，より高いレベルでの筋力，持久力，パワー，スピードなどの回復がなされなければならない．アスレティックリハビリテーションとはこの社会復帰とスポーツ復帰の間のギャップをカバーすべく，病院内，フィットネスクラブ，あるいはスポーツ現場，競技場内で行われるリハビリテーションの総称である．アスレティックリハビリテーションにおいては単に関節可動域や筋力の回復のみでなく，持久力，巧緻性，反応時間，パワー，スピードなどその競技に要求されるすべての運動能力，そしてメンタリティーの回復が要求される．

2 日本の現状

- ひと昔前までには日本にはアスレティックトレーナーは存在せず，その業務は理学療法士，鍼灸師，柔道整復師，または少数ながら米国でNATA (National Athletic Trainers' Association) の認定を受けたATCの方々が整形外科医やスポーツドクターの指示のもと病院，スポーツ現場で選手のケアにあたってきていた．そして遅ればせながら1995年より日本においての日本スポーツ協会公認アスレティックトレーナーの制度が認定され，249名の初代アスレティックトレーナーが登録された．そして1996年より国内でのアスレティックトレーナーの講習会がスタートした．2015年までの登録者は2,623名であり，この1年間で300名に近い新規登録者を生んでいる．

3 日本のアスレティックトレーナー養成制度

- 日本スポーツ協会認定アスレティックトレーナー養成カリキュラムは米国のNATAのカリキュラムを参考にし，その内容を基盤にして作られている．
- 2017年度の養成講習会での専門カリキュラムは講義600時間，実技実習180時間よりなっており，講習会などを履行した候補者に対して検定試験が実施され，これに合格した者に対して

日本スポーツ協会公認アスレティックトレーナーの称号を授与している.
- なおアスレティックトレーナーは人気が高く，日本スポーツ協会のみでは養成が追いつかないため，現在日本の60余校において，アスレティックトレーナー養成コースが設けられ，トレーナーの育成がなされており，本コースを受講した者に対しては，養成講習会への参加が免除されている.

4 最近の動向と今後の方向性

- 日本スポーツ協会アスレティックトレーナー養成委員会では，アスレティックトレーナーの質の維持と全国的ネットワークの形成のため，年2回の再研修会とアスレテックトレーナー連絡委員会を設けている.
- また日本スポーツ協会アスレティックトレーナーが主体となる学術団体として2013年に日本アスレティックトレーニング学会が設立され毎年7月に学術集会が持たれるようになった．学術雑誌として日本アスレティックトレーニング学会誌が発刊されている (図1).
- なお今後の方向性として，アスレティックトレーナーの公認を日本スポーツ協会からスポーツ庁の公認とする方向で動いており，将来的には米国のNATAと友好関係を結びたいと考えている.

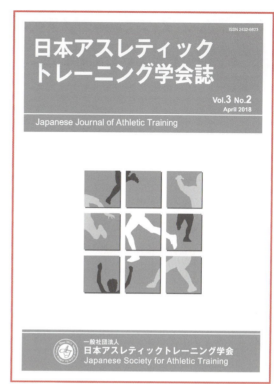

図1 日本アスレティックトレーニング学会誌

総説

2 スポーツ診療とアスレティックリハビリテーション

武冨修治

● ● ● はじめに ● ● ●

- アスレティックリハビリテーションにおいては，治療を行っている医療機関や医師との連携が重要である．また，スポーツ現場におけるリハビリテーションも医師による診断と医学的根拠に基づいている必要がある．本項では医療機関で行われているスポーツ診療をアスレティックリハビリテーションとの関わりの面から解説する．

1 スポーツ診療とは

- スポーツ診療は，スポーツ障害・外傷の治療，リハビリテーションおよび復帰・リコンディショニングへのアドバイスと再発予防からなる．スポーツによって受けた怪我を手術しただけではスポーツ選手を治療したことにはならない．通常の外傷の治療・リハビリテーションの目標が日常生活への復帰や社会復帰であるのに対し，スポーツ診療・アスレティックリハビリテーションの目標はできるだけ早いスポーツ活動への復帰と再発の予防である．普通の怪我は通常ならば受けない外力によって生じるが，スポーツ障害・外傷は練習や試合に復帰すれば，すぐに受傷時と同じような外力を繰り返し受けることになる．したがってスポーツ選手は競技復帰の時点で，筋の柔軟性や筋力，動きにおいて受傷前よりも怪我をしにくい状態であることが求められる．

- 非アスリートであればたいしたことのない障害でも，スポーツ選手にとっては深刻な障害となることがあり，スポーツドクターやスポーツ診療に関わるスタッフは，競技特性や選手がそのスポーツに置いている価値をよく理解しなければならない．また，怪我をした選手は確実に復帰できるのか？大会に間に合うのか？復帰したあとに自分のポジションはあるのか？など心理的にも強いストレスや不安にさらされている．怪我をしたアスリートに対しては身体面だけでなく，心理面からサポートすることもスポーツ診療において重要なことである．

- アスリートのスポーツ活動への復帰へのプロセスは，病院などの医療機関のみでなく，スポーツ現場やトレーニング施設でも行われるため，医師，看護師，理学療法士，トレーナー，栄養士，スポーツ心理士，現場の指導者など多くのスタッフが関わることになる．スポーツ診療は専門スタッフの連携によって行われるべきで，医師はスポーツ診療チームのリーダーとして，アスリートの復帰へ向けたプログラムを包括的に立案する．その中心は常に選手であることはいうまでもない（図1）．それぞれのスタッフは医療機関での治療・リハビリテーションとスポーツ現場におけるアスレティックリハビリテーションの方針に一貫性を持たせて，円滑に移行できるように努める．

2 スポーツ診療・アスレティックリハビリテーションにおける各職種の役割

- アスレティックリハビリテーションに主に関わる職種は，医師，理学療法士，トレーナー，指導者であり，アスレティックリハビリテーションにおけるそれぞれの役割は以下の通りである．各々の専門家として役割分担することになるが，一貫した方針のもと，互いに十分なコミュニケーションをとり，情報を共有し，選手の復帰をサポートすることが望まれる．

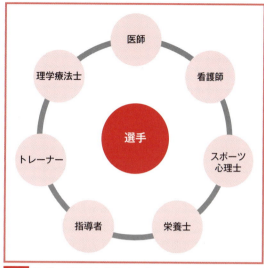

図1 スポーツ診療におけるスタッフのかかわり

1 医師

- 的確な診断，復帰に向けた治療を行い，アスレティックリハビリテーションを含む復帰までのプロセスを統括する．医師は競技種目の特性を理解し，さまざまな動きの開始時期，リスク，運動許容量を判断し，選手・現場に伝えなければならない．選手本人，スタッフとのコミュニケーションをはかり，医学的根拠に基づくアスレティックリハビリテーションを統括・進行する．医療機関だけでなく，スポーツ現場におけるアスレティックリハビリテーションも医師の判断のもとに行われるべきである．
- スポーツ診療に関わる医師は，スポーツ現場の選手や指導者，トレーナーがどのようなことを考え，何を求めているのかを理解する必要がある．スポーツドクターといっても医療機関での診療を中心とする活動，チームドクター，大会への帯同，大会運営などさまざまな関わり方があるが，スポーツドクターは現場での経験を有していることが望ましい．
- 治療にあたる医師にはドーピングの知識も必須である．禁止薬物や禁止方法を治療のために使用するには投与経路によってはTUE (Therapeutic Use Exemptions) の申請が必要になる場合があることなどを知っておく必要がある．これらに加えて栄養，運動生理学の知識なども必要である．

2 理学療法士

- 医師の診断・処方に基づき，主に医療機関におけるリハビリテーションを行う．選手の機能的問題を明らかにし，その問題を改善する．理学療法を行うなかで明らかになった機能的問題を医師や現場のトレーナーに伝え，医療機関におけるリハビリテーションから現場のアスレティックリハビリテーションにスムースに移行できるようにする．

3 トレーナー

- スポーツ現場でのアスレティックリハビリテーションの中心となって実践する．医療機関の医師・理学療法士からの医学的情報や機能的情報をもとにアスレティックリハビリテーションの具体的なプログラムを作成・実行し，選手の復帰に向けたリコンディショニングを実施する．競技練習に部分合流したのちは，現場の指導者に回復の程度や再受傷のリスクを伝え，連携して完全復帰を目指す．リハビリテーションが医療機関からスポーツ現場に移行したのちもアスレティックリハビリテーションは医師の判断の

もとに行われるべきである．

4 指導者

- 練習に部分合流した後のアスレティックリハビリテーションの仕上げはトレーナー，指導者が連携して行うことが多い．医師からの完全復帰許可後のプレーの可否は動きやパフォーマンス，持久力やメンタルの状態を総合的にみて，監督やコーチなどの指導者が判断することが多い．少しでもスポーツ障害の発生や再受傷を予防するという観点から医学の専門家ではないものの，指導者もその競技種目で頻度の高いスポーツ障害や外傷の発生リスクや治療内容などの医学的知識を有していることが望ましい．

3 スポーツ診療の実際

1 診断と治療

- スポーツ診療の治療・リハビリテーションにおいて正しい診断は不可欠である．スポーツ障害の多くはオーバーユースであるため，残念ながら正しい診断を受けることなく，痛みがとれるまでスポーツを休むという治療が行われることがあるが，そうではなく，的確な診断と病態の把握により必要な治療・アプローチをすることが重要である．診断なくして，その病態を治療することはできない．スポーツ障害・外傷の診断は，これらの障害の診療に精通したスポーツドクターによってなされるべきである．その診断に基づき，外科的治療が必要かどうか？競技を続けながら治療できるのか？それとも競技を中止し一時的な局所の安静が必要なのか？を判断し，復帰に向けた治療・リハビリテーションを開始する．スポーツ障害の治療の目的は的確な診断のもと，できるだけ速やかな復帰をすることと再発の予防である．根本的な要因を改善することを忘れてはならない．

2 競技種目と治療方針

- スポーツ障害・外傷の治療方針は競技種目やポジション，プレースタイルなどに応じて変化し得る．例えば，同程度の膝の内側側副靱帯損傷でも，サッカー選手の利き足である場合とキック動作のない競技の場合では復帰時期は異なる．また，膝前十字靱帯再建時の移植腱選択を例にとると，バレリーナはハムストリング腱の採取を望まないことがある．バレエのパッセという動きにおいては，膝深屈曲での踵の引き上げが重要であり，ハムストリング腱を採取すると術後，一見筋力が十分回復しても膝深屈曲位での踵引きつけ動作の筋力は回復しきらないことが多いためである．柔道で刈り技を重視する選手も同様である．スポーツ診療においては競技種目特有の身体の使い方，動きの特殊性にも着目しなければならない．

3 段階的リハビリテーション

- 言うまでもないが，下肢のスポーツ外傷の治療が終了し，歩行ができるようになったからといってすぐに競技に復帰できるわけではない．競技復帰に向けては，基本的な動作から復帰前の競技特有の複雑な動きへ段階的にリハビリテーションを進める必要がある．復帰に向けプログラムを計画するにあたり，関節可動域訓練，筋力トレーニング，持久力トレーニング，協調性トレーニング，競技特有のスポーツ動作トレーニングなどの要素に分けて考えるとよい（図2）．サッカーを例にすると，歩行→ジョギング→ランニングやカーブ走→加速走・ダッシュ・ステップ→軽いボールトレーニング→アジリティートレーニング・ジャンプ→シュート練習→対人プレー→完全復帰という流れで段階を上げていく．障害や外傷によって多少の前後はあるが，ジョギングのできない選手がボールを使ったトレーニングなどできるわけはなく，原則としてリハビリテーションは動作を確認しな

時間経過	受傷/手術		競技復帰
可動域訓練，ストレッチ			→
荷重			
免荷歩行（両松葉杖歩行）	→		
部分荷重歩行	→		
全荷重歩行			→
筋力訓練			
大腿四頭筋 setting，SLR（等尺性訓練）		→	
スクワット，レッグランジ（CKC）			→
レッグエクステンション，レッグカール（OKC）			→
パワー系トレーニング			→
患部外トレーニング			→
持久力訓練			
自転車エルゴメーター			→
患部外トレーニング			→
協調性トレーニング			
バランスボード			→
スポーツ動作			
ジョギング			→
ランニング			→
加速走，ダッシュ			→
ステップ，ターン			→
ジャンプ			→
競技特異トレーニング（ボールなど）			→
対人・コンタクトプレー			→

図2 段階的リハビリテーションの例
CKC：closed kinetic chain, OKC：open kinetic chain, SLR：straight leg raise

がら，強度が低く単純な動作から，強度・複雑性が高い動作へと段階を踏んで進めていく．

4 復帰時期の決定

● スポーツ障害・外傷からの復帰時期は，組織の治癒という側面と機能という側面の両面から考える必要がある．スポーツで障害を受けた骨，筋，腱，靱帯はそれぞれ損傷に応じて修復に一定の期間を要する．そのため機能がいくら良くても，損傷した組織の力学的強度が不足していては，復帰は不可能であり，逆に，組織が十分修復していても，周囲の筋力，運動連鎖などの機能が十分でなければ，十分なパフォーマンスが発揮できないか，再受傷または別の怪我を起こす可能性が高い．組織の修復の面からは医師が判断をするべきであり，機能の面では医師，理学療法士，トレーナーが連携して，復帰への許可を出すことが望ましい（図3）．

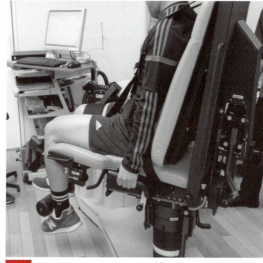

図3 復帰前の筋力評価
膝関節周囲の障害・外傷からの競技復帰時には膝伸展筋力が体重比約250％以上，膝伸展，屈曲筋力の両者が少なくとも患健比85〜90％以上に回復していることが望ましい．

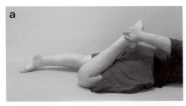
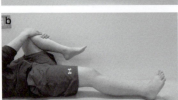
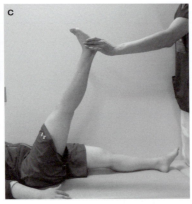

図4 筋のタイトネスの確認
大腿四頭筋(a),腸腰筋(b),ハムストリング(c)のタイトネスを確認しているところ.

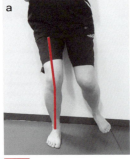
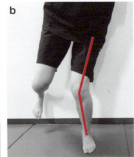

図5 片脚スクワットにおける下肢の動的アライメント
a：膝とつま先の向きが揃っており,良好なアライメントである.
b：膝関節が外反し,膝が内側・つま先が外側を向く,いわゆるknee-in, toe-outの姿勢であり,下肢の障害や外傷のリスクが高い.足部も回内位であることがわかる.

5 再発予防

- ほとんどのスポーツ動作は全身の各関節や筋肉の収縮が連動し,相互に影響しあって成り立っている.損傷している局所の状態を確認するのはもちろんであるが,全身の動きにも目を向ける必要がある.前述のとおり,スポーツ診療は怪我の治療だけでは不十分であり,障害を起こしやすい原因を探り,できるだけ再発させないことが重要である.診察室ですべてを把握することはできないが,関節の不安定性,筋のタイトネスや下肢の静的/動的アライメント,骨盤や肩甲骨の動きなどは確認する必要がある(図4).下肢の動的アライメントとして,片脚スクワットや低い段差からのジャンプの着地,低い段差を降りる動作などであれば診察室でも簡単に確認することができる(図5).受傷シーンのビデオ映像などがあれば,選手から見せてもらうのも有効な手段である.アスレティックリハビリテーションにおいては,グラウンドやコートでより複雑な動きの中での体の使い方を確認できるので,選手,医師,理学療法士,アスレティックトレーナーは,障害の原因となる動作や再発リスクの高いアライメントや動きを共有し,再発やほかの障害発生予防に努める.骨形態,アライメントやスポーツ動作には男女差があり,それにより障害・外傷の頻度やリスクにも性差があること[1],成長期には骨の長軸方向への急激な成長が起こり,相対的に筋のタイトネスを生じるため,特徴的な障害や外傷を発症すること[2]なども再発予防のために知っておかなくてはならない.

4 医療機関とスポーツ現場の連携

- 受傷直後や手術後の回復期のリハビリテーションは主に医療機関において医師や理学療法士によって行われ,トレーニング期や復帰前のアスレティックリハビリテーションはスポーツ現場で主にトレーナーと指導者によって行われる(図6).しかし,受傷メカニズムや病態の理解,再

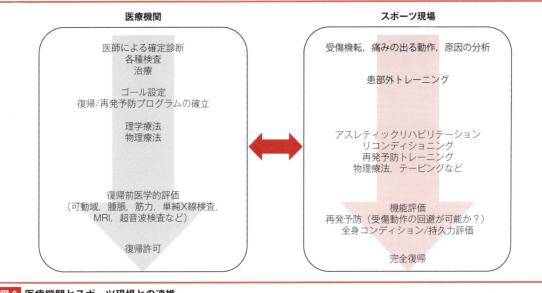

図6 医療機関とスポーツ現場との連携

発予防にはスポーツ現場からの医療機関への情報が不可欠であり，医療機関でのリハビリテーションから現場でのアスレティックリハビリテーションへの円滑な移行には医師や理学療法士からトレーナーや指導者への情報が必要である．チームドクターがスポーツ現場で復帰前の選手の動きをチェックすることや，トレーナーが選手の医療機関での理学療法の様子を見学して情報を得ることも日常的に行われている．さまざまな情報が選手を介して伝えられることもあり，選手自身に病態や復帰までのプロセスを十分理解してもらうことも重要なことである．

＊情報の共有と個人情報
- 治療方針，競技復帰へのプログラムを共有するため，各職種がコミュニケーションを図ることは非常に重要である．一方で，医学的情報は選手の個人情報であることに注意する必要がある．医療機関内でスタッフが患者情報を共有することは全く問題がないが，医療機関外のスタッフと情報を共有する際は，選手を介して，または選手の承諾のもとに行わなくてはならない．選手の承諾なく，医師は医療スタッフが医療情報をチームスタッフやほかの選手に伝えることは守秘義務違反に問われることもあり，医療上の情報は慎重かつ適切に取り扱う必要があることを十分理解しておく．

5 スポーツ診療とアスレティックリハビリテーションの一連の流れ〜前十字靱帯損傷を例に〜

1 受傷〜治療

- 選手が医療機関を受診すると，医師は問診，徒手検査，画像検査を経て，確定診断の後に治療計画を立てる．腫脹・炎症が改善し，ある程度可動域が回復する数週後に前十字靱帯再建術を計画し，受傷後速やかに理学療法士，トレーナーによる術前リハビリテーションを開始する．腫脹・炎症を軽減する物理療法を行うとともに，半月板などの関節内の状態にもよるが，関節可動域訓練を行う．筋萎縮を防ぐために，大腿四頭筋の等尺性筋力訓練なども開始する．術後に膝蓋骨の可動性が落ちると，筋力の回復や復帰が遅くなるため，膝蓋骨のモビリティーを保つエクササイズも行う．再建術の際に用いる移植腱の選択は，競技種目，ポジション，プレース

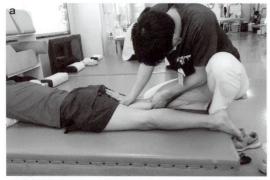
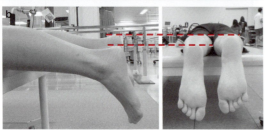

図7 術後の理学療法
a：ハムストリングのタイトネスを改善し，膝関節伸展の再獲得を目指しているところ．
b：伏臥位での踵の高さの患健差（heel height distance：HHD）を指標に膝関節伸展の左右差を評価する．

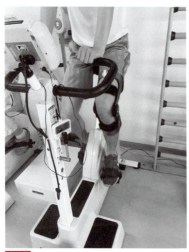

図8 前十字靱帯再建術後の自転車エルゴメーターによるトレーニング

プした際に受傷するような非接触型の受傷機転では特に再発に注意する．着地やアプローチの際のつま先の向き，膝の外反や屈曲の角度，股関節の屈曲角度，上体の傾きなどにも注目し，受傷や再受傷の要因になると考えられるリスクは復帰へのリハビリテーションの中で改善しなければならない．

2 メディカルリハビリテーション

● 手術・術直後のリハビリテーションは医療機関において理学療法士を中心に行われる．術直後は局所の炎症・腫脹の軽減につとめる．併せて，膝蓋骨のモビライゼーションや大腿四頭筋を中心とする膝関節周囲筋の等尺性筋力訓練も術直後から開始する．術式や半月板の処置によって固定期間や荷重開始時期は異なるため，術者に術後スケジュールの詳細を確認しながらリハビリテーションを進める．術直後は関節可動域訓練，荷重歩行訓練，等尺性筋力訓練が中心となる．膝関節の伸展がしっかり獲得できないと大腿四頭筋の筋力を十分発揮することができないため，パフォーマンスに影響するため，膝関節の可動域訓練開始後は膝の伸展可動域を再獲得することが，手術早期のリハビリテーションの重要な課題の1つである（図7）．

3 メディカルリハビリテーションからアスレティックリハビリテーションへの移行

● 全荷重歩行が可能となり，可動域がある程度回復する時期になると，自転車エルゴメーターや本格的な筋力トレーニングを開始する（図8）．術後4ヵ月程度までは筋力訓練は比較的膝関節に負担のかからない closed kinetic chain（CKC）中心とし，open kinetic chain（OKC）のトレーニングはリハビリテーションの後半に行う．自転車エルゴメーター筋力トレーニングなどはチームのトレーニング施設などでも可能であるため，この時期は医療機関，スポーツ現場の両方でリハビリテーションを行われることも多く，

タイルなどを考慮して，選手と医師が相談して決定する．再発予防のため，受傷機転は詳細に分析する必要がある．軽くバランスを崩したジャンプの着地や球技の守備のアプローチでステッ

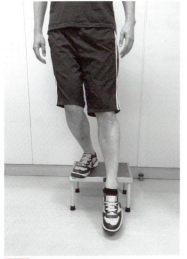

図9 forward step down test
20cm程度の台から患側を支持脚とし，できるだけゆっくり降段させ，支持脚の制御能力を評価する．筋力回復が十分でないと，健側に比べ，ゆっくり降段することができず，素早く降りてしまう．

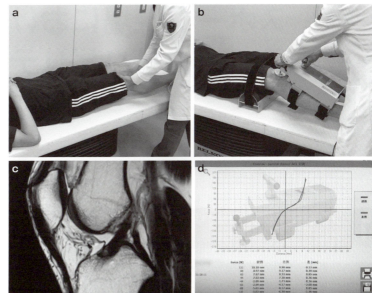

図10 医療機関における患部の診察
a：膝安定性の徒手検査，b：計測器による膝安定性評価，c：MRIによる再建靱帯の状態の確認，d：計測器（写真はKneeLax3, Index社（b, dとも））による膝関節前後安定性評価で左右差がないことを確認．

方針にずれが出ないように，医師，理学療法士，トレーナーの連携が欠かせない．

4 アスレティックリハビリテーション

- ジョギング開始は術後の期間（2〜4ヵ月程度が一般的）と筋力回復の程度で許可する．筆者は前十字靱帯再建術後だけでなく，下肢のスポーツ障害・外傷後のジョギング開始の目安としてforward step down testが安定してからとしている[3]（図9）．ジョギングが可能となれば，ランニング，加速走へと進み，またカーブ走，サイドステップ，クロスステップ，ジャンプ動作などさまざまな動きを開始するが，常に再受傷につながるリスクの高い動作がないか，しっかり身体をコントロールした動きができているかを理学療法士，トレーナーが確認しながら行う必要がある．

5 競技復帰

- 例えばボールを使ったキック動作など競技特有のスポーツ動作を段階的にレベルを上げながら行い，復帰へと進めていく．練習合流や競技復帰は，医師による組織の修復・回復や関節安定性の評価と医師，理学療法士やトレーナーによる筋力評価や機能評価の両面で行い判断されるべきである（図10）．また，再受傷につながるリスクの高い動きを回避することができるかも復帰を許可できるかの重要な判断材料となる．

■ 文 献

1) Larruskain, J et al：A comparison of injuries in elite male and female football players：A five-season prospective study. Scand J Med Sci Sports 28：1-9, 2018
2) 武冨修治：Ⅲ主な疾患や病態による痛みの治療―私はこうしている 1 小児 d. スポーツ損傷・障害による痛み 運動器の痛み プライマリケア 膝・大腿部の痛み，菊地臣一編，南江堂，201-208, 2012
3) 梨本智史ほか：前十字靱帯再建術後ランニング開始基準としてのForward Step Down Testの有用性．スポーツ傷害 20：10-12, 2015

総説

3 スポーツ現場におけるアスレティックリハビリテーション

広瀬統一

1 アスレティックリハビリテーションとは

- アスレティックリハビリテーションとは，トップアスリートのみならず，スポーツ従事者全般に対して行われるリハビリテーション過程であり，安全かつ早期にスポーツ活動に復帰することを目標とする．競技復帰に際してのスポーツ従事者の目標は，再発や二次障害を負わないことだけでなく，運動休止前と同等レベルあるいはそれ以上のパフォーマンスを再獲得することである．パフォーマンスは p = C∫E(M) (p：パフォーマンス，C：サイバネティックス制御系，E：エネルギー供給系，M：意欲)で表されるように，損傷組織の治癒や患部周囲の局所的な機能に加えて，基礎・専門体力と運動能力，専門競技動作，競技復帰に向けた心理状態など，パフォーマンスに関連するすべての要因（表1）の改善が求められる[1]．この考えはコンディショニング，すなわち「パフォーマンス発揮に必要なすべての要因を，ある目的に向かって調整すること」と等しいことから，近年では競技復帰までの過程をリコンディショニングと呼ぶこともある．

2 運動休止によって生じる変化

- 体力・運動能力はトレーニング刺激に適応して向上し，トレーニングを休止すると低下する．可塑性と呼ばれる特性がある．したがって，傷害受傷により運動休止を余儀なくされた場合には，どのような変化が身体に生じるかを理解し，積極的に維持あるいは向上させることが求められる．

1 体力・運動能力の変化

- 2週間程度の運動休止によって，持久的アスリートだけでなく数週間の短期的なトレーニングを積んだ運動従事者でも最大酸素摂取量や持久的パフォーマンスは著しく低下する（約6〜10％）．低下した全身持久力を回復させるためには，休んだ期間以上のトレーニングが必要である[2]．また，筋パワーは2週間程度の運動休止では顕著な低下はみられないが，6週間では約7％の低下がみられる[3]．継続的にストレングストレーニングを行っている場合，長期（12週）に及ぶトレーニング休止によって速筋線維，特にTypeⅡaの組成率が低下する[4]．

2 局所の機能および組織変化

- 筋はギプス固定などによる不活動によってTypeⅠ線維の筋線維数減少と筋萎縮，各運動単位における神経支配の効率低下，関節への荷重負荷減少による関節の潤滑性低下，骨および靱帯の強度低下が生じる．また，筋の粘弾性増加や筋長の短縮による関節可動域の低下が早期に生じる．そして関節構成体では関節包の弾性

表1 パフォーマンスに影響する要因と要素の例

主要因	要因			要素の例
内的要因	フィジカル			基礎体力,専門体力
	形態	体格		体重,体脂肪,周径囲,脚長差
		アライメント		姿勢,静的アライメント
	機能	関節機能		可動域,弛緩性
		筋機能		筋力,筋持久力,筋タイトネス
		神経系機能		認知機能,(バランス)
		呼吸循環器系機能		全身持久力
	スキル			フォーム,動的アライメント
	メンタル			緊張,モチベーション,不安感
	メディカル			既往歴,現病歴
外的要因	環境			サーフェス,天候
	用具			シューズ,防具,装具
	トレーニング			トレーニング量・強度・質・タイミング アスレティックリハビリテーション ウォーミングアップ・クーリングダウン

(文献1) より引用)

線維の減少など組成変化が生じ,さらに長期の不活動(固定)では関節軟骨表面に生じる膜様肉芽による滑膜との癒着などが生じ,関節可動域の低下をもたらす[5]。
- 運動休止によるこれらの変化を最小限に抑えるためにも,損傷部位の拡大を防ぎつつ,関節運動や荷重を継続的に実施する.また可能な限り早期から全身持久力維持のトレーニングを実施するとともに,患部外トレーニングによって筋力や筋パワーを維持する.患部外のストレングストレーニングにおいては,強度を維持あるいは向上させながらのトレーニングを行う.

3 機能・動作不全由来の運動痛

- 器質的病変がない,あるいはそれらが直接的な原因とは限らない運動時痛や違和感を調整することもスポーツ現場では求められる.このような状態は関連部位の機能低下あるいはそのほかの要因がもたらす身体の誤使用(misuse)によって生じることが多い[6].そのため,誤った動作を抽出し,その要因を探り,改善することが求められる.このためには運動連鎖と代償動作についての理解が必要である.

1 運動連鎖と代償動作

- 運動連鎖は開放性運動連鎖(open kinetic chain;OKC)と閉鎖性運動連鎖(closed kinetic chain;CKC)の二つに分類される.OKCは四肢の遠位端が床など物体に接していない運動であり,CKCは四肢の遠位端に負荷抵抗がかけられ固定された状態で行われる運動である[7].CKCでは各体節の動きが隣接する体節や関節の動きに作用し,動作全体に影響を及ぼす.このような考え方をキネティック(キネマティック)リンクと呼ぶ.投球動作時の手部の最大スピードを生み出す動きは,下肢が足底面を介して地面との間に床反力を生み出し,その動きが股関節,体幹部を通じて肩関節,肘関節を介してボールを把持する手部に伝わることでもたらされる(図1-a).手関節最大速度を生み出す力学的エネルギーの約半分は下肢と体幹で生み出される[7].一方,下肢から上肢にかけての動きの連続性の欠損やタイミングの乱れ(図1-b,

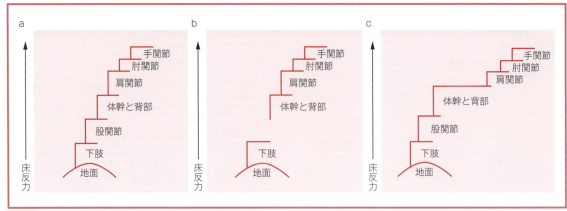

図1 投球動作時のキネティックリンクとその破綻の例
a：キネティックリンク，b：キネティックリンク上の連続性の欠損，c：タイミングの乱れ
(文献7) より引用)

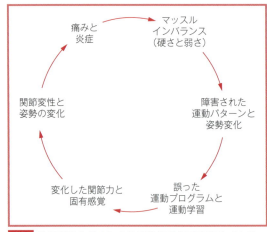

図2 神経学的な見方による慢性筋骨格系疼痛サイクル
(文献8) より引用)

c）があると，最大スピードでボールが放れなくなる，もしくは下肢や体幹部で生み出されない力を上肢で生み出そうとするために，過大なストレスが肩関節から上肢に強いられることで障害発症が生じる．このように局所の機能障害によって生み出された全身的な動作様式の変化は誤った運動プログラムとして学習されて定着し，さらなる動作変化を強くし，障害を増悪させることにもつながる（図2）[8]．このような代償動作を分析し，修正することで機能・動作不全由来の運動痛を改善する．

4 アスレティックリハビリテーションで行うこと

● アスレティックリハビリテーションでは局所（患部）と全身（患部外）に対してアプローチする．

1 患部に対する対応

1）腫脹や疼痛の改善

● 外傷受傷後や術後の早期には，患部の腫脹や疼痛の改善を積極的に図るためのRICE処置（安静，冷却，圧迫，挙上）を適切に行う．また前十字靱帯損傷など関節周囲の外傷やそのほかの障害では，周囲筋や支配神経の器質的な損傷がないのにも関わらず，反射応答としての筋機能低下が生じる（関節由来性筋抑制；AMI）．AMIに対しては通常のストレングストレーニングだけでなく，経皮的神経電気刺激装置（TENS）やクライオセラピーなどを併用することで筋機能の改善を得る[9]．

2）可動域の再獲得・向上

● 関節には主動筋の収縮によってもたらされる生理学的運動（ROM）と，骨と骨の相対的な関節包内運動である副運動（転がり，滑り，軸回旋）がある．ROM評価では，能動的可動範囲にお

ける可動域，筋力，運動時痛および運動パターンの評価と，他動的可動範囲における疼痛や最終可動域での終末感（end feel）を評価する[10]．ROM制限がみられた際には，主にその動作に関連する収縮性組織である筋腱の伸張性改善を図るためにストレッチングや軟部組織モビライゼーションを行う．一方の副運動など非収縮性組織がROM制限因子の場合には，必要に応じて関節モビライゼーションなどの手技を用いて改善する．

2 全身に対する対応

1）神経－筋コントロールの再獲得

- 神経－筋コントロールは体性感覚や視覚からの情報を統合し，適切に動作を遂行する能力である．損傷組織に局在する各種固有受容器からの情報入力が変化することで生じる姿勢制御能力や筋出力の低下および筋反応時間の遅延は外傷・障害再発リスクとなりうるため，継続的に改善する．神経－筋コントロールを再獲得するためには以下の4要素をトレーニングで養う[11]．
  - A）固有受容覚・筋感覚
  - B）動的安定性
  - C）筋の予備緊張と筋反応
  - D）意識下・無意識下での機能的な動作パターン
- これらを意図したストレングストレーニングを「適切なフォームで」，「3つの運動面（水平面，矢状面，前額面）を含む動作で」，「基本的な動作から複雑あるいは専門的な動作へ難度を漸増させて」繰り返し行う．
- また，機能改善の程度に合わせてバランストレーニング（不安定板使用含む）やプライオメトリックトレーニングも用いる．さらに競技復帰に近い段階ではアジリティや専門競技特性を反映させたトレーニング（例；対人動作など）も行い，この中でも状況に合わせた適切な動作，適切なパフォーマンスが発揮できるようにトレーニングを反復する．

2）筋力・筋持久力の再獲得・向上

- アスレティックリハビリテーションプログラムの中で筋力・筋持久力の改善が最も大きな割合を占める．ストレングストレーニングを計画する際には患部の状態やROMなどの機能を適切に評価したうえで実施する．なお，患部の安静期には交差性訓練（cross education）として健側のストレングストレーニングによって非訓練側の筋力向上ももたらすため[12]，積極的に患部外トレーニングを導入する．また，運動連鎖において体幹部（骨盤帯から胸郭）は下肢と上肢をつなぐ重要な役割を担うことから，体幹筋機能の再獲得・向上を意図したトレーニングも積極的に導入する．
- アスレティックリハビリテーションにおけるストレングストレーニングでは段階的に負荷を漸増させる．負荷の調整因子には以下の項目が挙げられる．

a. 重量・回数・スピード

- 患者のトレーニング経験や年齢，現在までに獲得されている機能，患部の状態，ストレングストレーニングの目的に合わせて重量と回数を調整する．低重量ではType ⅠとType Ⅱの両方の線維が同程度に発達するのに対して，高強度（＞50％ of 1RM）ではType Ⅱ線維の発達度合が高まる[4]．固定や不活動によってType Ⅰ線維の筋線維数減少と筋萎縮がみられる場合や，トレーニング経験が浅い，十分な筋力改善が得られていないなどの場合には低重量，高回数のトレーニングから開始する．そして段階的に目的に合わせて表2に示すように重量と回数を決定していく[1]．

b. 筋収縮様式

- 筋収縮様式には筋長が変わらずに力を発揮する等尺性（アイソメトリック）収縮と，筋長変化を伴う等張性収縮がある．また等張性収縮は短縮性（コンセントリック）と伸張性（エキセントリック）の2つの収縮様式に分類される．また伸長－短縮サイクルを用いたプライオメトリックトレーニングも用いられる．原則としてアイ

表2 目的に応じたストレングストレーニングの条件設定

目的	強度(% 1RM)	反復回数	セット数	休息時間
筋力	≧85(メーン)	≦6	2～6	2～5分
	≧80(補助)	≦8	1～3	―
筋パワー	80～90(単発)	1～2	3～5	2～5分
	75～85(反復)	3～5	3～5	2～5分
筋肥大	67～80	6～12	3～6	30～90秒
筋持久力	≦67	≧12	2～3	≦30秒

1RM＝1 repetition max＝最大挙上重量

(文献1)より引用)

ソメトリック→コンセントリック→エキセントリック→プライオメトリックの順に段階的に負荷を高める．なお，筋量および筋出力増大にエキセントリック収縮が貢献すること[4]や，各種動作の減速能力に対して拮抗筋のエキセントリック収縮力が重要な役割を占めることから，競技復帰前にはエキセントリック収縮を用いたトレーニングを導入しておく．

c. 荷重様式・運動連鎖様式・関節動員数

● ストレングストレーニングでは非荷重，部分荷重，全荷重のトレーニングを患部の状態に合わせて使い分ける．また単一筋群のトレーニングを行う場合にはOKCでトレーニングを実施するが，スポーツ競技場面ではCKCかつ複合関節動作が用いられることから，訓練期から復帰準備期にかけては必ずCKCエクササイズを導入する．

d. 運動方向

● 水平面(捻り)，矢状面(前後)，前額面(左右)の3つの運動面上での動きを導入する．神経-筋コントロールを養う観点からもこれらすべての運動方向を含んだトレーニングを行うことが重要である．

3) 全身持久力の維持・向上

● 全身持久力は運動休止によって早期に低下するため，積極的に維持・向上を図る．荷重ができない場合にはupper-body ergometer，サーキット形式のストレングストレーニング，水中で荷重を制限した状態でのトレーニングなど，使用できる施設を活用しながら持久力の維持に努める[1]．その後，許される荷重状態によってエアロバイク，エアロクライム，トレッドミル，ランニングと運動形態を変えていく．球技系選手の場合には，アジリティサーキットのように実践に近い形でのサーキットトレーニングも導入する．持久力は表3に基づき[13]，強度を心拍数でコントロールしながら行う．ただし自転車運動時には走行時と比較して心拍数が上がりづらいため注意が必要である．

4) スピード・アジリティトレーニング

● 種目特性によってスピード，アジリティのトレーニングを導入する．球技系種目の多くは高いレベルでのアジリティ能力(外界の物理的刺激に反応して，合目的的に適切で迅速な減速，停止，方向転換，加速を実行する能力)が求められる．アジリティは認知・判断能力と方向転換能力で構成される能力であるため[14]，必ず判断を伴う課題でトレーニングを行う．また方向転換能力には脚筋特性や体幹傾斜角度などが影響するため，ストレングストレーニングのなかで方向転換能力向上につながるように姿勢改善を行う．また反応筋力と呼ばれるように力の立ち上がり率(rate of force development)を高めることも重要であるため，水平方向のバウンディングなどプライオメトリックトレーニングも導入していく．アジリティトレーニングにおいては表4の変数を調整しながら，各競技に求められる要素を含んだトレーニングを実施する．加えて方向転換の角度，半径も鈍角から鋭角に段階的に難易度を上げていく[14]．

表3 持久力のトレーニングプログラム変数

主要エネルギー供給経路	カテゴリー	目標運動強度	目安の運動時間	休息時間(ワーク：レスト比)	セット数	代表的な素走りでの種目
酸化系	低強度有酸素	65%（50〜80%）	> 20分	—	—	LSD ファルトレク
乳酸系-酸化系	中強度有酸素	80%（65-90%）	4分程度	1：0.25〜0.5	3〜	インターバル (レペティション) (スプリントインターバル)
	高強度有酸素	90%（80-100%）	2分程度	1：0.5	5〜	
	スピード持久力・(乳酸)耐性	高い〜極めて高い；>100%（150〜300%）	10〜90秒 *20秒以上が推奨	1：1〜3	2〜10	
乳酸系-ATP-Cp系	スピード持久力・(乳酸)産生	きわめて高い；>100%（200〜300%）	10〜40秒 *20秒以上が推奨	1：5以上	2〜10	
ATP-Cp系	スピード・トレーニング	最大スピード；>100%（300%）	2〜10秒	1：5〜10	2〜20	スプリント

目標運動強度は最高心拍数に対する割合．以下の式(カルボーネン法)で算出する．
目標心拍数＝(予測最大心拍数－安静時心拍数)×運動強度＋安静時心拍数　＜予測最大心拍数＝220－年齢＞

(文献13)より引用)

表4 アジリティを高める上で検討すべき変数（広瀬アジリティ）

スキル分類	オープンスキル		クローズドスキル
機能	認知機能		身体機能
刺激の種類	視覚		聴覚
運動形態	非循環運動		循環運動
動作系	移動	非移動	操作
運動方向	水平方向		垂直方向
運動面	矢状面	前額面	水平面

(文献14)より引用)

5) 専門競技のトレーニング

- 競技復帰準備期では各競技に必要な動作や体力・運動能力の向上を目標とする．競技特性は運動生理学的分析（どのような体力要素が必要か）とバイオメカニクス的分析（どのような動きが必要か）を行う．各種トレーニング時の不良姿勢や危険肢位の有無を確認し，必要に応じて修正する．

5 アスレティックリハビリテーションプログラミングにおける原則と留意点

- アスレティックリハビリテーションプログラミングにおける原則はリスク管理と効率化である．この原則を反映するために，以下の6項目に留意して計画する．

1 漸進性

- アスレティックリハビリテーションプログラムでは，漸進的に負荷を増減させる．漸進性にはマクロ的漸進性とミクロ的漸進性がある．

1) マクロ的漸進性

- 傷害受傷から競技復帰までの期分けの概念であり，安静・保護期，訓練期，復帰準備期の3段階の計画を立てる．また訓練期は非荷重から部分荷重までの訓練前期と荷重が許可された段階での訓練後期に分けて行う．この3段階に加えて手術を行う場合には術前期，そして競技復帰をした後に再発を防止するための再発予防期を加えて5つの段階に区分する．各段階での目標が達成できていることを評価しながらエクササイズを実施する．

2）ミクロ的漸進性

- 各期で行うエクササイズの負荷調整の概念を示す．負荷は量的（回数，重さ，距離，スピードなど）と質的な変数がある．質的な変数の例としてストレングストレーニングや全身持久力トレーニング時の筋収縮様式（アイソメトリック＜コンセントリック＜エキセントリック＜プライオメトリック），荷重様式（非荷重＜部分荷重＜全荷重），運動連鎖様式（OKC＜CKC）や，アジリティトレーニングにおける方向転換角度（鈍角＜鋭角），運動方向（矢状面，前額面，水平面），反応課題（聴覚＜視覚），外乱の有無（コンタクトなし＜あり），道具の使用有無などが挙げられる．

2 測定・評価に基づくプログラミング

- 各期の目標が達成できていることを評価しながら，段階的に負荷を増減させる．

1）HOPS (History, Observation, Palpation, Stress test/Special test)

- HOPS を通じて疼痛の変化や運動時痛の発現の有無，治療的介入や運動後の腫脹や熱感の有無をみながら負荷を増減させる．

2）形態・機能評価

- 形態（周径囲，肢長，静的アライメントなど）および機能（ROM，筋力，柔軟性，バランスなど）を評価し，プログラム介入による変化を確認する．また訓練期で荷重が許される状態からは単一機能のみでなく複合機能評価も行う．例として下肢機能評価としての Functional Lower Extremity Evaluation (FLEE) やホッピングテスト，全身機能評価としての Functional Movement Screening (FMS) などが挙げられる．また主観的訴えも予後の決定要因のひとつであることから，質問紙を用いた評価（例；Functional Instability を評価するための idFAI，CAIT，AII など）も継続的に行う．

3）体力・運動能力評価

- スポーツ活動復帰には外傷・障害，疾病による運動休止前と同等もしくは復帰する競技レベルに見合った体力・運動能力の獲得が必要である．そのため，各競技に求められる体力・運動能力の評価を行う．体力・運動能力の評価には各種器具を用いて実験室的に行うラボテスト（例：等速性筋力測定器での筋力測定）とフィールドテスト（例：垂直跳びやバウンディングでの筋パワー測定）があるが，物理的環境に見合った評価種目を選択し，実施する．また，対象者が自身の体力・運動能力テストを事前に行っている場合にはその値を参考にして競技復帰可否を検討する材料とする．

4）動作の観察評価

- 動作の misuse は外傷・障害発症の一要因であるため，すべての運動実施の際に観察評価して必要に応じて修正する．観察する際には動作を期分けし，どの期に misuse があるか，またその misuse を生み出しているのはどの期からか，そしてその misuse の原因となる機能不全あるいは運動イメージ不良を分析して修正を行う．misuse の原因分析の際には Kinematic Link の考えに基づき，Local（課題のある部位），Region（隣接する部位・関節），Global（全身）の視点から分析する．

3 患部外トレーニング

- 筋力，持久力を維持・向上させることが競技復帰に求められるため，患部外のトレーニングを必ず実施する．

4 傷害特性の反映

- 傷害発症のメカニズム，危険肢位，要因を分析してプログラムに反映させる．アスレティックリハビリテーションでは外傷・障害発症要因を改善・強化するようにトレーニングプログラム

を構築する．トレーニング実施に際しては，リハビリテーション期間中の再発や症状増悪を防ぐために，プログラム早期には動作中に危険肢位をとるエクササイズを実施せず，愛護的にプログラムを進める（例：ACL損傷後のジャンプ着地や方向転換動作など）．しかし競技復帰後の再発を予防するためには，訓練期後半から復帰準備期にかけて危険肢位をとるような動作のなかでmisuseが生じないように，各種動作遂行のコンフィデンスを得るように努める．

5 競技特性の反映

- 競技特性は運動生理学的分析とバイオメカニクス的分析を行い，必要な体力・運動能力の維持・向上と，必要とされる基礎動作や専門動作を競技復帰前に再獲得する．動作遂行時のmisuseの有無を確認し，必要に応じてそれらを改善する．運動生理学的分析は各種競技の運動時間（総運動時間，総運動量，ワークレスト比），運動強度（試合時の心拍数，スピード）から分析し，必要な動作は各種競技の動作プロフィール（走，投，跳，泳，滑る，蹴る，打つ，コンタクトなど）から分析する．さらに用具の使用有無についても分析し，トレーニング実施時に使用する．

6 医師との連携

- 病態，損傷組織，程度など患部の状態について医師より詳細に情報を得るとともに，アスレティックリハビリテーションの段階を上げる際や競技復帰に際しては情報交換しながら症状の増悪予防，再発予防，二次損傷予防に努める．

6 アスレティックリハビリテーションプログラミングにおけるそのほかの留意点

1 モチベーションの維持と自信の獲得

- リハビリテーション実施中のコンプライアンスに競技復帰時期が影響される．そのため，選手を飽きさせずに能動的にプログラムに向き合うように種目のヴァリエーションを増やすことや，選手の心理変化を読み取って前向きにプログラムに向き合わせるなどの工夫が必要である．また，エクササイズや治療的介入の目的や方法，期待される効果についてわかりやすく説明することも必要である．
- また，選手が競技復帰に専念するためには指導者，保護者，友人などのアントラージュの理解と支援が必要である．選手のメディカル，フィジカル，メンタル，スキルの現状を適切に共有し，必要に応じて指導やサポートを依頼する．
- 競技復帰においては損傷部位の治癒，機能・運動能力改善，安全な専門動作の再獲得によって再受傷や二次損傷のリスクがないことに加えて，選手が競技に復帰するための自信（コンフィデンス）が備わっているかも確認する．さらに，再発予防に必要な各種機能および体力・運動能力の維持・向上を自ら行えるように教育を行う必要がある[15]．

2 科学的根拠に基づいた実務（Evidence Based Practice；EBP）

- 患者中心のアスレティックリハビリテーションを実践するためには，選手のニーズや状況を鑑みてプログラムを進めること，競技復帰までのあらゆるタイミングで適切な判断をして合理的なプログラムを提供すること，そして科学的根拠に基づいた情報やプログラムを提供することが求められる．そのため，アスレティックリハビリテーションプログラムを提供するものは，自身のこれまでの経験から得た専門技術や知識に最新のスポーツ医・科学の知識を統合し，臨

床上におけるさまざまなタイミングで適切な選択をするとともに，その選択結果に対する説明責任を負う．得るべき科学的知見は各種機能の評価，傷害発症要因の分析，各種の治療的介入やエクササイズによって期待される効果，傷害予防方法とその考え方など多岐にわたる．

3 多職種連携のハブ

●アスリートが外傷・障害，疾病を患ってから安全にかつ効率的に競技復帰を果たすためには，多職種が有機的に連携した最適なアスレティックリハビリテーションプログラムの提供が必要不可欠である．アスレティックトレーナーは医師，理学療法士，鍼灸師，柔道整復師だけでなく，必要に応じて義肢・装具士や各種のマニュアルセラピーを実践できる人材との連携体制を構築する．また競技復帰に際しては，各種目の指導者やストレングスコーチ，そしてスポーツ科学者やスポーツアナリストとの連携も図るようにする．このような有機的な多職種連携のハブとしての役割もアスレティックトレーナーは担う．

■文　献

1) 平山邦明ほか：コンディショニングの基礎知識．アスレティックケア―リハビリテーションとコンディショニング―，小山貴之編著，NAP，東京，10-19，2016
2) Mujika, I et al：Detraining：loss of training-induced physiological and performance adaptations. Part I：short term insufficient training stimulus. Sports Med 30：79-87, 2000
3) Koundourakis, NE et al：Discrepancy between exercise performance, body composition, and sex steroid response after a six-week detraining period in professional soccer players. PLoS One 9：e87803
4) Bangsbo, J et al：サッカー選手のためのパワートレーニング，広瀬統一監訳，大修館書店，東京，2018
5) 佃　正博：関節構成体による拘縮の病理と病態．拘縮の予防と治療，第2版，奈良　勲ほか(編著)，医学書院，東京，23-37，2008
6) 覚張秀樹ほか：スポーツ傷害の運動療法―主にアスレチックリハビリテーションの観点から―．運動療法学，柳澤　健編著，金原出版，東京，258-275，2006
7) Ellenbecker, TS et al：CKCエクササイズ―傷害予防とリコンディショニングのための多関節運動の理論と応用，山本利春(監訳)，NAP，東京，1-28，2003
8) Page, P et al：ヤンダアプローチ―マッスルインバランスに対する評価と治療，小倉秀子監訳，三輪書店，東京，47，2013
9) Harkey, MS et al：Disinhibitory interventions and voluntary quadriceps activation：a systematic review. J Athl Train 49：411-421，2014
10) 竹井　仁：骨関節疾患に対する関節モビライゼーション．理学療法科学 20：219-225，2005
11) Zech, A et al：Neuromuscular training for rehabilitation of sports injuries：a systematic review. Med Sci Sports Exerc 41：1831-1841，2009
12) Hendy, AM et al：Cross education and immobilisation：mechanisms and implications for injury rehabilitation. J Sci Med Sport 15：94-101，2012
13) 広瀬統一ほか：サッカーボールを使ったフィジカルトレーニング，ベースボール・マガジン社，東京，2016
14) 広瀬統一：競技種目特性からみた動きの素早さの習得．競技種目特性からみたリハビリテーションとリコンディショニング，山本利春編著，文光堂，東京，52-61，2014
15) Prentice, W et al：Using Therapeutic Exercise in Rehabilitation, Principles of Athletic Training：A Competency-Based Approach, 15th ed, McGraw-Hill Education, New York, 421-452，2013

I

肩関節・肘関節障害とそのリハビリテーション

I 肩関節・肘関節障害とそのリハビリテーション

1 投球障害肩の発症メカニズムと臨床診断

菅谷啓之

1 投球障害肩に対する考え方

- 投球障害肩とは，全身運動である投球動作に伴う肩の障害であり，身体機能そのものに問題がある身体的要因が原因となっているとする場合と，フォームや体の使い方など技術的要素がその原因となる場合がある[1]．
- 前者の考え方は「全身のいずれかの部位の機能的な問題に端を発し，肩甲胸郭関節機能異常を来した結果，肩や肘に症状が出る」という考え方であり，これは病院で投球障害に携わることの多い理学療法士に多い考え方である．治療の基本は身体機能を修正して肩や肘に負担の少ないフォームに戻していこうとするものである[1]．
- 後者の考え方は，「フォーム自体の問題，すなわち，体の使い方や投球動作に対するイメージの持ち方が悪いため，フォーム自体に異常を来し，肩や肘に症状が出る」というものである．これは，現場のトレーナーやコーチに多い考え方であり，あくまでも体の使い方あるいはフォームに対するイメージを変えて問題の解決を図ろうとする考え方である[1]．
- 小学生から高校生ぐらいまでは，体の使い方や投球動作に対するイメージの問題が身体機能にも悪影響を与えて肩や肘の症状をもたらしているケースが多く，社会人やプロ野球レベルでは疲労やコンディショニングの問題で身体機能に異常を来して症状を発していることが多い．

2 発症メカニズム

- 投球動作は一般的に，ワインドアップ，コッキング，アクセレレーション，フォロースルーまでの4つのフェーズに分けられるが，コッキングフェーズは踏み出し足の着地によってアーリーコッキングとレイトコッキングに，フォロースルーはボールリリース直後を減速期と呼び，残りのフォロースルーと区別すると6つのフェーズに分けられる（図1）[2]．
- これらの動作は下肢の並進運動および上体の回転運動と腕の振りに大別されるが，下肢の並進運動はワインドアップからレイトコッキングで，上体の回転運動と腕の振りはレイトコッキング以降に行われる．これらのうち，上体と腕の動作は肩甲骨と胸郭の柔軟性と肩甲骨の可動性が特に重要となる．
- アーリーコッキングで腕がトップポジションの位置に入ってからは，下肢体幹肩甲帯など中枢側の動きで腕はむしろ受動的に MER（maximum external rotation）に導かれ，これ以降も体幹と下半身のリードのまま溜められたパワーがボールリリースで一気にボールへ伝えられる．
- この一連の動きの中で，肩甲骨は上腕骨の動きに合わせて動き，上腕骨頭の関節窩への求心性を保つ必要があり，この身体機能が投球動作においてきわめて重要なポイントとなる[3]．この肩甲骨の動きは，胸郭の形状と柔軟性に左右されるため，肩甲胸郭関節機能の維持は野球選

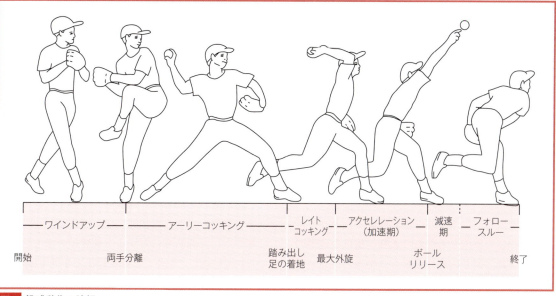

図1 投球動作の諸相
（文献2）より引用改変）

手にとって生命線といえる[4,5]．

- 加速期におけるMERからボールリリースにおいては，上腕骨の回旋平面と肘関節の伸展平面が同一平面上にある single plane が理想とされる[6]．これは，肩や肘に負担がかかりにくいだけでなく，正面から見るとボールリリース前に肘から末梢が見えないため，打者からもボールの出所が見えにくく打ちにくい投球フォームといえる（**図2**）．これを達成するためには胸郭と肩甲骨の可動性が不可欠である[4,5]．

- 一方，肩甲骨と胸郭の可動性が不十分な場合，両者は同一平面上にはならないため（double plane），加速期からボールリリースにかけて肘関節が急激に伸展される際に，ボールを目標方向に放るための，いわゆる"腕の横ぶり"と呼ばれる修正動作が入ってくる．すなわち，肩甲上腕関節の内旋動作（過剰な内旋運動）を無意識に行ってボールを投げだす方向を修正する動きであり，肩甲上腕関節や肘関節にさまざまなストレスをもたらす．これは，single plane ではほとんど必要のない動きである．

- 具体的には肘関節では外反ストレスが増大し，内側障害，小頭障害，後方障害が起こる．加速

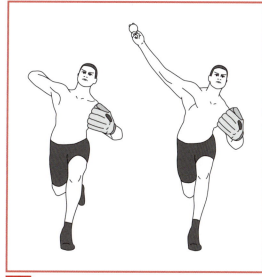

図2 Single plane での投球動作のイメージ

理想的な投球フォームでは，MERからフォロースルーまでの上腕の通過する軌道と肘関節が屈曲から伸展に至る平面が一致するため，肘の伸展動作が入る前は肘関節から末梢が上腕に隠れて正面（打者の方）から見えない．

期の肩甲上腕関節の過剰な内旋運動により減速期での遠心性筋収縮の強制により，棘下筋萎縮（腱板損傷）や関節唇損傷が起きる．また加速期で大胸筋優位の動きになるため，肩甲上腕関

表1 Double planeでの加速期における軌道修正局面による肩・肘への影響

●加速期の肘伸展局面での"横ぶり"によって…
①肘関節外反ストレス増大⇒肘関節内側障害，小頭障害（成長期），後方障害，尺骨神経障害
②肩甲上腕関節の内旋運動→減速期の遠心性筋収縮強制⇒棘下筋萎縮（腱板損傷），関節唇損傷
③大胸筋優位の運動→肩甲上腕関節に剪断力→上腕骨頭の求心性不良⇒関節唇損傷
　　　　　　　　　→肩甲下筋出力低下→フォロースルーでの上腕骨内旋不良⇒肘頭障害

節に剪断力が働き骨頭の求心性が不良となり関節唇損傷の原因ともなる．大胸筋優位な運動のリスクは，同じ内旋作用をもつ腱板である肩甲下筋の筋出力が低下するためにフォロースルーでの上腕骨の内旋不足が起こり，肘頭がロックしやすくなることで肘頭疲労骨折などの肘頭障害の大きな要因となり得る（**表1**）．

●ボールリリースからフォロースルーにかけての上腕骨の内旋や前腕の回内は，投球動作後半における体幹回旋などによる受動的な自然な動きである．しかしながら，肩甲胸郭関節の可動性が不十分な場合に誘発される加速期からボールリリースまでの間に起こる（"腕の横ぶり"に伴う）早期の過剰な肩甲上腕関節の内旋運動は障害のリスクとなる．

3 臨床診断

●投球障害肩の症状は，投球時の肩痛であり，上記のアクセレレーションフェーズの最大外転外旋位（MER）での痛みを訴えることが多く，局所的な病態としてはインターナルインピンジメントが起こっていると考えられる．また，ボールリリースやフォロースルーでの痛みを訴えることもある．

●インターナルインピンジメントとは，MERにおいて，関節窩後上方部と腱板関節面（主に棘下筋腱付着部）が衝突することであり，肩甲骨の上方回旋や後倒などの動きが制限されていると，代償性に肩甲上腕関節が過剰に外旋するために起こる．後上方関節唇損傷があり，剥離した関節唇が腱板関節面と後上方関節窩の間に介在していると理学療法に反応しにくく難治性であり（**図3**），手術を要する場合がある．

●理学所見としては，まず肩甲胸郭関節機能をみる．肩甲胸郭機能不全があると，肩甲骨が上記の投球動作に適応できずに正しく動けない状態にある．胸郭，すなわち胸椎と肋骨などの可動性が低下しており，腱板筋群や肩甲骨周囲筋の筋緊張も亢進した状態になっている．

●さらに，関節窩に対する上腕骨頭の求心性が乱れていることが多く，腱板筋出力が低下する（腱板機能不全）．ただし，腱板機能と肩甲胸郭関節機能は相互に密接に関連しているため，治療としては，上腕骨頭の求心性を戻したうえで腱板機能向上を図ると同時に，肩甲骨の可動性を向上させるアプローチが必要となる．

●単純X線では骨の形態的変化として，投球側関節窩後下方部の骨増殖であるBennett病変は比較的多く認めるが，機能訓練と理学療法で症状がほとんど軽快する．また両上肢挙上時の胸郭の形状や肩甲骨の上方回旋の度合いの左右差などの，肩甲胸郭関節の機能障害が反映されることが少なくない．

●投球障害の局所的病態は，肩甲胸郭機能障害により肩甲上腕関節に過剰な負荷のかかることにより起こる．骨端線閉鎖前には，成長期に組織学的に強靭な関節包や腱板組織にではなく，力学的に脆弱な上腕骨近位骨端線にかかるため，同部位の骨端線の離開が起こる（リトルリーグショルダー）（**図4**）．骨端線閉鎖後には，肩甲上腕関節自体に負担がかかり，関節唇損傷や腱板関節面断裂（特に棘下筋）などが起こる．

4 治療方針

●成長期では，肩甲骨や股関節など柔軟性の低下

図3 上方関節唇損傷と腱板関節面断裂
左：社会人野球投手（24歳）にみられたSLAP病変タイプⅡ．
右：プロ野球投手（29歳）にみられた深い腱板関節面断裂．
（巻頭カラー参照）

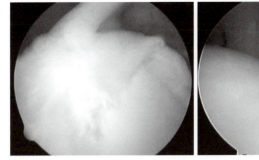

図4 リトルリーグショルダー（13歳，男子中学生）
上腕骨近位端骨端線離開が健側（右）に比べ患側（左）で明らかである．

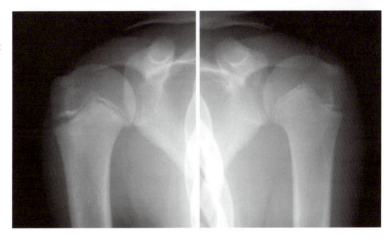

した部位の身体機能を修正するとともに，投球フォームチェックを行う．身体機能とフォームの両方からアプローチしていくことにより，運動療法などの理学療法のみで軽快する．軽快しない場合は，理学療法が悪いかフォーム自体が悪いかのいずれかである．

- 成人期では，身体機能低下が大きく関与してくるため，肩甲胸郭関節機能の正常化と関節窩に対する上腕骨頭の求心性を図ることが治療の第一選択となる．これらの保存療法に反応する場合がほとんどであるが，機能修正ができているにもかかわらずインターナルインピンジメントが取れない場合（多くは外転外旋位でクリックなどを伴う）や，修正した機能の維持ができない場合は，関節唇損傷や腱板関節面断裂などの解剖学的破綻自体が問題であり，手術療法を要する可能性が高いが，われわれの経験では手術を要する症例は3～5％に過ぎない[7]．
- 保存療法が奏功した症例も，完治後あるいは術後も一貫した理学療法やコンディショニングが必要である．病院には来院する必要はなくとも，チーム内であるいは自らで一貫したコンディショニングを自薦することが，パフォーマンスの維持だけでなく障害再発予防にも大きく役立つ．

■ 文 献

1) 菅谷啓之：投球障害の全体像．臨スポーツ医 32（臨時増刊）：114-119，2015
2) Meister K：Injuries to the shoulder in the throwing athlete. Am J Sports Med 28：265-275，2000
3) 山口光國ほか：上腕骨位置を基本とした肩甲帯の運動許容範囲．肩関節 33：805-808，2009
4) 菅谷啓之：上肢のスポーツ障害に対するリハビリテーション．関節外科 29（4月増刊号）：148-158，2010
5) 菅谷啓之ほか：医学的診断・治療に有用なコンディショニング関連情報：上肢．臨スポーツ医 28（臨時増刊）：21-27，2011
6) 瀬戸口芳正ほか：スローイングアスリートの運動連鎖と前方不安定性．臨スポーツ医 27：1359-1368，2010
7) 菅谷啓之：投球障害肩の診断と治療戦略—我々の治療方針と成績—．日整外スポーツ医会誌 33：246-252，2013

Ⅰ 肩関節・肘関節障害とそのリハビリテーション

2 投球障害肩のリハビリテーション

鈴木　智

1 投球障害肩のリハビリテーションの流れ

- 投球障害肩とは投球動作に伴う肩痛をきたすスポーツ傷害であり，明らかな解剖学的破綻を認めずに腱板[1]・肩甲胸郭関節の機能不全[2,3]，体幹・股関節など肩関節以外の機能不全によるものから，SLAP損傷に代表される関節唇損傷[4]やinternal impingement[5]による腱板損傷などの解剖学的破綻を伴うものまで多岐にわたる．
- われわれの投球障害肩に対するリハビリテーションコンセプトは，肩関節や肩甲帯機能など症状を有する部位における機能異常の陰性化と，一連の投球動作を念頭に置いた全身機能の再構築を中心とした治療アプローチ[6〜8]，さらに競技完全復帰におけるコンディショニングを考慮したアスレティックリハビリテーション[9]の実践である．
- 投球障害肩において我々は大きくメディカルリハビリテーション期とアスレティックリハビリテーション期に分けて捉えており，さらにメディカルリハビリテーション期を患部保護期と機能改善期とし，各時期に応じて適切なリハビリテーションを実践している．一般的な投球障害のリハビリテーションプロトコルを図1に示す．

2 メディカルリハビリテーション期

1 患部保護期

- メディカルリハビリテーションは，日常生活における疼痛軽減・身体機能の改善が主であり，スポーツ活動においては限定された練習参加に留まる．特に日常生活や上肢の自動運動でも疼痛を有する場合には，本人または指導者に練習制限・局所安静に対する十分な理解を促す必要がある．局所である肩関節に大きな負担をかけない範囲であれば積極的に患部外エクササイズ指導を行い，早期から障害発生の要因となる患部外からの影響に対しても介入の必要があると考える．

1）物理療法の積極的活用
- 患部保護期では物理療法が有効な場合も多く，各治療法の特徴や機器の特性を踏まえることで大きな効果が期待できると考えている．特に肩関節後方構成体の柔軟性低下に対して，アイスマッサージ・超音波治療器・コンビネーション治療器などを積極的に活用している．

2）肩関節・肩甲骨周囲筋のリラクセーション（図2）
- 優先的に軟部組織の柔軟性改善を目的とした自動運動による反復運動や各種stretchingに加え，直接的に筋腹を持続的に圧迫するダイレクトストレッチなど疼痛増悪をきたさない程度で

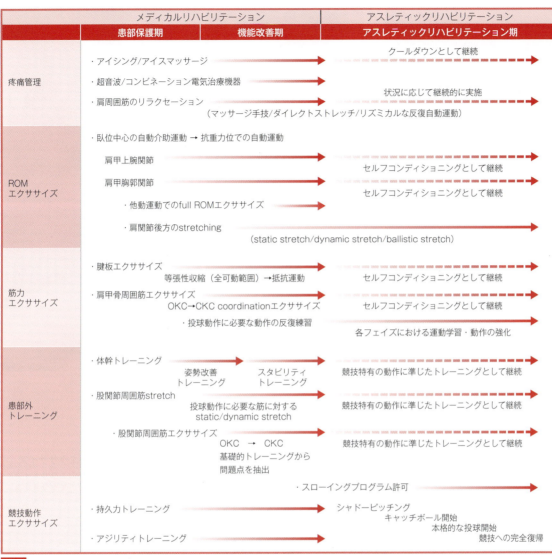

図1 リハビリテーションプロトコル

実施している.

3）肩関節周囲筋のエクササイズ

- 関節肢位やスピード・負荷量に変化を加えながら腱板エクササイズ（図3）や肩甲骨周囲筋のトレーニングを実施している．この時期におけるエクササイズの目的は疼痛が出ない範囲で円滑に関節運動が行えるように active ROM エクササイズや coordination エクササイズとしての効果を期待する．

4）患部外エクササイズ

- この時期から患部症状に最大限に配慮したうえで患部外エクササイズを行っていく．運動能力低下を予防するだけでなく，競技復帰に向けてモチベーション維持など心理的効果としても重要と考えている．
- 特に投球動作で必要となる股関節周囲筋の筋出力向上エクササイズや各種ストレッチ，体幹深層筋群の賦活を目的とした患部外エクササイズについてはより早期から指導していく（図4）．

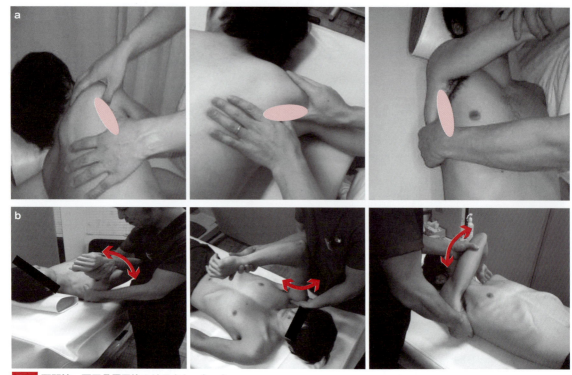

図2 肩関節・肩甲骨周囲筋のリラクセーション
a：肩後方筋群のダイレクトストレッチ：リラクセーション
b：疼痛のない範囲でリズミカルな反復運動：リラクセーション

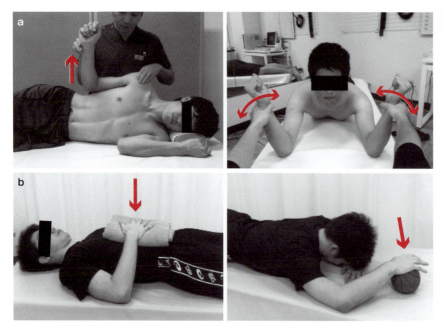

図3 腱板エクササイズ
a：外旋筋群のエクササイズ
b：内旋筋群のエクササイズ

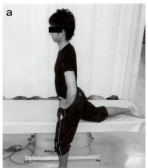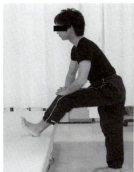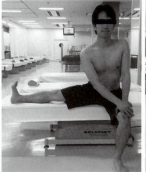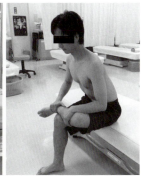
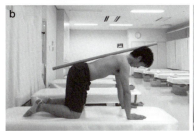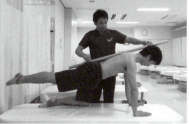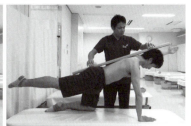

図4 患部保護期における患部外エクササイズ
a：投球動作で必要となる股関節周囲筋の持続的ストレッチ
筋・腱が伸張されるポイントで身体を静止させ，反動を使わずに関節の可動域を段階的に増していく．筋肉が伸ばされた状態を保持し（15～30秒間），それを数回繰り返し行う．
b：体幹中間位を意識した四つ這い運動
体幹中間位を意識するため後頭隆起－第7胸椎棘突起－仙骨後面に指示棒を接触させる．体幹中間位の姿勢で「draw-in」を意識しながら，下肢挙上・上肢挙上など徐々に複雑な運動課題を与えていく．

2 機能改善期

- 日常生活での疼痛消失に伴い，肩関節を中心とした上肢帯運動を獲得する必要があり，各課題に応じた持久的な上肢運動の獲得・上肢を利用しながらの身体バランス能力向上，投球動作をイメージした下肢トレーニングを取り入れながら投球動作に必要な身体機能の再構築を図っていく．

1) 肩関節周囲筋のエクササイズ

- OKCやCKCを利用しながら複合的な上肢運動として肩甲上腕リズムを考慮しながら最適な抵抗運動を選択していく．抵抗運動といっても筋肥大を目的とした関節運動とは異なり，運動に適した筋収縮のタイミングや脱力しながら協調性の高い上肢運動の獲得などが最優先となり，全可動範囲を代償なく運動が遂行できる能力を高めていく．

2) 下半身における機能向上エクササイズ

- 特に並進運動・回転運動の根幹を担う股関節・体幹の可動域制限は，投球動作全体に影響を及ぼし，肩関節への過剰な力学的ストレスを引き起こす可能性が高くなる．この時期のエクササイズは基礎的トレーニングから徐々に負荷量を増加させていくことで動作の中から問題点を抽出し，優れた安定性と可動性を引き出していく（図5）．

3 アスレティックリハビリテーション期

- この時期は，競技復帰のために必要なスポーツ類似動作により運動連鎖を考慮したうえで「専門的体力の強化」「競技特有の動作の習得」を主

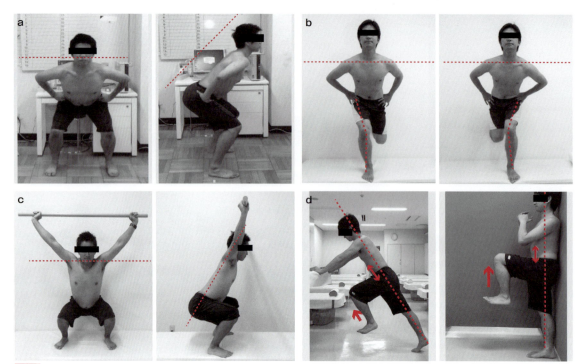

図5 基礎的な下半身機能向上エクササイズの一例
a：スクワットトレーニング
スクワット動作を確認することで下肢・体幹の左右対称性や，骨盤前傾に伴う股関節屈曲や胸椎伸展などを総合的に観察していく．
b：片脚スクワットトレーニング
片脚スクワットでは下肢アライメントを注意深く観察する．写真右（ステップ側）では軽度 knee-in, toe out を認め体幹の左側偏位が確認できる．
c：オーバーヘッドスクワット
バーやシャフトなどを利用することで，肩関節・肩甲帯・体幹の安定性や左右非対称を確認することが可能．
d：「draw-in」を意識した片脚挙上エクササイズ
腹部安定性の低下を認める場合には股関節屈曲に伴い腰椎前弯増大や骨盤での代償動作が出ないように注意が必要となる．

目的として治療展開していく．特に投球動作を再獲得するためには，画一的なトレーニングによる求心性収縮の反復練習や高強度負荷のウェイトトレーニングだけでは明らかに不十分であり，筋収縮様式（遠心性収縮，静止性収縮，求心性収縮）を考慮したトレーニング，各ポジション特性に合わせた投球動作の獲得など，さまざまな肢位・スピード，条件での運動学習を促すことで，段階的なアスレティックリハビリテーションプログラム作成が可能となる．

1）コッキング動作における運動学習[10]
● コッキング動作では大胸筋と腹斜筋群が十分に遠心性収縮を行うことで，肩関節前方筋群である三角筋前部線維や肩甲下筋にも同時に筋活動を促すことが可能となる．上腕骨は過剰な外転・外旋が抑制された位置を保持することが可能となる．すなわち，良好な上肢外転・外旋位（いわゆる"しなり動作"）において，肩甲帯と体幹を能動的にコントロールできることが重要となる．このコントロールを効果的に機能させるため肩甲帯を固定した状態でのさまざまな収縮様式で下部体幹のコントロール，逆に下部体幹を固定した状態で上肢をコントロールすることが効果的である（図6）．

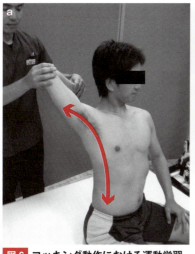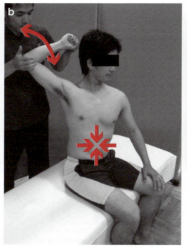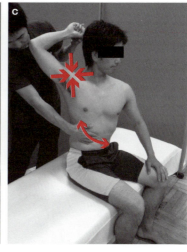

図6 コッキング動作における運動学習
a：上肢外転・外旋位（いわゆる"しなり動作"）獲得は投球動作において重要なポイントとなる．
b：下部体幹は静止性収縮にて固定した状態で，上肢，肩甲帯に対して求心性収縮と遠心性収縮によるコントロールを促す．
c：上肢を固定した状態とし，腹斜筋群を求心性収縮と遠心性収縮にコントロールすることで運動学習を促す方法．

2）ボールリリース動作における運動学習[10]

- ボールリリース時の肩甲上腕関節角度はわずかに水平内転位をとり，上肢の運動としては肩関節外旋位からの内旋・肘関節伸展，前腕回内運動となる．実際には，背臥位で上肢を前方へ突き出した肩甲骨外転位で前腕回内位のまま肩外旋運動が出ないように注意しながら肘伸展動作をコントロールしていく．トレーニング肢位も仰臥位から座位・立位へと実際の投球場面を想定して実施していく（図7）．

3）フォロースルー動作における運動学習[10]

- フォロースルー期において肩関節では，ボールリリースまで加速してきた上肢を急激に減速する必要があり，肩後方筋群には大きな遠心性ストレスが加わる時期でもある．優先的にステップ脚の股関節を軸に体幹，骨盤を回旋させて十分な自動運動ならびに体重移動を獲得していく．徐々に骨盤のニュートラルの位置を保持したまま段階的にフォロースルー時の肩甲骨外転をコントロールしていくことで，肩関節後方組織に加わる過剰なストレスを緩衝していく（図8）．

4）患部外を含めた全身のトレーニング

- 患部保護期・機能改善期からの患部外トレーニングをより強力に，より持続的により良い運動スキルに回復させることが必要となる．ランメニューなど持久系トレーニングやストレングストレーニングなど「専門的体力の強化」にとどまらず，競技特有の動作において向上するよう創意工夫を凝らして全身を利用したトレーニングを実践していく（図9）．

5）シャドーピッチング

- トレーニングの「特異性の原理」に基づくと，投球動作のパフォーマンスを向上させるための最も効率的なトレーニングは，目的とする動作の練習（スキルトレーニング）である．トレーニングとしてのシャドーピッチングを行う場合は可能な限り100％に近い強度で実施することが望ましく，その際に適切な投球フォームに問題があるかを確認することで動作の問題点も抽出していく．

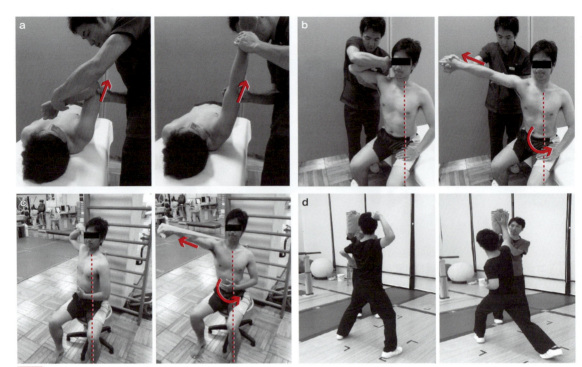

図7 ボールリリース動作における運動学習
a：ベッド上において肩甲骨軽度外転・前腕回内位を保持したままの状態で肘関節運動(求心性・遠心性収縮)をコントロールしていく．
b：段階的に座位でも同様に肩甲骨・肩関節を制御しながら関節運動をコントロールしていく．徐々に実際の投球場面を想定して左股関節を軸に体幹・股関節回旋を連動させていく．
c：上記のポイントが十分と判断した時点でセルフエクササイズとして指導していく．
d：最終的にすべての要素を組み合わせながらリリースポイントの位置を確認しながら反復練習を行う．

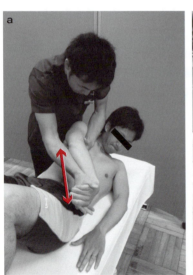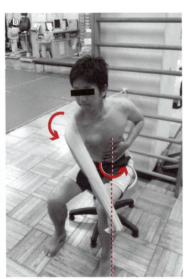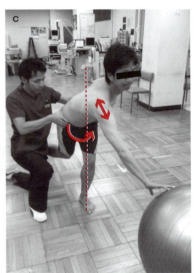

図8 フォロースルー動作における運動学習
a：ステップ側股関節を軸として上腕骨内旋・体幹回旋・肩甲骨内転外転を求心性収縮や遠心性収縮にて能動的にコントロールを行っていく．
b：座位でも同様にステップ側股関節を軸として上腕骨内旋・体幹回旋・肩甲骨内・外転を求心性収縮や遠心性収縮にて運動学習を促していく．
c：最終的にフォロースルー時におけるステップ側片脚支持を意識しながら求心性収縮と遠心性収縮を繰り返しながら動きをコントロールしていく．

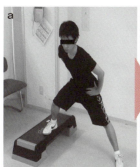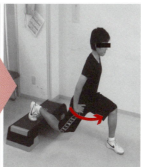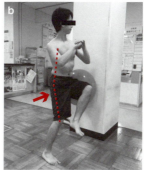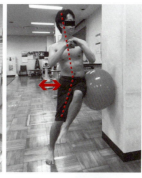

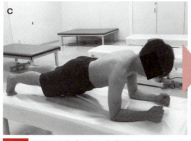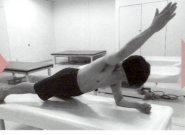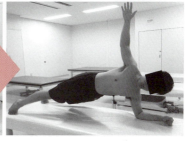

図9 患部外を含めた全身のトレーニング
a：ステップ台を利用した骨盤・体幹回旋運動
b：股関節軽度屈曲位での並進運動（ボールを使用）
c：stability on mobility：体幹・上肢の協調性エクササイズ

6）ポジション特性に合わせた投球動作トレーニング

- 野球における投球動作にはピッチングとスローイングの2つの表現が用いられる．ピッチングとは，一般に投手（ピッチャー）の打者（バッター）または捕手（キャッチャー）に対する投球を総称して用いられる場合が多く，野手はスローイング（または送球）と呼ばれる場合が多い．力強い投球動作には，投球動作中の十分な軸脚の蹴り出しとステップ脚の力強い踏み込みを獲得することをポイントとしており，具体的にはピッチャーズプレートを効果的に利用しながら並進運動の起点となる軸脚で十分な推進力を生み出すことと（図10-a），マウンドの傾斜を考慮しながら回転運動の起点となるステップ脚に力強い踏み込みを行うこと（図10-b）をトレーニングとして実践している[11]．ポジション特性を考慮してステップ動作後のスローイング，座った姿勢からの素早いスローイングなども併せて指導していく．

7）スポーツ現場における実践的なスローイングプログラム

- 医療機関において投球禁止を余儀なくされた選手では，身体機能や各種パラメータの改善に伴い医師の指示により投球練習再開となる．その後，最終的にシャドーピッチングや投球動作トレーニングで疼痛が出ないことを確認できれば実践的なスローイングプログラムへ移行していく．実際の投球開始は，投球時痛と投球距離・強度をもとに独自の段階的基準を作成し，各選手に合わせて具体的な指導を行っている[9]（図11）．

4 競技完全復帰後におけるコンディショニング

- 実際に良好なコンディションが得られて練習や試合への参加が許可された後も，繰り返される投球動作により肩関節への負担を強いられるこ

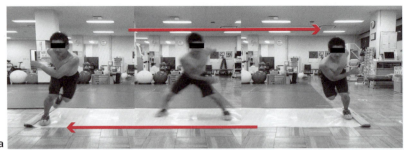

a

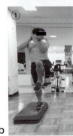 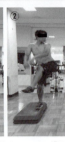 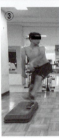 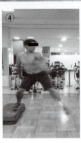 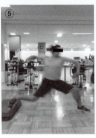 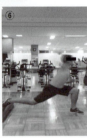 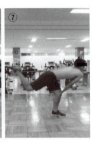

b

図10 投球動作トレーニングの一例
a：スライディングボードを使用した並進運動の強化
軸脚の母趾球荷重から側方への蹴り出しをイメージしながらゆっくりとスライドさせていく．
左右とも反復して行うことで下肢内外転筋群の遠心性トレーニングにも有効と考える．
b：力強いステップ脚の踏み込みを獲得するため，低めのステップ台を利用してシャドーピッチングを行う．
特に⑤・⑥・⑦におけるステップ脚のプライオメトリクスを意識して実践する．

図11 段階的スローイングプログラム

段階的投球練習
① シャドーピッチング
② ネットスロー
③ 塁間半分
④ 塁間
⑤ 1～3塁間（対角線）
⑥ 1～3塁間＋10～15m

調整方法
投球許可後，①～⑥までを4～8週を目安とする
投球禁止のない選手では疼痛なく投球できる段階からスタートラインを決定
・50%（軟投）から始め，70～80%（力を入れる）へとステップアップ
・100%（全力）投げられたら次の段階
※調整中に痛みが出たら前の段階に戻る

具体的な練習参加基準
野手であれば⑤クリアでノックなどの実践練習参加
投手は⑥クリアでブルペンでの投球開始

とが多い．競技復帰後においても自分自身で良好なコンディションを維持していくことが大切である．スポーツ競技の再開にあたり，ウォーミングアップおよびクーリングダウンは十分に時間をかけて行うよう指導をしていく．さらには日々刻々と変化する身体機能の変化をモニタリングできるようセルフチェック項目を指導することで，見過ごされやすい身体機能の変化（図12）を選手本人だけでなく指導者とも共通の認識が持てるように働きかけを行っていくことが重要である．

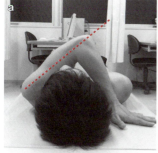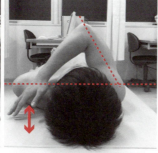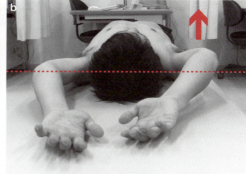
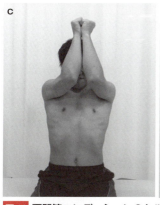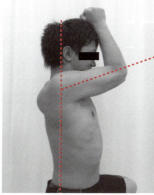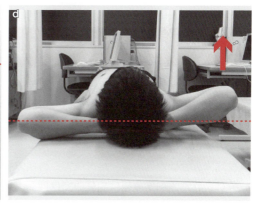

図12 肩関節コンディションのセルフチェック例
a：肩関節水平屈曲
左右ともに反対側のベッドに手掌が届くか確認しておく．
b：肩関節屈曲
背臥位で両側上肢を最大挙上し，肘の高さに左右差が無いか確認しておく．
c：胸椎伸展（広背筋柔軟性）
両側の前腕を併せたまま両上肢を挙上し，前方から顔（鼻まで）が見えるか確認しておく．
d：肩関節外転外旋
背臥位で頭部の後方で手を組んだ状態のまま両側上肢を外転外旋させ，肘がベッドにつくか左右差を確認しておく．

■ 文　献

1) Tyler, TF et al：Quantification of posterior capsule tightness and motion loss in patients with shoulder impingement. Am J Sports Med 28：668-673, 2000
2) 筒井廣明ほか：腱板機能不全の分析．肩関節 18：88-94, 1994
3) Burkhart, SS et al：The disabled throwing shoulder：spectrum of pathology Part Ⅲ：The SICK scapula, scapular dyskinesis, the kinetic chain, and rehabilitation. Arthroscopy 19：641-661, 2003
4) Snyder, SJ et al：SLAP lesion of the shoulder. Arthroscopy 6：274-279, 1990
5) Walch, G et al：Impingement of the deep surface of the supraspinatus tendon on the posterosuperior glenoid rim：arthroscopic study. J Shoulder Elbow Surg 1：238-245, 1992
6) 菅谷啓之：肩スポーツ障害に対する機能診断と鏡視下手術—投球障害を中心に—．骨・関節・靱帯 19：847-856, 2006
7) 菅谷啓之：投球障害に対する腱板断裂手術．MB Orthop 20 (7)：52-58, 2007
8) 菅谷啓之：特集 肩関節 1．肩関節のみでなく全身をみる—内部構造が破たんする前に機能訓練を．月刊トレーニング・ジャーナル 325 (11)：12-15, 2006
9) 鈴木　智ほか：野球選手のコンディショニングと障害予防：病院における取り組み．臨スポーツ医 29：1215-1223, 2012
10) 鈴木　智ほか：投球障害肩・肘に対する機能改善アプローチ．臨スポーツ医 30：847-857, 2013
11) 鈴木　智ほか：競技復帰直前のトレーニング：野球．スポーツ外傷・障害の理学診断・理学療法ガイド，第2版，臨床スポーツ医学編集委員会編，文光堂，東京，467-475, 2015

I 肩関節・肘関節障害とそのリハビリテーション

3 スポーツ肘障害の発症メカニズムと臨床診断

長澤　誠，石田康行，帖佐悦男

1 スポーツ肘障害に対する考え方

- スポーツ肘障害は野球など繰り返しの投球動作により症状が出現することが多い．その病態は骨端線閉鎖前の成長期の障害と骨端線閉鎖後の成人期の障害では異なる．
- 投球障害肘は内側障害，後方障害，外側障害に分けられる．内側障害は成長期では内側上顆骨端障害，内側上顆の骨端線障害があるのに対し，成人期では肘内側側副靱帯（ulnar collateral ligament：UCL）損傷や回内屈筋群損傷が問題となる．後方障害は成長期では骨端線閉鎖不全などがあり，成人期では肘頭疲労骨折，骨棘骨折，変形性肘関節症がある．外側障害は成長期の上腕骨小頭離断性骨軟骨炎（小頭 OCD）がある．小頭 OCD は重篤な機能障害を残すことがあり，早期発見，早期治療を行うために近年野球肘検診が全国的に広がっている[1]．
- 本項では臨床の現場において頻度の高い成長期肘内側障害と，重篤な機能障害が残ることがある小頭 OCD に関し述べる．

2 発症メカニズム

- 投球動作は wind-up 期，early cocking 期，late cocking 期，acceleration 期，deceleration 期，follow-through 期の6つに分けられる（p23，図1参照）[2]．late cocking 期から acceleration 期にかけて肘関節に外反ストレスが強くかかることで肘関節内側には牽引力が加わり，外側には圧迫・剪断力が加わる（**図1**）．
- 肘関節内側の UCL は前斜走線維（AOL），後斜走線維，横走線維からなりそのなかで AOL が最も強靱とされており，外反ストレスに対する主要な安定化機構である[3]．この AOL に牽引されることで成長期には内側上顆の骨端に強いストレスがかかり内側上顆骨端障害が起こる．
- 内側上顆近位前方には回内屈筋群が付着しこの牽引ストレスで内側上顆骨端線障害が起こる．
- タイトネスや関節可動域の低下などのコンディショニング不良や，稚拙な投球フォームは肘へのストレスを増大させる．投球動作は下肢から体幹，上肢へとつながる運動連鎖による全身運動であり，肩・肘以外に原因があることも多い．
- 小頭 OCD の発症メカニズムは未だ解明されていない．純外傷説・持続外傷説などの外的要因と血行障害説・遺伝性素因説・内分泌異常説などの内的要因が報告されている[4]．

3 臨床診断

- 内側障害は内側上顆骨端障害と内側上顆骨端線障害に分けられる．

1 内側上顆骨端障害

- UCL に代表される内側支持機構の牽引ストレ

スにより起こる．10～13歳ごろに多くみられる．
- 診断は主に理学所見と単純X線で行う．内側上顆骨端に疼痛と圧痛，外反ストレス痛を認める．症状が強い場合には可動域制限を認めることがある．単純X線写真は伸展位肘関節正面像ではなく45°屈曲位正面像の方が鋭敏に病変を検出できる（図2）．
- 多くは繰り返しの投球ストレスによる慢性発症であるが，明らかに1球のエピソードをもつ裂離骨折様の急性発症例も存在する．両方が合わさったような例もあり厳密に線引きできないものも存在する．単純X線像で判別することは困難であり，病歴をしっかり聴取する必要がある．

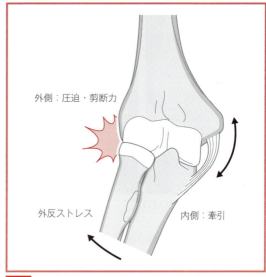

図1 投球により障害される部位とメカニズム
内側上顆は投球により強い牽引力にさらされる．

2 内側上顆骨端線障害

- 内側上顆近位前方に付着する回内屈筋群の牽引力によって生じる．13～16歳ごろに起こることが多い．内側上顆骨端障害より頻度は低い．
- 理学所見と単純X線で診断は可能である．45°屈曲位正面像より通常の伸展位正面像の方がわかりやすい．圧痛は骨端線に沿って前方から後方にかけて認め，骨端障害より近位にある．1球のエピソードを持つ急性発症の方が多いが，繰り返しのストレスによる慢性発症例も存在する．単純X線で骨端線離開を認める．

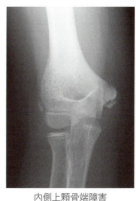 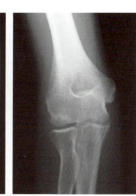

内側上顆骨端障害　　　　小頭OCD
図2 45°屈曲位正面像

3 上腕骨小頭離断性骨軟骨炎（小頭OCD）

- 透亮期（初期），分離期（進行期），遊離期（末期）と進行していく．臨床症状としては投球時痛・可動域制限がある．進行すると関節炎，関節水腫により可動域制限が増悪する．また遊離体が出現するとロッキング症状を呈することがある．
- しかし，初期では約半数は無症状である．症状が出現し病院を受診した時には病期は進行し末期であるというケースは少なくない．
- 骨端線閉鎖前に初期で発見されると投球禁止による保存療法で良好な成績を得られることが多

いが，病期が進むと手術が必要になるケースが増える．透亮期は90％は保存療法で修復するが，分離期になるとその数字は50％まで下がる[5]．早期発見，早期治療が重要になる．
- 後述するようにさまざまな手術方法があるが最も治療成績が良いのは保存的に修復したケースである．保存療法で修復可能な無症状の状態で見つけるために少年野球検診が有効である．
- 小頭OCDの画像診断は単純X線，エコー，CT，MRIを適切に組み合わせて行う．

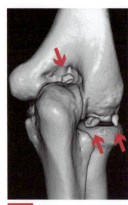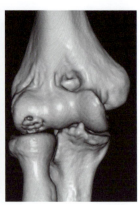

図3 小頭OCDの3D-CT

- 野球検診でのスクリーニングではエコーを用いる．侵襲なく簡便に行えるうえ，初期の病変の発見にも有効である．またフィールドでの検診にポータブルエコーを持って行くことができることも大きな利点である．病期分類・経過観察にも有用である．
- エコーで発見し二次検診を行う際，また病院を初診した際には必ず単純X線で評価する．単純X線は通常の肘関節正面・側面に加え45°屈曲位正面像（図2）と外側の初期病変を見逃さないために45°屈曲位45°斜位像の4方向で評価する．
- MRIは病期判定に最も有用である．病変部への関節液への流入は不安定性を示し，保存療法の限界を超え，手術を検討する有意な所見となる．
- CTはX線でわからない小さな病変の有無や，治療効果判定に有用である．また，術前には必ずCTを撮影し，病変のサイズや遊離体の有無を評価する（図3）必要がある．

4 治療方針

1 内側障害の治療

- 内側上顆骨端障害の治療は原則保存療法である．骨癒合を目指して3〜6週間のギプスや装具などで外固定を行うという考え方[6]と外固定は行わず，痛みがあれば投球禁止，治まれば再開するを繰り返すことで治癒できるという考え方[7]がある．
- 当科では症状が強い例や明らかな1球のエピソードをもつ急性発症例では外固定を行うこともあるが，基本的に外固定は行わず，症状が改善するまで投球禁止．その間にコンディショニング指導を行い，疼痛・コンディションが改善すれば投球許可している．
- 内側上顆骨端線障害の治療は急性発症の場合，転位が少なければ保存加療で治癒する場合もあるが偽関節になることもありK-wireやスクリューを用いて内固定を行う方が確実である．慢性発症例では基本的に保存加療を行うが，コンディショニングを行っても症状が残存する場合，偽関節部をrefreshしスクリュー固定などの手術加療が必要となることもある．

2 小頭OCDの治療

- 保存療法の適応は骨端線閉鎖前の透亮期，分離期前期までといわれる．分離期後期以降に進行すると手術を検討する．保存療法が適応となるような状態でみつかるのはほとんどが野球検診である．
- 保存療法は投球禁止に加え，バッティング練習やグラウンド整備（トンボかけ）も禁止している．学校の体育に関してもバレーボール，跳び箱など肘に負荷のかかる運動は行わないよう説明する．わかりやすいように「エンピツとお箸以外のものは右手で持たないように」と話すようにしている．
- 保存療法による投球禁止期間は6ヵ月以上要することが多く1年以上になることもある．画像上完全な修復を目指して治療するが，病変が残存したとしても保存療法で病巣を縮小できれば手術侵襲が小さくなることもあり，保存療法の果たす役割は大きい[8]．

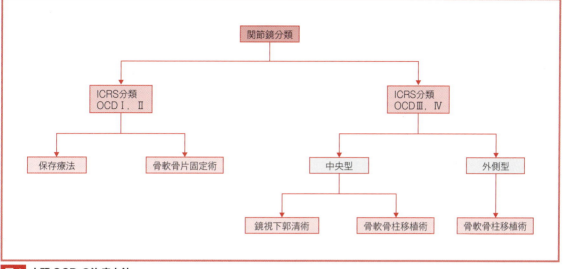

図4 小頭 OCD の治療方針

- 手術療法は鏡視下郭清術，病巣固定術，自家骨軟骨柱移植術，肋骨肋軟骨柱移植術などがあり，病変の不安定性・大きさ・部位などにより決定する[9]（図4）．不安定性の評価には International Cartilage Repair Society（ICRS）の関節鏡分類[10]が使用される．ICRS 分類 OCD Ⅰは柔らかい部分はあるが連続性で安定した病変，OCD Ⅱは部分的に不連続であるが安定した病変，OCD Ⅲは完全に不連続だが転位していない病変，OCD Ⅳは転位した骨軟骨片や遊離体がある骨軟骨欠損である．
- 当科での治療方針 ICRS Ⅰ，Ⅱの場合，基本的に保存療法である．経過から骨軟骨片固定術を行うこともある．ICRS Ⅲ，Ⅳの場合，中央型では腕頭関節の適合性，橈骨頭の支持性は保たれ，肘関節の動揺性は認められないため鏡視下郭清術を行っている．病巣が大きく外側壁の破壊が心配な例では骨軟骨柱移植術を行っている．外側広範型では病巣郭清のみでは関節不安定性が増強し，関節症性変化や橈骨頭肥大，亜脱臼をきたす可能性が高いことから骨軟骨柱移植術を行っている．

■ 文 献

1) 長澤　誠ほか：宮崎県での取り組み―宮崎県少年野球検診反省からの改良―．関節外科 33：1206-1211，2014
2) Meister, K：Injuries to the shoulder in the throwing athlete. Am J Sports Med 28：265-275，2000
3) Regan, WD et al：Biomechanical study of ligaments around the elbow joint. Clin Orthop Relat Res 271：170-179，1991
4) 宮武和馬ほか：保存療法による経過からみた病態．整・災外 58：1023-1032，2015
5) 松浦哲也：いつ，どうして発生するのか．肘実践講座 よくわかる野球肘 離断性骨軟骨炎，岩瀬毅信ほか編，全日本病院出版会，東京，42-52，2013
6) 辻野昭人ほか：内側型野球肘の病態と治療．日整会スポーツ医会誌 25：128，2005
7) 柏口新二ほか：野球肘：成長期内側障害の診断と治療．臨スポーツ医 30：885-889，2013
8) 原田幹生ほか：野球肘外側障害．臨スポーツ医：32（臨時増刊）：147-152，2015
9) 石田康行ほか：上腕骨離断性骨軟骨炎の治療．関節外科 33：1159-1163，2014
10) Brittberg, M et al：Evaluation of cartilage injuries and repair. J Bone Joint Surg Am 85：58-69，2003

Ⅰ 肩関節・肘関節障害とそのリハビリテーション

4 スポーツ肘障害のリハビリテーション

宮﨑茂明，落合　優，帖佐悦男

1 スポーツ肘障害のリハビリテーションの流れ

- スポーツにおける肘障害には，成長期では外側障害の上腕骨小頭離断性骨軟骨炎（osteochondritis dissecans of humeral capitellum：OCD），内側障害の内側上顆骨端障害・内側上顆骨端線閉鎖不全，後方障害の肘頭骨端線閉鎖不全などがある．成人期では内側障害の内側側副靱帯損傷・尺骨神経障害，後方障害の肘頭疲労骨折・インピンジメントなどが問題となる．
- 成長期の外側障害の中でも OCD は，成長期の小学生高学年から中学生に好発し，野球などの投球動作が誘因となる．頻度こそ低いものの進行期に至ると，治療法にかかわらず長期的なスポーツ活動の中止を余儀なくされる．また成長期の内側障害も投球動作が誘因となることが多く，根本的な原因を解決しなければ，スポーツ活動の中止による安静を実施してもスポーツ活動再開により疼痛が再発する．
- OCD の治療は保存療法に始まり，鏡視下郭清術，骨軟骨片固定術，骨軟骨移植術などさまざまな方法がある[1]．成長期の内側障害は保存療法が第一選択となる．本項では，総論として野球肘障害，特に OCD に対する骨軟骨移植術後のリハビリテーションの流れ，各論としてOCD と成長期の内側障害におけるリハビリテーションの実際について解説する．
- OCD に対する骨軟骨移植術は，International Cartilage Repair Society（ICRS）の関節鏡分類[2] OCD Ⅲ（完全に不連続だが転位していない病変），OCD Ⅳ（転位した骨軟骨片や遊離体がある骨軟骨欠損）の場合に適応となる[1]．膝から採取した骨軟骨柱を肘に移植するため術後のリハビリテーションは，移植した骨軟骨柱の修復過程に応じて固定期，機能訓練前期，機能訓練後期，アスレティックリハビリテーション期，競技復帰期に分類し，術後8ヵ月での競技完全復帰を目標に実施している（表1）．

1）術前評価

- 術前評価（問診，疼痛の再現性，姿勢，肩甲骨アライメント，肘関節可動性，肘関節筋力，肩甲骨可動性，体幹機能など）により確認された身体機能の低下と不適切な投球フォームとの関係を把握しておく．

2）固定期（術直後～2週）

- 肘関節は，術後2週間90°屈曲位外固定（シーネ，三角巾）にて保護する．膝関節は術後2日間軽度屈曲位外固定（knee brace）にて保護する．ドレーン抜去にて brace を除去する．その後は疼痛に応じて荷重量を調整する．

3）機能訓練前期（術後2～6週）

- 外固定除去後肘関節運動（自動運動→他動運動）を開始し，抗重力にて徐々に強度を上げていく．体幹，肩甲骨固定性改善を図る．

表1 骨軟骨移植術における術後リハビリテーションの流れ

	病期分類	安静度	処置	リハビリテーション
術前			評価	問診：症状の発生時期や状況，疼痛発生位相，疼痛部位，野球歴，ポジション，投球頻度などを把握する． 疼痛の再現性：投球動作による疼痛を再現し，肘関節に起こっている現象を推察する． 姿勢：胸椎後弯増大，頭部前方偏位といった円背姿勢など不良姿勢の有無を確認する． 肩甲骨アライメント：肩甲骨外転・前方傾斜・下方回旋などマルアライメントの有無を確認する． 肘関節可動性：制限因子（疼痛，軟部組織伸張性，骨棘や遊離体などの関節構造変化）を把握する． 肘関節筋力：屈曲・伸展筋力に加え，前腕回内・回外筋力も確認する． 肩甲骨可動性：肩甲骨上方回旋・後傾運動の制限などの有無を確認する． 体幹機能：胸椎伸展，胸郭開大，骨盤挙上による体幹立ち直り運動の制限などの有無を確認する． 投球フォーム：上記評価により確認された身体機能低下と不適切な投球フォームとの関係を把握する．
術後 1日 2日 3日 10日 2週	固定期	端座位, 立位, 車椅子移乗 片松葉杖歩行 独歩	アイシング 肘：シーネ，三角巾 膝：knee brace，ドレーン 抜糸	疼痛による筋緊張亢進を軽減するためアイシングを徹底する． 肘：術後2週間90°屈曲位にて外固定 安静良肢位指導，筋スパズム除去 体幹可動性改善運動 肩甲骨可動性改善運動 肩関節，手指運動 膝：術後2日間軽度屈曲位にて外固定，ドレーン抜去にてbrace除去 ：荷重制限なし，疼痛に応じて荷重量を調整する． 膝蓋大腿関節可動性維持 股，膝，足関節可動域運動（他動，自動運動），筋力トレーニング
2週 4週 6週	機能訓練前期	ジョギング開始		外固定除去後，肘関節運動開始：自動運動→他動運動 肘関節可動性改善運動 下肢機能改善運動 体幹固定性改善運動 肩甲骨固定性改善運動
6週 3ヵ月	機能訓練後期	ランニング開始 ダッシュ開始		肘関節機能改善運動 体幹，肩甲骨，肩関節，肘関節の連動 投球動作を想定した運動
3ヵ月 6ヵ月	アスレティックリハビリテーション期			筋力強化：積極的抵抗運動 筋持久力強化 投球開始 ・シャドーピッチング 投球プログラム ・ネットスロー ・キャッチボール：山なりで10m→15m→20m→塁間（1-2塁間）→塁間（1-3塁間） ・キャッチボール：ライナーで10m→15m→20m→塁間（1-2塁間）→塁間（1-3塁間） ・チームのキャッチボールに参加
6ヵ月 8ヵ月	競技復帰期			軽いノックにてゴロ捕球からの投球→シートノック 野手：実践練習参加 投手：ブルペンでの投球練習開始→フリーバッティング，シートバッティング→1イニングから試合復帰 競技への完全復帰

4）機能訓練後期（術後6週～3ヵ月）
- 体幹，肩甲骨それぞれの機能改善が図れた後，体幹，肩甲骨，肩関節，肘関節の連動を向上させる運動を実施する．また，投球開始に向け投球動作を想定した運動を実施する．

5）アスレティックリハビリテーション期（術後3～6ヵ月）
- 投球を開始する．疼痛がないことを確認しながら，シャドーピッチング→ネットスロー→キャッチボール（山なり→ライナー）にて強度と距離を段階的にあげていく．

6）競技復帰期（術後6～8ヵ月）
- 投手ではブルペンでの投球練習を開始，野手では実践練習に参加し，術後8ヵ月での競技完全復帰を目標とする．

2 リハビリテーションの実際

1 術前評価

- 投球動作は全身運動であり，下肢，骨盤帯，体幹，肩甲帯，上肢の各関節における運動連鎖により，ボールに運動エネルギーを伝達することで達成される．そのため，1つの関節の機能低下によっても投球動作全体が乱れ，野球肘障害を誘発する可能性がある．

1）問診と疼痛の再現性
- 問診により症状の発生時期や状況，疼痛発生位相，疼痛部位，野球歴，ポジション，投球頻度などを把握したうえで，疼痛の再現性を確認する．投球動作による疼痛を再現し，肘関節に起こっている現象を推察する．OCDの成因については，投球動作では外反ストレスにより腕橈関節に圧迫・剪断力が加わり，上腕骨小頭の前外側に発生すると考えられている[3]．「外反ストレスが増大している原因は何か」を推察する

方法の1つとして，徒手的操作により疼痛が軽減するかを確認する．疼痛が軽減する場合は，徒手的操作を実施した部位の機能が低下していると判断できる．

2）姿勢と肩甲骨アライメント
- OCDの危険因子として胸椎後弯増大と前鋸筋機能低下があげられる[4]．野球肘障害にみられる不良姿勢の代表例として，胸椎後弯増大，頭部前方偏位といった円背姿勢があげられる．この不良姿勢から肩甲骨外転・前方傾斜・下方回旋のマルアライメントを呈し，僧帽筋，前鋸筋の機能不全が生じる．投球動作における肩関節最大外旋（maximum external rotation：MER）には肩甲上腕関節外旋だけでなく，肩甲骨後傾と胸椎伸展が大きく貢献している[5]．胸椎後弯増大による肩甲骨後傾および胸椎伸展運動の制限，前鋸筋機能低下による肩甲骨後傾運動の制限は肘関節への負担を増大する[4]．

3）肘関節可動性と肘関節筋力
- 可動性の制限因子（疼痛，軟部組織伸張性，骨棘や遊離体などの関節構造変化）を把握する．筋力については，屈曲・伸展筋力に加え前腕回内・回外筋力も確認しておく．

4）肩甲骨可動性と体幹機能
- MERからボールリリースでの加速期にて，良好な肘関節位置を確保するためには，肩甲骨可動性が必要となる．また，肩甲骨可動性獲得には土台となる脊椎，胸郭といった体幹機能が重要となる．野球肘障害では胸椎伸展，胸郭開大，骨盤挙上による体幹立ち直り運動の低下により，肩甲骨上方回旋・後傾運動が制限されていることが多い．そのため，体幹機能を改善し肩甲骨が動くための「身体環境」を整えたうえで，肩甲骨可動性を確保することが重要である．

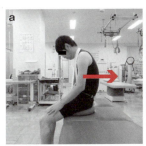 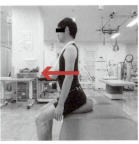 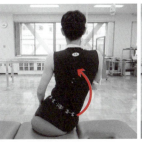 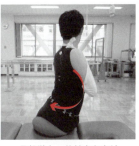

骨盤後傾→体幹屈曲運動　　骨盤前傾→体幹伸展運動　　骨盤挙上→体幹立ち直り運動　　骨盤挙上→体幹立ち直り→体幹回旋運動

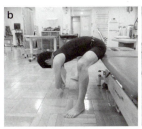 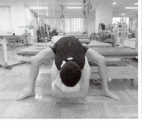 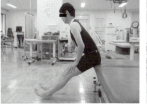

骨盤（仙腸関節）運動　　　　　　　　　　　　　　胸椎伸展，胸郭開大運動

図1　体幹可動性改善
a：骨盤から体幹への連動を意識して実施する．
b：骨盤（仙腸関節）の可動性改善：仙骨前傾運動を誘導する．
c：骨盤前方偏位を防止して，胸椎伸展，胸郭開大による前方シフトを誘導する．

5）投球フォーム

- 投球動作にて肘外反力が加わるなか，ボールリリース付近で急激な肘関節伸展，前腕回内運動を行った場合，上腕骨小頭へのメカニカルストレスが増大する[6]．OCDの危険因子となる投球フォームの特徴として，坂田ら[6]は肩関節過水平外転（hyper angulation）と関連するstrideでの体幹過伸展・arm cockingでの「上体の突っ込み」や，肩関節水平内転増大・肘関節屈曲位でのボールリリース（肩甲平面からの逸脱）と関連するstrideでの体幹早期回旋（身体の開き）をあげており，特にボールリリース前後の投球フォームの異常が問題であると報告している．strideでの体幹過伸展によるarm cockingでの体幹側屈増大やstrideでの体幹早期回旋（身体の開き）は肘関節外反モーメントの増大を引き起こす[7,8]ことから，術前評価では上記評価により確認された身体機能低下と不適切な投球フォームとの関係を把握しておくことが重要である．

2　固定期（術直後～2週）

- 肘，膝関節の炎症症状に対してアイスマッサージを実施する．術創は防水シールを貼ることで保護する．疼痛による筋緊張亢進を軽減する．

1）体幹可動性改善

- 体幹の可動性改善は，屈曲・伸展，立ち直り，回旋運動を骨盤から体幹への連動を意識して実施する（図1-a）．骨盤（仙腸関節）の可動性改善[9]は，骨盤後傾位により身体柔軟性が低下している場合，仙腸関節の仙骨運動を誘導する．両股関節最大開排位にて，体幹を前傾する．また，浅く座り両下肢を伸展した状態から体幹を前傾する．その際，腹圧をコントロールして体幹伸展位にて実施する．いずれも仙骨前傾運動を誘導する（図1-b）．上肢を連動した体幹屈

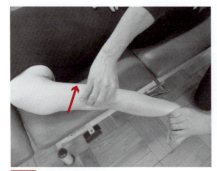
図2 肘関節可動性改善

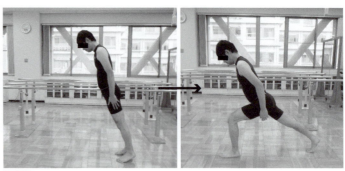
図3 下肢機能改善：フォワードランジ

曲・伸展運動では，骨盤前方偏位を防止して胸椎伸展，胸郭開大による前方シフトを誘導する（図1-c）．

2）肩甲骨可動性改善

- 肩甲骨の可動性改善はまず肩甲骨の位置を調整した上で，挙上・外転・前傾および下制・内転・後傾運動を大きくかつスムーズに行えるよう誘導する．

3 機能訓練前期（術後2〜6週）

1）肘関節可動性改善

- 肘関節屈曲・伸展だけでなく，前腕回内・回外可動性も改善する．屈曲・伸展は腕橈関節の可動性，回内・回外は近位および遠位腕尺関節の可動性の改善を図る．特に伸展時，腕橈関節の適合性不良がある場合は上腕骨小頭の剪断力が増大するが，適合性不良の原因として，長橈側手根伸筋の伸張性低下による上腕骨小頭前方移動制限があげられる[10]．そのため，長橈側手根伸筋のストレッチ（肘関節伸展，前腕回内，手関節底屈・尺屈）を行いながら上腕骨小頭の前方移動を誘導する（図2）．

2）下肢機能改善

- スクワットのフォームは，投球動作における体重移動時の支持脚の使い方と類似するため，フォームが重要となる．膝がつま先よりも前に出ないように股関節，体幹を屈曲する．この際に股関節と膝関節が同時に屈曲するように実施する．フォワードランジは，立位から重心を前方に移動しながら体幹を前傾する．その際，一歩前に出すことをできるだけ我慢する．踏み込んだ際は，体幹を前傾して重心を前方に移動する（図3）．

3）体幹，肩甲骨固定性改善

- 体幹，肩甲骨の固定性は基本的なエクササイズにて改善が得られたあと，投球動作を想定して上肢挙上位でのエクササイズを実施する．胸椎伸展，胸郭開大保持→骨盤挙上，体幹立ち直り→胸郭回旋位，肩甲骨下制・内転・後傾保持を誘導する（図4）．

4 機能訓練後期（術後6週〜3ヵ月）

1）肘関節機能改善

- CKCでの運動を開始する．OCD症例では上腕三頭筋の筋力低下を呈することが多いためpush up ex（腕立て）を実施する．最初は壁で実施し，膝をついた状態，通常のpush up姿勢へと順に強度を上げる．

2）体幹，肩甲骨，肩関節，肘関節の連動

- 体幹，肩甲骨それぞれの機能改善が図れた後，体幹，肩甲骨，肩関節，肘関節の連動を向上するエクササイズを実施する．特に，MER positionでは左骨盤挙上に伴う胸椎伸展，体幹立ち

図4 体幹,肩甲骨固定性改善

胸椎伸展,胸郭開大保持→骨盤挙上,体幹立ち直り→胸郭回旋位,肩甲骨下制・内転・後傾保持を誘導する.

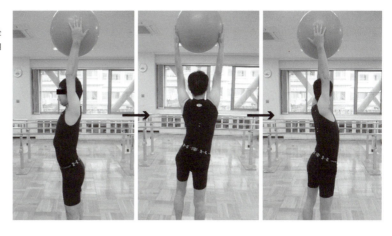

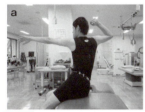 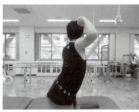 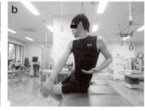 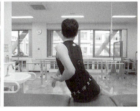

図5 体幹,肩甲骨,肩関節,肘関節の連動

a:MER position. 左骨盤挙上に伴う胸椎伸展,体幹立ち直り運動から運動エネルギーを伝達することを意識する.
b:finish position. 右骨盤挙上に伴う胸椎屈曲,体幹立ち直り運動から運動エネルギーを伝達することを意識する.

図6 遠心性収縮と求心性収縮を誘導し運動学習する方法

a:体幹に対して遠心性収縮と求心性収縮を誘導する.
b:肩甲骨・肩関節に対して遠心性収縮と求心性収縮を誘導する.

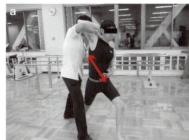 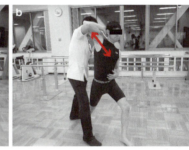

直り運動(図5-a),finish positionでは右骨盤挙上に伴う胸椎屈曲,体幹立ち直り運動(図5-b)から運動エネルギーを伝達することを意識して実施する.この運動がスムーズに行うことができると,良好な上腕骨頭の関節窩への求心性保持機能が維持できるため,肘関節,手指へ効率よく運動エネルギーが伝達される.また,体幹,肩甲骨,上肢に対して遠心性収縮と求心性収縮を誘導し運動学習する方法[11](図6)もパフォーマンス向上に有用である.例えばMER positionにおいて,左側への体幹立ち直り運動では,右腹斜筋群の遠心性収縮,左腹斜筋群の求心性収縮を促し,体幹右回旋運動では,右外腹斜筋,左内腹斜筋の遠心性収縮を促す.

3）投球動作を想定した運動

- wind up にてステップ脚を挙上する際，支持脚の股関節内旋による骨盤回旋運動を誘導する．stride ではステップ脚骨盤を先行させた投球方向への並進運動により，骨盤回旋運動を強調すると同時に，ステップ脚の着地をできるだけ我慢する．この重心移動方法により，arm cocking での foot contact から MER にかけて，骨盤回旋運動が先行してその後に体幹回旋運動が起こるため，体幹早期回旋（身体の開き）をコントロールすることができる．骨盤，体幹の回旋運動と重心移動を組み合わせた一連の流れで投球動作を学習することが重要である．

5 アスレティックリハビリテーション期（術後 3〜6ヵ月）

1）投球開始

- 術後 3ヵ月から医師の指示で投球を開始する．投球開始の条件は，ADL で患部の疼痛がないこと，術前評価で確認した機能低下部位の改善が得られていることとしている．投球はシャドーピッチングから開始をする．シャドーピッチングは，実際のボールをもった投球動作と比較すると，MER において脊柱，胸郭伸展位であることによる「胸を張った」的確な投球動作が遂行されにくく，arm acceleration において上肢の振りの強調，リリースポイントの前方偏位が認められることが多い．そのためシャドーピッチングとボールをもった投球動作には違いがあることを認識すること，シャドーピッチングを実施する際には，脊柱，胸郭の柔軟性を獲得した上で適切なリリースポイントを設定することが必要である．リリースポイントを設定することで，シャドーピッチングとボールをもった投球動作との違いが少なくなり，スムーズにボールを持った投球に移行することができる．上肢の振りは肘関節伸展，手関節の掌屈を強調した動作になっていないかを確認する．投球リズムを学習するためは，ステップを用いて実施することが有効である．

- シャドーピッチングが問題なく実施できると，ボールをもった投球動作に移行する．投球プログラムは各選手の回復状況に応じて作成する．当院で実践しているプログラムの一例を表1 に提示する．プログラムがすべて可能となればチームのキャッチボールに参加する．

6 競技復帰期（術後 6〜8ヵ月）

- 軽いノックにてゴロ捕球からの投球を実施する．さまざまな場面での投げ方を想定して投球練習を行う．次にシートノックに参加し，野手は完全復帰を目指す．投手は，ブルペンで捕手を立たせたままから開始し，ワインドアップ，セットポジション，クイックモーションでの練習を実施する．中学生以上であれば，変化球を混ぜてブルペン投球を行う．次にフリーバッティング，シートバッティングにて投球の強度を上げていく．試合での投球は 1 イニングから行う．競技復帰後も再発を予防するために，セルフコンディショニングの重要性と選手自身でコンディショニングの維持が実践できるように指導しておくことが望ましい．

3 成長期の内側障害におけるリハビリテーションの実際

1 評価

- 成長期の内側障害においても OCD における術前評価と同様，1）問診と疼痛の再現性，2）姿勢と肩甲骨アライメント，3）肘関節可動性と肘関節筋力，4）肩甲骨可動性と体幹機能，5）投球フォームについて評価を実施する．ここでは投球フォームに焦点をあて述べる．

- 成長期の内側障害の危険因子として，肩後方タイトネス，肩回旋トータル可動域の低下，胸椎後弯増大，ステップ脚股関節内旋制限，「肘さがり」の投球フォームがあげられる[12]．胸椎後弯増大による肩関節外転・外旋可動域制限や股

関節内外旋可動域制限によるstrideでの体幹早期回旋（体の開き）から，「肘さがり」の投球フォームを呈してしまうことが多い．「肘さがり」の投球フォームは，投球動作時の肘関節外反モーメントの増大を引き起こす[12]ことから，評価により確認された身体機能の低下を改善し，投球フォームの改善につなげることが重要である．

2 投球動作を想定した運動

1）胸椎可動性改善

- 座位姿勢にて，頭部の後ろで手背を合わせ0-positionの位置で組む．この状態で骨盤前傾→腰椎伸展→胸椎伸展→胸郭開大→肩甲骨下制・内転・後傾運動を誘導する．この際肘関節が後下方に動かないように注意し，arm accelerationでの肘関節の位置を意識して実施する．この運動にて肘関節の位置が意識できるようになれば，図5の運動に移行する．

2）股関節内外旋可動性改善

- 立位にて股関節を軽度屈曲位とし，支持脚に全体重をかける．支持脚の股関節内旋を保持し全体重をかけたまま，ステップ脚を外転方向に移動させる．踵から接地しステップ脚の股関節を90°外旋させる．この時，支持脚の股関節内旋が保たれるように意識する．その後，ステップ脚に重心を移動させる．この運動を繰り返し左右ともに実施する．
- ステップ脚を挙上し，重心を投球方向に移動させる．その重心移動を加速させるように支持脚足底内側全体で投球方向へ押し出す．支持脚での片脚立位では，重心はやや踵部に比重をおく．ステップ脚が接地した際，股関節を90°外旋させ，つま先を投球方向に向ける．ステップ脚下腿が軽度後傾位，支持脚膝関節が伸展位になるようにステップする距離を調整する．その際，体幹・骨盤が投球方向に向かないように注意する．この運動を左右ともに実施する．4-3）の機能訓練後期の「投球動作を想定した運動」と連動させて実施すると効果的である．

■文　献

1) 石田康行：上腕骨小頭離断性骨軟骨炎の治療　保存療法，手術療法．関節外科 33：1159-1163, 2014
2) Brittberg, M et al：Evaluation of cartilage injuries and repair. J Bone Joint Surg Am 85：58-69, 2003
3) 松浦哲也：上腕骨小頭離断性骨軟骨炎の病因と病態について．関節外科 33：1140-1144, 2014
4) 坂田　淳ほか：肩甲胸郭機能からみた上腕骨小頭離断性骨軟骨炎の危険因子の検討．整スポ会誌 35：67-70, 2015
5) Miyashita, K et al：Glenohumeral, scapular, and thoracic angles at maximum shoulder external rotation in throwing. Am J Sports Med 38：363-368, 2010
6) 坂田　淳ほか：投球フォームからみた上腕骨小頭離断性骨軟骨炎の危険因子の検討．整スポ会誌 34：53-58, 2014
7) Davis, JT et al：The effect of pitching biomechanics on the upper extremity in youth and adolescent baseball pitchers. Am J Sports Med 37：1484-1491, 2009
8) Oyama, S et al：Effect of excessive contralateral trunk tilt on pitching biomechanics and performance in high school baseball pitchers. Am J Sports Med 41：2430-2438, 2013
9) 尾崎　純ほか：Spine Dynamics 療法．電子ジャーナル プロフェッショナルリハビリテーション 5，運動と医学の出版社，神奈川，34-45, 2014
10) 永井教生ほか：上腕骨小頭前面軟部組織のエコー動態から見た肘伸展制限の一因の考察．日整超研誌 22：51-55, 2010
11) 髙村　隆：投球障害の運動療法．臨スポーツ医 32：44-51, 2015
12) 坂田　淳ほか：少年野球選手における肘内側障害の危険因子に関する前向き研究．整スポ会誌 36：43-51, 2016

I 肩関節・肘関節障害とそのリハビリテーション

5 バレーボールでの競技復帰・再発予防プログラム

板倉尚子，水石　裕

1 バレーボールにおける肩関節・肘関節障害の特徴

- バレーボールはネット型チームスポーツ競技であり，屋内の6人制および9人制，屋外ではビーチバレーボール（2人制）がある．ボールの大きさやネットの高さはカテゴリー別に異なり，コートを区切るネットの高さは6人制では一般男子2.43m，一般女子2.24mである．
- バレーボール基本技術にはパス（アンダーハンドパス，オーバーハンドパス），ブロック，サーブ，アタックがある（図1）．パスにはサーブレシーブ（相手チームのサーブを受ける動作），セット（レシーバーからのパスをアタッカーが攻撃しやすいようにボールを供給する動作），ディグ（サーブレシーブ以外の相手コートからのボールを受ける動作）がある．これらの技術の中で得点を得る技術（スコアリングスキル）はアタック，ブロック，サーブであり，それ以外の技術（ノンスコアリングスキル）はサーブレシーブ，ディグ，セットである[1]．
- アタックとはサーブを除く攻撃全体の総称で相手コートへの返球動作すべてであり，ジャンプしてボールをたたくように打ち込むスパイクと，相手の空きスペースを狙いゆるく返球するフェイントがある[2]．スパイクはジャンプを行いながらできる限り高い位置でボールをとらえて強く叩き，相手コートにボールを落とすことが有効な攻撃となり，高身長かつ高い跳躍力を有する競技者が有利である．肩関節障害を発生しやすい技術はスパイクである．
- スパイクはセッターからトスされたボールの軌道にあわせてジャンプしながらボールを打ち，そして得点を得るためには守備（ブロックやレシーブ）をかわしてコースを打ち分けて相手コートにボールを落とす技術が求められる（図2）．打点が低い選手や，セッターとのタイミングがあわない時には余裕がなく，無理な姿勢でボールを打つこととなり，上腕骨頭が前方へ突出するようなポジションをとることが多い（図3a）．
- この時に肩関節に過度な内旋が加わり上腕二頭筋腱部が伸張され，また肩峰下に圧縮する力が加わり，上腕二頭筋長頭腱炎やインピンジメント症候群などを発症する．
- 肘関節障害を発生しやすい技術はブロックでのボールコンタクトミスによる肘関節外反強制ストレスが原因となる肘関節内側側副靱帯損傷である．

2 復帰までのプログラムの組み立て（図4）

- スパイクは投動作と類似しているが空中での動作のため下肢が接地されておらず固定点をつくり難い．ボールコンタクトの瞬間に肩甲骨を内転・上方回旋し胸郭に安定させて固定点をつくることでボールを強く打つことができる．ボールインパクトで肩甲骨が胸郭に安定した肢位がとれることが大事である．またこの瞬間に肘関節を高い位置に保てるとコース打ち分けでの無

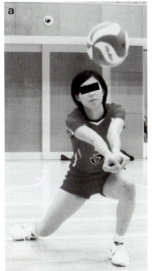 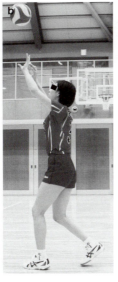 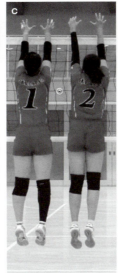 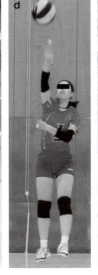 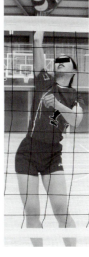

図1 バレーボールの基本技術
a：アンダーハンドパス，b：オーバーハンドパス，c：ブロック，d：サーブ，e：アタック
バレーボールはボールを保持することがルールで禁止されており，手指部・手部および前腕で目的の場所にボールを打ち上げる競技である．

図2 スパイクとは
スパイクは守備をよけながら，またスパークコースを打ち分けて，強くボールを打ち相手コートにボールを落とすプレーである．

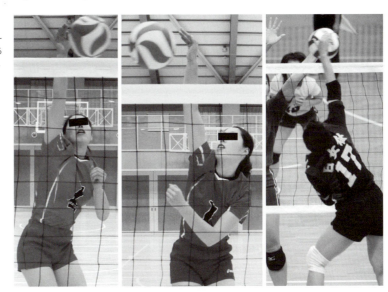

図3 肩関節障害の発症機転
a：過度な肩関節内旋運動のため上腕骨頭前方突出と肩甲帯挙上する動きがみられる．
b：前腕回内と肩関節内旋運動が連動していると無理な動作にならない．

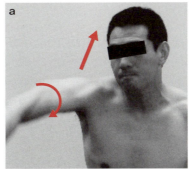 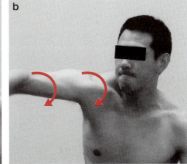

スポーツ動作	トレーニング種目	トレーニング期 理学所見（-）	前復帰期 オープンスキル獲得	復帰
基本トレーニング	オーバーヘッドポジションでの腱板強化	リハビリテーション →		コンディショニング
	肩甲骨が胸郭に固定するための肩甲骨周囲筋強化	リハビリテーション →		コンディショニング
	体幹から胸郭，肩関節の柔軟性と上肢の強い振り下ろしの獲得	リハビリテーション →		コンディショニング
スパイクの導入時期	自分でトスしたボールを壁に向かって打つ	（ジャンプなし）		
	手投げされたボールを打つ（正面から）	（ジャンプなし）		
	手投げされたボールを打つ（側面から）	（ジャンプなし）		
	セットされたボールを打つ（手投げ）		（ジャンプあり）→	
	セットされたボールを打つ（オープントス）		（ジャンプあり）→	
	セットされたボールを打つ（速攻などのコンビネーション）		（ジャンプあり）→	
	アタックフォーメーション			→

図4 リハビリテーションプロコトル

理な内旋が起こらず負担がかからない．

● この動作を獲得したのちにボールの軌道に合わせた段階的なスパイクやコース打ち分け，守備（ブロック）の設定したスパイク，レシーブからスパイクまでの一連のプレーの中でのコンビネーションへとプログラムを進める．本項では肩関節に障害を発生した際のスパイクについて競技復帰に向けた段階的なスパイク再開およびブロックでの肘関節内側側副靱帯損傷予防のためのプログラムの組み立てについて提案する．

3 プログラムの考え方

● バレーボールはボールを保持することがルールで禁止されており，自コートでボールを落とさないように，ブロックに加えて3回までのプレーで相手コートに返球しボールを落とせば得点となる．同じ選手が連続してボールを打つことはルール上できず，目的の場所にボールを的確に打つ技術が求められるためボールコントロールがむずかしい競技である．コート内でのボールの操作は「つなぐ」，「弾く」，「打つ」と表現される．

● バレーボールはボールとの接点を手指部・手部および前腕で適切なヒット面を形成してつくり，ボールを打つ技術が必要な競技である．バレーボールの動作遂行には多くの外的要因が影響し，そのような状況下で技能発揮が求められるオープンスキルの競技である．

● ボールを打つ前に獲得すべき動作は，空中で胸郭前部を広げる動き（胸を張る）と肩関節のしなり（柔軟性）をつくり（図5a），ボールの軌道に合わせてインパクトのタイミングをはかりながら弧を描くように上肢を前方へスイングさせ（図5b），そして上肢を振り下ろしてボールを打つ動作（図5c）である．この一連の動作をスムーズに行うことができないと肩関節に障害が発生する．

● このことからスパイクを行う前に獲得すべき動作は，① 肩甲骨が胸郭に固定するための肩甲骨周囲筋強化，② オーバーヘッドポジションでの腱板強化，③ 体幹から胸郭，肩関節の柔軟性と上肢の強い振り下ろしの獲得が目標である．

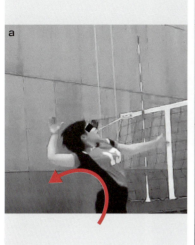 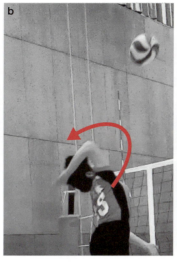 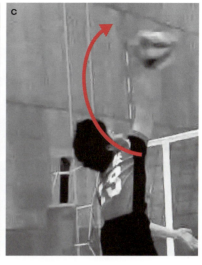

図5 スパイクを行う前に獲得する動作
スパイクはテイクバックで十分に胸を張り(a)，ボールの軌道に合わせ弧を描くように強く上肢を前方へスイングさせて(b)ボールを打つ(c)動作である．

4 肩甲骨を胸郭に安定させるための肩甲骨周囲筋強化

- ボールコンタクトの瞬間に肩甲骨を上方回旋・内転して胸郭に安定させて固定点をつくる．肩関節の保護，上肢へのパワー伝達の開始点と肘関節のための動きづくりとなる．コントロールポジションは腹臥位とし，オーバーヘッドポジションで肩甲骨を胸郭に固定させるため，両手は頭部後方で組む（図6a）．この時，あらかじめ他動的に可動範囲を確認し運動できる範囲を選手に示す（図6b）．
- 肘を上げて肩甲骨内転位を約3～5秒保持する運動を5回×3～5セット行う（図7a）．
- 次に肩甲骨内転位を保ちながら体幹伸展を約3～5秒保持する運動を5回×5セット加え，肩甲骨周囲筋と背筋群が連動して胸郭に肩甲骨を固定させる運動を行う（図7b）．
- さらにバランスボールなどを用いて基底面を不安定な状態にし，体幹が不安定な状態でも肩甲骨を安定させる運動を行わせる（図7c）．スパイクは空中での動作のためバランスボールなどのトレーニンググッズがあれば体幹が不安定な状況設定のトレーニングも取り入れる．

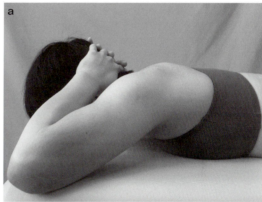
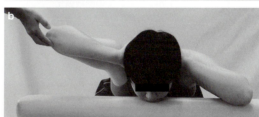

図6 肩甲骨を胸郭に安定させるための肩甲骨周囲筋強化1
a：腹臥位にて両手を頭部後方で組む．
b：他動的に可動範囲を確認する．

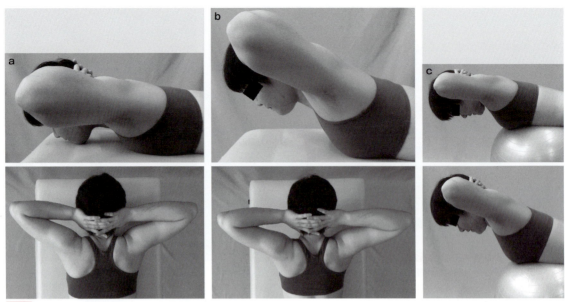

図7 肩甲骨を胸郭に安定させるための肩甲骨周囲筋強化2
a：肘を上げて肩甲骨内転位を保持する．b：次に肩甲骨内転位を保ちながら体幹伸展運動を行う．c：バランスボールを用いて体幹が不安定な状態でも肩甲骨を安定させる運動を行わせる．

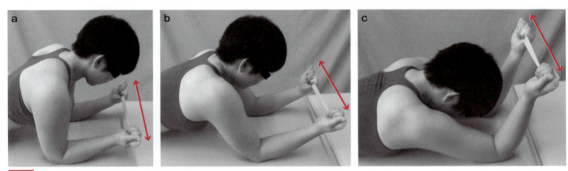

図8 オーバーヘッドポジションでの腱板強化
腹臥位にて肘をつき肩関節回旋運動の固定点を設け，肩関節90°(a)，120°(b)，150°(c)屈曲位とし肩関節外旋運動を行う．

5 オーバーヘッドポジションでの腱板強化

- 腹臥位にて肘をつき肩関節回旋運動の固定点を設ける．初めに肩関節90°屈曲位とし（肩関節の下に肘関節をつく），チューブを両手で持ち外旋運動を行う（図8a）．
- 肩関節屈曲120°（図8b），150°（図8c）の肢位になるように肘関節の位置を変えて，オーバーヘッドポジションでの腱板強化を行う．

6 体幹から胸郭，肩関節の柔軟性を獲得し，上肢の強い振り下ろしのためのプログラム

- バレーボールはテイクバックで体幹伸展・回旋により，身体反動により伸筋群のパワーを蓄積させ，スイングで上肢を強く振り下ろしてボールを叩く．そのため体幹から胸郭と肩関節の柔

軟性が必要である（図9a, b）．
- 端座位とし両手を頭部後方で組み（図10a），骨盤を前傾させて背筋を伸ばす．この肢位から体幹を回旋させる（図10b）．体幹の軸がぶれないように両方の肘関節の位置が同じ高さで回旋させる．
- 次にボールを両手で頭上から後方に持ち（図11a），体幹伸展位から勢いをつけて（図11b）思い切りボールを床に叩きつける（図11c, d）．体幹から上肢へパワーを伝達させ，スピードを産出するイメージでボールを強く叩きつける．

7 ボールの軌道に合わせた段階的なスパイクの練習

- 一人で壁に向き合いスパイクをイメージしなが

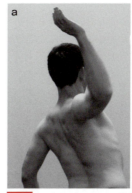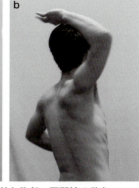

図9 テイクバックでの体幹と胸郭，肩関節の動き
a：十分な体幹から胸郭と肩関節の柔軟性があるテイクバック．
b：制限された状態ではテイクバックでのしなりがつくれず，身体反動時に伸筋群によるパワーを蓄積できない．

図10 体幹から胸郭，肩関節の柔軟性を獲得させるトレーニング1

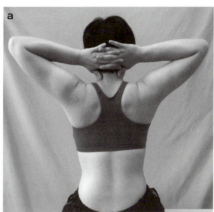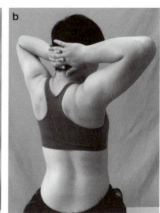

図11 体幹から胸郭，肩関節の柔軟性を獲得させるトレーニング2
ボールを床に強く叩きつけ体幹から上肢へパワーを伝達させスピードを産出するイメージをつくる．

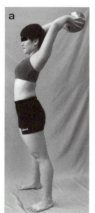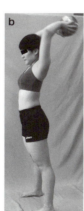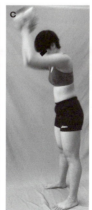

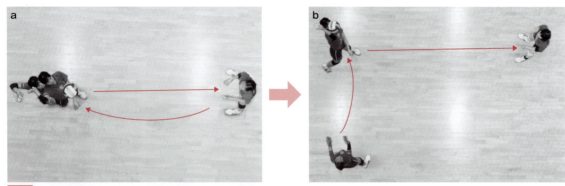

図12 ボールの軌道に合わせた段階的なスパイクの練習1
他競技者が手投げしたボールを対面で打つ練習から始め(a)，次の段階ではセッターからのトスを想定したボールの軌道に合わせて打つ練習へと進める(b).

ら，非利き手でトスしたボールを打つ練習（壁打ち）から始める．この練習でボールの軌道に合わせて上肢を振り下ろしボールをミートする感覚を確認する．次に他競技者と対面し手投げされたボールを軌道に合わせて打つ（図12a）．横からボールを投げあげセッターからのトスを想定したボールの軌道に合わせて打つ練習に進める（図12b）．ボールは競技者が打ちやすい高さと速さを調整して投げる．なお，この段階ではジャンプは行わず，ボールの軌道に合わせてボールを打つまでの練習とする．

● 次にネットとボールを用いて助走からジャンプまでを含めたスパイク動作を開始する．始めはボールの起動を一定にするために他の選手が手投げしたボールをスパイクする練習からはじめ，次にセッターポジションの選手がトスしたボールをスパイクする練習に進む．ボールの軌跡と落下地点を確認できるように，セッターポジションの選手は競技者の利き手側横に立ち，ボールは高く軌道を描くトス（オープントス）から始める（図13）．始めはボールの軌道を選手が助走からジャンプのタイミングがとりやすい高さとし，徐々に高さや速さを変えてもボールが打てるように段階的に進める．

● 次に3〜6人の競技者が2つのコートに分かれ，相手コートから自陣に入ったボールをパス，トス，スパイクして返球する練習へ参加する．自陣コートの競技者同士のフォーメーションとタイミングの確認となり，またスパイカーはラリー中にセッターから上げられたトスに対するスパイクのタイミングを獲得する練習になる．

8 肘関節の外傷を予防するためのプログラム

● 肘関節の外傷はブロックでのボールコンタクトミスにより肘関節外反強制ストレスが加わり肘内側側副靱帯損傷を受傷することが多い（図14a, b）．ブロック時に第4・5指のみにボールが当たる時にボールの勢いに負けて肘関節が外反する．バレーボール選手は突き指やTFCC（三角線維軟骨複合体）損傷の既往が多く，その後，不安定性や変形などの後遺症を有する選手ではブロックでボールが指に当たった時に力が入らない．このような競技者にはトレーニングを指導し外傷の予防が必要である．

● 柔らかいボールなどを第3〜5指で握る．この時，小指球筋が収縮していることを確認する（図15a）．次に豆状骨に抵抗をかけて尺側手根屈筋を収縮させる（図15b）．トレーニングのあとにブロックの肢位で第4〜5指への抵抗に応じて手を操作できるかをチェックする（図15c）．

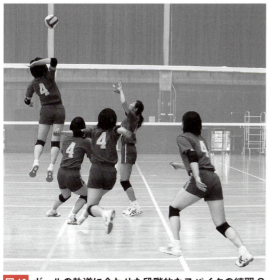

図13 ボールの軌道に合わせた段階的なスパイクの練習2
助走からジャンプまでを含めたスパイク練習。はじめは手投げやボールを高く軌道を描くトスからスパイクを打ち始める．

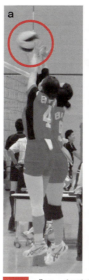 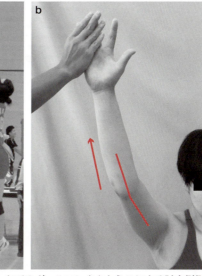

図14 ブロックでのボールコンタクトミスによる肘内側側副靱帯損傷
ブロック時に第4・5指のみにボールが当たり(a)ボールの勢いに負けて肘関節が外反強制し(b)受傷する．

図15 肘関節の外傷を予防するためのトレーニング
柔らかいボールなどを第3〜5指で握り小指球筋を収縮させ(a)，次に豆状骨に抵抗をかけて尺側手根屈筋を収縮させる(b)．第4〜5指への抵抗に応じて手を操作できるかをチェックする(c)．

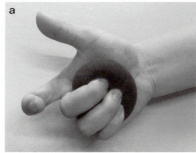

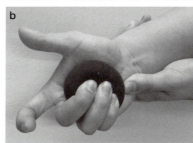

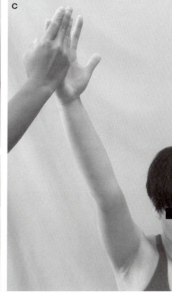

■ 文 献
1) 公益財団法人日本バレーボール協会：コーチングバレーボール，大修館書店，東京，12-13，2017
2) 日本バレーボール学会：Volleypedia，日本文化出版，東京，10，2010

I 肩関節・肘関節障害とそのリハビリテーション

6 テニスでの競技復帰・再発予防プログラム

金子雅明

1 テニスにおけるインピンジメント症候群の特徴

1 テニスにおける上肢傷害の発生調査

- テニス傷害に関する研究調査では，体幹に比べ上肢および下肢に多く傷害がみられる[1,2]．
- 男女差においては男性0.99％，女性1.42％で女性の方が高く[3]，オーストラリアンオープントーナメントでの傷害調査によると女性選手の方が男性選手に比べ傷害が多く，部位別では肩，足部，手首，膝の順で多くみられる[4]．
- テニスにおける上肢の傷害は，ノンコンタクトスポーツであることから外傷よりも使い過ぎによる障害が主である[1,5]．

2 インピンジメント症候群

- インピンジメント症候群は，肩関節挙上時に上腕骨頭と肩峰下アーチ（肩峰と烏口肩峰靱帯）の間にある腱板と肩峰下滑液包と圧迫で起こる肩峰下インピンジメントと肩関節外転・外旋位で腱板の関節包面が後上方関節唇と衝突するインターナルインピンジメントがある[6]．本項では肩峰下インピンジメントを扱うこととする．
- 肩峰下インピンジメントは肩関節挙上時に上腕骨頭と肩峰下アーチ間の繰り返しの圧迫や挟み込みを生じることで，肩峰下滑液包に有痛性炎症を引き起こし，腱板には腱板炎さらには部分断裂を引き起こす可能性がある[1]．

3 テニスにおける肩峰下インピンジメントの発症機転と症状

- テニスはフォアハンドやバックハンドストローク，ボレー，サーブ，スマッシュなどのスイング動作がある．
- これらの動作では，ボールをヒットする際のスイングスピードやラケット面の角度，タイミング，打点は常に一定ではない．このためテニスは肩関節および肩甲帯を含め，上肢の大きな運動性を要する．
- テニスにおける肩峰下インピンジメントは，サーブや高い打点でのフォアハンドストローク，ドライブボレーそしてオーバーヘッドのサーブやスマッシュを打ったときに生じやすく，これらの場面では上腕骨頭と肩峰下アーチの間は狭小化され，腱板と肩峰下滑液包への圧迫が高まり，痛みが生じる（図1）．
- つまり，低い打点では肩峰下は狭小化せず痛みは感じにくい（図2）が高い打点やオーバーヘッド動作を強制されると痛みの症状を訴える．

4 テニスにおける肩峰下インピンジメントの原因

- テニスにおける肩峰下インピンジメントは，肩甲上腕関節および肩甲骨胸郭関節の問題だけとは限らず[7]，他の部位が原因となり肩関節の機能不全を呈することがある（表1）．
- テニスは地面反力から得られたエネルギーを身体からラケットそしてボールへと伝達させ，力強くスムーズなスイングを形成する競技特性が

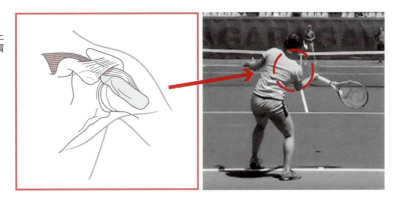

図1 低い打点時の肩峰下の状況
ボレーやストロークなど低い打点時では上腕骨頭と肩峰下アーチの間にある腱板と肩峰下滑液包の圧迫はみられない．
(文献1）より引用改変)

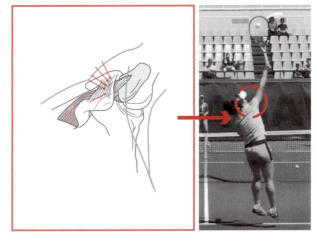

図2 高い打点時に生じる肩峰下インピンジメント
スマッシュなど高い打点時の上腕骨頭と肩峰下アーチの間にある腱板の圧迫がみられる．
(文献1）より引用改変)

表1 肩峰下インピンジメントの原因

肩関節	他部位
・肩甲上腕関節および肩甲骨胸郭関節の可動性低下	・胸郭および脊柱の可動性低下
・肩甲上腕リズムの低下	・体幹および骨盤帯機能低下（可動性・筋力低下)
・腱板機能の低下	・下肢関節機能低下（可動性・筋力低下)
・肩関節および肩甲骨周囲筋の筋力低下	・足部機能低下（可動性・筋力低下)
・肩関節周囲筋や関節包のタイトネス	・胸郭，体幹，下肢アライメント不良
・肩甲骨周囲筋のタイトネス	・足部アライメント不良
・肩関節不安定性	

ある．
- エネルギーを効率よく伝達させていくためには身体の運動連鎖が重要であり，運動連鎖が機能していればパフォーマンスは向上し怪我の予防にもつながる．しかし，ある身体部位で運動連鎖が機能低下している場合は，他の部位での代償が必要となり障害の危険性を高めてしまう（図3）．
- 肩関節を安定させスムーズな動作を行うには，骨盤，脊柱，肩甲骨，上腕骨に付着するさまざまな筋が協調的に作用し各関節が連動して動くことが必要となるため，肩関節以外にも頭頸部，体幹（胸郭・脊柱)，骨盤，下肢からの要因も検討し競技復帰と再発予防を図る．

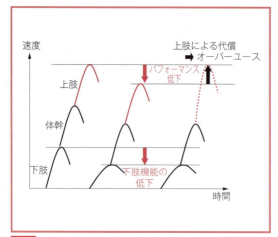

図3 下肢機能低下による運動連鎖への影響
下肢の機能低下がみられると上肢によるオーバーユースがみられ，傷害の危険性が高まる．
(文献6)より引用)

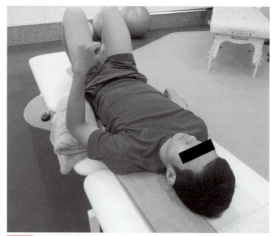

図4 肩関節安静肢位
タオルや枕などを利用して肩甲骨面上の安静肢位にさせる．

2 復帰までのプログラムの組み立て（表2）

- 肩峰下インピンジメントは，テニスのスイング動作にて肩峰下への繰り返しの圧迫が生じることで症状を呈する．このため，症状の原因を明らかにすることを最優先に実施し，肩関節とともに他の関節機能を確認する．
- 原因確認後，肩関節の機能および運動連鎖の改善と身体の機能改善を促し，その後，下肢⇒体幹⇒上肢の連動性かつ安定性を向上させ，テニスの動きに合わせたトレーニングメニューを実施し徐々にラケットを使用してのストローク，ラリーやマッチ練習を行い競技復帰へと進める．

1 肩関節の保護期

1）関節保護
- 炎症傾向が強い場合は安静肢位をとらせる．
- 安静肢位は肩甲上腕関節を覆う関節包の張力が一定となる肩甲骨面上に上腕骨を位置させ，前腕は肩甲骨面に対し垂直に位置させる（図4）．
- 除痛と筋緊張の軽減を図る．

2）可動域の確認
- 他動的に肩関節運動をした際の可動範囲と上腕骨頭の運動性を確認する．
- 肩関節屈曲および外転動作での肩峰と上腕骨頭間の狭小化および肩峰下への大結節の入り込みを確認する．
- 特に上腕骨頭を上方化させる上腕二頭筋，上腕三頭筋，烏口腕筋のタイトネス検査を行い，原因筋を特定およびリリースを行い上腕骨頭の上方化を減少させる（図5）．

3）筋機能の確認
- 上腕骨頭を肩甲骨関節窩に引き寄せ，肩甲上腕関節の安定性に寄与する棘上筋，肩甲下筋，棘下筋，小円筋の各腱板機能と肩甲骨の安定性を検査する．
- 腱板機能検査では，肩関節屈曲45°位にて矢状面上，肩甲骨面上，前額面上にて挙上抵抗テストを行い（図6），各検査肢位での挙上抵抗により腱板筋の弱化部位を検討する．
- 腱板機能検査にあわせて挙上抵抗の際の肩甲骨安定性も確認し，肩甲骨下方回旋や挙上など不安定兆候がみられた場合は肩甲骨機能低下を示

表2 競技復帰までのプログラム

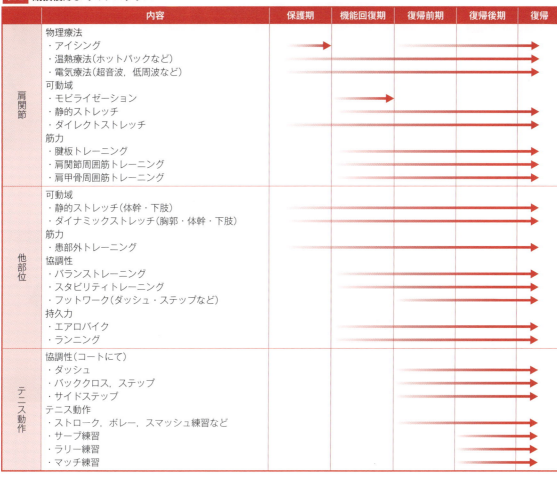

唆する．

4）他関節との連動確認
- 肩関節以外の各関節の機能低下は運動連鎖の破綻をきたし，肩関節に代償性による症状を引き起こす．
- 特に股関節，体幹（骨盤・脊柱・胸郭）の回旋の機能低下は肩関節に大きな影響をおよぼすため，股関節機能および体幹機能検査を実施する（図7）．
- 股関節周囲筋および体幹筋にタイトネスがみられた際は，ストレッチやリリースを行う．

2 機能回復期

- 機能回復期は肩関節機能（筋力・筋機能・柔軟性）を高めていく．
- テニス動作を考慮し，あらゆる関節位置での肩関節の安定性と可動性を確保させ，胸郭・脊柱・骨盤帯・下肢の安定性と可動性の修正および獲得を図る．

1）腱板機能の向上
- 背臥位にて肩甲骨を床面に接地し肩甲骨不安定性を少なくした肩甲骨面上での腱板トレーニングから開始し（図8），立位での腱板トレーニン

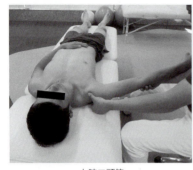 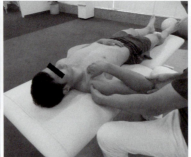 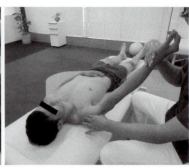

上腕二頭筋　　　　　　　　上腕三頭筋　　　　　　　　烏口腕筋

図5　各筋のタイトネス検査
上腕骨大結節を触知し各上肢肢位にて他動的肩関節外転を行う．
上腕骨頭の上方化がみられた場合，それぞれの筋のタイトネスを疑う．

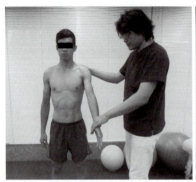 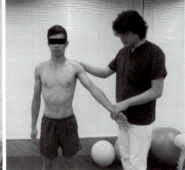 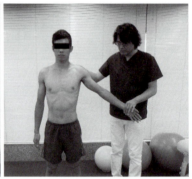

肩甲下筋　　　　　　　　　棘上筋　　　　　　　　棘下筋・小円筋

図6　腱板機能検査
肩関節屈曲45°位にて矢状面上，肩甲骨面上，前額面上にて挙上抵抗テストを行う．
肩甲骨の下方回旋など不安定兆候がみられた場合は肩甲骨機能低下を示唆する．

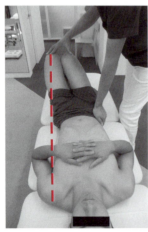

図7　股関節・体幹機能検査
膝立て位にて骨盤を固定し左右に膝を倒す．両膝間が同側肩ラインまで到達する前に可動性低下や骨盤同側回旋がみられた場合は股関節・体幹の機能低下を示唆する．

グ（図9）へと移行する．
- 求心性収縮と遠心性収縮を促しつつ上腕骨頭の逸脱運動に注意し実施する．
- 肩甲骨や上腕骨の逸脱運動がみられた場合は必要に応じて肘の高さの変更や腋窩部へのタオルの挿入など開始肢位の位置を変更する．

2）肩甲骨周囲筋の機能向上
- 肩峰下インピンジメントでは肩甲骨の運動性の改善は重要である．肩甲骨の運動方向を対象者に十分に理解させ，代償運動に注意し実施する．
- 肩関節運動時の肩甲骨の早期挙上・外転は上腕二頭筋や上腕三頭筋などのタイトネスを増加し，上腕骨頭の上方化を助長させるためインピンジ

図8 腱板トレーニング（背臥位）
肩甲骨面上に上腕骨を位置させ肘関節90°にて肩関節内旋・外旋トレーニングを行う．上腕骨頭の逸脱運動には注意をする．

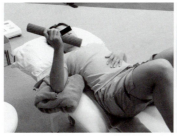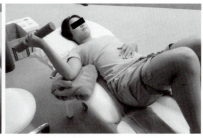

図9 腱板トレーニング（立位）
エクササイズチューブを利用した肩関節内旋・外旋トレーニングを行う．
上腕骨頭の逸脱運動には注意をする．

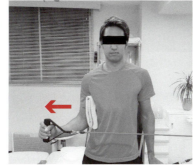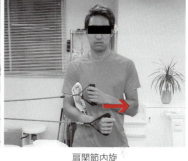

肩関節外旋　　　　　　　　肩関節内旋

メントを生じやすい関節肢位になる．このため特に注意して確認する必要がある．

① **肩甲骨外転・上方回旋の運動性改善**
- 前鋸筋（上部・下部線維）トレーニング（図10）を用いて実施する．
- 脊柱の代償運動の軽減と肩甲骨の運動方向を理解させるためトレーニング用ポール（リ：スタイルポール®）を用いる．

② **肩甲骨内転の運動性改善**
- 僧帽筋中部線維および菱形筋トレーニング（図11）を用いて実施する．
- 肩甲骨の運動性を確保するため側臥位で実施し，みぞおち下にタオルを入れ脊柱をニュートラルに保持をさせ肩甲骨内転を意識した肩関節水平外転運動を行う．

3）**胸椎および胸郭可動性の向上**
- 肩甲骨の動きは脊柱アライメントと密接な関係があり，胸椎後弯位は肩甲骨を前傾および下方回旋位にさせる[4]．
- 胸椎後弯位で肩関節挙上を行うと，肩甲骨の後傾は制限され，烏口肩峰アーチと上腕骨大結節が早期に接触してしまう．ゆえに胸椎および胸郭可動性を向上させ肩関節の運動性向上を図る．

① **胸椎および胸郭可動性改善**（図12）
- 腋窩ラインにトレーニング用ポール（リ：スタイルポール®）を位置させ，両肩関節を120°位に外転させる．膝立て位から左右に体幹を回旋させ膝を倒し，胸椎および胸郭可動性向上を図る．
- 体幹を一体として捉えるのではなく，骨盤⇒脊柱⇒肩甲骨と連動した動きを意識させ可動性を確保させる．

3 復帰前期

- 復帰前期は各関節の機能向上を獲得したのち，地面から得たエネルギーを各関節の運動連鎖を利用して全身から上肢そして手に伝え，ラケット動作中で肩関節に負担をかけない体づくりを

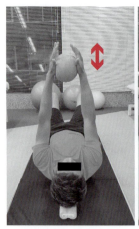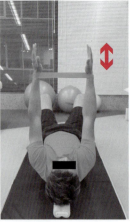

前鋸筋上部線維　　　　前鋸筋下部線維

図10 前鋸筋トレーニング

上部線維：両手根部にてボールを軽く挟み肩甲骨内外転運動を行う．
下部線維：手関節部にエクササイズバンドを置き肩幅にて肩甲骨内外転運動を行う．

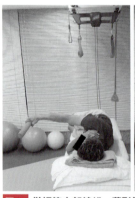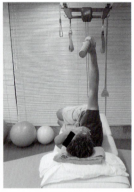

図11 僧帽筋中部線維・菱形筋トレーニング

僧帽筋中部線維および菱形筋トレーニングを用いて肩甲骨内転の運動性改善を図る．
上腕骨のみの運動には注意する．

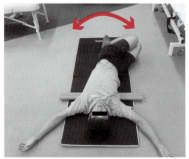

図12 胸椎および胸郭可動性改善

リ：スタイルポール®を用いて胸椎伸展および体幹回旋を行い胸郭可動性を高める．

行う．
- テニスではハード，クレー，芝，オムニとコートのサーフェイスの違いがあり，その違いに合わせたステップや制動，切り返しなどが要求されるため下肢および体幹の安定性が不可欠である．そのため，下肢と体幹の柔軟かつ安定したパフォーマンスを獲得させる必要があり，エクササイズバンドや不安定板などを利用したエクササイズを行う．

1）下肢および体幹の安定性向上：半円バーを用いてのスケーティング（図13）

- オープンスタンスでの左右体重移動を行い，ストローク時の下肢および体幹の安定性向上を図る．
- 左右に体重移動した際，フォアサイドおよびバックサイドのスイング動作も入れることで地面反力を効果的に得られる下肢機能を獲得させる．

2）各種ストロークでの身体連動性向上

- 下肢，骨盤帯，体幹の安定性トレーニングにあわせて地面反力のエネルギーを下肢⇒体幹⇒上肢⇒手に伝える身体の連動したトレーニングを実施する．
- メディシンボールやエクササイズチューブを用いてフォアハンド，バックハンドでの動きとオープンスタンス，クローズスタンスにて動きを意識させる（図14）．

4 復帰後期

- 復帰後期ではコートでのフットワークドリルとラケットを用いて低い打点からストロークを実施する．

1）ストローク

- テニス動作では球出しでの練習（図15）でスイングとフットワークを伴ったスイングを確認し，低い打点，高い打点の順で肩関節の痛みや違和感を確認する．

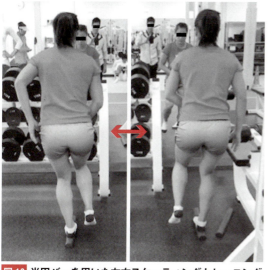

図13 **半円バーを用いた左右スケーティングトレーニング**
足長軸に半円バーを位置し左右体重移動を行い,オープンスタンスでの下肢および体幹の安定化を図る.

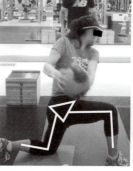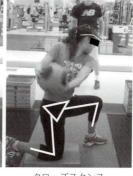

オープンスタンス　　　　クローズスタンス

図14 **各スタンスでの連動性向上トレーニング**
メディシンボールを用いてオープンおよびクローズスタンスでの身体の連動性を意識したトレーニングを行う.

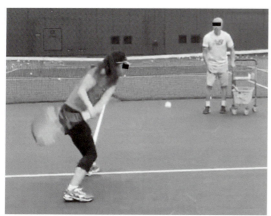

図15 **球出しによるストローク練習**
サービスラインにて球出しによるストロークを行い,低い打点,高い打点の順で肩関節の痛みや違和感を確認する.スイングスピードは徐々にアップさせる.

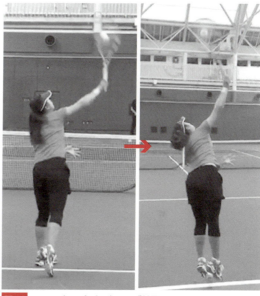

図16 **スマッシュおよびサーブ練習**
オーバーヘッド動作での肩関節の痛みや違和感を確認する.スイングスピードは徐々にアップさせ,サーブではストレート以外にもスライスやスピンサーブを行っていく.

● 痛みや違和感がなければサービスライン,エンドラインでのラリーへと動作レベルを上げていきスイングスピードやフットワーク範囲を広げ,マッチ練習へと移行していく.

2）**スマッシュやサーブ**（図16）

● スマッシュやサーブなどのオーバーヘッド動作はサービスラインからスイングスピードを抑え,肩甲帯や上肢の動きを確認しつつ痛みや違和感を確認する.
● 痛みや違和感がなければ,スイングスピードを

高めていき，エンドラインからのサーブを開始する．ストレートサーブからスライス，スピンサーブと動きを変え行っていく．
- マッチ練習が問題なく実施できたら復帰となる．

3 再発予防のためのコンディショニング

- テニスは，サーフェイスやインドアおよびアウトコートだけでなく気象条件によってガットのテンションやボールの弾みなど影響を大きく受ける．また試合時間も長短あり身体的にも精神的にも疲労しやすい競技といえる．
- ウォームアップやクーリングダウンをしっかり行い，さらに日々のセルフケアとコンディショニングを実施し，パフォーマンスを維持できる身体位置にリセットすることを忘れてはならない．
- 再発予防のためには，なぜ発症したかを選手の身体特徴を踏まえ，伝えそして理解させることが必要であり，日々のセルフケアやコンディショニングにて自らの身体を確認する習慣をつけ，修正および改善を図っていかなければならない．

■ 文 献

1) Pluim B：上肢の外傷・障害．テニスパフォーマンスのための医学的実践ガイド，別府諸兄監訳，エルセビア・ジャパン，東京，93-111，2006
2) Fu, MC et al：Epidemiology of injuries in tennis players. Curr Rev Musculoskelet Med 11：1-5, 2018
3) スポーツ安全協会：スポーツ活動中の傷害調査18，財団法人スポーツ安全協会，2004
4) Gesheit, DT et al：Injury epidemiology of tennis player at the 2011-2016 Australian open grand slam. Br J Sports Med 51：1289-1294, 2017
5) Chung, KC et al：Upper extremity injuries in tennis players：diagnosis, treatment, and management. Hand Clin 33：175-186, 2017
6) 筒井廣明：投球障害肩の病態と治療．投球障害のリハビリテーションとリコンディショニング，福林 徹ほか監，山口光國編，文光堂，東京，58-70, 2010
7) Cools, AM et al：Prevention of shoulder injuries in overhand athletes：a science-based approch. Braz J Phys Ther 19：331-339, 2015

II

腰痛症とそのリハビリテーション

II 腰痛症とそのリハビリテーション

1 腰痛症の発症メカニズムと臨床診断

眞鍋裕昭，西良浩一

1 腰痛に対する考え方

- 腰痛は red flags および下肢症状のある特異的腰痛とそれらのない腰痛のみの症状を呈する非特異的腰痛に分けられ，過去の報告によると腰痛全体の85％が非特異的腰痛であり，残る15％が特異的腰痛とされている[1]．
- 非特異的腰痛とは，さまざまな画像検査を行っても原因がわからない謎の腰痛の代名詞として使われることがあるが，本来の意味は，画像診断を急ぐ必要のない腰痛の総称である．
- アスリートの疫学・患者背景を考慮すると，ほとんどの症例は特異的腰痛として扱われるものである．

2 発症のメカニズムと臨床診断

1 特異的腰痛の症状と臨床診断

1) Red flags
- Red flags は基本的に急いで確定診断を行い，診断に基づいた治療を必要とする病態が示唆される所見のことである[2]．
  1) 内臓疾患や感染による腰痛（胸部痛や発熱，ステロイド治療歴，HIV歴）など
  2) 悪性疾患による腰痛（時間や活動性に関係のない腰痛，癌の既往，栄養不良，体重減少など）
  3) 診断治療を急ぐ脊椎脊髄疾患による腰痛（広範囲に及ぶ神経症状，構築性脊柱変形）
  4) 疫学に基づく腰痛（ここでは年齢が該当し，20歳未満，55歳以上とされている）

2) 下肢症状
- 次にトリアージが必要なことは下肢症状である．手術も念頭に早急な画像検査による確定診断が必須である．
- 神経症状としては，感覚障害，筋力低下，膀胱直腸障害の評価が重要であり，持続性の足底のしびれ，排尿障害，つま先歩行不能などは馬尾症候群を示唆するため，比較的早急な手術療法を必要とすることが多く，これら神経学的所見がなくとも，腰痛に加え強い下肢痛がある場合は，下肢症状ありとして，画像診断を行うべきである．

2 アスリートにおける特異的腰痛の代表的な疾患

1) 腰椎椎間板ヘルニア
- 本来であれば線維輪に包まれている髄核が椎間板に反復的な負荷が加わることで，後方に突出し神経根を圧迫することで下肢痛を生じる．
- 腰椎椎間板ヘルニアは身体所見・画像所見ともに比較的特徴的な所見を呈す．
- 理学・神経学的所見[3]
  1) 罹患高位に一致した主に片側性の下肢痛
  2) 体動により増悪する安静時痛
  3) 咳やくしゃみなど腹圧上昇に伴う疼痛増強

図1 腰椎椎間板ヘルニア（MRI T2強調像）

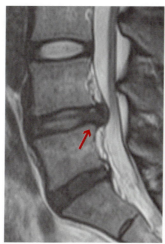
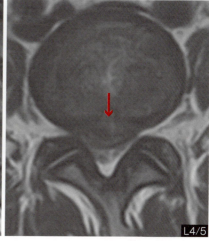

4) Straight Leg Raising Test (SLRT) 陽性：左右差あり
- その他，疼痛による腰椎前屈制限，疼痛性（機能性）側弯，筋力低下などがみられ，馬尾障害では排尿障害が出現することもある．
- 脊柱管内ヘルニアでは分岐直後の神経根（例：L4/5脊柱管内ヘルニアであればL5）が障害されるが，椎間孔内や外側ヘルニアでは椎間孔を走行する1つ上位の神経根（L4/5外側ヘルニアであればL4）が障害される．
- 単純X線では椎間板高の減少や変性所見，または機能撮影による不安定性の評価は可能であるが，単独での診断は難しい．画像診断で最も有用なのはMRIであり，特にT2強調像では変性した髄核がヘルニアとして黒く突出し，白い硬膜を圧迫しているのを見ることができる（図1）．
- 高位診断に苦慮するような症例では椎間板造影や神経根造影により，画像所見とともに再現痛を確認し，ブロックによる一時的なpain reliefを得ることも診断の助けとなる．

2）腰椎分離症
- 発育期に腰椎椎弓の関節突起間部（pars interarticularis）に起こる疲労骨折である．
- Sairyoらが有限要素解析を用いて検討した結果によると腰椎伸展・回旋時にpars部に高い応力がみられ，これが同時に起こる時に最も高い応力値となった[4]．腰椎回旋時の応力は回旋方向と反対側のpars部に集中し，ほぼ全例で腹側・尾側から皮質骨の骨吸収が始まり，頭側へ進行し，完全分離に至る[5]．
- 安静時痛はなく，運動時の特に腰部伸展・回旋時で増強する腰痛やピンポイントの圧痛を認めた場合には，腰椎分離症を強く疑い，画像検査を進める必要がある．
- 進行期分類として腰椎pars部の疲労骨折から始まり，①CTで骨折線が不明瞭な時期に，MRIでのみ輝度変化を認める「超初期」，②parsに骨吸収像がhair line状にみられる「初期」，③明らかな骨性gapがみられる時期が「進行期」，④分離部にgapを残したまま骨硬化像がみられる，いわゆる偽関節となる「分離終末期」の4つの病期を経て腰椎分離症に至る[6,7]（図2）．
- 画像検査としては腰椎単純X線が基本となるが，斜位像にて分離部が描出される，いわゆる「スコッチテリアの首輪」（図3）がみられるのは進行期・終末期に至ってからであり，早期発見が重要なこの疾患ではMRI検査が必須である．

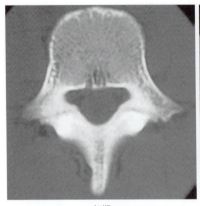
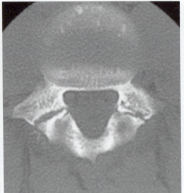
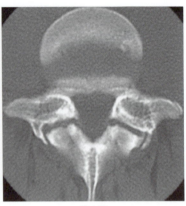

初期　　　　　　　　　　進行期　　　　　　　　　　終末期

図2　CTによる分離症の病期分類
（文献6）より引用）

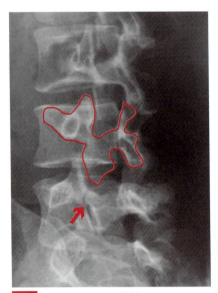

図3　スコッチテリアの首輪

3）骨端輪骨折

- 腰椎骨端輪骨折は発育期に生じる終板障害であり，発症時には強烈な痛みを伴うことが多い．
- 剝離骨片が脊柱管内へ突出し，神経根を圧迫すると下肢痛が出現するが，骨片は吸収されず遺残するために，疼痛が改善した後も，いわゆる骨性脊柱管狭窄の状態となる．骨端輪骨折単独では症状がない場合でも，ヘルニアを合併すると有症状になりやすい．

- MRIでは椎間板ヘルニア単独病変と誤認されることがあるが，CTでは膨隆した椎間板の中に骨性成分を確認することができる（図4）．

3　非特異的腰痛の症状と臨床診断

- 2008年から2017年まで原因不明の腰痛として25名の非特異的腰痛をもつアスリートがわれわれのスポーツ脊椎診を紹介受診した．結果として25名全員の確定診断を得ることができ，それらを解析したところ，椎間板性腰痛が最も多く12名にみられた．Type I Modic変化と椎間関節炎がそれぞれ4名であり，二番目に多い病態であった．
- 非特異的腰痛のpain generator評価にはMRI，特にSTIR-MRIでは炎症部位が高輝度変化となるため特に有用であり，さらには確定診断のために椎間板造影・ブロック，椎間関節ブロック，神経根ブロックなどの機能的診断を追加で行う．

4　アスリートにおける非特異的腰痛の代表的な疾患

1）椎間板性腰痛

- 椎間板性腰痛に特徴的な身体所見として椎間板性ヘルニアと異なり下肢症状はない．
- 椎間板の損傷・変性の際に，本来であれば痛覚

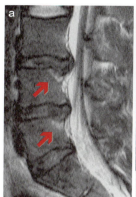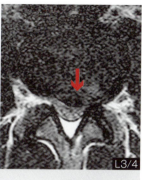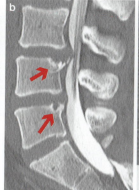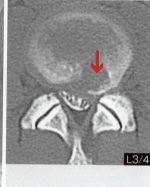

図4 骨端輪骨折と骨性終板を含む腰椎椎間板ヘルニア
a：MRI T2強調像
b：ミエロ後CT

図5 HIZ（high intensity zone）

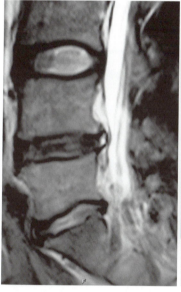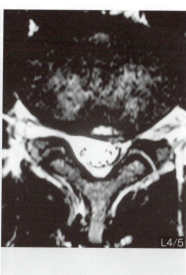

のない線維輪内側に誘導された神経線維に，前屈時の負荷や炎症性サイトカインの刺激が加わることによって疼痛が生じる．
- MRIが最も有用であり，椎間板の膨隆や輝度変化を認める．high intensity zone（HIZ）はMRI T2強調像で椎間板線維輪後方にみられる局所的な輝度変化であり（図5），線維輪の断裂部にfluidが貯留し，二次性に起きた炎症性変化を反映しているとされているが，疼痛源としては未だ議論の余地がある[8,9]．

2）Modic change
- 椎体終板にMRIで異常信号がみられるModic changeには炎症を反映した骨髄浮腫像がみられるTypeⅠ（T1：低信号，T2：高信号）（図6），脂肪変性がみられるTypeⅡ（T1：高信号，T2：高信号），終末期として骨硬化像が出現するTypeⅢ（T1：低信号，T2：低信号）に分けられる[10,11]．
- 臨床的なactiveな変化とされるTypeⅠのみ疼痛と関連すると考えられ，安定化が得られるとTypeⅡ，Ⅲへ変化し疼痛は改善する．

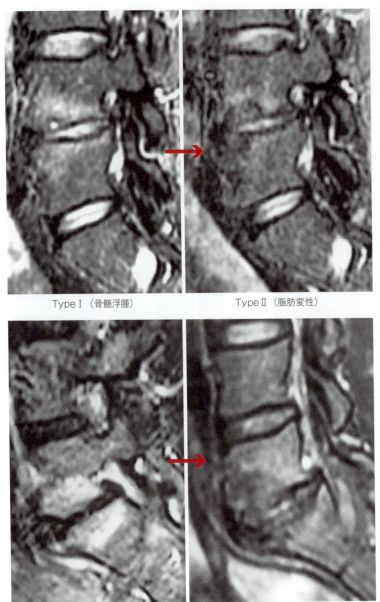

図6 Modic change の経時的変化

Type I（骨髄浮腫）　　Type II（脂肪変性）

Type I（骨髄浮腫）　　Type III（骨硬化）

3）椎間関節症
- 脊椎伸展・回旋動作は椎間関節の負荷を増大させ，それに伴い椎間関節の変性を伴い，疼痛の原因となる．
- プロ野球投手やハンマー投げ選手など一定の回旋方向を反復するスポーツでは片側の椎間関節症がみられることがあり（図7），そのメカニズムとして腰椎の伸展・回旋運動の際に回旋方向と反対側の関節突起間部から椎間関節にかけて応力が集中することが考えられる．
- 局所所見では罹患関節の圧痛と伸展・回旋時痛がみられ，画像診断ではMRIで関節水腫と周囲の炎症像を認め，変性を伴う症例ではCTで椎間関節の関節症性変化がみられることがある．

図7 右投げハンマー選手における左椎間関節症

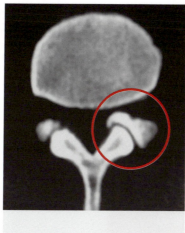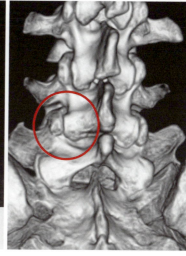

3 治療方針

- アスリートの腰痛において基本的な治療方針は装具療法を中心とした保存療法である．しかし，症状が遷延する場合や早期復帰を目指す場合には手術療法が選択されることがあり，その場合もなるべく低侵襲であることが望ましい．
- 低侵襲治療の代表的な手技として経皮的内視鏡手術（PED）が挙げられる．この手技は transforaminal approach を用いることで局所麻酔下に 8 mm の切開で行うことができ，傍脊柱筋に対して最小侵襲で利点があるため，椎間板ヘルニア摘出術や椎間板性腰痛に対するラジオ波焼灼術など適応を広げながら現在も普及している．
- いずれの治療においてもスポーツ選手の最終目標は元の競技レベルへの完全復帰であり，休止中にパフォーマンスを落とさず，再発を予防するために発症時からスポーツ復帰まで，さらには復帰後にも理学療法の介入を必要とする．
- 一概にアスリートといえども，競技レベルや患者背景はそれぞれ異なるため，医師・セラピストはそれぞれの患者に合わせた治療を行うことが大切である．

■ 文　献

1) Deyo, RA et al：Low back pain. N Engl J Med 344：363-370，2001
2) 腰痛診療ガイドライン，26-29　南江堂，2012
3) 腰椎椎間板ヘルニア診療ガイドライン（改訂第2版），南江堂，40-41，2011
4) Sairyo, K et al：Spondylolysis fracture angle in children and adolescents on CT indicates the facture producing force vector：A biomechanical rationale. Internet J Spine Surg 1：(2)，2005
5) Terai, T et al：Spondylolysis originates in the ventral aspect of the pars interarticularis：a clinical and biomechanical study. J Bone Joint Surg Br 92：1123-1127，2010
6) Sairyo, K et al：Conservative treatment of lumbar spondylolysis in childhood and adolescence：the radiological signs which predict healing. J Bone Joint Surg Br 91：206-209，2009
7) Sakai, T et al：Significance of magnetic resonance imaging signal change in the pedicle in the management of pediatric lumbar spondylolysis. Spine (Phila Pa 1976) 135：E641-645，2010
8) April, C et al：High-intensity zone：a diagnostic sign of painful lumbar disc on magnetic resonance imaging. Br J Radiol 65：361-369，1992
9) Standnik, TW et al：Annular tears and disk herniation：prevalence and contrast enhancement on MR images in the absence of low back pain or sciatica. Radiology 206：49-55，1998
10) Modic, MT et al：Degenerative disk disease：assessment of changes in vertebral body marrow with MR imaging. Radiology 166：193-199，1988
11) Modic, MT et al：Imaging of degenerative disk disease. Radiology 168：177-186，1988

Ⅱ 腰痛症とそのリハビリテーション

2 椎間板ヘルニア・椎間板症のリハビリテーション

後藤　強，西良浩一

1 椎間板ヘルニア・椎間板症のリハビリテーションの流れ

● 腰椎椎間板ヘルニア・椎間板症のアスリートに対する保存療法としてのリハビリテーションおよびアスレティックリハビリテーションは，さまざまな方法で実施されているが，有効な運動プログラムは確立されていない．Jeongら[1]は，椎間板ヘルニア患者に対して，stabilization resistance exerciseを実施し，仙腸関節の安定性および可動性が改善したと報告している．一方で，理学療法診療ガイドラインでは，腰椎椎間板ヘルニアの運動療法における推奨グレードC（行うように，もしくは行わないように勧められる科学的根拠がない）であり，ランダム化比較試験で検討されているが，明確なエビデンスが得られていないのが現状である．また，椎間板ヘルニアの自然経過は良好で通常は2〜3ヵ月の経過を経て，椎間板ヘルニア周囲，障害神経根周囲の炎症は消退し，疼痛や神経障害は軽減するとされているが[2]，各病態でも異なり，治癒するまで6ヵ月必要な場合もあり，比較的長期間の介入が必要となる．これらを踏まえて椎間板ヘルニア・椎間板症のリハビリテーションは，主に受傷急性期，トレーニング期，復帰前期の3段階に分類し，実施している．受傷急性期では，疼痛の状態を詳細に把握し，薬物療法および神経根ブロックなどを併用し疼痛管理を行いながら実施可能な動作を中心に行う．トレーニング期では，疼痛が軽減する時期であり，徐々に負荷強度を増加させるトレーニングを加える．最後に，復帰前期では，MRI画像を基に椎間板周囲の状態を確認後，競技復帰に必要なアスレティックリハビリテーションを開始する．本項では，競技復帰を目的とした腰椎椎間板ヘルニア・椎間板症の保存療法の取り組み，注意点を含めたリハビリテーションに焦点を当て，述べていきたい．

2 リハビリテーションの評価

● 回復過程の確認およびリハビリテーション内容を段階的に変更するにあたり，評価は非常に重要である．評価としては，疼痛の部位・症状，柔軟性および脊椎可動性の測定を行う．

1）腰椎椎間板ヘルニア

● 一般的な腰椎椎間板ヘルニア（後正中型・後外側型）は，体幹前屈時に腰痛および下肢痛が出現する．ラセーグテスト，交差性ラセーグテスト，Kempテストおよびバルサルバ徴候などを確認するようにしている．ラセーグテストでは，Straight Leg Raising Angle（SLRA）70°以下を陽性とし，反対側下肢に症状が出現する交差性ラセーグテストも同時に確認する．また，脊柱管狭窄を伴い，絞扼性の神経障害を疑うKempテストの確認も重要である．さらに，いきむ動作およびくしゃみなど腹圧の上昇で，疼痛が出現するバルサルバ徴候も確認している．

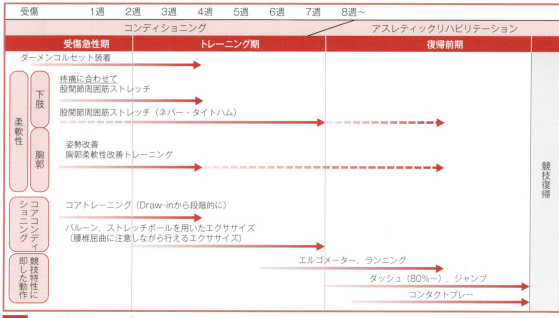

図1 リハビリテーションプロトコル

● このように腰椎椎間板ヘルニアでは，疼痛発現肢位・動作が多いため，代償動作または筋柔軟性の低下と間違えないようにしなければならない．疼痛に応じて実施可能な柔軟性の評価を実施している．

2）椎間板症

● 椎間板症は，腰痛のみで下肢痛は認めないのが特徴である．腰椎椎間板ヘルニアとは異なり，下肢症状はみられないため，柔軟性の評価に関しては，ハムストリングス，大腿直筋，腸腰筋および股関節回旋筋群などのタイトネス評価を行う．また，脊椎アライメントの評価に関しては，Spinal Mouse®（Index 社製）を用いて立位矢状面，四足位矢状面での胸椎および腰椎の可動性を評価している．

3 リハビリテーションの実際（図1）

● 椎間板ヘルニア・椎間板症のリハビリテーションは，受傷急性期，トレーニング期，復帰前期の3段階で行っている．また，本項で提案しているプロトコールは，自然経過が良好な症例に対するものであるため，疼痛が著明な症例および治癒が遷延している症例は該当しない．

1）Joint by Joint Theory

● 理学療法士の Gray Cook やストレングスコーチの Mike Boyle は，「可動性」が必要な関節と「安定性」が必要な関節が交互に配列するという Joint by Joint Theory（JBJT）を提唱しており，これらの主要な機能が失われた際に問題がおこりやすいとしている（図2）[3]．この過程は非常にシンプルであり，可動性が必要とされる胸椎および股関節の可動性が低下することで，安定性が必要とされる腰椎に代償が生じ，結果として障害もしくは疼痛などを引き起こすことである．また，JBJT には「mobility first, stability next」という概念があり，「安定性」よりも「可動性」を優先して改善に取り組むべきである．なぜなら，「可動性」に欠けた動作，つまり適切な関節の可動域および適切な筋の伸長がないなかでの安定性は必ず代償動作が加わり，

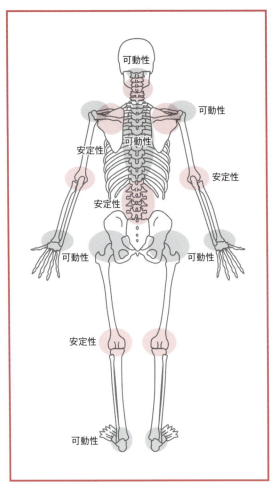

図2 Joint by Joint Theoryにおける各関節の役割
（文献3）より引用改変）

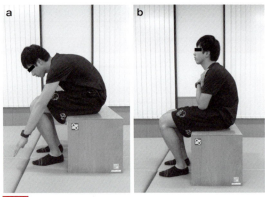

図3 術後の禁忌動作
a：座位，立位での腰椎屈曲は避ける．
b：座位姿勢での骨盤後傾は避ける．

本来目的としている主働筋が出力できず，協働筋に過負荷がかかることになるためである[4]．

2) Functional Movement Screen（FMS®）

- FMS®は，7種類のスクリーニングと3種類のクリアリングテストで構成されている信頼性のあるシステムで，活動的な人の正常な機能を基準にして動作パターンをランクづけするようにデザインされている「予測システム」である．FMS®は，動作パターンを3段階のレベルにランクづけし，FMS®の基準により，効率的に管理することができる．また，すべてのスコアが収集できれば，FMS®のシステムに基づいて，明確なエクササイズの選択と着目するべき機能不全の優先度が自然と導かれる[3]．「痛みはないが，制限や非対称性のある動作パターンのランクづけ」を行い，「活動レベルを上げる前に痛みの出るパターンを特定し，明らかにするもの」とされる．すなわち，動作特性の詳細を把握し，われわれ，専門家がトレーニングもしくは競技復帰に際して身体的要求が増加する前に，動作を正常化するためにコレクティブ（修正）エクササイズを処方することが可能となるのである．

1 受傷急性期（診断から4週まで）の運動療法プログラム

- 腰椎椎間板ヘルニア・椎間板症のみではなく，急性期の腰痛に対する運動療法の有効性に関する報告はない．発症初期は，疼痛が強く出現している場合が多いため，可能な範囲で軟性装具装着下にて疼痛および神経症状を確認しながら活動の再開および運動療法を開始する．運動療法および動作指導を行う際に最も注意しなければならない点は，体幹前屈（**図3-a**），骨盤後傾位（**図3-b**），重たい荷物を持たないなど椎間板内圧を上昇させないことである．禁忌動作に注意を払いながらできる限り早期よりJBJTに基づき，局所の安静（腰部）を図りながら，胸郭，股関節の柔軟性改善のトレーニングおよ

図4 下肢の柔軟性（受傷急性期）
a：ハムストリングスのアクティブストレッチング．
b：大腿直筋のストレッチング．
c：股関節内旋筋のストレッチング．
d：股関節外旋筋のストレッチング．

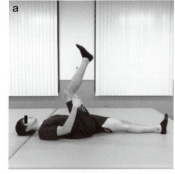
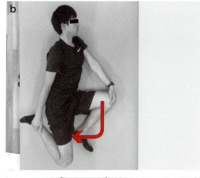
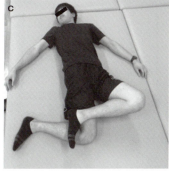
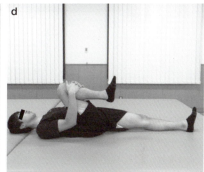

び動作指導を行う．また，FMS® を用いて腰部の隣接関節（胸郭・股関節）または隣接関節以外（肩関節・膝関節・足関節など）のスクリーニングを行い，Painless Dysfunctional Joint（痛みはないが，制限や非対称性のある動作パターン）の機能改善を図ることも非常に重要な課題である．

る．そのため，ジャックナイフストレッチの別法の仰臥位で行うアクティブストレッチングを推奨している（図4-a）．大腿直筋のストレッチングに関しては，側臥位での方法を指導しており（図4-b），股関節内旋筋（図4-c）および外旋筋（図4-d）のストレッチングは仰臥位で行っている．

1）下肢の柔軟性

- ハムストリングスは，SLRA で80°以上，大腿直筋は，踵殿間距離（heel buttock distance：HBD）で0cm，股関節内外旋可動域45°，腸腰筋は，modified Thomas test（MTT）で0cm をそれぞれ到達できるように行う．
- ハムストリングスの柔軟性改善には，西良ら[5]は，相反抑制を利用したアクティブストレッチングの1つであるジャックナイフストレッチが有効であることを報告している．しかしながらジャックナイフストレッチは，体幹を前屈して行う方法であり，受傷急性期にはストレッチングそのものによる椎間板内圧の上昇が危惧され

2）胸郭の柔軟性

- 胸郭柔軟性改善のトレーニングは，肋間筋を中心とした側腹部のストレッチング（図5-a），上部腹筋群のストレッチング（図5-b），深呼吸（図5-c），ストレッチポールを用いたベーシックセブンエクササイズ[6]および姿勢改善などを行っている．
- 腰椎椎間板ヘルニアは，矢状面において体幹前傾角度が増加し，腰椎前弯が減少することが報告されており[7]，前額面においても側弯を伴うことがある．そのため，頭部，肩甲帯，脊柱，骨盤などを中心に姿勢改善を行う必要がある．

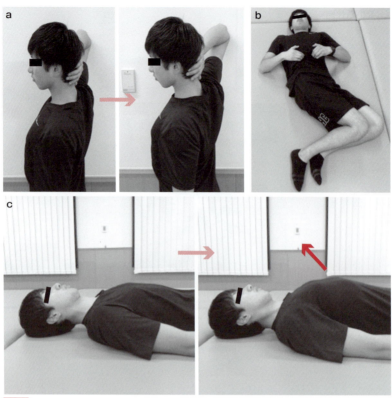

図5 胸郭の柔軟性（受傷急性期）
a：肋間筋を中心とした側腹部のストレッチング．
b：上部腹筋群のストレッチング．
c：深呼吸に合わせて胸郭拡張を促す．

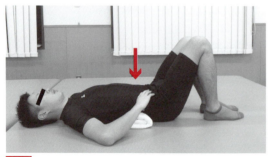

図6 Draw-in
腰椎前弯角度を維持するためにタオルなどで角度を調整し，腹部の引き込みを促す．

3) コアスタビライゼーションエクササイズ

● 腰椎の機能は，「可動性」のみではなく「安定性」も必要となる．Bergmark[8]は，体幹の深部筋であり腰椎の分節的安定化を制御しているローカル筋と体幹の表在筋であり脊椎運動時のトルクを発生させるグローバル筋の2つがあるとしている．体幹の安定化には個々の分節の動的安定性が重要であり，腹横筋，深部多裂筋などの働きが重要となる．Draw-inは腹横筋の選択的収縮が可能であるため，当院においても採用している（図6）．しかしながら，バルサルバ時に腹腔内圧の上昇が椎間板内圧の上昇に繋がると報告されているため[9]，呼吸法には十分に注意している．また，Draw-in実施時に骨盤後傾位にすると腹横筋の筋活動が他の筋よりも大きいとされているが，術後早期には椎間板内圧の上昇を抑えるため，骨盤後傾を意識しないように指導している．

- 受傷急性期は，各動作の中心となる Draw-in を確実に行えるように指導している．

2 トレーニング期（5〜8週まで）の運動療法プログラム

- 亜急性期にあたるこの時期では，保存療法と運動療法との比較では，疼痛の軽減および機能改善には差を認めないと報告されている[10]．一方で，段階的に活動量を増加させる運動療法は，保存療法と比較して職場の欠勤日数を減少させたと報告している[11]．この時期に関しての運動療法においても明確なエビデンスが得られていないのが現状ではあるが，アスリートを復帰させることを念頭におくと筋力，筋持久力，柔軟性および有酸素性能力の低下を最小限に抑えることが必要である．そのため，身体的評価を行いながら，段階的に運動負荷および活動量を増加させることが重要である．

1）下肢の柔軟性

- 受傷急性期に実施したストレッチングの内容を継続し，目標可動域に到達できているかを最優先に確認している．特に椎間板ヘルニアの場合，受傷急性期には疼痛が著明に出現しているアスリートも存在するため，トレーニング期で確実に柔軟性を獲得できるように心がけている．
- また，トレーニング期ではネバー・タイトハム（Hogrel社製）を用いてハムストリングス（図7-a），大殿筋・股関節外旋筋群（図7-b）および股関節内転筋群のストレッチング（図7-c）を追加している．

2）胸郭の柔軟性

- 下肢柔軟性と同様，受傷急性期に実施したエクササイズが確実に実施できているかを確認し，次の段階へ移行する．下後鋸筋を選択的に収縮させる四つ這い位での肩屈曲エクササイズ（図8-a），四つ這い位での上位胸郭回旋エクササイズ（図8-b），四つ這い位での下位胸郭回旋エクササイズ（図8-c）および胸郭の可動性拡大，非対称アライメントの改善，胸椎伸展と胸郭挙上を直接的な目的としたストレッチポールを用いたソラコン[9]を追加している．

3）コアスタビライゼーションエクササイズ

- 各動作の中心となる Draw-in を確実に行えるようであれば，段階的に hand-knee, elbow-knee, elbow-toe, back bridge などへ移行している．

3 復帰前期（9〜12週まで）の運動療法プログラム

- 受傷急性期・トレーニング期で実施した内容が疼痛なく実施可能であり，胸郭および下肢の柔軟性の改善，体幹の安定性が得られた段階で復帰前期の運動療法プログラムへ移行する．
- これまでの時期では，体幹前傾および骨盤後傾などを制限するように指導していたため，体幹前傾および骨盤後傾を含む動作に恐怖感が残存しているアスリートが多い．そのため，骨盤の前後傾のコントロールを行い（図9），良好な脊柱アライメントを保ちながら体幹前傾を行えるよう指導する．その後，椎間板内圧を高めないように骨盤前傾を意識した姿勢で競技復帰を目標とした各動作へ移行する（図10）．
- 実際に競技復帰の時期は種目によって身体に対する負荷量が異なるため，医師の診断後，許可を得たうえで競技復帰に向けた実践的なメニューを開始または競技復帰するように指導している．

おわりに

- アスリートの腰痛のなかでも多いとされている腰椎椎間板ヘルニア・椎間板症に対する保存療法および運動療法は，いまだエビデンスが確立されていない．しかしながら，治癒までに比較的長期間を要する椎間板ヘルニア・椎間板症の保存療法では，身体機能の低下を最小限に抑え，なおかつ，再発予防に努めなければならな

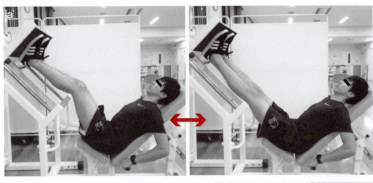
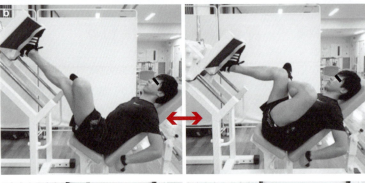
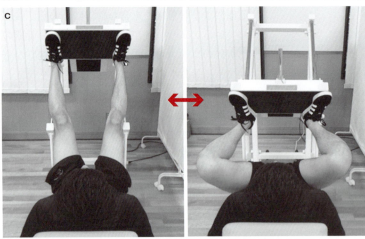

図7 下肢の柔軟性（トレーニング期）
a：ネバー・タイトハムを用いたハムストリングスのストレッチング．
b：ネバー・タイトハムを用いた大殿筋・股関節外旋筋群のストレッチング．
c：ネバー・タイトハムを用いた股関節内転筋群のストレッチング．

い．本項では，自然経過が良好な症例に対するプロトコールを中心に述べたため，すべての症例に当てはまるものではないことを理解していただきたい．

● 今後，われわれに課された課題は，予防および再発を含めた椎間板性腰痛の予防であり，正確な画像診断の基で時期に応じた適切なリハビリテーションを提供していくことである．

■ 文　献

1) Jeong, DK et al：Effect of lumbar stabilization exercise on disc herniation index, sacral angle, and functional improvement in patients with lumbar disc herniation. J Phys Ther Sci 29：2121-2125, 2017
2) 金岡恒治：腰痛の病態別運動療法．文光堂，東京，32-34, 2016
3) Cook, G：ムーブメント−ファンクショナルムーブメントシステム，動作スクリーニング，アセスメント，修正ストラテジー，中丸宏二ほか監修，NAP Limited，東京，2014
4) 本橋恵美：Joint by Joint Theory―関節別の主な機能から障

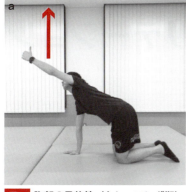 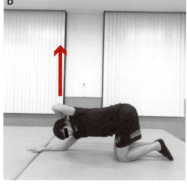 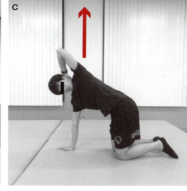

図8 胸郭の柔軟性（トレーニング期）
a：下後鋸筋を選択的に収縮させる四つ這い位肩屈曲エクササイズ.
b：四つ這い位での上位胸郭回旋エクササイズ.
c：四つ這い位での下位胸郭回旋エクササイズ.

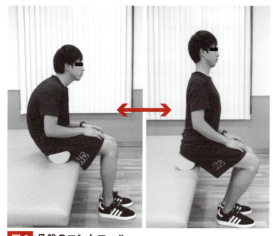

図9 骨盤のコントロール
疼痛に合わせて脊柱の動きに注意しながら骨盤の前後傾のコントロールを行う.

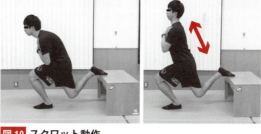

図10 スクワット動作
腰椎前傾角度を維持した状態でスクワット動作を行う.
右：良好姿勢例　左：不良姿勢例

害の原因を探る―. 臨スポーツ医 33：908-916, 2016
5) Sairyo, K et al：Jack-knife stretching promotes flexibility of tight hamstrings after 4 weeks：a pilot study. Eur J Orthop Surg Traumatol 23：657-663, 2013
6) 蒲田和芳：コアセラピーの理論と進め方. コアセラピーの理論と実践, 講談社, 東京, 2-12, 2014
7) 遠藤健司ほか：腰椎椎間板ヘルニアにおける脊椎矢状面アライメントの特徴. 東日本整災誌 20：82-84, 2008
8) Bergmark, A：Stability of the lumbar spine. A study in mechanical engineering. Acta Orthop Scand Suppl 230：1-54, 1989
9) Nachemson, AL et al：Valsalva maneuver biomechanics. Effects on lumbar trunk loads of elevated intraabdominal pressures. Spine (Phila Pa 1976) 11：476-479, 1986
10) Chou, R et al：Nonpharmacologic therapies for acute and chronic low back pain：a review of the evidence for an American Pain Society/American College of Physicians clinical practice guideline. Ann Intern Med 147：492-504, 2007
11) Hlobil, H et al：The effects of a graded activity intervention for low back pain in occupational health on sick leave, functional status and pain：12-month results of a randomized controlled trial. J Occup Rehabil 15：569-580, 2005

Ⅱ 腰痛症とそのリハビリテーション

3 腰椎分離症のリハビリテーション

佐藤正裕

1 発育期腰椎分離症のリハビリテーションの流れ

- 腰椎分離症は発育期のアスリートに多い腰部障害で，保存療法が優先して選択される（図1）．
- 発育期腰椎分離症の保存療法は，MRI検査による早期診断が確立した近年，急速に進歩した[1,2]．
- CT検査による分離症の病期が初期・進行期では，病態が疲労骨折であり分離部の骨癒合が期待できる．一方，終末期では，病態が偽関節であり骨癒合はほぼ期待できない．発育期腰椎分離症の各病期における骨癒合率と骨癒合期間を示す（表1）[3,4]．
- 骨癒合を目指す保存療法の場合，まずは完全な運動休止と外固定を行い，受傷急性期およびトレーニング期のリハビリテーションを開始する．
- 2～3ヵ月の運動休止と外固定の後，MRIによる再検査で椎弓根の骨髄浮腫の消失が確認されたらCT検査を行う．CTで骨癒合や病期改善が確認されたら復帰前期のアスレティックリハビリテーション（以下，アスリハ）を開始して段階的に競技復帰を目指す．
- MRIで骨髄浮腫が残存していた場合やCTで骨癒合や病期改善を認めない場合は，1～2ヵ月固定期間を延長して再評価する．
- 6～9ヵ月以上骨癒合を認めず治療が遷延した症例では，その後の骨癒合の可能性は低い．主治医と患者および関係者との相談の上で競技復帰を目指すのか，骨癒合を目指す治療を継続するのかを判断する．
- 骨癒合が期待できない終末期では，受傷急性期の疼痛コントロールを施行した後，可及的に積極的なアスリハで早期復帰を目指す保存療法が選択される．
- 中学2年後半から中学3年，あるいは高校2年後半から高校3年の症例では骨癒合が期待できる病期であっても運動休止期間が長いため，主治医と選手および選手関係者との相談のうえで早期復帰を目指す場合がある．
- 小学生の両側分離症例では短期間のうちに腰椎すべり症へ移行する確率が高いため[5]，骨癒合の可能性が低い病期でも骨癒合を目指した保存療法を試みることが多い．
- 発育期腰椎分離症では安静により腰痛がなくなれば競技復帰は可能となることが多い．発育期腰椎分離症と軽度すべり症の治療成績を調査したレビューでは，競技復帰率は68～100％と比較的高い[6]．
- 一方，Sakaiら[4]によれば，初期の発育期腰椎分離症において骨癒合後の再発率は26.1％とされた．競技復帰後に腰椎分離症再発例の原因を調査した報告では，股関節周囲筋の柔軟性低下が分離症再発の要因とされた[7]．よって，腰椎分離症に至った機能不全が改善されていないまま競技復帰をすれば分離症あるいは腰痛再発のリスクが高いことはいうまでもないが，さらに競技復帰後もコンディションの維持ができることが必要である．

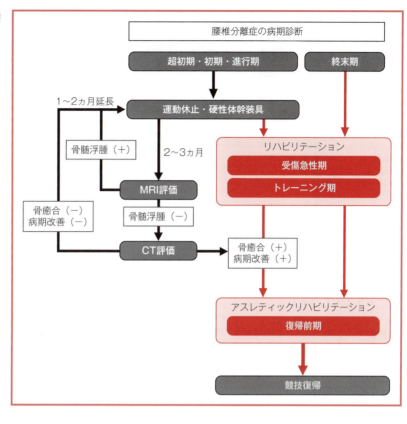

図1 発育期腰椎分離症の保存療法の流れ

表1 発育期腰椎分離症の治療成績

病期評価（CT）	超初期-初期	進行期	終末期
骨髄浮腫（MRI）	（＋）	（＋）	（－）	（－）
骨癒合率（%）	93.8～100	64～80	27	0
骨癒合期間（ヵ月）	2.5～3.2	3.6～5.4	5.7	－

（文献3，4）より作成）

2 腰椎分離症の評価

1 原因動作の追及

- 腰椎分離症は伸展と回旋負荷が関節突起間部に集中したことによる疲労骨折であることから[8]，原因となる動作やメカニズムを追及し，改善することが目標となる．
- 問診では，現病歴として腰痛が発生した時期やその少し前の時期の練習量や運動強度の増加の有無，どんな動作や練習を多く行っていたか，どんな動作で最も痛かったかなどを詳細に聴取し，原因動作の推察やオーバーロードの有無を確認する．
- 動作評価では，疼痛誘発テストとして脊柱の自動運動を評価する．脊柱伸展と回旋，その複合であるKempテスト，あるいは屈曲位からの起き上がり動作で腰痛が誘発されやすい．
- 腰椎分離症の伸展・回旋挙動では，股関節や胸椎といった隣接関節の可動性低下を呈し，その代償として責任椎間の過可動性を呈して負荷が集中する例が多い（図2）．
- また，原因動作と推測される実際の競技動作に

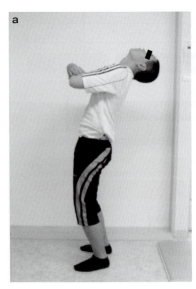 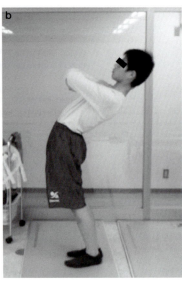

図2 発育期腰椎分離症の脊柱伸展挙動
a：股関節伸展制限のため，骨盤が後方回転（後傾）・前方偏位できずに腰部過伸展となる．
b：骨盤後傾，前方偏位はできているが，体幹筋安定性低下や胸椎伸展制限のため腰部過伸展となる．

おいても，疼痛の有無や動的アライメントを評価する[9]．

2 機能評価

- 疼痛誘発テストおよび競技動作における動的アライメントから，推測される機能不全を評価していく．
- 腰部自体の機能不全では，腰椎過前弯アライメントや上位腰椎の前弯減少による相対的な下位腰椎過伸展アライメント，腰背部筋のタイトネスによる下位腰椎屈曲可動性低下，腰部安定性低下にかかわる体幹深部筋（腰部多裂筋と腹横筋）の筋機能不全が挙げられる．
- 腰部以外の隣接関節の機能不全では，骨盤非対称アライメントや胸郭非対称アライメント[10]，およびこれらに関連する股関節可動性と胸椎・胸郭可動性の低下が挙げられる．

3 機能不全と異常動作（マルユース）の関連

- 異常動作（マルユース）は可動性や安定性の低下により引き起こされるものと，誤った運動習慣が挙げられる．復帰前期には必ず修正すべき項目である．
- 腰部安定性が低下した例では，スポーツに必要な構え姿勢や軸圧の加わる動作での骨盤過前傾を引き起こし腰椎過前弯となりやすい（図3-a，b）．
- 股関節屈筋群のタイトネスや殿筋機能不全を有する例では，ランニング動作のテイクオフ期での股関節伸展不足を骨盤過前傾と腰椎過伸展，さらに骨盤後方回旋で代償しやすい．
- 股関節後方筋群のタイトネスを有する症例では，バッティングなどの回旋動作においてフォロースルー期の踏み込み脚側の股関節内旋が制限され，その代償で腰椎回旋増大を招きやすい．
- 誤った運動習慣として，スイング動作における"腰を回して打つ"やキック動作における"腰を回して蹴る"といった誤った動作指導や，上体反らし運動を非常に多い回数課すなどのオーバーユースによるものも経験するため，選手の関係者への啓発も必要な場合がある．

3 受傷急性期のリハビリテーション

- 受傷急性期は運動休止してもおよそ1ヵ月間は

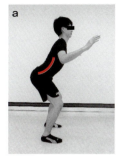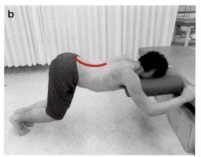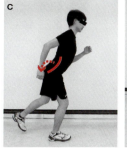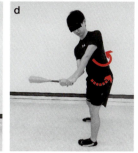

図3 機能不全と異常動作の関連
a：構え姿勢での骨盤過前傾に伴う腰椎過前弯．
b：軸圧動作での腰椎過前弯．
c：ランニング動作中の股関節伸展不足と代償的な腰椎過伸展および骨盤後方回旋．
d：回旋動作中の股関節内旋不足と代償的な腰椎過回旋と伸展．

図4 外固定のための装具とサポーター
a：硬性体幹装具．腰椎伸展と回旋を確実に制動する．
b：スポーツ用腰部サポーター（マックスベルト S3：シグマックス社製）．腰椎伸展のみ制動するが股関節に制限が少ない．症例によっては競技活動時に使用する．

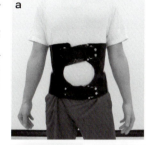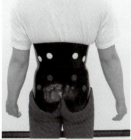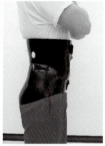
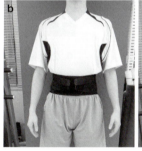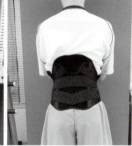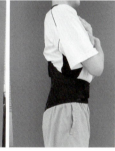

骨吸収期があり，骨萎縮による分離像の増悪，強い腰痛，腫脹・浮腫による下肢神経症状を呈することがある．
- 骨癒合を目指す場合でも早期復帰を目指す場合でも，この時期は疼痛コントロールと愛護的な運動療法にとどめる．

1 運動休止と外固定

- 骨癒合を目指す場合，まず運動を完全に休止する．部活動のみでなく，腰部に負荷がかかる活動（体育や習い事など）も聴取して休止するよう指導する．
- 腰部の局所安静を図るための外固定は，腰椎伸展と回旋を確実に制動するために胸郭下部から骨盤までを硬く固定できる硬性体幹装具（**図4-a**）を使用する[4]．初診にて採型後，出来上がるまでの1週間はスポーツ用腰部サポーター（**図4-b**）を使用する．原則として装具は入浴時以外は日中も夜間も装着する．リハ通院時も

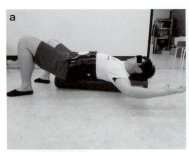
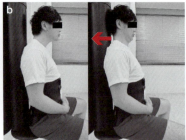
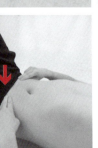
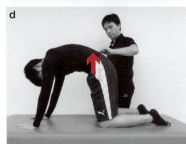

図5 不良姿勢改善のためのエクササイズ
a：前胸部ストレッチ（ファームローラー使用）．
b：上位胸椎アライメントコントロールのためのチンインエクササイズ．
c：下部腹筋群の収縮による骨盤後傾エクササイズ．
d：下位腰椎の分節的屈曲エクササイズ．

基本的に装具装着したまま運動療法を実施し，主治医の許可の下で物理療法やストレッチの際は装具を外すことがあるが，腰部への過負荷となる動作に十分に注意して指導する．
- 早期復帰を目指す場合，腰椎伸展のみ制限できるスポーツ用腰部サポーター（図4-b）を処方し，運動時のみ使用する．

2 疼痛コントロール

- 患部の炎症残存による安静時痛や運動時痛を有する場合は，炎症消失を目的にアイシングや電気治療などを積極的に用いる．

3 姿勢・アライメント，筋機能の改善

- 頭部前方位や胸椎過後弯などのアライメント不良により腰椎過前弯姿勢を呈しやすい症例では，前胸部ストレッチやチンインエクササイズで上位胸椎のアライメント改善を図る（図5-a，b）．
- 腰椎過前弯に対して，背臥位での骨盤後傾エクササイズや四つ這い位での腰椎後弯エクササイズで特に下位腰椎屈曲可動性と下部腹筋機能の改善を図る（図5-c，d）．
- 仙腸関節アライメント不良や左右寛骨および胸郭の非対称アライメント[10]に対して，徒手療法や運動療法で修正しておくことが望ましい．

4 トレーニング期のリハビリテーション

- 安静時痛や日常生活での腰痛が消失し，脊柱運動時の腰痛が軽減した時期から骨形成期に移行したと判断する．
- トレーニング期では積極的な運動療法で分離部に適度な機械的刺激を与えていくとともに，分離症発症の原因因子となった機能不全の改善を図る．

1 骨癒合の促進

- 骨癒合を促進するために低出力超音波骨折治療器（LIPUS）を用いてもよい．
- 腰痛消失と身体機能改善とともに，トレッドミルなどを用いたウォーキングエクササイズを開始する．軽微な荷重負荷や腰背部筋の反復収縮が分離修復部への適度な機械的刺激や循環改善となると考えている．腰椎前弯を増強させない

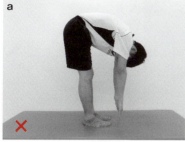 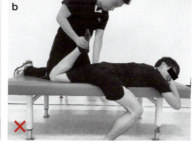 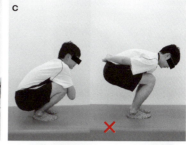
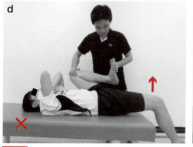 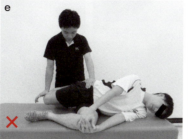 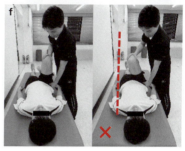

図6 発育期腰椎分離症の下肢タイトネステスト
a：ハムストリングスと腰背部筋（FFD：指床間距離）．掌が床につくことを目標．
b：大腿直筋（HBD：踵殿距離）．腹臥位で対側下肢をベッドから降ろして骨盤固定位とし，検査側の踵が臀部に着くことを目標．
c：脊柱および股関節屈曲と足関節背屈（蹲踞）．両手を身体の後ろで組んで踵を上げずにしゃがむことができることを目標．
d：腸腰筋（Thomas test）．検査側の下腿をベッドから降ろし，対側の股関節最大屈曲位で検査側の膝窩部が床から離れないことを目標．
e：中殿筋・小殿筋と大腿筋膜張筋（Ober test）．側臥位で対側下肢最大屈曲位で骨盤を固定し，検査側を膝屈曲した状態で股関節内転して膝が床ラインに達することを目標．
f：大殿筋と股関節後方筋群（股関節90°屈曲位内転テスト）．検査側の膝が対側腋窩ラインに達することを目標．
図の症例は全て陽性．

ために狭い歩幅で20分程度の歩行から開始し，段階的に速度・歩幅・歩行量を漸増する．

2 可動性の改善

- 下肢タイトネステスト（図6）を実施し，該当筋に対して自宅でも可能なセルフストレッチを指導する（図7）．筋の柔軟性改善にはタイトハムストリングスに対するジャックナイフストレッチに代表されるアクティブストレッチが有効である[11, 12]．
- 発育期腰椎分離症では特に股関節可動性改善が重要であり，下肢タイトネステストが陰性化しなければ競技復帰できないことを伝えて選手自身が積極的に取り組むよう啓発する．
- 頑固な股関節可動性低下であっても，徒手療法やさまざまな手段を用いて復帰前期までに必ず改善させることが重要である．

- 胸椎・胸郭では深呼吸や肩甲骨内転，脊柱回旋をさせた際の肋骨可動性を触診し，上位胸郭の挙上制限や下位胸郭の横径拡張制限の有無を評価する（図8-a，b）．これらの可動性低下は脊柱伸展挙動で側屈・回旋の代償動作が増強し，回旋挙動では回旋軸が後傾化して伸展の代償動作が増強しやすい（図8-c，d）．
- 上・中位胸郭可動性は斜角筋や大胸筋，腹直筋のタイトネス，下位胸郭可動性は外腹斜筋や広背筋のタイトネスにより低下するため，ストレッチと深呼吸を組み合わせて胸郭可動性の改善を図る（図9）．胸椎・胸郭のストレッチは腰椎にストレスが加わりやすいため，骨癒合を目指す場合は十分に考慮する．

3 腰部安定性および筋機能の改善

- 腰部安定性では，腰椎伸展・回旋を制動するこ

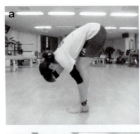 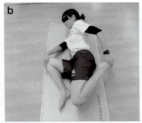 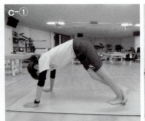 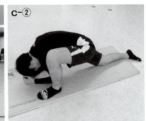
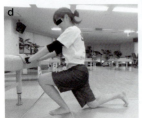 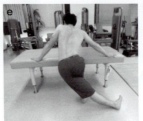 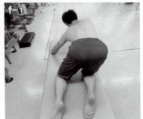 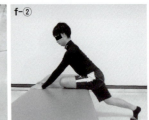

図7 下肢筋群に対するストレッチ（タイトネステストに対応）
a：ハムストリングのジャックナイフストレッチ．
b：大腿直筋のストレッチ．
c：①下腿三頭筋と②股関節深屈曲のストレッチ．
d：腸腰筋のストレッチ．
e：大腿筋膜張筋・中殿筋・小殿筋のストレッチ．
f：①・②股関節後方筋群のストレッチ．

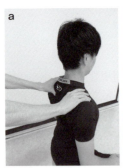 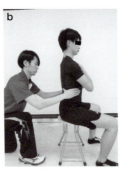 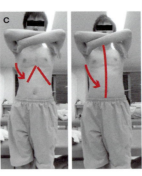 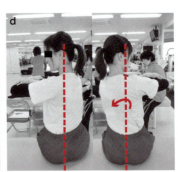

図8 胸椎・胸郭可動性・アライメントの評価
a：深呼吸や肩甲骨他動内転での上位胸郭可動性評価．
b：深呼吸や脊柱自動回旋での下位胸郭可動性評価．
c：下位胸郭拡張制限による右胸郭下制アライメント（左）と体幹伸展の右側屈と左回旋の代償動作の増強（右）．
d：体幹回旋評価における回旋軸が後傾化（右）．伸展の代償動作が増強している．

とを目的とした体幹深部筋のコアスタビライゼーションエクササイズを中心に行う．

● まず腹横筋や多裂筋の単独収縮を獲得し，さまざまな肢位（臥位・四つ這い位・座位・立位）での共同収縮機能を獲得する（図10-a，b）．上肢・下肢の分離運動や徒手抵抗による外乱に対して安定性を保持できる程度の体幹深部筋機能を獲得し，その後段階的にチューブやダンベルなどで負荷量を漸増する（図10-c，d）．

● 下肢柔軟性の改善とともに，スクワットなどの荷重エクササイズで下肢機能改善および荷重位での股関節可動性と腰部安定性向上を図る（図11）．腰部安定性が不十分であればバランスボールで圧迫して下部腹筋群の収縮と腹腔圧上昇を意識させながら行う（図11-a）．

● 持久力の改善のためにエアロバイクによる有酸

図9 胸椎・胸郭可動性改善のためのエクササイズ

a：斜角筋ストレッチ．鎖骨下を徒手的に固定して頚部伸展・側屈によりストレッチする．
b：下位胸郭拡張エクササイズ．肋骨弓に沿って胸郭を徒手的に固定し，骨盤回旋によりストレッチする．
c：広背筋・腹斜筋ストレッチ．胸郭側面の伸張性を改善する．
d：胸椎伸展ストレッチ（ポールを使用）．

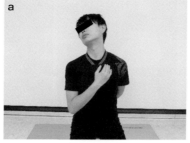
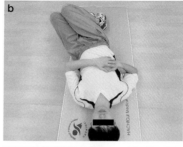
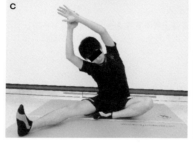
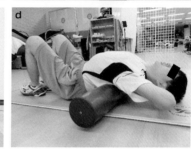

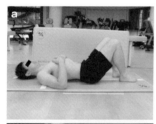
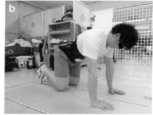
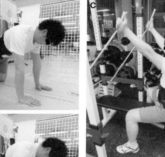
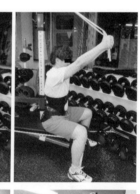
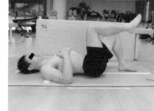
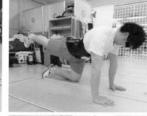
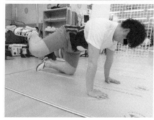
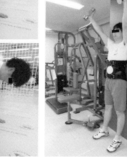
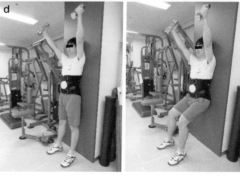

図10 腰部安定性改善のためのコアスタビライゼーションエクササイズ

a：腹横筋の単独収縮（ドローイン：上）と下肢分離運動（レッグレイズ：中）．多裂筋の収縮のための腹臥位での股関節伸展運動（下）．
b：四つ這い位での腹横筋と多裂筋の共同収縮（上）．下肢伸展分離運動（中）．下肢外転分離運動（下）．腰椎過前弯や過回旋に注意し，四肢分離運動への徒手抵抗に抗せる程度の安定性獲得を図る．
c：座位での抵抗運動．チューブで腹筋群（左）や背筋群（右）の等尺性収縮を促す．
d：立位での抵抗運動．壁を背にして体幹筋の等尺性収縮をさせ，ダンベル負荷で強度を漸増する．

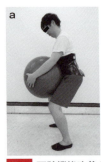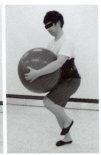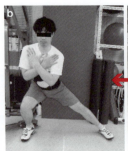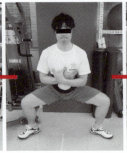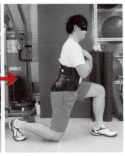

図11 下肢機能改善のための荷重エクササイズ
a：ボールによる腹部圧迫で腹筋群の収縮と腹腔圧上昇を意識させ，腰椎前弯を予防しながらスクワットや片脚立位保持，足踏みを行う．
b：股割りスクワット（中）からの側方体重移動（サイドランジ：左）と股関節回旋によるスプリットスクワット（右）．腰部を安定させながら股関節での制御を意識する．

素運動を取り入れる．負荷量が大きいほどペダル駆動時の骨盤回旋運動が増加しやすいため，低負荷から開始する．

5 復帰前期のアスレティックリハビリテーション

- 骨癒合を目指す保存療法では骨癒合が得られて外固定が除去された時期が復帰前期となる．
- Joint by Joint 理論[13]に則り，競技動作時の股関節および胸椎の可動性と腰部の安定性の強化を図るアスリハで段階的に競技復帰を目指すとともに，競技復帰後も機能不全に対してセルフチェックとセルフコンディショニングが継続できる指導を行う．

1 上肢（胸郭）─腰部─下肢（股関節）の協調性・連動性の獲得

- 腰部の安定性，隣接関節である股関節および骨盤と胸椎および胸郭の可動性を個別に改善した後に，上肢（胸郭）─腰部─下肢（股関節）の協調性・連動性の獲得を目指す．
- 体幹前面のフルアークストレッチでは，股関節伸展と胸郭の伸展や回旋を強調し，腰部は安定性を保持することを意識させる（図12-a）．
- クロスモーションエクササイズでは，体幹回旋を含む上肢・下肢・体幹の伸展・屈曲パターンの連動性の向上と腰部安定性の保持を目的とす

る（図12-b）．四つ這い位から開始し，段階的に立位での運動を獲得する．
- 荷重動作ではニーリフトなどのランニングにつながる協調性エクササイズを行い，特に股関節伸展動作での腰椎過前弯の予防を意識する（図12-c）．
- 荷重位での回旋動作では，デッドリフト肢位でのウィンドミルなどで，下肢の正しいアライメントと腰部ニュートラルポジションの保持を確保しながら，股関節の回旋による骨盤回旋運動や胸椎回旋運動を獲得する（図12-d）．

2 段階的競技復帰

- 下肢タイトネステスト陰性化とコアスタビリティ機能獲得を達成し，運動時の腰部安定性の保持と上肢（胸郭）─腰部─下肢（股関節）の協調性・連動性が得られた段階でステップドリルやジャンプなどの各種競技動作を取り入れていく．
- マシンやフリーウェイトを用いた高負荷の筋力増強トレーニング，軸圧の加わるコンタクト動作もこの時期から段階的に許可する．
- 競技動作は，まずはリハビリテーションレベルで反復練習し，腰部の過負荷となるアライメント不良がなく持久的に遂行できることを確認して実践を許可する．
- 発育期の腰椎分離症再発は競技復帰後比較的短期間に生じることから[5]，いきなり完全復帰

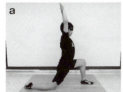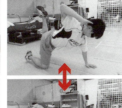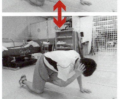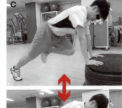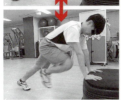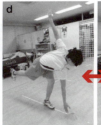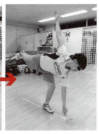

図12 上肢(胸郭)―腰部―下肢(股関節)の協調性・連動性エクササイズ
a:フルアークストレッチ.腰部安定性を保持しながら股関節と胸郭の伸展(上)あるいは回旋(下)を強調する.
b:四つ這い位クロスモーション.腰椎過伸展・過回旋を制動しつつ,胸椎回旋と股関節伸展の協調性改善を図る.
c:腕立て肢位でのニーリフト.腰椎安定性を保ちながら股関節の素早い運動獲得を図る.特に股関節伸展での蹴りだし時に腰椎過伸展の予防を意識する.
d:デッドリフト肢位でのウィンドミル.腰椎の安定性を保ちながら股関節と胸椎の回旋を十分に素早く引き出す.

させることは避ける.持久性を評価した上で部分復帰から許可し,定期チェックしながら1〜2ヵ月程度の段階的負荷量漸増を経て完全復帰とする.

- 競技への完全復帰後も分離および腰痛再発予防を目的に,腰痛や股関節可動性のセルフスクリーニングとセルフストレッチを継続できるよう,自己管理能力を高めておくことが望ましい.

おわりに

- 発育期腰椎分離症の保存療法では骨癒合を待つ期間が長いため,モチベーションの低下によりフォローアップを失敗するケースが散見される.
- アスリハに対するモチベーション維持が重要なポイントとなるため,身体機能の改善が復帰後のパフォーマンス向上につながることを説明するなど,選手とのコミュニケーションの中での工夫が大切と思われる.

■文 献

1) Yamane, T et al：Early diagnosis of lumbar spondylolysis by MRI. J Bone Joint Surg Br 75：764-768, 1993
2) Sairyo, K et al：MRI signal changes of the pedicle as an indicator for early diagnosis of spondylolysis in children and adolescents：a clinical and biomechanical study. Spine 31：206-211, 2006
3) Sairyo, K et al：Conservative treatment for pediatric lumbar spondylolysis to achieve bone healing using a hard brace；what type and how long？J Neurosurg Spine 16：610-614, 2012
4) Sakai, T et al：Conservative treatment for bony healing in pediatric lumbar spondylolysis. Spine 42：E716-E720, 2017
5) Sairyo, K et al：Development of spondylolytic olisthesis in adolescents. Spine J 1：171-175, 2001
6) Bouras, T et al：Management of spondylolysis and low-grade spondylolisthesis in fine athletes. A comprehensive review. Eur J Orthop Surg Traumatol 25 Suppl 1：S167-175, 2015
7) Sairyo, K et al：Spondylolysis fracture angle in children and adolescents on CT indicates the facture producing force vector：a biomechanical rationale. Internet J Spine Surg 1(2), 2005
8) 太田憲一郎ほか：当院における腰椎分離症に対する運動療法の介入と再発例の検討.スポーツ傷害17：50-52, 2012
9) 佐藤正裕：アスリートに発生しやすい腰痛に対する理学療法.理学療法34：823-832, 2017
10) 蒲田和芳：第4章コア・体幹 ①ローカル・リアラインとローカル・スタビライズ.リアライン・トレーニング体幹・骨盤編―関節のゆがみ・骨の配列を整える最新理論―,講談社,東京, 45-66, 2014
11) 佐藤正裕ほか：発育期腰椎分離症―競技復帰に向けたエクササイズ―.臨スポーツ医33：1000-1008, 2016
12) Sato, M et al：Active stretching for lower extremity muscle tightness in pediatric patients with lumbar spondylolysis. J Med Invest 64：136-139, 2017
13) Gray, C：関節別アプローチの概念.ムーブメント―ファンクショナルムーブメントシステム―動作のスクリーニング・アセスメント・修正ストラテジー,中丸宏二ほか監訳,ナップ, 308-311, 2014

Ⅱ 腰痛症とそのリハビリテーション

4 非特異的腰痛のリハビリテーション

倉持梨恵子

1 非特異的腰痛のリハビリテーションの流れ（図1）

1 受傷急性期〜病態および原因評価

- 安静や加療を必要とする病態がないかの診断を受ける．
- 日常生活および競技動作において痛みの出る動作や瞬間をできるだけ詳細に聞き取る．
- 腰椎の屈曲・伸展・回旋・側屈・後側屈のうち，痛みの出る動作を確認する．
- 患部にひずみをもたらす原因はどんな動きか，どこの部位かをスクリーニングする．
- ひずみの原因となる部位の可動性の問題か，安定性の問題かを評価する．

2 各部位の可動性の改善もしくは安定性（正しい運動パターン）の獲得

- joint by joint theory に則り，腰椎の安定性を阻害する要因を取り除くために身体各部位へのコレクティブアプローチを行う．
- 腰椎の安定性を阻害する他の部位の可動性や柔軟性を改善させる．
- 腰椎の安定性を獲得するために姿勢，呼吸，腹腔壁を構成する筋群の機能評価と再教育を行う．
- 腰椎を安定させてから四肢を動かし，四肢を動かす際に腰椎にひずみを起こさない，という正しい運動パターンを獲得する．

3 複合的な基本動作の獲得

- スクワット動作を基本とし，腰椎の安定性と他の関節の可動性とを保ちながら，正しい動きの獲得を目標とする．
- 臥位，四つ這い，立位など，姿勢変化によって段階づけをし，正しい動きの再教育を徹底する．

4 負荷への適応〜自重以上の負荷，スピードへの適応

- 基本動作に自重以上の負荷をかけた際にも獲得した動作が保たれるかを確認する．
- 基本動作にスピード・パワーの要素が加わった際にも獲得した動作が保たれるかを確認する．
- さまざまな動作やトレーニングにおいて，腰椎の安定性を阻害しない動きを獲得できているかを確認する．

5 競技復帰〜競技特性に見合った動きと持久力の獲得

- スキルの要素が加わったとき，無意識下に代償動作が出現しないかを確認する．
- 競技の実施時間に渡って正しい動作の維持ができているかを確認する．

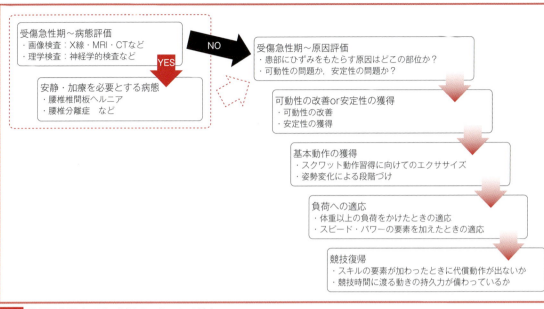

図1 非特異的腰痛のリハビリテーションの流れ

2 リハビリテーションの実際

1 主訴による病態および原因評価のポイント

- 受傷時に器質的な損傷が認められていなくても，「不適切な姿勢や動き」による「ひずみの集中と継続」が，器質的損傷の原因となる可能性を常に想定する．
- 日常生活や競技動作において痛みの出る動作や瞬間をできるだけ詳細に確認する．
- 競技動作では，腰椎の屈曲・伸展に加えて回旋動作への負荷が高まり，運動パターンも多岐に渡るため，動きと痛みの関係をより正確に把握する必要がある．
- そのための工夫として競技の専門用語を用いた説明を選手に求めることで，自覚している痛みの瞬間を明確に把握できる可能性が高くなる．

2 客観的指標による原因評価のポイント

- 腰椎の屈曲・伸展・回旋・側屈・後側屈のうち，痛みの出る動作を確認する．
- 器質的損傷の既往や画像所見がある場合，痛みの出る動作とそれらが一致するかどうかを照らし合わせる．
- 画像所見が現在の痛みの原因となっていない場合，所見改善のための治療やリハビリテーションを行っても，腰痛の改善は得られないことを理解する．
- 患部にひずみをもたらす原因となる動きや部位をスクリーニングする（図2）．
- 全身に渡る動きの質・機能を評価するシステムの一つとしてFunctional Movement Screen（FMS®）は有用である[1]．
- ひずみをもたらす動きにおいて，原因となる部位の可動性（柔軟性）の問題か，安定性（運動パターン）の問題かを評価する（図3）．
- 可動性の問題か安定性の問題かを評価するシステムの一つとしてselective functional movement assessment（SFMA）は有用である[1]．
- joint by joint theoryに則り，腰椎の安定性を阻害する要因を取り除くために身体各部位へのコレクティブアプローチを行う（表1）[1]．

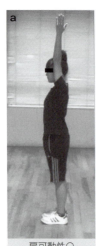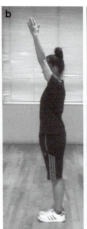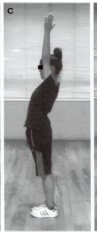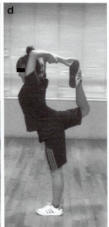

肩可動性○　肩可動性×　腰椎伸展　実際の演技
腰安定性○　腰安定性○　による代償

図2 joint by joint theory の破綻による腰痛〜チアリーディングを例に

a：腕を垂直に上げる演技，腰椎の安定性と肩の可動性に問題なし．
b：肩の可動性が低下している場合，演技上の問題として指摘される．
c：腕の角度を揃えるために腰椎の安定性を犠牲にし，腰痛の原因に．
d：実際の演技ではより大きな動き，速い動き，が要求される．

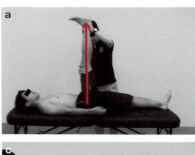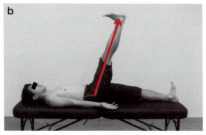
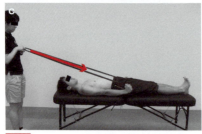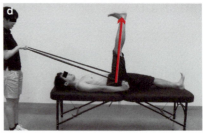

図3 SLRによる股関節屈曲と体幹安定性の関係性
a：他動 SLR
b：自動 SLR（他動 SLR よりも可動域が狭い＝柔軟性以外の問題）
c：チューブを引き体幹を強制的に安定させる．
d：自動 SLR が改善する（体幹機能との関連による可動域制限の可能性）．

3 身体各部位の可動性改善のためのコレクティブアプローチ

- 腰椎の安定性を阻害する他の部位の可動性を改善させる．
- 屈曲時の可動域制限や痛みには身体後面（背部〜殿部〜大腿部〜下腿部〜足底部）の筋の伸張性を高める．
- 伸展時の可動域制限や痛みには股関節〜大腿部前面の筋の伸張性を高める．
- 腰椎や体幹部に隣接する肩関節，胸椎・胸郭（図4）および股関節（図5）の可動性低下は腰椎へのひずみを引き起こす原因となる可能性が

表1　joint by joint theory の概要と改善のポイント

関節・部位	獲得すべき機能	改善のポイント
肩関節	可動性	上腕と肩甲帯・体幹をつなぐ筋の伸張性改善
肩甲帯	安定性	肩甲骨挙上位の改善：下制筋の収縮能改善 翼状肩甲骨の改善：外転筋の収縮能改善
胸椎・胸郭	可動性	胸椎骨間の可動性改善 肋骨下端部の可動性改善
腰椎	安定性	呼吸の改善 腹腔壁を構成する筋群の収縮能改善
股関節	可動性	屈筋群・内転筋群の伸張性改善 殿筋群の収縮能改善 ハムストリングの伸張性改善

（文献3）より引用改変）

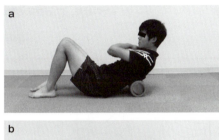
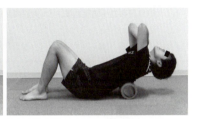
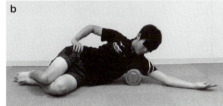
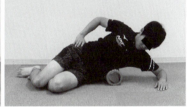
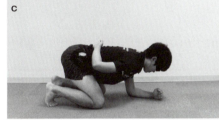
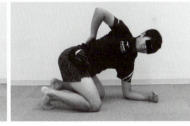

図4　胸椎の可動性改善エクササイズ
a：胸椎の屈曲・伸展
b：広背筋〜胸郭
c：胸椎回旋

高い．
- 関節をまたぐ筋の短縮や過緊張を改善させる．
- セルフケアにはフォームロールやボールなどの用具の使用や，相反性神経支配を利用したストレッチングを取り入れると効果的である．

4　腰椎の安定性獲得のためのコレクティブアプローチ

- 腰椎の安定性獲得は腰痛改善のための最重要課題であるため，可動性改善のアプローチと並行して早期より取り組む．
- 四肢の動きや，四肢への外乱を通じて腰椎部に

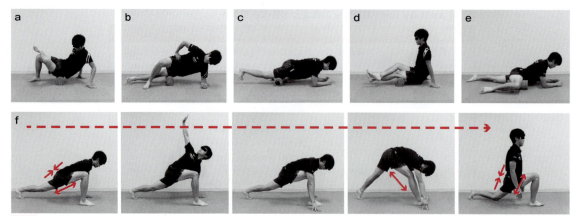

図5 股関節の可動性改善エクササイズ
a:股関節外旋筋群,b:大腿筋膜張筋〜腸脛靭帯,c:大腿四頭筋,d:ハムストリング,e:内転筋,f:股関節可動域改善

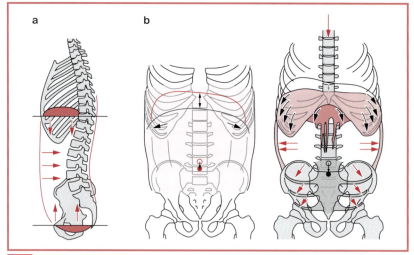

図6 体幹安定化のために必要な要素〜腹腔圧の上昇と維持
a:胸部(横隔膜)と骨盤が水平,平行に向かい合う姿勢.
b:横隔膜,腹壁筋群,骨盤底筋の持続的な収縮.腹横筋伸張位の維持.
(文献3)より引用改変)

かかる負荷に「耐える」ための能力が重要となる.
- dynamic neuromuscular stabilization(DNS)の理論により,腹腔圧を高める訓練を重視し,腰椎の安定性を獲得する[2〜4].
- 姿勢の評価,呼吸の評価,腹腔壁を構成する横隔膜,腹壁筋群,骨盤底筋群の機能評価と再教育を行う(図6〜8)[2〜5].
- 腰椎を安定させて(腹腔圧を高めて)から四肢を動かすこと,四肢を動かす際に腰椎にひずみを起こさないことを選手に理解させ,正しい運動パターンを獲得する(図9)[6〜8].

5 肩甲帯の安定性獲得のためのコレクティブアプローチ

- 肩甲骨の挙上に伴って胸郭が挙上し,腹腔圧を高めるための腹式呼吸が阻害されるため,肩甲

図7 座位安静時の呼吸と肋骨の動き
a：理想的，b：胸部が頭側に移動し，呼吸補助筋が過活動．
（文献3）より引用改変）

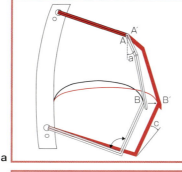
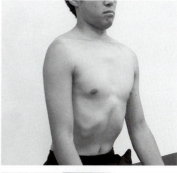
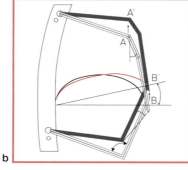
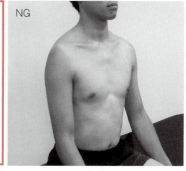

図8 横隔膜テスト
a：外側の第12肋間と腹筋群を後方から触診する．
b：評価者の指を押し出す方向に動かすよう指示し，押し出す動きが左右対称かどうか，肋間間隔および下部肋骨が外側に広がるかをチェックする．また，腹筋群の緊張を維持したまま呼吸ができるかどうかも確認する．
胸椎の屈曲，鎖骨や肩の挙上などの代償は不全パターン．
（文献3）より引用改変）

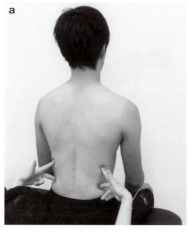
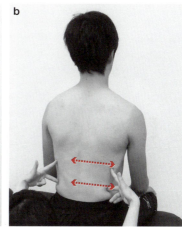

骨の正しい位置や肩甲帯の安定性獲得は腰椎の安定性獲得のために重要である[3,5]．
- 肩甲帯の安定性獲得のためには，肩甲骨挙上位の改善，翼状肩甲骨の改善が鍵となり，肩甲骨の最大外転を伴う腕立て伏せなどが効果的である（図10）．
- 上肢で負荷を支えるエクササイズや，上肢の挙上を伴う運動においても肩甲骨を正しい位置で保持し，肩甲帯の安定性を保つよう意識する．

6 スクワット動作の獲得

- スクワット動作について，腰椎の安定性と他関節の可動性を保ちながら，正しい動きの獲得を

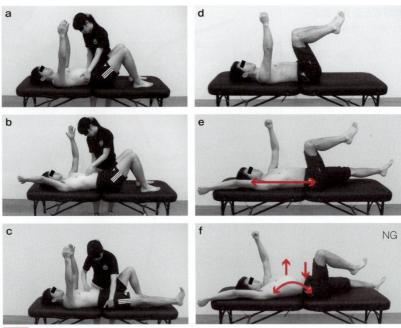

図9 仰向けでの体幹安定化エクササイズ
難易度低a：開始姿勢，b：上肢挙上，c：下肢伸展（伸展位で大殿筋の収縮を確認する）．
難易度中d：開始姿勢，e：対角方向への動作，f：体幹が不安定となり腰椎過伸展．

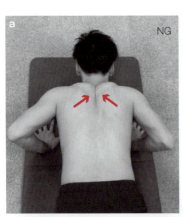

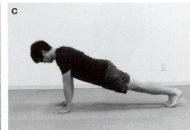

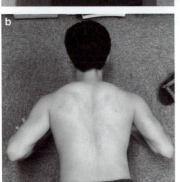

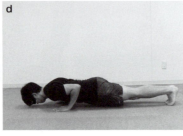

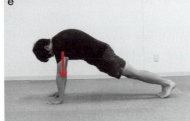

図10 肩甲帯の機能評価と安定性獲得のエクササイズ
a：肩甲骨の挙上・過内転（翼状化）によるkissing scapula現象
b：肩甲骨の位置や安定性の改善（aからエクササイズ実施6日後）
c〜e：scapula push up
c：手の位置は肩の真下より少し足方向につく．
e：肩甲骨を最終域まで外転する．

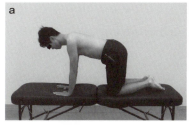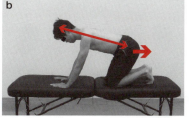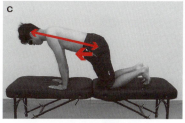
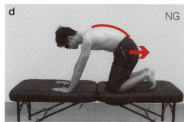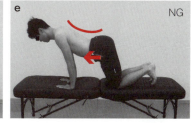
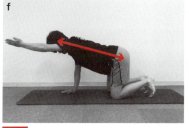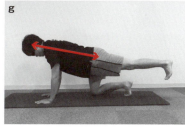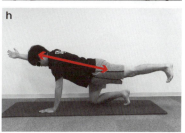

図11 四つ這い姿勢でのエクササイズ
a：開始姿勢，b：後方シフト，c：前方シフト，d：後方シフト時の腰椎屈曲，e：前方シフト時の腰椎過伸展，f：上肢と体幹の連動と分離，g：下肢と体幹の連動と分離，h：対側上下肢と体幹の連動と分離
すべてのエクササイズにおいて腰椎のニュートラルポジションが一切崩れないように意識・確認する．

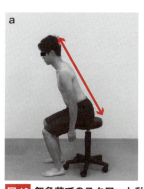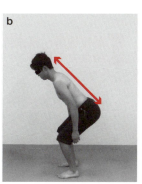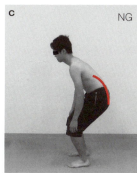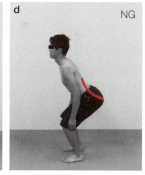

図12 無負荷でのスクワット動作
a：初期段階の訓練，b：正しいスクワット姿勢，c：腰椎屈曲，d：腰椎過伸展

目標とする．特に腰椎安定と股関節可動性の分離についての理解を促す．
- 臥位，四つ這い（図11），立位（図12）など，姿勢変化によって段階づけをし，正しい動きの再教育を徹底する[3]．

7 スポーツの基本動作の実施と負荷への適応

- 走る，止まる，方向転換する，跳ぶ，投げる，当たるなど，スポーツの基本動作において，スクワット動作で獲得した腰椎の安定が保たれて

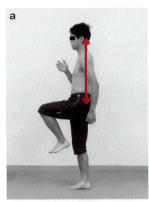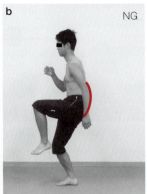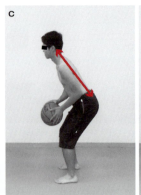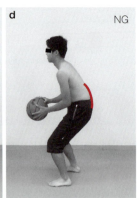
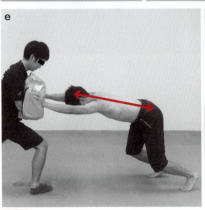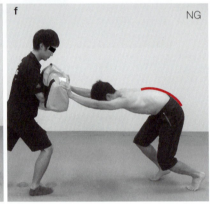

図13 スポーツ動作におけるフォームチェックの例
a～b：ランニング，c～d：バスケットボールでの構え，e～f：ラグビーでのスクラム姿勢

いるかを確認する（図13）．
- 基本動作に負荷をかけた際にも獲得した機能が保たれるかを確認する．
- 負荷の種類として，「荷重」による負荷，「スピード」による負荷，「方向の変化」を伴う負荷，「予測の可否」による負荷などがあげられる．
- 競技特性やポジション特性を踏まえて，必要な負荷の種類を選択し，適応を促すためのエクササイズを実施する．
- チームで行っているトレーニングの負荷や，受傷以前に行えていたトレーニング負荷を把握する．
- 復帰時にその競技や活動レベルに必要な負荷に耐えられるよう，段階的，計画的に負荷をかけていく．

8 競技復帰～競技特性に見合った動きと持久力の獲得

- スキルの要素が加わったとき，他に意識が移った際にも再発につながるような代償動作が出現しないかを確認する．
- 競技の実施時間に渡って正しい動作の維持（動きの持久力）ができているかを確認する．

●●● まとめ ●●●

- 非特異的腰痛に対するアプローチをまとめた．
- 椎間板や分離も含め，アスリートにおける運動に伴う腰痛は「痛みがない時点から不適切な動きを繰り返した結果，腰部へのひずみが起こったこと」が原因である．
- 腰部は上・下肢から影響が及び，安定性が阻害

されやすいため,身体各部位の可動性と安定性を包括的に改善させる必要がある.
- リハビリテーションにおいては,腰椎への不適切なひずみをいかにして取り除くかを徹底し,競技復帰を図る.
- 復帰段階においては,競技実施に必要な負荷と継続時間を課しても腰椎の安定性が保たれるか確認し,再発を防ぐ.

■ 文 献

1) Cook G:ムーブメント - ファンクショナルムーブメントシステム:動作のスクリーニング,アセスメント,修正ストラテジー,中丸宏二ほか監訳,ナップ,東京,2014
2) Frank, C et al:Dynamic neuromuscular stabilization & sports rehabilitation. Int J Sports Phys Ther 8:62-73, 2013
3) Kolář, P et al:Clinical Rehabilitation, DNS, Praha,2013
4) 倉持梨恵子:Dynamic Neuromuscular Stabilization ―「動的神経筋安定化・発達運動アプローチ」による脊柱安定化の考え方―.臨スポーツ医 33:926-931,2016
5) Kolář, P et al:Postural function of the diaphragm in persons with and without chronic low back pain. J Orthop Sports Phys Ther 42:352-362,2012
6) Stokes, IA et al:Intra-abdominal pressure and abdominal wall muscular function:Spinal unloading mechanism. Clin Biomech (Bristol, Avon) 25:859-866,2010
7) 倉持梨恵子ほか:腰椎椎間板ヘルニア―競技復帰への術後エクササイズ―.臨スポーツ医 33:986-992,2016
8) 倉持梨恵子:コレクティブアプローチによる復帰支援.臨スポーツ医 34:872-878,2018

Ⅱ 腰痛症とそのリハビリテーション

5 水泳での競技復帰・再発予防プログラム

松浦由生子，三富陽輔，金岡恒治

1 水泳における腰部障害の特徴

- 水泳競技にはさまざまな競技種目が含まれており，主な競技は競泳，飛込，アーティスティックスイミング（旧：シンクロナイズドスイミング），水球，Open Water Swimmingである．
- 競技内容や特性が大きく異なり，腰部障害の種類や発生機序も多様であるため，本項では特に腰部障害の発生が多い競泳について述べていく．
- 本邦における競泳選手の腰部障害発生頻度は高く[1~3]，大学生競泳選手の約7割は腰椎椎間板変性を有し，他の競技スポーツ種目（野球，剣道，サッカー，バスケットボール，陸上）と比較しても多い[4,5]．
- 2000年代以前の報告では，競泳競技で発生する外傷・障害は腰部，肩関節，膝関節の順に多く，腰部障害の発生が多いことから日本水泳連盟では国立スポーツ科学センターの協力のもと2008年から腰部障害予防プロジェクトを導入した．
- 予防プロジェクトは競泳日本代表選手や候補選手を対象に，腰椎のMRI撮像による椎間板の変性程度の評価，腰部障害の予防に効果があるとされている体幹深部筋トレーニングの有効性の検証や実践的指導である．
- その効果検証では，予防プロジェクト後に腰部障害は減少しており，本プロジェクトの有効性と予防的な介入の重要性が示された[6]．
- 一方で，競泳競技の現場で活動しているとジュニア選手や一般選手の腰部障害はいまだ多い傾向にあり，今後も腰部障害予防の普及と対策が求められる．
- これまでの予防対策では一般的な腰部障害に対してであったが，今後は腰部障害を屈曲型と伸展型に分類分けしたアプローチにより，さらなる効果を期待できると考える．
- 屈曲型腰痛症は主に椎間板性腰痛や椎間板ヘルニアなど，体幹屈曲時に椎間板に屈曲・回旋ストレスが加わることにより発生する腰痛症である．
- 伸展型腰痛症は主に椎間関節性腰痛や腰椎分離症など体幹伸展時に椎間関節部に伸展・回旋ストレスが加わることにより発生する腰痛症である．
- 本項では競泳における腰痛症を屈曲型と伸展型に分類し復帰までのそれぞれの段階的なプログラムを示す．

2 復帰までのプログラムの組み立て

- メディカルリハビリテーション初期（以下，初期），メディカルリハビリテーション後期（以下，後期），アスレティックリハビリテーション（以下，アスリハ）の3期に分けて各期のリハビリテーションプログラムを示す（図1）．

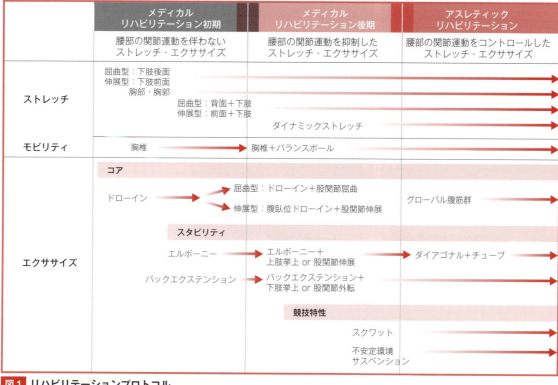

図1 リハビリテーションプロトコル

1 メディカルリハビリテーション初期

- 発症後早期の時期にあたる初期では腰部の関節運動を伴わないよう安全かつ効果的にストレッチやエクササイズを行う.

1）ストレッチ
① 下肢
- 屈曲型腰痛は殿筋群やハムストリングスなどの下肢後面のストレッチ（図2-a）を,伸展型腰痛は腸腰筋や大腿直筋など股関節・大腿前面部のストレッチ（図2-b, c）を重点的に実施する.特に初期ではストレッチを行う際には骨盤の位置に配慮し,腰部の関節運動を制限することが重要である.

② 胸部・胸郭
- 腰部と隣接部位である胸部・胸郭のストレッチ（図2-d）は屈曲型,伸展型ともに初期から実施する.

2）モビリティ
- 胸椎のモビリティの低下は,隣接関節である腰部へのストレスを増大させるため,可動性を高める必要がある（図3-a）.また,骨盤の位置は正中位で保持することで,腰部運動を制限しながら胸椎の伸展を獲得することができる.

3）エクササイズ
① コア
- まずは仰臥位でのドローインから開始し,腹横筋の収縮を指導する.この際,超音波画像診断装置などを用いて評価することも効果的である.
- 泳動作は腹臥位の姿勢に類似しているため,腹臥位でもドローインを行える能力が必要である.腹臥位は骨盤前傾となり,腰椎が前弯しやすいため,腹横筋の収縮による中間位での骨盤保持

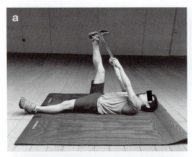
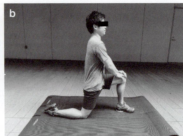
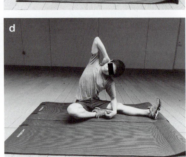

図2 メディカルリハビリテーション初期のストレッチ
a：ハムストリングスのストレッチ
b：腸腰筋のストレッチ
c：大腿直筋のストレッチ
d：胸部・胸郭のストレッチ

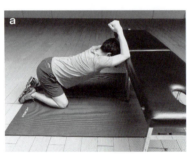
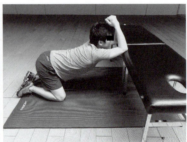
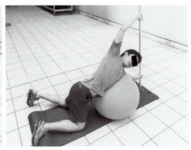

図3 胸椎モビリティエクササイズ
a：初期における胸椎の伸展モビリティを向上させるエクササイズ
b：後期における胸椎伸展・回旋モビリティを向上させるエクササイズ

を意識する．

② スタビリティ
● エルボーニーやバックエクステンションを行う際にもドローイン状態を保持し，骨盤の回旋や過度な前後傾がないよう留意する（**図6-a，d**）．

2 メディカルリハビリテーション後期

● 治癒の促進，症状の軽減，医師からも段階的な運動の許可がでた後期は，より高い可動域の獲得や筋力強化が目的となる．腰部の関節運動を抑制しながらストレッチやエクササイズを実施

図4 メディカルリハビリテーション後期のストレッチ
a：背面部＋下肢（屈曲型腰痛）
後斜系に対するストレッチ：殿部から対側の広背筋を伸張する．
b：前面＋下肢（伸展型腰痛）
フルアークストレッチ：胸郭から側腹部，股関節前面，大腿前面部を伸張する．

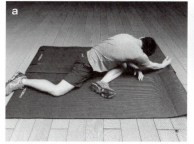
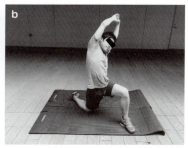

することが重要である．

1）ストレッチ
- 屈曲型腰痛は背面部と下肢（殿部～広背筋群）のストレッチにより，胸腰筋膜を介して連動する大殿筋と対側の広背筋を伸張し，屈曲の柔軟性が向上する（図4-a）．
- 伸展型腰痛は前面部と下肢（胸郭前面～股関節前面）のフルアークストレッチにより，胸郭から側腹部，股関節前面部，大腿前面を伸張し，伸展の柔軟性が向上する（図4-b）．
- スタティックストレッチだけでなくダイナミックストレッチも導入することで，より競技に必要とされる可動域の獲得ができる．障害予防の一環として，日本水泳連盟主催の合宿などでダイナミックストレッチが掲載された資料を選手や指導者に配布し，実践的な指導を行っている．

2）モビリティ
- バランスボールを利用し胸椎や胸郭のモビリティを高める．骨盤を正中位に保持したまま，胸椎の伸展・回旋・対側側屈の運動を行うことで，競泳競技に必要とされるモビリティが獲得できる（図3-b）．

3）エクササイズ
① コア
- 初期でドローインを獲得し，後期ではそれを保持した状態で，下肢の運動を追加していく．
- 屈曲型では股関節屈曲による代償運動が生じないよう，伸展型では股関節伸展運動時に骨盤や腰椎による代償運動が生じないよう留意する（図5-a，b）．

② スタビリティ
- エルボーニーでは上肢挙上や股関節伸展，バックエクステンションでは下肢挙上や股関節外転を追加することで負荷を高めることができる．その際にも，骨盤の回旋や体幹の側屈による代償を制御しながら実施する（図6-b，c，e）．
- これらのエクササイズの介入は，腰椎の前弯角度が減少すること[7]や，競泳のスタートやスプリントパフォーマンスの向上に貢献すると報告されている[8,9]．

3 アスレティックリハビリテーション
- 段階的なリハビリテーションを経たアスリハでは，競技復帰に向けて競技特性を意識したエクササイズが中心となる．
- 泳動作では，体幹を軸とし上下肢を動かすことで推進力を生み出している．そのため体幹を安定させた状態で上下肢の運動が必要とされ，その連動が求められる．
- 競泳競技のなかにはスタートやターン動作があり，その局面では下肢を中心としたパワー発揮が求められるため，それらを意識したエクササイズも実施する必要がある．

① コア
- 体幹深部筋の活動や骨盤のコントロールが可能となったうえで，腹斜筋群や腹直筋などのグ

103

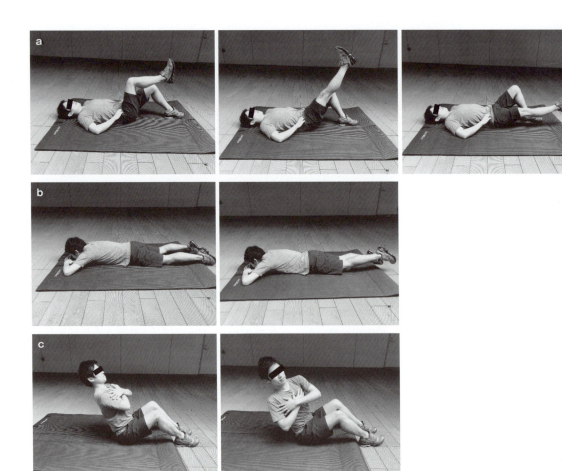

図5 コアエクササイズ
a：ドローイン＋股関節屈曲エクササイズ（屈曲型腰痛）
腰椎後弯位を抑制した状態で股関節屈曲動作が可能か確認する．左から右の図にかけて負荷が増大する．
b：腹臥位ドローイン＋股関節伸展エクササイズ（伸展型腰痛）
腰椎前弯位を抑制した状態で腰椎ではなく，股関節を中心とした伸展が行えているか確認する．
c：グローバル腹筋群エクササイズ
体幹深層筋だけでなく，浅層筋群の強化だが，脊柱は生理的な弯曲を意識する．
左図は屈曲のみ，右図は回旋も実施することで強度の変化ができる．

ローバル腹筋群のトレーニングへ移行し，腹直筋や外腹斜筋の遠心性収縮を促す（図5-c）．その際には脊柱が生理的な弯曲で保持できるポジションで行うことが重要である．
● 特に伸展型腰痛の選手は伸展動作時に下位腰椎への伸展挙動が集中する可能性が高い．そのため，伸展動作時には他の関節と協調的に伸展動作が行えるよう動作指導が必要となる．これらは，体幹の伸展動作を含むバタフライやドルフィンキック，平泳ぎ時に椎間関節への負荷を軽減するためにも重要である．

② **スタビリティ**
● 両手と両膝をついた姿勢でのダイアゴナルエクササイズでは，骨盤の前傾を伴いやすいが，腹部筋群の活動により骨盤の位置をコントロールすることが重要となる．また，チューブを用いることで段階的に強度を上げることができる（図6-f）．

③ **競技特性**
● 競泳競技の中のスタートやターン動作は体幹の

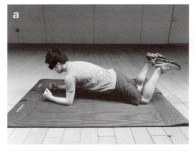
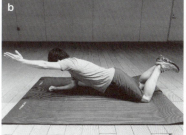
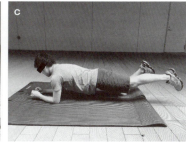
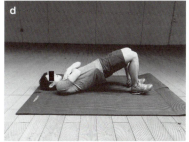
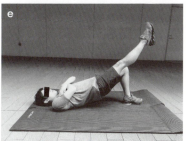
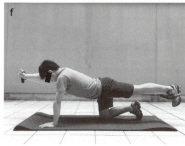
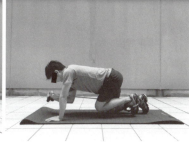

図6 スタビリティエクササイズ
a：エルボーニー
b：エルボーニー＋上肢挙上
c：エルボーニー＋下肢挙上
屈曲型も伸展型も共通して肩峰から膝関節まで直線的なアライメントを保持し，骨盤や腰椎での代償動作を伴わないように留意する．
d：バックエクステンション
e：バックエクステンション＋下肢挙上
動作開始時に腰部からではなく股関節伸展で動作を行い，脊柱起立筋の過剰な活動ではなく大殿筋の収縮が得られているか確認する．
f：ダイアゴナル＋チューブ
上下肢を挙上した状態から，肘と膝を近づけることを繰り返すなかで，腰椎の過剰な前弯をコントロールする．

屈曲を伴うため椎間板への負荷が増大していると考えられる．

- スタートやターン動作を意識しスクワットなどの動作も確認する必要がある（図7-a）．またスタート動作やターン動作は，動作直後にストリームライン姿勢を保持するため，ストリームライン姿勢でのスクワットも導入し，体幹・下肢・上肢の協調性を高める（図7-b）．
- また，泳動作は支持基底面のない不安定下で行われるため，サスペンションを利用したトレーニングで体幹安定性の獲得と同時に，肩甲帯や下肢との協調的な動きの獲得が必要となる（図8）．
- 本項で示したストレッチやエクササイズは競泳競技の腰部障害に対するリハビリテーションのみならず，腰部障害発生の予防対策や[6]，競技力向上にも寄与することが報告されている[8,9]．そのため，これらのエクササイズは障

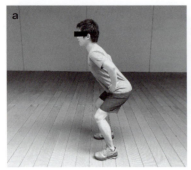
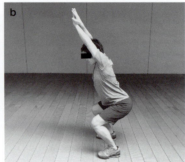

図7 スクワット
a：スクワット
b：ストリームライン姿勢でのスクワット
動作開始時が股関節，膝関節，足関節ともに連動し，ストリームライン動作をしてもアライメントが大きく変化しないよう確認する．

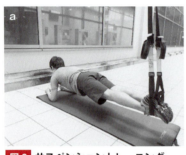
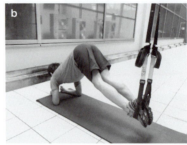
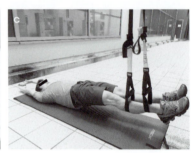

図8 サスペンショントレーニング
a：プランク
b：パイク
c：バックエクステンション
プランクでは体幹や肩甲帯の安定性を意識し，パイクで股関節との連動性を高めることができる．また，バックエクステンションでは不安定状況でも，骨盤の回旋を起こさずに股関節の伸展を行う．

害の治癒後も継続し，練習や試合の前後にも実施することで，障害予防だけでなく競技力向上への貢献も期待できる．

■ 文　献

1) 半谷美夏ほか：一流競泳選手のスポーツ外傷・障害の実態：国立スポーツ科学センタースポーツクリニック受診者の解析．日整外スポーツ医会誌 30：161-166，2010
2) 片山直樹ほか：一流水泳選手の水泳に伴う外傷・障害．日整外スポーツ医会誌 20：34-41，2000
3) 小泉圭介ほか：一流競泳選手に対する世代別・泳法別障害既往調査．日臨スポーツ医会誌 18：5170，2010
4) Kaneoka, K et al：Lumbar intervertebral disc degeneration in elite competitive swimmers. Am J Sports Med 35：1341-1345，2007
5) Hangai, M et al：Lumbar intervertebral disc degeneration in athletes. Am J Sports Med 37：149-155，2009
6) 松浦由生子ほか：競泳日本代表選手の2002年から2016年の障害発生動向―腰部障害予防プロジェクトの効果検証―．日本水泳・水中運動学会2017年次大会論文集 40-41，2017
7) 松浦由生子ほか：体幹トレーニング介入が蹴伸び動作中の腰椎前弯角度に及ぼす即時効果．日臨スポーツ医会誌 24：S286，2016
8) Iizuka, S et al：Immediate effects of deep trunk muscle training on swimming start performance. Int J Sports Phys Ther 11：1048-1053，2016
9) Weston, M et al：Isolated core training improves sprint performance in national-level junior swimmers. Int J Sports Physiol Perform 10：204-210，2015

III

股関節障害とそのリハビリテーション

III 股関節障害とそのリハビリテーション

1 股関節障害の発症メカニズムと臨床診断

山藤 崇

1 股関節障害に対する考え方

- アスリートの股関節障害は非アスリートの股関節障害とは特性が異なる．非アスリートや高齢者では鼠径部に発生する疼痛の多くは股関節由来と考えられ，変形性股関節症や寛骨臼形成不全症を念頭に置くべきである．
- アスリートに発生する鼠径部痛は股関節に起因するものだけでなく，股関節周囲の筋組織，腱組織などの軟部組織由来であることが多く，器質的疾患を特定できない症例もある．
- アスリートの鼠径部，股関節周囲を診察する際には器質的疾患の同定が重要であることは他の関節や部位と同じであるが，機能的疾患や機能不全が疼痛や症状の原因となっていることが多い．また，その疼痛の原因が一つとは限らず，他の関節を含めて複合的な問題が結果として鼠径部や股関節周囲に発症している可能性を念頭に置くべきである．
- 骨盤の遠位で体重を支える股関節は骨盤の近位で上半身を支える脊椎と骨盤を介して連続している．股関節周囲の症状を診察する際には，骨盤周囲の機能不全として考えることも必要である．hip-spine syndrome に代表されるように股関節と脊椎の関係を理解するとともに，骨盤における脊椎との連結部である仙腸関節や股関節の影響を受ける恥骨結合にも着目して診察に当たることが望まれる．
- 本項では股関節障害に限らず，アスリートの鼠径部に発生する障害を念頭に置いてその発症メカニズムや治療について述べる．

2 発症メカニズム

1 アスリートの鼠径部痛：groin pain in athletes

- アスリートの鼠径部痛はその診断と治療に難渋することが多く，世界的に診断名の統一も行われていない．例えばスポーツヘルニア，鼠径部痛症候群，athletic pubalsia, hockey groin など多くの呼称が使用されてきた[1]．アスリートの鼠径部痛の診断を世界的に統一するために The First World Conference on Groin Pain in Athletes がカタールのドーハで開催された．ドーハの会議（Doha agreement meeting）で提唱された分類を中心にアスリートの鼠径部痛および股関節障害について述べる．

2 Doha agreement meeting

- アスリートの鼠径部痛は発症する原因をもとに大きく5つの新しい疾患概念に分類された．図1に示す通り，内転筋関連（adductor-related）・腸腰筋関連（iliopsoas-related）・鼠径部関連（inguinal-related）・恥骨関連（pubic-related）および股関節関連鼠径部痛（hip-related groin pain）の5つの臨床的概念とその他の原因に分けられた[2]．本邦では股関節障害は鼠径部痛

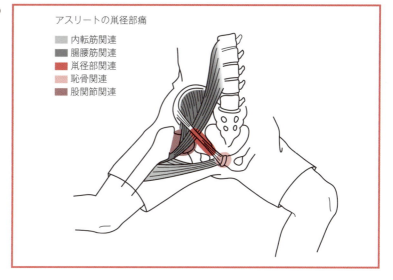

図1 ドーハ会議にて提唱された5つの疾患概念

として語られることが少ない印象であるが，股関節障害は鼠径部痛の発生要因の一つであると認識することが必要である[3]．

3 acute injury と long-standing pain

● ドーハ会議において上記分類（以下，ドーハ分類）は受傷機転を認める acute injury と疼痛が長期化する long-standing pain をはっきりと分けて考えていない．アスリートの鼠径部痛の発症様式は受傷機転が不明であることも多く，その疼痛発生様式を明確に分けることができないことがその理由である．ドーハ分類はすでに臨床にて使用されており，内転筋関連鼠径部痛が最も多く，恥骨関連鼠径部痛が少ないとの報告もあるが，今後，受傷機転やリスクファクターとの関連が調査され，これらの分類が使用だけでなく予防医学へと発展することが望まれる[4]．

4 股関節関連鼠径部痛 hip-related groin pain

● 股関節の器質的疾患はアスリートの鼠径部痛の原因となる．オーバーユースや寛骨臼形成不全を背景とした変形性股関節症は単純X線で診断が可能な疾患である．整形外科の外来で単純X線が施行されることが多く，同検査にて変形性股関節症などの器質的疾患が認められない場合にMRIなどの追加検査が行われる．アスリートにおける股関節内の器質的疾患としては変形性股関節症の他に，軟骨損傷（寛骨臼/大腿骨頭），寛骨臼関節唇損傷，関節内遊離体，大腿骨頭軟骨下骨折，円靱帯損傷などが挙げられる．また，近年，大腿骨寛骨臼インピンジメント（femoroacetabular impingement：FAI）が注目され，アスリートの股関節関連鼠径部痛の代表疾患となっている．

5 femoroacetabular impingement：FAI

● 2003年にGanzらは大腿骨や寛骨臼の骨形態異常にスポーツなどの繰り返し運動により股関節内の軟骨や関節唇が損傷する疾患概念としてFAIを提唱した[5]．股関節のインピンジメントの概念については少なくとも1936年にSmith-Petersenが最初に記載したとされているが[6]，Ganzらはこれらの骨形態異常とインピンジメントを同定することで，FAIが変形性股関節症の発症に関与していることと今まで原因不明とされていたアスリートの鼠径部痛の

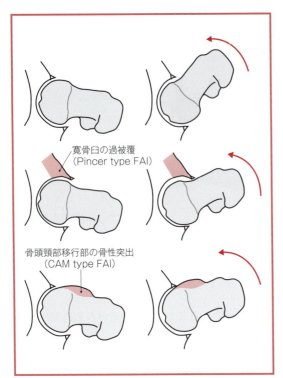

図2 大腿骨寛骨臼インピンジメント（FAI）

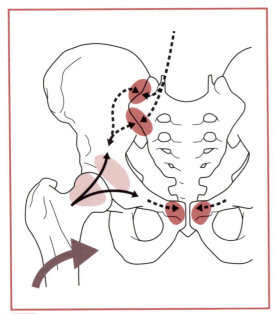

図3 pelvic instability
股関節のインピンジメントは寛骨臼を介して恥骨結合や仙腸関節に機械的刺激を加える可能性がある．骨盤輪の不安定性が股関節および骨盤周囲機能障害や疼痛の原因となることが示唆されている．

中にFAIを同定することで治療可能となる症例があることを示唆している[7]．図2に示すとおり，大腿骨骨頭頸部移行部の骨突出や寛骨臼の過被覆は，繰り返す股関節屈曲動作なので衝突し，衝突を繰り返すことで関節内の軟骨損傷や関節唇損傷が発生する．この衝突であるインピンジメントを解除することで，股関節の機能が改善し関節内の組織損傷を予防することが望まれる[8]．

6 FAIとpelvic instability

● スポーツを専門とする医師やトレーナーは経験的にアスリートが鼠径部痛を訴えた場合に疼痛部位が複数個所に及ぶことを知っている．ドーハ分類における股関節関連鼠径部痛において，器質的な疾患が関節内にあったとしても，内転筋の硬結や恥骨結合の圧痛が重複することも多く，仙腸関節や腰椎に症状・所見を有するアスリートも多い．図3のようにFAIの骨形態異常を原因としたインピンジメントは股関節内の損傷だけでなく，慢性的に恥骨結合や仙腸関節へと影響を及ぼすことが報告されており[9]，骨盤輪不安定症（pelvic instability）として報告されている．実際，FAIの骨形態異常を有するアスリートは恥骨結合炎などの恥骨結合部の障害を有することが多いことが報告されており，股関節のインピンジメントなどの障害は骨盤全体に影響を及ぼすことが示唆される．

7 その他の股関節障害

● アスリートに限らず，股関節の障害は鼠径部痛の原因となる．FAIも発育期の大腿骨近位骨端線への負荷が，大腿骨頭すべり症に近い病態が引き起こし，CAM type FAIの骨形態異常を発生させることが報告され注目されている[10]（図4）．ドーハ分類のその他の鼠径部痛を表にまとめた（表1）．その他の股関節障害については本項では詳細を割愛するが，股関節内に障害

を認める場合には整形外科への早期の受診をすすめ診断を確定することが望まれる.

3 臨床診断

1 ドーハ分類のための臨床診断

● ドーハ会議にてアスリートの鼠径部痛は新たな4つの疾患概念と股関節関連鼠径部痛に分類された．会議で提唱された内転筋関連・腸腰筋関連・鼠径部関連・恥骨関連鼠径部痛は画像診断でなく，圧痛と抵抗時痛を中心に診断することが特徴的である．

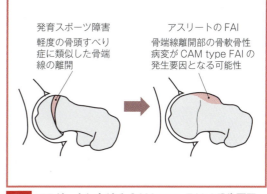

図4 アスリートにおけるCAM type FAIの発生要因
発育期における大腿骨近位への繰り返し機械的ストレスが，骨頭すべり症に類似した骨端線障害となりCAM type FAIの発生と関連することが示唆されている．

表1 アスリートの鼠径部痛における鑑別疾患

見落としてはいけない鼠径部痛	そのほか筋骨格系による鼠径部痛
疲労骨折	鼠径/大腿ヘルニア
・大腿骨頸部 ・恥骨枝 ・寛骨臼	ヘルニア根治術後疼痛
股関節	絞扼性神経障害
・大腿骨頭すべり症 ・ペルテス病 ・大腿骨頭壊死/一過性大腿骨頭萎縮症 ・股関節関節炎(反応性または感染性)	・閉鎖神経 ・腸骨鼠径神経 ・陰部大腿神経 ・腸骨下腹神経
鼠径部リンパ節腫脹	関連痛
腹腔内疾患	・腰椎 ・仙腸関節
・前立腺炎 ・尿路感染 ・腎結石 ・虫垂炎 ・憩室炎	骨端症/剝離骨折
婦人科疾患	・上前腸骨棘 ・下前腸骨棘 ・恥骨
脊椎関節症	
・強直性脊椎炎	
腫瘍	
・睾丸腫瘍 ・骨腫瘍 ・前立腺癌 ・尿路癌 ・消化管癌 ・軟部組織腫瘍	

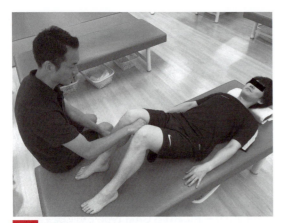

図5 adductor squeeze test
被検者に拳を絞る感覚で股関節自動内転運動をさせて疼痛の出現を確認する．

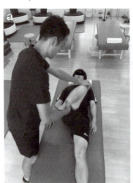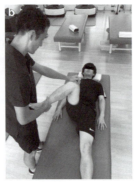

図6 股関節関連鼠径部痛に対する徒手検査
a：anterior impingement test（AIT）は股関節屈曲90°・内転0°にて行う．
b：FADIR test は AIT の肢位から股関節屈曲・内旋方向に負荷をかけて疼痛の出現を確認する．

1）内転筋関連鼠径部痛 adductor-related groin pain

- 内転筋の圧痛および内転筋抵抗時痛を有する．内転筋抵抗時痛は股関節伸展位で股関節を内転させることで診断する．股関節屈曲45°で検者のにぎり拳をしぼるように力をいれさせる adductor squeeze test は簡便であり筆者は好んで施行しており，その際の疼痛をもって陽性としている（図5）．内転筋関連鼠径部痛は内転筋の筋力低下を認めることもあり，adductor squeeze test などではその筋力についても併せて評価することが望ましい．

2）腸腰筋関連鼠径部痛 iliopsoas-related groin pain

- ドーハ会議の報告では圧痛に関する記載はなく，股関節屈曲時の抵抗時痛を中心に診断する．腸腰筋を同定して圧痛を評価することは困難であるが，スカルパ三角の内部を丁寧に診察することで大腿直筋近位部よりも内側を注意深く診察し，圧痛点を確認することも重要である．

3）鼠径部関連鼠径部痛 inguinal related groin pain

- 疼痛および圧痛を鼠径管の周囲に認めるが，同部位にヘルニアが触知されないことを確認する．抵抗時痛は腹筋群の収縮による疼痛や Valsalva や咳嗽による疼痛の出現をもって陽性とする．いわゆるスポーツヘルニアと診断されていた疾患は鼠径部関連鼠径部痛にあたる．

4）恥骨関連鼠径部痛 pubic-related groin pain

- 恥骨結合部を中心に局在性にある圧痛を認める．恥骨は疲労骨折の好発部位であるため，恥骨上下肢でなく結合部での触診が必要である．恥骨関連鼠径部痛では抵抗時痛が診断項目に入っていないため，圧痛のみで診断をする．

5）股関節関連鼠径部痛 hip-related groin pain

- 内転筋関連，腸腰筋関連，鼠径部関連，恥骨関連鼠径部痛とは異なり，股関節関連鼠径部痛は徒手検査を中心に複合的な検査にて診断を行う．その診断には下記の画像診断を含め整形外科的診断が必要となる．アスリートの診察において，その病態が関節内になるかどうかを判断するのは非常に困難であることは理解すべきである．
- 会議では関節可動域などの評価や左右差を確認するとともに，FABER（flexion-abduction-external rotation）test および FADIR（flexion-adduction-internal rotation）test を推奨している（図6）．また股関節インピンジメントテストはFAIによるインピンジメントを診断する検査

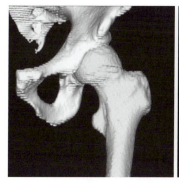
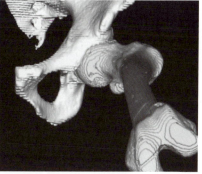

図7 3DCTによる骨形態評価
骨形態異常を診断するだけでなく，シミュレーションを使用することでよりわかりやすく骨性インピンジメントを評価することが可能である．(巻頭カラー参照)

ではあるが，FAIを示唆する骨形態異常がなくても陽性となることがある（図6）．
● 注意すべき点として，股関節疾患における徒手検査は感度が高く特異度が低いことが特徴的であり，これらのテストは股関節疾患を除外するには有用であるが同テストを持って股関節疾患と安易に同定することは避けるべきである．

2 画像診断

1）単純X線

● 画像検査の基本である．アスリートの股関節障害を診察するにあたり，正しい股関節の単純X線を2方向以上撮影したうえで整形外科医の診断を受けることを強く推奨する．育成年代であればペルテス病や大腿骨頭すべり症，成人であれば大腿骨頭壊死などを除外することは必須である．安易に関節外疾患と診断し，画像診断が遅れることで選手に不可逆的は股関節障害を与えることがあってはならない．

2）CT

● 骨形態を評価するには単純X線よりも多くの情報を得ることができる．骨形態異常に繰り返しの運動によるインピンジメントが加わり発症するとされるFAIでは，骨形態異常を正確に把握することは重要である．3DCTによる形態評価やシミュレーションを用いたインピンジメントの再現などが行われる（図7）．

3）MRI

● 画像検査の基本である単純X線に加え，アスリートに対しては筋損傷を中心とした軟部組織の評価や骨髄内浮腫（bone marrow edema）の描出が可能なMRIは必須の検査と考える．現在，寛骨臼関節唇損傷に対する検査としても放射状MRIを中心に多くの検査が行われているが，鼠径部周囲に症状を有さないアスリートにおいてもMRIにて関節唇損傷が陽性となる症例も多いため，偽陽性について注意を払うべきである[11]．

3 ブロックテスト

● 筆者はアスリートの鼠径部痛および股関節障害に対して積極的にブロックテストを行っている．徒手検査や画像検査だけでは，アスリートの鼠径部痛は疼痛の起源を同定することが非常に困難である．股関節内への局所麻酔薬の投与を中心に，恥骨結合，腸腰筋，仙腸関節などに対してブロックテストを行い，その疼痛の改善を確認することで責任病巣の確定およびその割合について評価することを筆者は好んでいる（図8）[12]．

4 治療方針（図9）

● アスリートの鼠径部痛に対する治療のフロー

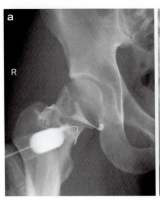 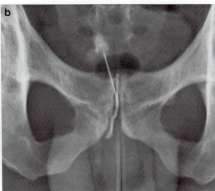

図8 ブロックテスト
a：股関節内に造影剤とともに局所麻酔薬を投与し疼痛の改善を確認する．
b：恥骨結合に造影剤とともに局所麻酔薬を投与し疼痛の改善を確認する．本症例では内転筋付着部への造影剤の漏出を認める．

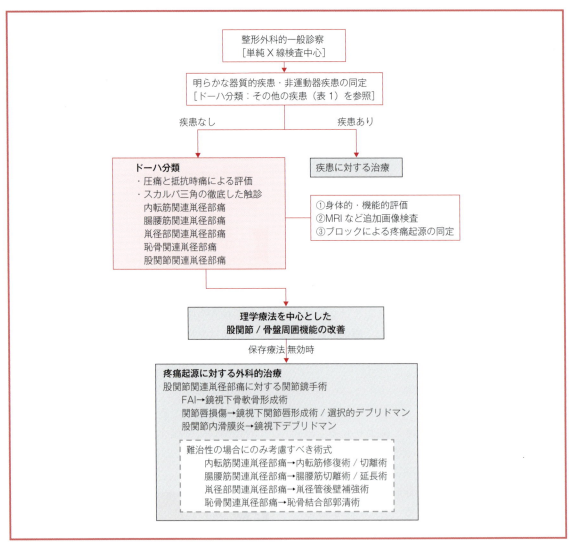

図9 アスリートの鼠径部痛の診断と治療のフローチャート

チャートを示す(**図9**).世界的にFAIや寛骨臼関節唇損傷に対する股関節鏡手術が注目され,股関節を中心に関節鏡での治療が積極的に行われている.

- しかし,アスリートの鼠径部痛は診断の確定が困難であることから股関節関連鼠径部痛でないアスリートに対して不適切な関節鏡手術が行われることが危惧される.治療の基本は保存療法であり,アスリートの鼠径部痛は股関節および骨盤周囲の機能障害を改善することで治療可能なことが多い.
- 保存治療がその治療の中心であり,機能改善に対して手術治療が有用である症例のみを対象に正しく手術治療を選択することが重要である[13].

■ 文　献

1) 仁賀定雄ほか:鼠径部痛症候群―発症メカニズムとその予防・再発予防―.臨スポーツ医 25(臨時増刊):236-245, 2018
2) Weir, A et al:Doha agreement meeting on terminology and definitions in groin pain in athletes. Br J Sports Med 49:768-774, 2015
3) 山藤　崇:アスリートにおける股関節痛/鼠径部痛―Doha agreement meetingと新たな分類―. MB Orthop 31(6):1-6, 2018
4) Taylor, R1 et al:Multidisciplinary assessment of 100 athletes with groin pain using the Doha agreement:high prevalence of adductor-related groin pain in conjunction with multiple causes. Clin J Sport Med 28:364-369, 2018
5) Ganz, R et al:Femoroacetabular impingement:a cause for osteoarthritis of the hip. Clin Orthop Relat Res 417:112-120, 2003
6) Smith-Petersen, M:Treatment of malum coxae senilis, old slipped upper femoral epiphysis, intrapelvic protrusion of the acetabulum, and coxa plana by means of acetabuloplasty. J Bone Joint Surg Am 18:869-880, 1936
7) Leunig M, et al:The concept of femoroacetabular impingement:current status and future perspectives. Clin Orthop Relat Res 467:616-622, 2009
8) 山藤　崇:FAIと鑑別すべき鼠径部痛―Groin pain in athlete―. 関節外科 36:135-141, 2017
9) Hammoud, S et al:High incidence of athletic pubalgia symptoms in professional athletes with symptomatic femoroacetabular impingement. Arthroscopy 28:1388-1395, 2012
10) Morris, WZ et al:Capital femoral growth plate extension predicts cam morphology in a longitudinal radiographic study. J Bone Joint Surg Am 98:805-812, 2016
11) Heerey, JJ et al:What is the prevalence of imaging-defined intra-articular hip pathologies in people with and without pain? A systematic review and meta-analysis. J Sports Med 52:581-593, 2018
12) 山藤　崇:アスリートの鼠径部痛に対する診断と治療. MB Orthop 29(5):35-43, 2016
13) 山藤　崇ほか:スポーツ選手に対する股関節鏡視下手術. 整外最小侵襲術誌 80:69-78, 2016

股関節障害のリハビリテーション

青山倫久, 綿貫　誠, 内田宗志

1 アスリートの股関節障害のリハビリテーション

- アスリートの股関節障害の病態は，その複雑な解剖学的特徴から多岐にわたることが報告されている[1]．2014年のDoha Agreementによって，アスリートのgroin painについては，adductor related groin pain（内転筋関連鼠径部痛），iliopsoas related groin pain（腸腰筋関連鼠径部痛），inguinal related groin pain（鼠径部関連鼠径部痛），pubic related groin pain（恥骨関連鼠径部痛），hip related groin pain（股関節関連鼠径部痛）に分類され，それぞれの病態定義の統一化が図られた[1]．hip related groin painには，アスリートで多く発症する大腿骨寛骨臼インピンジメント（femoroacetabular impingement：FAI）も含まれ，特にホッケーやフットボールなどカッティング（切り返し動作）を多く行う競技，ダンスやマーシャルアーツなど股関節に大きな可動域が求められる競技でも発症することからアスリートの股関節障害に対する診断および治療には，FAIを念頭におくことは重要である．

- FAIは大腿骨および寛骨の骨形態異常によって股関節動作時に衝突が生じる病態と定義される[2]．この結果として股関節唇や関節軟骨の損傷が生じ，将来的に変形性股関節症を生じさせる．FAIに対する治療戦略としては，関節鏡視下で骨隆起部の切除や関節唇修復を行う手術療法において良好な成績が報告されている．保存療法は手術療法を行う前に選択されるが，その有効性については，いまだ報告が少なく，運動療法の手法もまちまちであり，確立されていない．

- 一方でFAI患者は健常者と比較して股関節の可動性低下や骨盤帯の可動性低下など，股関節，骨盤帯機能にさまざまな機能障害が生じているとする報告もあり[3]，FAI患者の股関節，骨盤帯のキネマティクスが正常とは異なることも明らかになりつつある．それらの報告に基づき，FAI患者にどのような機能障害が生じているのか評価を行い，その点を解消すべく理学療法を行うことが重要である．本項では，われわれがアスリートのFAI患者に対して行っている保存療法を紹介する．

2 FAIによって生じる機能障害

- FAIでは股関節や骨盤帯にさまざまな機能障害が生じることが報告されている．骨性のインピンジメントにより股関節の屈曲，外転，内旋可動域が制限される[2]．また歩行時においても健常者と比較して矢状面と横断面上での股関節可動域が低下し，さらに股関節だけでなく，骨盤帯の可動性低下が生じると報告している研究もある[3]．実際に，深いスクワット動作や片脚の降段動作を行った際に，健常者と比較し骨盤の矢状面上の可動性が低下し，後傾角度が減少していたと報告されており[3]，股関節だ

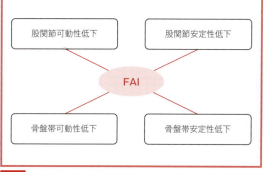

図1 FAIで生じる機能障害

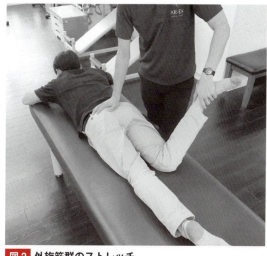

図2 外旋筋群のストレッチ
腹臥位股関節屈曲伸展中間位から45°内旋することで内閉鎖筋・双子筋のストレッチを行う．

けでなく，仙骨も含めた脊椎・骨盤帯の可動性低下が生じることが明らかになっている．

- またインピンジメントによって股関節唇および関節軟骨が損傷されることから，関節の求心性が損なわれ関節不安定症が高率に生じる．さらにケーススタディレベルでは，FAI患者は腰椎・骨盤帯の不安定性を呈していると報告されている[4]．
- 以上よりFAIの臨床症状として，①股関節の可動性低下と②股関節の安定性低下，③骨盤帯の可動性低下と④腰椎・骨盤帯の安定性低下という，股関節・骨盤帯それぞれでさまざまな機能障害を併せもつことが特徴であり，患者それぞれにどのような機能障害が生じているのか，またその機能障害がどのように症状につながっているのかを評価し，アプローチすることが重要であると考える（図1）．

3 股関節可動域制限に対するアプローチ

- FAI患者の臨床症状として，典型的な関節可動域制限は，股関節屈曲，外転ならびに，内旋制限である[2]．骨の衝突による可動性低下が主な原因であるが，さらに股関節周囲筋などの軟部組織の柔軟性低下も合併し可動域制限に関与している．屍体を用いた研究では，股関節屈曲内旋を制限する筋として梨状筋と内閉鎖筋が関与するとし，特に内閉鎖筋を切離した際に最も股関節屈曲角度が増加する[5]．また股関節屈曲・内転・内旋時に股関節前方の詰まり感とともに可動域制限を訴える患者も多いが，この複合動作では外閉鎖筋が最も伸張され，short rotatorといわれる外旋筋群の柔軟性低下が可動域制限の要因である．
- McGovernは屍体を用いた研究で，梨状筋や内閉鎖筋，上下双子筋のストレッチに効果的な姿勢を検討している[6]．この研究では，梨状筋や上双子筋は股関節90°屈曲位30°内転位で最も伸張され，内閉鎖筋と下双子筋は屈曲伸展中間位での45°内旋位で最も伸張されているため，対象とする組織が最も効果的に伸張される肢位を考慮しストレッチを行うことが重要である（図2）．また開排制限の場合は，鼡径部に伸張痛を訴えるケースと大転子近位周辺に伸張痛を訴えるケースを多く経験する．前者の場合，恥骨筋を含めた内転筋群の筋スパズムが生じている可能性があり，後者の場合は小殿筋の柔軟性低下が生じていることがあり，これらの筋を対象にした徒手的なマッサージや収縮・弛緩を繰り返し行うことで可動域改善が得られることがある．しかし，軟部組織に対するストレッチ姿勢

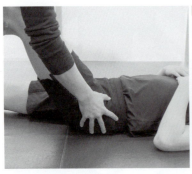
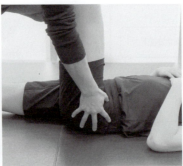

図3 pelvic mobility test (PM test)

検査者の母指をASIS, 示指を腸骨稜頂部に置き寛骨の動きを触知する. 股関節屈曲に伴う寛骨の後方回旋の左右差を評価する.

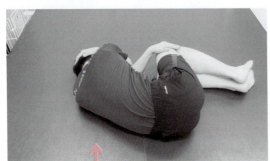
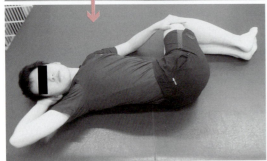

図4 腹斜筋群のストレッチ

側臥位で骨盤の回旋が生じないように, 肩甲骨を含めた胸郭の回旋を行う.

盤の後傾が少なく, 股関節が最も屈曲した時により骨盤が前傾位にあったことを報告している[3]. FAI患者がこのようなキネマティクスを呈する理由はいまだに解明されていないが, スクワットの際の骨盤後傾の減少は股関節インピンジメントを助長する危険性がある. 故に, われわれは骨盤の可動性, 特に矢状面上の可動性の評価方法としてpelvic mobility test (PM test) を用いている. これは股関節の他動屈曲運動を行った際に, 大腿骨の動きに伴う骨盤の動きを評価するテストである (図3).

- FAI患者それぞれに対し骨盤の可動性低下がどういった原因でもたらされているのか, 評価をして原因を推察し, その推察に基づきアプローチを行い, その効果を検証するというリーズニングプロセスを経て対応していくのは当然のことであるが, われわれが多く経験するものをいくつか紹介する.

自体が股関節の症状を増悪させないよう注意することも当然ながら必要である.

4 骨盤帯の可動性低下に対するアプローチ

- FAI患者は股関節だけでなく骨盤帯の可動性低下も呈することが報告されている. Lamontagneら はFAI患者が深屈曲動作・スクワットを行った場合, 健常者と比べて下降局面で骨

1 胸腰筋膜の過度な緊張

- 胸腰筋膜は腰部深層に位置する深部筋膜であり, 後部腹壁に存在する腰方形筋や大腰筋と, 傍脊柱起立筋とを隔てる複数の筋膜からなる. 広背筋や腰方形筋だけでなく外腹斜筋, 内腹斜筋, 腹横筋などの前外方の筋群とも連結があり, これらの筋の緊張が高まることで骨盤の後方傾斜を阻害すると考えられる. この胸腰筋膜の緊張軽減には徒手的なマッサージも有効な場合もあるが, 胸腰筋膜に連絡する腹斜筋群のストレッ

図5 cat & dog（a）と pelvic tilt ex（b）

いずれも胸椎伸展-腰椎前弯-骨盤前傾，胸椎屈曲-腰椎後弯-骨盤後傾が連動する．骨盤前傾によって股関節に痛みが生じないよう注意する．

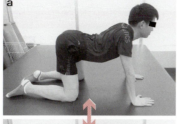
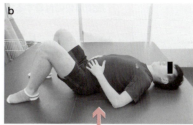
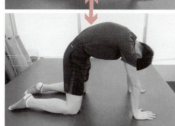
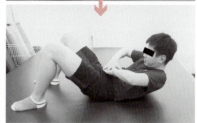

チによって胸腰筋膜の滑走性が高まる可能性もあるため，われわれは積極的に行っている（図4）．

2 大腿筋膜張筋・腸脛靭帯のタイトネス

- FAIに大腿筋膜張筋・腸脛靭帯のタイトネスを合併することが多い．大腿筋膜張筋はASIS（上前腸骨棘）および腸骨稜前部，大腿筋膜深層から起始しているため柔軟性低下により同側寛骨の後傾を妨げると考えることができる．また大腿筋膜は大殿筋膜を介し胸腰筋膜に連結することから，柔軟性低下により間接的に骨盤後方傾斜を妨げることが考えられる．他動的なストレッチや，収縮弛緩を反復することで柔軟性改善を図る．

3 肩甲帯-胸郭-腰椎-骨盤帯の可動性低下

- 骨盤帯の可動性には隣接する腰椎の可動性が大きく影響し，この腰椎の可動性は胸郭・肩甲帯の可動性や日常生活における姿勢の影響を受ける．よって骨盤帯の運動に，腰椎，胸郭，肩甲帯が十分な可動性をもって連動することが望ましいと考え，cat & dogや背臥位でのpelvic tilt exを行っている（図5）．

5 股関節安定性改善のためのアプローチ

- 股関節の静的安定化機構としては腸骨大腿靭帯，恥骨大腿靭帯，坐骨大腿靭帯の関節包靭帯がprimary stabilizerである．動的安定化機構としては股関節深層に存在する筋の機能も近年注目されている[7]．Cooperは屍体研究から股関節包に付着する筋として，iliocapsularis，小殿筋，大腿直筋反回頭，内閉鎖筋と上下双子筋の共同腱，外閉鎖筋を挙げ，これらの筋が関節の安定性に寄与することを報告する一方で，梨状筋は股関節包に付着をもたないことから，梨状筋の収縮は関節の安定化に作用しないことも述べている（表1）[7]．またLewisは骨格筋モデルを用いた研究で，腸腰筋の活動を減じたシミュレーションにおいて股関節屈曲の際に前方負荷が増大したことから，腸腰筋が股関節前方の安定化作用を有するとしている[8]．これらの報告よりわれわれは，股関節包に広い付着をもつ小殿筋や内・外閉鎖筋，および腸腰筋の筋機能が股関節の安定性に重要と考えている．

1 小殿筋トレーニング

- 小殿筋は中殿筋の深層に位置し，腸骨翼の前殿

表1 股関節包に付着する筋

muscles	dimension (mm)	capsular location
Iiocapsularis	73.8 × 16.1	anteromedial
大腿直筋反回頭	26.1 × 10.1	anterosuperior
小殿筋	68.8 × 28.1	superolateral
内閉鎖筋・上下双子筋共同腱	18.6 × 9.4	posterosuperior
外閉鎖筋	20.8 × 14.5	posteroinferior

(文献7)より改変)

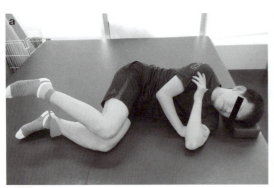 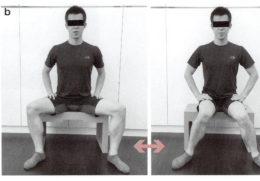

図6 小殿筋トレーニング
a：側臥位股関節屈曲位から内旋運動を行い、その肢位で軽度外転を行う。無負荷もしくは低負荷で行う。
b：端坐位股関節外転位の状態から股関節内旋⇔外旋を繰り返す。

筋線と下殿筋線の間から扇状に始まる筋であり、前方線維と後方線維で作用が異なる[9]。その走行は大腿骨頸部軸に平行方向に近く、筋が収縮することによって大腿骨頭を求心位に近づける作用があり、最も重要な動的安定化機構と考えられている。股関節伸展位では前方線維、後方線維それぞれで作用が異なるが、90°屈曲位では両線維とも股関節内旋作用をもつとされている[9]。また平尾らは、股関節伸展10°と外転20°での外転運動時に小殿筋の活動が高まると報告している[10]。これらの報告に基づき、屈曲位での内旋筋力、軽度伸展位あるいは軽度外転位での外転筋力を評価し総合的に小殿筋の筋力を判断している。小殿筋のトレーニングとしては、われわれは側臥位股関節90°屈曲位での内旋および外転運動を行っている（図6-a）。特に低負荷の方が選択的に小殿筋の収縮が得られやすいため、無負荷あるいは張力の低いゴムチューブなどを用いて行う（図6-b）。

2 外閉鎖筋・内閉鎖筋のトレーニング

● 外閉鎖筋、内閉鎖筋ともに股関節外旋作用を有するが、外閉鎖筋は股関節屈曲角度が大きいほど活動が高まり、内閉鎖筋は屈曲角度が小さいほど活動が高まる。よってわれわれは、筋力評価および筋力トレーニングも屈曲位での外旋筋力は外閉鎖筋の筋力、中間位での外旋筋力は内閉鎖筋の筋力を反映することを想定してトレーニング指導を行っている（図7）。

6 腰椎・骨盤帯の安定性低下に対するアプローチ

● 腰椎・骨盤帯の安定化には腹横筋や多裂筋などのdeep muscles（深層筋群）が重要な役割を果たす。FAI患者がdeep musclesの機能不全を有するとした報告はないが、FAI患者に対し保存療法で骨盤帯の動的安定性改善をはかり症

図7 外閉鎖筋・内閉鎖筋トレーニング

a：外閉鎖筋
側臥位股関節屈曲位から外旋運動を行う．
b：内閉鎖筋
側臥位股関節中間位から外旋運動を行う．

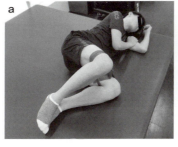
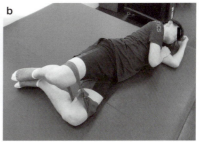

図8 bird & dog（a）と plank（b）
いずれも腹圧を高め，腰椎中間位を保つように行う．

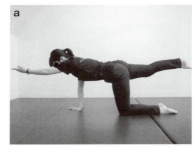
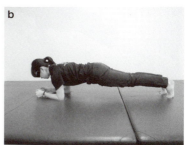

状軽減を認めたケースシリーズが報告され，骨盤の安定化に作用する体幹筋トレーニングが，FAI には有効であることが示唆された[4]．

- われわれも女性の FAI 患者を対象に bird & dog（四つ這いでの対側の上下肢挙上）や plank などの深部体幹筋トレーニングを行う trunk 群と股関節周囲筋トレーニングのみを行う control 群に分け 8 週間の介入研究を行った．その結果，trunk 群において股関節患者立脚型スコアと股関節屈曲可動域に有意な改善を認め，深部体幹筋トレーニングが FAI の症状軽減に有効である可能性が示された[11]（図8）．
- 骨盤帯安定性の評価としては，われわれは active straight leg raise（ASLR）test を用いている．自動で SLR を行った際に挙上側鼠径部の痛みがないにもかかわらず，骨盤の挙上側回旋を伴う場合，もしくは徒手で抵抗を加えた際に同様な骨盤回旋がみられた場合に，骨盤帯の安定性低下があると判断している（図9）．
- 前述の bird & dog では腹横筋や内外腹斜筋および多裂筋において，最大随意収縮の 20～35％の活動が生じることが報告されている[12]．また plank は腹直筋などの表層筋の活動も高ま

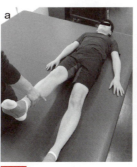
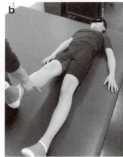

図9 active SLR test・抵抗下 SLR test
a：良好例
抵抗を加えても体幹・骨盤の動揺が生じない．
b：不良例
骨盤の挙上側への回旋が生じる．骨盤帯安定化機能の低下があると判断する．

るが，深層筋の活動も生じるため，段階に応じて kneeling-plank から開始し，plank（いわゆる elbow-toe），plank から一側上肢もしくは一側下肢挙上，plank から対側上下肢挙上，などを行っている．いずれの場合も腰椎の前弯増強や体幹の回旋などの代償動作が生じないよう注意する（図10）．

- アスリートに対しては，トレーニングの難易度を上げるためにバランスボールやバランスディ

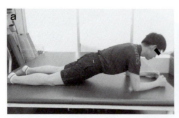 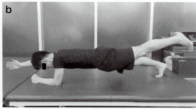

図10 kneeling plank（a）と plank（対側上下肢挙上）(b)

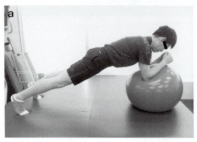 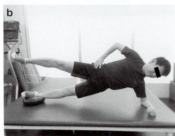

図11 不安定面上での体幹トレーニング
a：BB plank
b：side plank

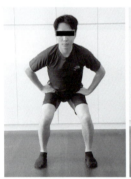 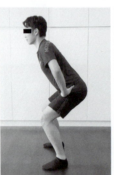 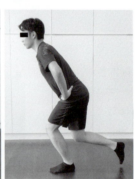

図12 スクワット動作
スクワット動作では過度な股関節屈曲や腰椎前弯・骨盤前傾位にならないように注意して行う．片脚スクワットは股関節内転・膝外反アライメントが生じやすくなるため注意する．

スクなどを用い，より不安定な基底面で行うことも有効である．しかし不安定な基底面上での plank や bird & dog は外腹斜筋などのグローバルマッスルがより活動が高まることから，安定した基底面上で正しいフォームで行えるか，しっかりと確認した上で移行することが重要であると考える（図11）．

7 スポーツ復帰に向けてのアプローチ

- スポーツ復帰段階においては，競技の特異的な動作を痛みなく行えることが必要となる．サッカーなどのカッティング・スポーツではスクワットやランジ動作は必須であり，バレエや新体操は脊椎の安定性を保ったまま大きな股関節可動域が必要となる．競技動作において脊椎・骨盤帯に求められるのは，可動性であり安定性であり局面によって異なると考えられ，動作やそのタイミングに応じてさまざまな機能が求められる．
- スクワットやランジ動作，ホップ動作では，過度な腰椎前弯・骨盤前傾や，股関節内転が生じていないか確認することが重要である（図12），（図13）．またスウィング動作などにおいても肩甲帯・脊椎・骨盤帯がタイミングに応じて，十分な可動性と安定性を有しているか確認する（図14）．
- 脊椎を安定させた状態で，股関節で広い可動性が求められるバレエなどに復帰する場合は，

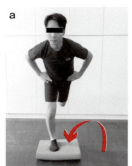 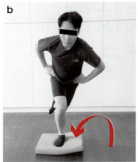

図13 サイドホップ動作
a：良好なフォーム，b：不良なフォーム
横方向へのホップ動作では着地側股関節の過度な屈曲内転位にならないよう反復して行い良好なフォームを獲得する．

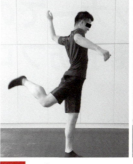 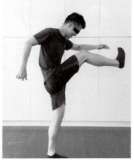

図14 swing ex
take back では股関節伸展・胸椎伸展・対側肩甲骨内転を十分に行う．
follow through では腰椎・胸椎屈曲を十分に行い骨盤の後方回旋を促す．

stability と mobility を併せもったトレーニングを行っている（図15）．

おわりに

- アスリートの代表的な股関節障害である FAI のリハビリテーションについて述べた．FAI 患者それぞれ症状は異なり多様性を有するため，患者おのおのの疼痛や機能障害を生じさせる原因に対し，的確に運動療法を含めた理学療法アプローチを行うことが重要である．

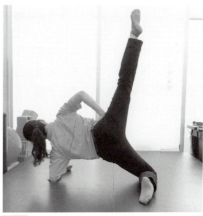

図15 side plank ＋股関節外転外旋 ex
脊椎と肩甲帯を安定させた状態（stability）を保ちながら，股関節外転外旋を行う（mobility）．

文献

1) Weir, A et al：Doha agreement meeting on terminology and definitions in groin pain in athletes. Br J Sports Med 49：768-774, 2015
2) Ganz, R et al：Femoroacetabular impingement：a cause for osteoarthritis of the hip. Clin Orthop Relat Res 417：112-120, 2003
3) Lamontagne, M et al：The effect of cam FAI on hip and pelvic motion during maximum squat. Clin Orthop Relat Res 467：645-650, 2009
4) Yazbek, PM et al：Nonsurgical treatment of acetabular labral tears：A case series. J Orthop Sports Phys Ther 41：346-353, 2011
5) 佐藤香緒里ほか：健常人における股関節外旋筋群が股関節屈曲に及ぼす影響．理療科 23：323-328, 2008
6) McGovern, RP et al：Length change of the short external rotators of the hip in common stretch positions：a cadaveric study. Int J Sports Phys Ther 12：1068-1077, 2017
7) Cooper, HJ et al：Anatomy of the hip capsule and pericapsular structures：A cadaveric study. Clin Anat 28：665-671, 2015
8) Lewis, CL et al：Effect of position and alteration in synergist muscles force contribution on hip forces when performing hip strengthening exercises. Clin Biomech (Bristol, Avon) 24：35-42, 2009
9) Beck, M et al：The anatomy and function of the gluteus minimus muscle. J Bone Joint Surg Br 82：358-363, 2000
10) 平尾利行ほか：股関節深層筋トレーニングに関する検討―超音波画像診断装置を用いて―．Hip Joint 35：62-65, 2009
11) Aoyama, M et al：A prospective, randomized controlled trial comparing conservative treatment with trunk stabilization exercise to standard hip muscle exercise for treating femoroacetabular impingement：A pilot study. Clin J Sport Med In Print.
12) Okubo, Y et al：Electromyographic analysis of transversus abdominis and lumbar multifidus using wire electrodes during lumbar stabilization exercise. J Orthop Sports Phys Ther 40：743-750, 2010

3 サッカーでの競技復帰・再発予防プログラム

畑中仁堂

1 サッカー選手における groin pain の特徴

- サッカー選手の場合の鼡径部痛（groin pain：GP）は他の競技に比べると圧倒的に多い.
- サッカー選手の GP は明らかな受傷機転がないことが多く，多少痛くてもそのまま練習を続けて状態を悪化させ来院することが多く，復帰までに時間がかかる難治性 GP となるケースも珍しくない.
- 明らかな受傷機転がない難治性 GP の場合
  ① 痛みがあってから病院を受診する期間が長い.
  ② MRI で腸腰筋周囲炎が認められる場合は腸腰筋肉ばなれに比べて恥骨浮腫を合併する割合が多い[1].
  ③ MRI の脂肪抑制画像で恥骨上枝の腹直筋〜長内転筋腱付着部に高輝度陰影を認める superior cleft sign，または恥骨下枝の薄筋付着部（大内転筋・短内転筋も薄筋に合流する）に高輝度陰影を認める secondary cleft sign が存在する場合は復帰に時間がかかり難治性 GP になりやすい[2,3].
- 仁賀[4]は，多くの GP で器質的病変がみつかり，機能不全と器質的病変の評価が進歩した現在では，GPS という言葉が疾患名として使われる役割を終えつつあり，鼡径周辺部痛をまとめて表現するとすれば，GPS ではなく GP であるとしている.
- 仁賀ら[2,3]は，片脚立位でキックや切り返し動作を繰り返す競技においては，恥骨結合周囲に微細な損傷の繰り返しを生じ，結果的に恥骨結合の歪みや恥骨結合の機能不全を生じていると考察し，恥骨結合の変形性関節症ともいえる機能的・形態的破綻は，恥骨の筋腱付着部微細損傷（superior cleft sign・secondary cleft sign），恥骨浮腫，central disc protrusion, pubic plate の破綻，腹横筋・内腹斜筋・外腹斜筋・腹直筋などの微細損傷が関連しており，それぞれの微細損傷と機能不全が互いに関与し合って，慢性化するのが難治性 GP の病態と考察している.
- 当院の痛みの部位別分類結果では，サッカー選手の難治性 GP の痛みを訴える箇所は前方部の外側・中央・内側が多かったため（70％），本項では前方部中央・内側・外側に痛みを訴えた難治性 GP 選手の復帰リハビリテーション（リハビリ）と予防方法を紹介する.

1 サッカー選手の難治性 GP の前方部の痛みの原因

- ①大腿骨頭前方変位[5]，②骨盤可動性低下によるインピンジメント[6,7]，③骨盤-股関節の instability（不安定性）[8]などの身体機能不全がもともとあり，そこに過度のダッシュ・ランニング，過度の腹筋訓練，ロングキックの多様，過度のウェイトトレーニングなどを行ったために前方部組織の①関節包・関節唇・靱帯，②腸腰筋・大腿直筋・大腿筋膜張筋，③腹直筋・内転筋・薄筋，などに損傷が起き痛みの原因となっていると考えられる.

groin pain 診察チェックリスト

2017.3.3 作成

氏名：　　　ID：　　　年　月　日

自発痛	R	L
鼠径部(A)		
内転筋近位(B)		
大腿直筋近位(C)		
下腹部(D)		
睾丸～肛門(E)		
股関節内(F)		
坐骨部(G)		
恥骨結合(H)		
恥骨外側(I)		
大内転筋近位(J)		
咳・くしゃみ		
朝の起き上がり		
ラン・ステップ		
キック		
腰痛(K)		
立位チェック	**R**	**L**
positive standing sign (PSS)		
PSS での安定性	良 やや不良 不良	良 やや不良 不良
T-sign		
T-sign での安定性	良 やや不良 不良	良 やや不良 不良
腸腰筋ストレッチ痛		
腰部	**R**	**L**
屈曲(FFD)	° (cm)	
屈曲時の痛み		
背屈	°	
背屈時の痛み		
ケンプ動作の痛み		
股関節他覚所見	**R**	**L**
SLR	°	°
FABER	cm	cm
FABER 時痛		
屈曲外旋	°	°
屈曲外旋時痛		

内転筋圧痛		
内転筋拘縮		
腹臥位内旋	°	°
腹臥位内旋時痛		
腹臥位抵抗下外旋 筋力低下＆疼痛		
恥骨圧痛	右　結合	左
MRI	**R**	**L**
恥骨 High Signal		
ストレステスト痛&MMT	**R**	**L**
仰臥位 SLR RA(右：　/左：　)		
仰臥位内転 RA(右：　/左：　)		
起き上がり RA(右：　/左：　)		
端座位内転		
腸腰痛(端座位)		
側臥位外転		
腹臥位伸展		
股関節インピンジメント	**R**	**L**
股関節深屈曲角度	°	°
股関節深屈曲時痛		
Anterior Impingement Test(AIT)		
PM テスト	R	L
フロントボディキープ	**R**	**L**
右手挙上 安定性(良・やや不良・不良)		
左手挙上 安定性(良・やや不良・不良)		
右足挙上 安定性(良・やや不良・不良)		
左足挙上 安定性(良・やや不良・不良)		
右手・左足挙上 安定性(良・やや不良・不良)		
左手・右足挙上 安定性(良・やや不良・不良)		

追加部位
L：
M：

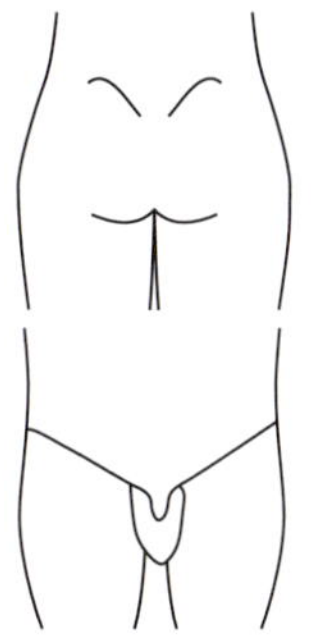

自発痛 ⬬　圧痛 ×
拘縮 ⬭

cross motion による痛みの改善
➡ R(消失・改善・不変)
L(消失・改善・不変)

R	L
部位	部位
+/−	+/−

R		L	
MMT	部位	MMT	部位
+/−		+/−	

《 診断 》
☐ 恥骨浮腫（ 右 ・ 左 ）
☐ cleft sign（ 右 ・ 左 ）
☐ 股関節インピンジメント（ 右 ・ 左 ）
☐

クロスモーションによる協調運動
①片手支持前後スイング　右(良好 / やや不良 / 不良)
　左(良好 / やや不良 / 不良)
②片手支持内外スイング　右(良好 / やや不良 / 不良)
　左(良好 / やや不良 / 不良)

《 リハビリ段階 》
☐ ラン・キック中止, 可動性・安定性・協調性リハ
☐ スイング(①・②・③両手支持前後スイング)
☐ クロスモーションによるチューブ 4 方向
☐ クロスモーションによる歩行～ジョギング
☐ クロスモーションによるキック
☐ 加速走, ステップ, ターン
☐ ボール回し～軽い対人プレー・ミニゲーム
☐ 通常の対人プレー・ゲーム形式

図 1　groin pain 診察チェックリスト

● またこれらの筋群の微小損傷の繰り返しが筋間の滑走不全を起こし，神経絞扼および牽引で痛みを誘発していることも多いと考えられる．

● 当院では前方部痛の主な評価と疼痛誘発テストでの圧痛部位を丁寧に触診して評価するが，診断は必ず医師に委託して検査および仁賀の自覚症状と他覚所見の診察結果を groin pain チェックリスト（**図 1**）で確認している．詳しくは仁賀[4]，畑中[9]の著書などをご参照願いたい．診察室でのこれらの自覚症状と他覚所見の評価が改善してから，上肢～肩甲帯～胸郭～横隔膜～コア～骨盤～下肢が連動して動作するクロスモーションの協調運動を習得させたうえでグラウンドでのランニングやステップ，キックな

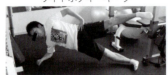
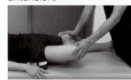
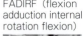

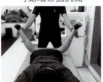
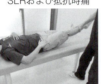
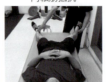

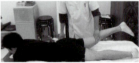

図2 復帰に向けてのサッカー選手の groin pain の段階的チェック方法（クロスモーションスイング，ランニング・キックの開始の目安のテスト方法）

どの復帰に向けてのリハビリを行う．

2 復帰までのプログラムの組み立て

- 本来は groin pain チェックリストで自覚症状と可動域・安定性の他覚症状が改善したと医師が評価してからクロスモーションスイング（CMS）を開始する．ランニング，ステップ，キック開始の許可は CMS が習得できてからとしているが，一応開始の目安として行っているチェック方法の一部を紹介しておく（図2）．
- サッカー選手の難治性 GP 前方部の痛みの場合は前方になぜ痛みが発生したか，その原因を探し，患部にストレスがかかりにくい身体機能にすることと，仮にストレスがかかっても障害が起きにくい身体機能にすることを目的としているので下記の復帰リハビリ方法を紹介する．

3 サッカー選手の難治性 GP：前方部痛みのリハビリテーションの考え

1 大腿骨頭前方変位（癒着している患部および周辺組織の滑走不全改善）

- 何らかの原因で骨頭が前方変位するとそれを制限しようと腸骨大腿靱帯や前方関節包を構成する腸腰筋 iliocapsularis と大腿直筋 straight head, reflected head などにストレスがかかり，炎症が起き組織間の癒着を起こしているケースも珍しくない．
- 本項では競技復帰と再発予防が目的のため癒着改善の詳細な説明は省くが，難治性 GP サッカー選手の前方部の痛み改善には必要不可欠な項目なので方法のみ紹介しておく．
- ①組織間リリース，②関節包の伸張および自動介助運動による筋肉・神経の滑走改善（図3，4），③関節求心位での可動域改善（図5）．
- 基本的には徒手方法で癒着の改善を行うが，徒

図3 関節包の拘縮改善
大腿骨頚部軸に合わせて牽引・回旋しながらの可動域制限因子を伸張する.
a:股関節開排制限に対する前下方関節包への伸張.
b:股関節屈曲制限に対する後方関節包への伸張.
c:股関節伸展制限に対する前方関節包への伸張.

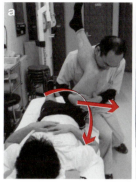 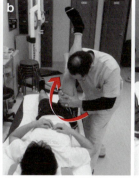 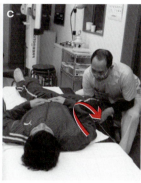

手で癒着を剥がせない場合や関節内の器質的問題がある場合は,医師の判断で他の改善方法を行う.
● また,股関節前面には大腿神経や閉鎖神経が拘縮を起こしやすい筋の走行を通るために神経絞扼も起きることも少なくない.

2 骨盤可動性の必要性

● 股関節を屈曲していくと90°付近で自然と骨盤が後傾してくる.ここでいう後傾とは大腿骨頭に対して寛骨が追従していくことをいい,腰仙部付近の組織が硬くなっていると腸骨が回旋できず股関節がインピンジメントしやすくなり,GPになることもある.
● 吉尾[6]は真の股関節屈曲角度は70°くらいであり,90°以上の股関節屈曲は骨盤の動きも含めているため骨盤の可動性を良くすることで股関節のインピンジメントを和らげると述べている.また藤井[7]も股関節の屈曲は90〜100°付近まででそれ以上の屈曲は骨盤の仙腸関節の動きと腰仙椎の軽度後弯で起きることをPMテスト(pelvic mobility)腸骨後方回旋で評価している.さらに林ら[10]はPLFテスト(posterior lumbar flexibility test)において膝が胸につかない場合は腰部・殿部後方組織(特に多裂筋)の硬さがあると述べていることと一致する.
● したがって難治性GPのリハビリにおいては腰椎・骨盤の機能を改善することは重要である.

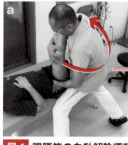 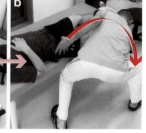

図4 腸腰筋の自動解除運動
筋の解剖学的走行に沿って,弛緩させたり,伸長させたりすることにより,神経的な筋・腱のスパズムが解消されやすくなる.

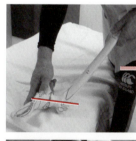 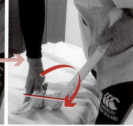
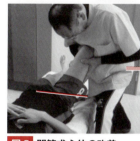 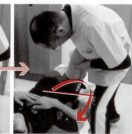

図5 関節求心位の改善
大腿骨頚部軸に合わせて求心位の位置がずれないように少しずつ可動域を広げる.屈曲・外旋・外転を同時に加え股関節を曲げていく.

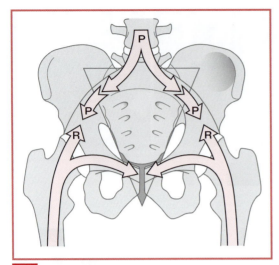

図6 骨盤の荷重ライン
骨盤の荷重ラインを正常に保つには，左右の股関節と骨盤輪の3つの関節（左右の仙腸関節・恥骨結合）合計5個の関節のマルアライメントの調整が必要．
P：荷重，R：床反力
（文献11）より引用改変）

3 骨盤−股関節の instability（不安定性）

- 明らかな負傷原因がないサッカー選手が前方部に痛みを訴え受診するケースではほとんどの場合，前方組織が癒着しており，仁賀ら[2,3]が行う最近のMRI診断結果では80％以上の症例で器質的病変が確認されている．

- 蒲田ら[8]は恥骨結合不安定性に対する治療として腸関節を含む骨盤輪[11]（図6）の対称性獲得を目的としたアライメントと，得られた骨盤輪対称性を持続させるための骨盤輪スタビライゼーションが必要と考えられると述べている．Lee[12]らも骨盤のフォームクロージャー，フォースクロージャー機構（図7）が重要と述べている．

- 仁賀[13]も体幹から下肢の動きは身体中央にある骨盤輪（pelvic ring）を介して力の伝達が行われるため，可動性・安定性が不良な状態で，上半身から下半身への有効な協調運動ができない状態で負荷の強い運動を行うと骨盤周囲に無理な負荷が加わり，骨盤の骨性のつなぎ目である恥骨結合，仙腸関節にストレスがかかり，軟部組織のつなぎ目の靭帯，内転筋付着部，腹直筋付着部に負荷が増大して，各所に痛みが生じるのではないかと述べている．

- さらに仁賀ら[2,3]の最新の知見と考察では，恥骨結合の変形性関節症ともいえる機能的・形態的破綻は，①恥骨の筋腱付着部微細損傷 superior cleft sign・secondary cleft sign（Eustaceら[14]），②恥骨浮腫，central disc protrusion，pubic plate の破綻，③骨盤底筋群および腹横筋・内腹斜筋・外腹斜筋・腹直筋などの微細損傷，と関連しており，それぞれの微細損傷と機能不全が互いに関与し合って，慢性化するのが難治性GPの病態と考えられ，恥骨結合の機能的・形態的破綻は骨盤輪の中で仙腸関節の機能不全にもつながり，結果的に骨盤輪機能不全に陥っているとも考えられると述べている．

- 以上の最新の知見と見解から難治性サッカー選手の前方部痛みは「骨盤の機能不全」と「股関節前面に直接関わる前方部の筋組織（特に腸腰筋，大腿直筋）」がGPの前方部の痛みにかかわっていることが多く，リハビリは「胸郭の可動性（図8）」，「骨盤のアライメント（図9）」と「大腿直筋の出力抑制および腸腰筋のモーターコントロール（図10）」をよくすることが必要となり，腸腰筋は横隔膜と関連し，横隔膜は呼吸と下部肋骨・腹横筋と関連し，下部肋骨は内腹斜筋・腹横筋と関連して骨盤の機能に影響を与えている．したがって腸腰筋の機能を改善するためには，呼吸による横隔膜，下部肋骨，腹横筋，内腹斜筋の機能を改善し，骨盤機能を改善した結果，腸腰筋がSMCD（stability & motor control dysfunction）[15]＊にならないように自然と使える状態にしておくことが必要と思われた．

＊SMCD（Stability & Motor Control Dysfunction）とはスポーツ選手の動作パターンは反射性であり，全体的な筋力より，固有感覚とタイミングが重要と考え，安定性の問題を中枢神経系，末梢神経系，運動プログラム，動作の構築，タイミング，協調性，固有感覚，関節とアライメント，構造上の不安定性，筋の抑制ならびにスタビライザーなど局所および全身機能不全のパターンを断ち，管理することが重要であるとしている．

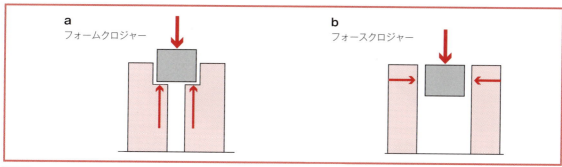

図7 フォームクロジャーとフォースクロジャー
a：閉鎖位
関節の形状がもつ関節面が接近し安定化した状態で，この状態を維持するのに余分な力は必要ない．
b：閉鎖力
閉鎖力の場合は対象を適切な位置に維持するための外力が必要とされる状態を示す．ここでは，摩擦が存在しなければならない．
(文献12)より引用)

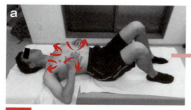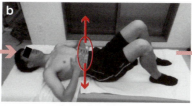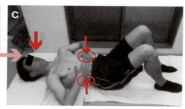

図8 肋骨の動きと腹横筋を意識したドローインからのブレーシング
呼吸→ドローイン→下部肋骨下制→ブレーシング→チンイン
a：下部肋骨に手を置き，大きく胸を張って肋骨が動くように大きく息を吸う（胸式呼吸）．
b：息を吐きながら，ドローイン（腹横筋をメインに収縮させたいので腹部に力を入れないように凹ます）（腹式呼吸）．
c：肋骨を下げながらブレーシング（腹部を膨らませる感じで力を入れる），次に顎を引いて，チンイン．
※この呼吸のポイントは肋骨を下制したまま呼吸ができることを目的としているが，最初は上手くできないので肋骨を大きく動かしてから息を吐きながら腹横筋を収縮させ，次に肋骨を下制しながら腹斜筋を収縮させると自然と腹部が膨らむように側腹部に力が入り，胸郭と腹部はシンクロした呼吸ができるようになる．
ドローイン：腹部を凹ませローカル筋の腹横筋のみを選択的に収縮させる（ケガの回復期に最適）．
ブレーシング：腹筋群すべてを一度に収縮させる．風船を膨らませる感じで腹部に力を入れる（パフォーマンスアップに最適）．

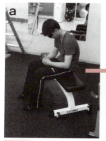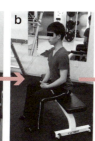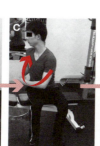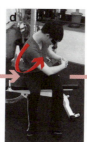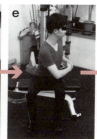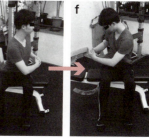

図9 上半身重心移動による骨盤―腰椎―胸郭の coupling motion
a：胸郭・腰椎屈曲・骨盤後傾
b：胸郭・腰椎伸展・骨盤伸展からのドローイン・ブレーシング・チンイン．
c：その状態で右坐骨前に重心を乗せて右後方を振り向く．
d：次に右坐骨後面に重心を乗せて身体を丸めるように左回旋をする．
e：次にbの状態で左坐骨前面において左後方に振り向く．
f：次に左坐骨後面に重心を乗せて身体を丸めるように右回旋をする．
※これを3～5回繰り返す．必ず股関節に痛みがない範囲で行う．

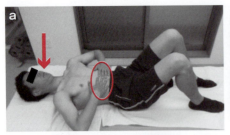
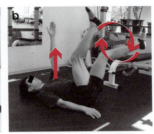
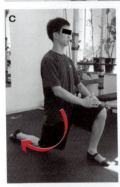
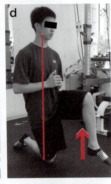
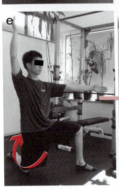
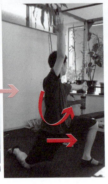
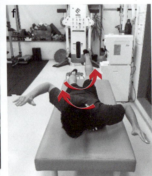

図10 骨盤・股関節の伸展・屈曲時の腸腰筋のモーターコントロール機能改善

a：膝を立てて胸式呼吸で息を大きく吸い，次に腹部を凹ますようにドローイン（腹横筋を選択的に収縮）してから肋骨を下げながら，腹部に力を入れるブレーシング（風船を膨らます感じで腹部に力を入れる），次に顎を引く（チンイン）．
b：大腿直筋に力が入らないように脚を上げ，同じように呼吸をして，手を伸ばして，対側の脚を動かさないように，3〜5回片方の脚を上下させる．できるだけ前鋸筋と上部胸郭を意識して行う．下腹部に熱い感じが出れば腸腰筋が効いている（左右3セット）．
c：腸腰筋トレーニングが終わったら腸腰筋をストレッチして伸びているのを確認する．
d：片膝立ちで，股関節の安定した位置を見つけて，前方の脚をリズムよく上げ下げすることで，ハムストリングスと大腿直筋を抑制させ，腸腰筋を効かせて，股関節の求心位を獲得できる（左右10回3セット）．
e：前方の脚を少し前に出し，つま先の向きと膝の向きを同じにして，後方の脚の股関節を痛みがない範囲まで外旋させ，片手を上げて，重心を前方に移動し体を捻る（左右5セット）．股関節の外旋と内旋で屈曲・伸展動作を行うことで，よりスポーツ動作に近い動きでの刺激を与えやすくなる．
f：最後にクロスモーションで股関節後方筋群のトレーニングをすることで股関節前方筋群との筋出力のバランスが取れる．

- サッカー選手の難治性GPからの復帰においては骨盤を含め，上半身と体幹，下半身がタイミングよく協調して動くことが必要であり，筆者は股関節を動かす筋群のモーターコントロール機構が重要としているが，そのためにはCMS（図11）が正しくできることが必要である．
- また，加谷ら[16]はサッカーキック動作の三次元動作解析を行い，キックする下肢と連動して反対側の上肢が運動するCMSは骨盤の機能的な回旋を誘導し股関節にストレスがかからないキック動作を導く可能性があり，そこには肩甲帯と胸郭の協調した運動性が必要であると提唱している．
- したがってCMSの獲得には胸郭の動きを呼吸で改善してから胸郭ローテションの動きをつけ（畑中[9]参照），福井[17]が提唱するcoupling motionで骨盤の安定と胸郭の協調した動きをつけることが必要である．
- また，再離脱しないための再発予防にはCMSを正しくすることが重要であり，CMSに必要な機能チェック評価方法（図2，12，13）を常にトレーニング前に確認し，CMS獲得に必要なトレーニング（図8〜11，14，15）を行い，クロスモーションステップ，ランニングにも応用する．
- 仁賀ら[2〜4]はサッカー選手GPの診断，治療

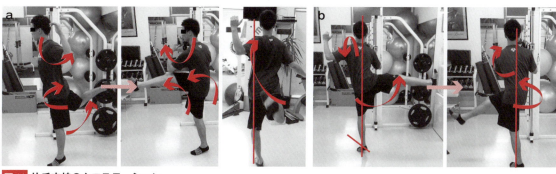

図11 片手支持のクロスモーション

a：前後スイング
バックスイングにおいて股関節の伸展をする場合，上肢でリードして肩甲骨内転・胸郭の動きが十分であると骨盤が効果的に回旋する（垂直方向と水平方向）動きが生まれ，骨盤の回旋に伴って下肢を無理なく挙上した肩にクロスして股関節が後方挙上しやすくなる．その後の前方スイングは振子のように反動で骨盤が戻る慣性力を利用して，股関節の屈曲力は極力使わないで後方にスイングした下肢および肩・胸郭が自然に戻る力（伸張反射作用）を利用し，骨盤の回旋とクロスモーションを使って，前方へスイングすることで鼠径部に負担がかからずスイングできる．

b：横スイング
反対側の肩甲帯リードで股関節が外転し，骨盤が連動し外方にスイングする．内方にスイングする際は外転の反動で骨盤の水平回旋によりスイングするが決して股関節を内転する意識をもたないように真横に放り出すようなイメージで内方スイングをする．初め小さな振幅で行い，股関節外転に連動して骨盤の挙上を加え，軸足がつま先立ちになるくらいダイナミックに行う．軸足はつま先をやや外転させておく．
※前後スイング・横スイングも前額面上での軸足の支持は骨盤からくる垂線からは逸脱しないこと．20～30回，5～10セット

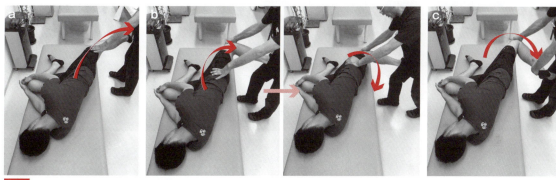

図12 クロスモーションスイングに必要な身体機能チェック（Ober test 変法）

a：腸腰筋のタイトネステスト
反対の膝を抱えることで，骨盤の代償動作を制限する．次に上方の脚の膝を伸ばしたまま股関節を伸展する．股関節が痛みなく0°より伸展できれば徐々にスイングを開始．

b：大腿筋膜張筋（腸脛靱帯）タイトネステスト
膝を約90°に曲げて股関節を伸展していき，股関節が痛みなく0°より伸展でき，さらに膝を床方向に押して床につけば徐々にスイングを開始．

c：大腿直筋のタイトネステスト
膝を90°以上に曲げて股関節を伸展していき，痛みなく股関節が0°以上伸展できれば制限なくスイングを開始．

を行うためには，まず詳細な問診で痛みが発生する数ヵ月から数年前まで遡って機能不全を起こすに至った外傷・障害やトレーニング内容を確認することが重要であり，機能不全の状態を早く見つけて早く修正すれば予防にもつながる

と述べている．

● 筆者は難治性GPサッカー選手が機能不全に陥っている状態をCOOKら[15]のSFMAでいうところのSMCD―安定性・運動制御機能不全の問題と位置づけており，難治性GPサッ

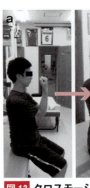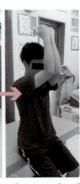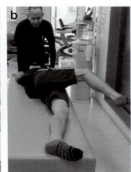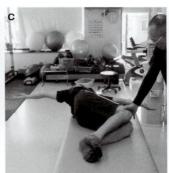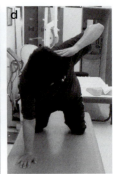

図13 クロスモーションスイングに必要な身体機能チェック（上部・下部胸郭の可動性）

a：広背筋テスト（鼻以上）
肘と前腕を胸の前でつけてそのまま上げていき，肘が離れず鼻の高さまでいかなければ機能障害．
b：ウイングテスト仰臥位
肩を挙上してもらい，上から肩甲骨部を押さえて上部肋骨に対して下部肋骨・骨盤の動きをみる．膝が床につかなければ機能障害．
c：ウイングテスト側臥位
両膝をつけて側臥位になり，上半身を回旋させ，膝，骨盤が動かないで胸郭が45°以上回旋できなければ機能障害．
d：トランク胸郭ローテーションテスト
四つん這いになり，上半身を回旋させ，骨盤が地面と平行で胸郭が45°以上回旋できなければ機能障害．他動で45°以上回旋できるなら安定性の機能障害を疑う．

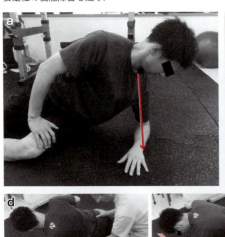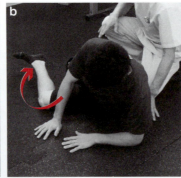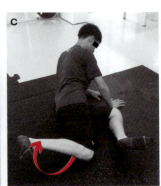
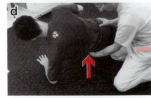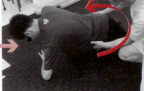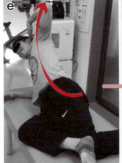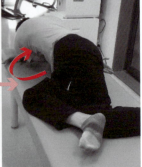

図14 クロスモーションスイングに必要な身体機能改善トレーニング（股関節の求心位を確保した体幹の安定と肩甲帯・胸郭・骨盤の回旋）

a：横になり肩の真下に上腕を持ってくるように肘をつく．上腕の位置は肩甲骨面のスキャプラ上に持ってきて，骨頭が前方変位しないように注意する．
b：下方の足は膝関節屈曲90°，股関節を屈曲60～90°にして膝が浮かないように下腿を上げる．
c：上方の足は膝関節90°屈曲，股関節0°にして膝を支点に股関節を内旋するように下腿を上げる．
d：その状態から左右の手と膝でしっかり支え殿部を少し上げる．この位置から骨盤を内旋させるが最初は術者が骨盤の回旋を誘導すると痛みなくできる．この時に大腿骨頭に対して骨盤が動くというGPにおいて股関節を求心位に保つ小殿筋や外旋6筋の出力も改善する．慣れてきたら下の手だけで支えて行う．
e：その状態からクロスモーション動作を行うことで肩甲帯・胸郭・骨盤の回旋と体幹の安定と軸足の安定を得ることができる．

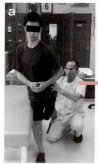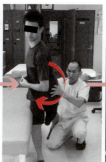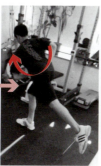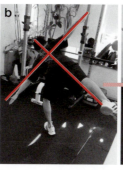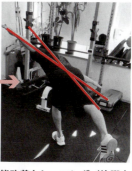
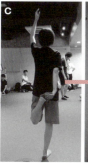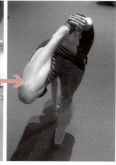

図15 クロスモーションスイングに必要な身体機能改善トレーニング（片脚立位での骨盤・胸郭改善）

エアープレーン（片脚に重心を乗せて骨盤・胸郭を捻る）．
a：ランジの姿勢でベッドの端に大腿部をつけ骨盤が側方移動しないようにして軸を作り，前方の脚に荷重をかけ，骨盤を回旋させる．最初は術者が痛みの確認をしながら骨盤を捻る．次に，安定したら後方の脚を上げて，同じように捻る．最初は何かにつかまり安定させて行うと良い．最後は骨盤を捻った後に胸郭を捻る．
b：飛行機のように両手をまっすぐに広げて，同じように前方の脚に荷重をかけ，後方の脚を上げる．次に骨盤が側方移動しないようにして，胸郭と骨盤がずれないように軸を作り，股関節の内外旋を行う．頭から上げてる方の脚まで一本の板のようにずれないで回旋できるようにする．
c：片手で反対側の足を持ち手を上げる．その状態から持った足の膝が見えるように体幹を屈曲するが腰が曲がらないようにする．軸脚の膝は多少曲がってもよい．

カー選手の再発予防には最終的にSMCDを改善することであり，全身の機能不全を見つけ改善することを目的としている．

4 競技復帰に向けてランニング・キックなどの練習を開始する基準

- 基本的には医師の判断を基準に組み立てるが，難治性GPの復帰メニューは個人個人の能力や痛みの感じ方で違ってくるため一概にこれができれば大丈夫ということはいえない．
- ただ，一応の目安として仁賀のgroin painチェックリスト[4]およびチェック項目があるので参考までに紹介するが，あくまで復帰に関しては，ランニングやキック練習を開始したら痛みと相談しながら徐々に負荷を上げていくことが必要である．また，仁賀はサッカー選手のグラウンドでのランニング・キック動作の練習開始はサッカー動作自体が悪循環に陥っていることがあるので，グラウンドでもクロスモーションなどの上半身から下半身を効果的に連動させた再教育が必要であると述べている．

1）ジョギング・ランニングの開始時期

- ここでのジョギングはクロスモーションの獲得も考慮していてリハビリの一環として行うので，陸上選手が行うジョギングと混同してはならない．リハビリでのジョギングはあくまでベッド上での痛みが軽減して，クロス歩行で痛みがないのを確認して，歩行が少し早くなった程度の負荷でクロスモーションができているかを確認する（図16）．ランニングとの見極めは隣の人と息がきれずに会話できるスピードをジョギングとして位置づけている．

2）ステップの開始

- 難治性GPサッカー選手のステップ練習を始めるときに一番注意しなければいけないのは上半身や体幹を使ってステップができるかを確認することである（図17, 18）．
- 下半身だけでストップやステップをすると，痛みが再発するケースをよくみかける．
- 難治性GPサッカー選手のステップ動作開始には全身をタイミングよく使える身体機能である

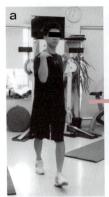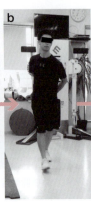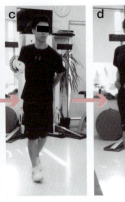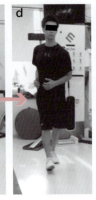

図16 GPサッカー選手のジョギング開始のやり方
a：ジョギングは最初は肩に手を置いてクロス歩行で体幹を捻るように歩く．
b：その後殿部に手を置き，体幹で捻るようにする．
c：その状態から小走りをする．この時は体が倒れて足が勝手についてくるイメージで小走りをするとでんでん太鼓のような走りになる．
d：最後は手を振ってもクロスモーションになっていれば股関節に負担がかからないジョギングとなる．

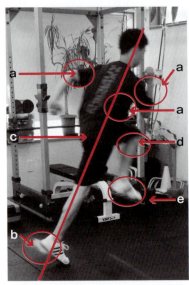

図17 GPサッカー選手のステップトレーニング（1）
上半身と下半身をタイミングよく使ったターンダッシュの習得．
a：アームハンマー：背筋を使って腕を後方に引き上げることで，地面を踏みやすくなり，同時に体幹を使って腕を前方に振り上げることで股関節に負担がかからず，素早く，パワーのあるステップになる．
b：ヒールダウン：しっかりと地面を蹴る．
c：パワーライン：耳から足首までのラインがぶれない．
d：ニーパンチ：ここでの足上げは足を引き上げるというより反対側の足で地面を蹴った際，タイミングよく上半身と体幹を使って引き上げるようにする．
e：アンクルカット：つま先をしっかりと上げていく．

ことが必要とされる．

3）ボールキックの開始

- CMSができていて痛くないことを確認．
- 片脚での回旋動作で痛くなければ開始．

- ポイントは3つあり，ボールを蹴るというより，①目標を持たないで蹴る，②CMSの軌道で振る，③全身の協調運動によってCMSで骨盤・股関節に無理な負荷がかからない状態で振り子のようにスイングした足が，たまたまそこにあったボールに当たって飛んでいくという感覚で振ることが重要である（図19）．
- 短いパス練習から開始し，痛くなければ徐々に距離延長や他のキック動作を行って痛みを確認し，ロングキック練習はゲームに参加できる身体状態になったら開始する．

● ● ● おわりに ● ● ●

- 難治性GPサッカー選手の競技復帰の目安は室内での医師の診察のもと，仁賀[4]のgroin painのチェックリストをクリアしていくことが必要であるが，大きく分けて，①可動域が改善しているか！②体幹・軸足を安定させてのキック動作およびダッシュ・切り返し動作になっているか，③CMSが痛みなくできるか！を室内で確認し，室外で①ランニングが痛みなくできるか？②ダッシュ，ステップが痛みなくできるか？③ロングキックが痛みなくできるか？を確認し競技復帰に向けてチームに合流させる．また，サッカー競技に必要な高強度の無酸素性体力トレーニングも行わせる．
- 以上の状態が維持される予防トレーニングを行っていれば多少の痛みがVASで2/10や違

図18 GPサッカー選手のステップトレーニング（2）

上半身を使った切り返しステップ動作の習得.
a：フロント移動から左サイドへ，右サイド移動から左サイドへのステップ動作時に軸足の股関節・骨盤が流れないように軸を作り，左側の上肢・上部腹筋・胸郭で回旋し，瞬時に右の腹筋を使いカウンターで左サイドにステップすると股関節への負担が軽減できる.
b：クロスステップも上半身を使ったカウンターでステップすると股関節に負担がかからない.

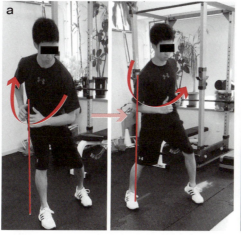
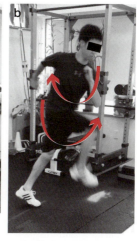

図19 GPサッカー選手のキック開始のやり方

a：ボールに向かいクロスモーションで走り，
b：ボールを蹴る時もクロスモーションで行い，
c：その軌道で足を振ったらたまたまボールに当たったという感じで振り抜く.
d：足を止めないで，そのまま走り抜ける.

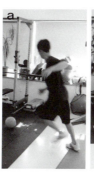
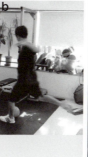
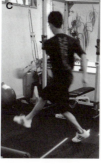
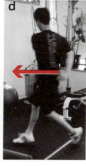

和感があっても再離脱することなく復帰できることが多い．

1）予防としてのトレーニング

- サッカー選手がGPにならないためには常に上肢から誘導される骨盤・下肢の連動性の確保をする．
- サッカー競技は，走る！蹴る！止まる！これらの繰り返しであり，股関節に負担がかかりやすい競技といえる．
- したがって，GPの予防としては股関節に負担がかかりづらい身体機能が常に必要である．

2）まとめ

- サッカー選手の前方部に発生する難治性GPは神経や筋・腱付着部の滑走障害がすでに存在していることが多いため丁寧に圧痛所見を取り，トリガーとなっている神経・軟部組織を推定し，最初に滑走不全を解消する治療を行う．解剖の知識と触診技術が必要．
- 胸郭の可動性やcore stabilizationのリハビリは重要であるが，難治性GPにおいては，ある程度の股関節の可動性を出してから行った方が効果的な印象がある．局所から全体へ．Stability on Mobility, SMCD改善．
- 股関節前方に加わる機械的ストレスを軽減させるために，骨盤の機能改善が重要．肩関節なら肩甲骨！股関節なら骨盤！
- 上記のことを含めて可動性・安定性・協調性を維持するためSMCDにならないように常にCMSにて身体機能のチェックを行い，その改善を自分で行えるようにすることによりサッカー選手のGPからの復帰および予防方法につながると考えている．

■ 文献

1) Tsukada, S et al：Iliopsoas disorder in athletes with groin pain：prevalence in 638 consecutive patients assessed with MRI and clinical results in 134 patients with signal intensity changes in the iliopsoas. JBJS Open Access 3：e0049, 2018
2) 仁賀定雄：スポーツと骨盤・鼠径部痛—病態と診断—. 臨スポーツ医 35：48-53, 2018
3) 仁賀定雄ほか：Groin pain の診断と治療—主として股関節内病変を有しない例について—. MB Orthop 31 (6)：7-14, 2018
4) 仁賀定雄：鼠径部痛症候群. スポーツ傷害のリハビリテーション, 第2版, 山下敏彦ほか編, 金原出版, 東京, 180-183, 2017
5) 佐藤孝二：FAI 術後のリハビリテーション. Sportmedicine 118：10-13, 2010
6) 吉尾雅春：セラピストのための解剖学. Sportsmedicine 148：8-9, 2013
7) 藤井康成：上肢のスポーツ障害によくみられる機能的問題点 股関節と骨盤. 肩と肘のスポーツ障害, 中外医学社, 東京, 85-90, 2012
8) 蒲田和芳ほか監修：鼠径部痛症候群の保存療法. 骨盤・股関節・鼠径部のスポーツ疾患治療の科学的基礎, NAP, 東京, 163-183, 2013
9) 畑中仁堂：胸郭—骨盤帯(骨盤輪・股関節)の機能改善 評価とアプローチ. 無刀流整形外科—メスのいらない運動器治療, 柏口新二編, 日本医事新報社, 東京, 246-269, 2017
10) 林 典雄ほか：整形外科運動療法ナビゲーション下肢・体幹, 整形外科リハビリテーション学会編, メジカルビュー, 東京, 30-33, 2009
11) Kapandji, AI：第2章 骨盤帯の構造. カパンジー機能解剖学 Ⅲ脊椎・体幹・頭部, 原著第6版, 医歯薬出版, 東京, 2011-2065, 2008
12) Lee, D：腰椎骨盤股関節複合体の構造. 機能的な腰椎骨盤股関節複合体. 骨盤帯, 原著第4版, 石井美和子監訳, 今村安秀監修, 医歯薬出版, 東京, 24, 50, 2013
13) 仁賀定雄：鼠径部痛症候群の発症メカニズムと臨床診断 アスレティックリハビリティーションガイド, 福林 徹編, 文光堂, 東京, 249-250, 2017
14) Byrne, CA et al：Sports-related groin pain secondary to symphysis pubis disorders：correlation between MRI findings and outcome after fluoroscopy-guided injection of steroid and local anesthetic. AJR Am J Roentgenol 209：380-388, 2017
15) COOK, G：第7章. SFMA の概要とトップティアーテスト, 8章. SFMA ブレイクアウトの評価とフロチャート. Movement：Functional Movement Systeme：Screening—Assessment—Corrective Strategies, 中丸宏二ほか監訳, NAP, 東京, 94-101, 118-122, 2014
16) 海老名淳ほか：サッカーキック動作の三次元動作解析—クロスモーションの意義—. 第10回日本関節鏡・膝・スポーツ整形外科学会(JOSKAS), 2018
17) 福井 勉：スポーツ動作と理学療法. スポーツ傷害の理学療法(Mook 9), 三輪書店, 東京, 13-21, 2001

IV

肉ばなれと
そのリハビリテーション

Ⅳ 肉ばなれとそのリハビリテーション

1 肉ばなれの発症メカニズムと臨床診断

奥脇 透

1 肉ばなれに対する考え方

- 肉ばなれは，スポーツ動作中に発症する筋損傷で，明らかな直達外力による筋打撲傷を除いたものの総称である．典型的には，筋腱移行部の損傷（特に腱膜損傷）であり，重症例には筋腱付着部損傷も含まれる．
- 肉ばなれの発症メカニズムを理解するうえで大切なのが以下の3点である（図1）[1]．
    1) 損傷筋には形態的特徴がある（多くは羽状筋の形態をもつ）．
    2) 受傷機転は，遠心性（伸張性）収縮である．
    3) 損傷部位は，筋腱移行部（または筋と腱膜の移行部）である．

2 発症メカニズム

- 最も典型的な肉ばなれの例は，疾走中に起こるハムストリングの肉ばなれである（図2）[2]．
- 強力な大腿四頭筋の働きで振り出された脚が，接地動作に切り替わる際のブレーキ動作（振り戻し動作）としてハムストリングを収縮させたときに発生する（スプリント型：図2-左）．
- 一方，接地時に膝伸展位でハムストリングが収縮している状態で，地面からの反力によって（体幹が前屈し）股関節が受動的に屈曲されると，ハムストリングの遠心性収縮が余儀なくされる（ストレッチ型：図2-右）．
- このような典型的なストレッチ型は，通常の疾走時というより，サッカーや野球などの球技における切り返し動作やステップ動作時に起こりやすい．これには，回旋方向の遠心性収縮も加わるためと思われる．
- また短距離走のゴール時のフィニッシュ動作や，リレーのバトン渡しが遅れた場合など，前方に体を投げ出す動作で強力な股関節の屈曲強制が起こると，重症例となりやすいこともわかっている[2]．
- さらに，フェンシングやバドミントンなどで，前方に踏みだした足がスリップしたり，格闘技で押しつぶされ開脚強制されたりした場合などには，ハムストリングが強烈にストレッチされて，付着部の損傷を起こしやすくなる（図3-左）．
- このような動作は，後方から押し出されて急激に止まろうとする動作や，水上スキーの急発進で片足だけ浮き上がってしまった際などにもみられ，重症例となる（図3-右）[3]．
- そのほかにも肉ばなれは，あらゆるスポーツ動作中に，さまざまな筋に起こりうるものであり，動作の特性により，特定の筋が受傷しやすくなる．
- 上肢では，バスケットボールでのシュート動作時の上腕三頭筋や，投球時の肩甲下筋などである．柔道やレスリングでは大胸筋断裂も起こりうる．
- 体幹部では，テニスのサーブやバレーボールでのスパイク動作時，それに体操競技のひねり技

図1 肉ばなれの3つのポイント
①羽状筋，②遠心性収縮，③筋腱移行部損傷

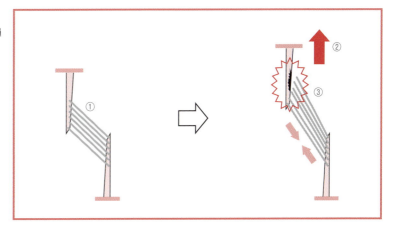

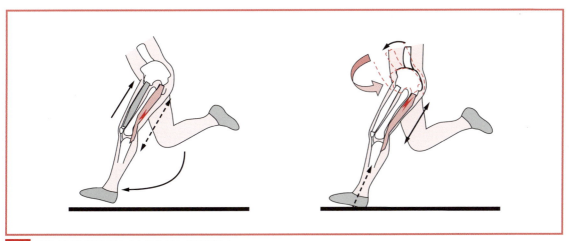

図2 疾走中に生じやすいハムストリング肉ばなれ
左：疾走中の振り出し動作によるハムストリングの遠心性収縮で生じるタイプ（スプリント型）．
右：ステップや切り返し時の，床反力による股関節屈曲（＋回旋）から生じるハムストリングの遠心性収縮で生じるタイプ（ストレッチ型）．

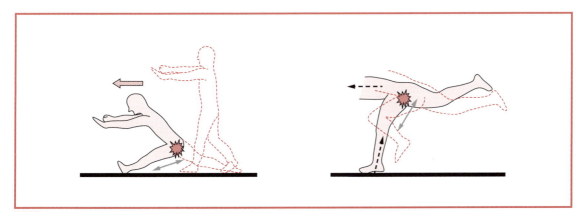

図3 明らかな外力によるハムストリング付着部損傷
左：相手に引かれたり押されたりして開脚強制されて生じる．
右：強力な前方推進力に対して止まろうとして着地した際に生じる．

中に起こる腹直筋の肉ばなれが代表例である．
- 下肢では，前述のハムストリングのほか，サッカーのシュート動作時の大腿直筋，フェンシングのファント動作の内転筋群，テニスやバドミントンの切り替えし時の腓腹筋内側頭，それに長距離走におけるヒラメ筋などがある．
- 重症な肉ばなれが起こるような受傷機転が成長期に加わると，裂離骨折となる．
- 以上のように，受傷動作や加わる外力の大きさによって損傷する筋や損傷の大きさが決まるため，受傷機転の詳細な分析は，肉ばなれの診断や治療には大変重要となる．

3 臨床診断

- 肉ばなれの自覚症状は，一般的には自発痛を伴う損傷筋の動作時痛や伸展制限であり，痛みが限局するものから広範囲に及ぶものまである．
- 受傷機転を如実に示しているのが，肉ばなれを起こした際の本人が受けた感覚であり，「グニュッ」，「ピキッ」，「バチン」とさまざまであるが，本人の表現が最も受傷状況を示しているので，本人に言わせることが大切である．
- 立てるか，歩けるか，などの基本動作と，それに伴う痛みの程度も確認しておく．
- その場に立ち会っていなかった場合にも，その後プレーは続けたか，やめたか，歩けたか，痛みの経過はどうであり，痛みのピークがいつだったか，などを聞いておく．
- 他覚的には局所の圧痛と，損傷範囲が大きいほど腫脹・硬結や断裂部の陥凹を触れる．
- 断裂部の陥凹は，受傷直後ほど明らかであるが，24時間以降は腫脹のためにわかりにくくなることが多い．
- 軽症の場合でも他動的なストレッチや，等尺性収縮時に痛みを感じることが多い．
- 肉ばなれの大まかな重症度診断は，前述したように，受傷機転と，痛み（自発痛，圧痛など）や局所所見（腫れや硬結など）の症状で十分可能である．
- 特に損傷部の痛みによる伸展制限の程度は，重症度を判断するうえで有用である．
- ハムストリングの肉ばなれを例にとると，まずは腹臥位にて膝を屈曲させた状態で受傷部位の視診や触診を行う（図4-左上）．
- 重症例では坐骨結節部のやや遠位に断裂による陥凹を触れることがある．
- この状態から，膝関節を徐々に愛護的に痛みのない範囲で伸展させていく（図4-左下）．この際に，痛みを訴える角度（p）をみておく（図4-右上）．
- 重症例では膝が完全に伸びる前に痛みを訴える．
- 腹臥位で完全伸展できたら，仰臥位にして膝伸展位のまま下肢を挙上し，股関節の屈曲角度（s）をみる（図4-右下）．
- 軽症ほど挙上角度は大きい．さらに痛みを感じる前に，筋のストレッチ感覚が自覚できれば軽症であることが多い．
- スポーツ現場では，肉ばなれの重症度は，おおまかに軽症，中等症および重症の3段階で推測することで十分である．
- 医療機関では，症状のほかに画像診断法が有用となる[4]．特に大腿部の肉ばなれの場合には，広い範囲にわたって筋部が描出できるMRIが重症度の把握に優れている．
- ここでは肉ばなれで最も代表的な大腿二頭筋長頭近位部の肉ばなれのMRI像を示す．MRIによる解析によって肉ばなれには3つのタイプがあることがわかってきた[4]．
- Ⅰ型は，腱膜に損傷のない軽症型であり（図5-左），Ⅱ型は筋腱移行部，特に腱膜の損傷（中等症型：図5-中央），そしてⅢ型は坐骨結節付着部で損傷した重症型である（図5-右）．
- なかでもⅡ型は肉ばなれの典型的なタイプであり，その実態は腱膜の損傷である．図6の症例では，損傷した大腿二頭筋の近位腱膜が，3週，6週と経過するうちに連続してきており，最終的には健側と比べ明らかに肥厚した腱膜となった．

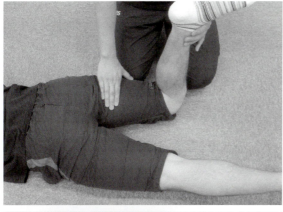 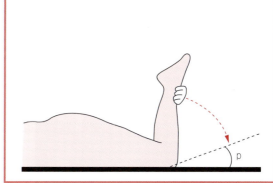

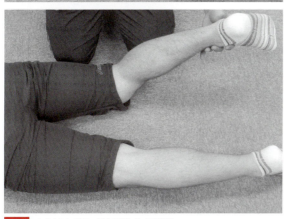 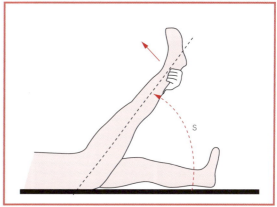

図4 ハムストリング肉ばなれの診察
左上：膝関節を屈曲させたまま，腹臥位にして視診，触診を行う．
左下：その後，痛みの増強する角度まで，愛護的に膝関節を伸展していく．
右上：腹臥位での膝関節屈曲角度(p)をみる（$p=0$なら仰臥位へ）．
右下：仰臥位にて，膝伸展位での股関節屈曲（挙上）角度(s)をみる．

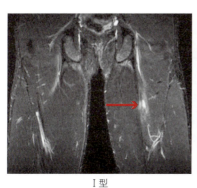 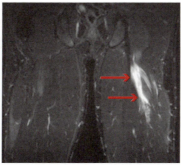 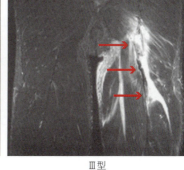

Ⅰ型　　　　　　　　　　Ⅱ型　　　　　　　　　　Ⅲ型

図5 大腿二頭筋長頭近位部肉ばなれのMRIによる分類
Ⅰ型（軽症型）：腱膜は損傷されず，筋線維部での損傷である．
Ⅱ型（中等症型）：筋腱移行部，特に腱膜の損傷が明らかである．
Ⅲ型（重症型）：坐骨結節付着部での損傷で，完全断裂（裂離）例もある．

141

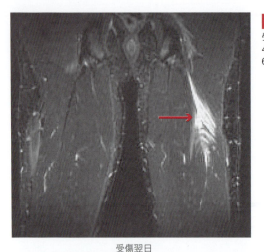

図6 大腿二頭筋長頭近位部肉ばなれのMRI経過
受傷翌日の腱膜損傷は，2週後に一部に連続性がみられている．
4週後には損傷部は肥厚しているが，まだ信号強度は不均一である．
6週後には，修復部の信号強度は均一（黒く低信号）となった．

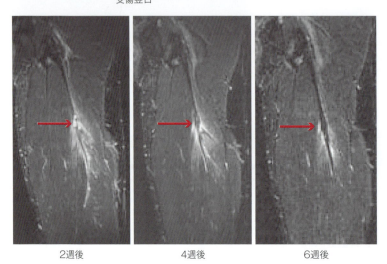

受傷翌日

2週後　　4週後　　6週後

- この腱膜部の損傷がⅠ型との予後の違いとなり，平均するとⅠ型の2週に対してⅡ型は復帰に約6週間を要した[4]．
- そしてⅢ型は，明らかな腱性部の断裂と周囲の広範な高信号域を示すことが多い（**図5-右**）．
- 中には坐骨結節からハムストリング全体が断裂し離開してしまう裂離損傷もある．
- 付着部を含めた腱性部の断裂は，アキレス腱断裂と同様に競技復帰までに数ヵ月以上を要する[4]．

4 治療方針

- ほとんどの肉ばなれは保存的治療でよいが，重症型では手術適応となることがある[5]．
- 肉ばなれの治療では，重症度を正確に把握し，受傷原因への対策を行いながら，段階的にリハビリテーションを行うことが原則である．
- **図7**に肉ばなれの診断と治療のフローチャートを示した[4]．
- まず受傷直後には，患部のストレッチ痛を確認する．
- ストレッチ感覚があり，痛みもほとんど軽度で

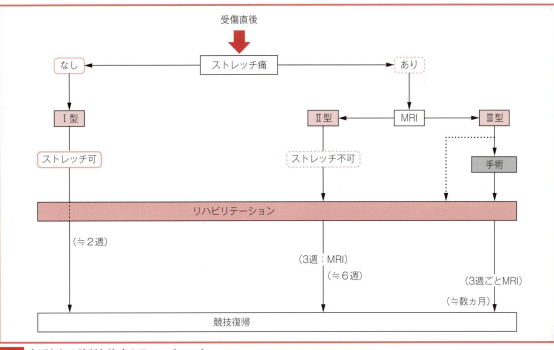

図7 肉ばなれの診断と治療のフローチャート

あれば，Ⅰ型（軽症型）として応急処置を施す．
- Ⅰ型では，ストレッチ痛の消失を確認したら，早期からストレッチを開始してよい．
- ストレッチ痛が明らかなものは，Ⅱ型（中等症型）以上を疑い，可能であれば医療機関でMRIにて損傷型を確認する．
- Ⅲ型（重症型）が強く疑われた場合には，手術療法の選択も検討する[5,6]．
- Ⅱ型の肉ばなれは，腱膜の損傷が特徴的であるので，ストレッチ痛が明らかなものは画像診断にて腱膜の損傷程度を把握し，リハビリテーションを進めるうえでも，その修復状況を確認することが望ましい．

■ 文 献

1) 奥脇 透：筋損傷（特に肉離れ）の病態．整・災外 48：409-416, 2005
2) 奥脇 透：肉離れの現状．臨スポーツ医 34：744-749, 2017
3) Sallay, PI et al：Hamstring muscle injuries among water skiers. Am J Sports Med 24：130-136, 1996
4) 奥脇 透：肉離れの治療（保存）．MB Orthop 23：51-58, 2010
5) 奥脇 透：大腿部肉離れ（3度）．臨スポーツ医 27：1135-1142, 2010
6) 仁賀定雄ほか：ハムストリング付着部損傷の手術．臨スポーツ医 34：796-803, 2017

IV 肉ばなれとそのリハビリテーション

2 肉ばなれのリハビリテーション

松田直樹

1 肉ばなれのリハビリテーションの流れ

- 肉ばなれに限らず，リハビリテーション（リハビリ）の流れのスタートは病態の評価である．評価から患部の問題点を抽出し，その問題点の改善対策を立案・計画していくのが大原則である．特に肉ばなれの受傷部位の状態は日々の変化が大きい．必ず毎日の状態確認を行うことが基本になる．
- 肉ばなれのリハビリの特徴は，非常に再受傷率が高いことである．リハビリにおいて大切なことは，損傷の程度の判断に基づきリスクを管理し，再受傷に結びつくサインを見逃さず適正かつ段階的なプログラムを実施していくことである．
- いずれの時期においても
  - 圧痛の悪化はないか？
  - 圧痛や違和感の部位の変化はないか？
  - 腫脹の増大はないか？
    （見た目や触診で判断せず，できれば超音波などの画像診断に基づいて）
  - 可動域の低下・伸張痛の増加はないか？
  - 収縮時痛の増加はないか？
  - 動作時の本人の主観的な怖さや不安の増加はないか？

  といった点を毎日チェックしていくべきで，ただ単に時間的なスケールでリハビリを進めるべきではない．
- 同時に定期的にMRIやエコーで，血腫の増加はないか，腱膜の連続性の回復の程度はどうかなどを客観的に評価する．

1 受傷

- 状態の評価
- 治療・リハビリ計画の立案
- 初期の安静と治癒環境の構築
- リスクの最小化と周囲機能の最適化
- 基本的筋機能の回復
- 腱膜・筋腱移行部の修復の確認
- ランニングやアジリティの開始
- 競技特異的トレーニングの実施と筋コンディショニングの継続
- 上記が肉ばなれのリハビリの流れであり，各ステージアップの際には患部の状態を詳細に評価すべきである．

2 肉ばなれの受傷からのリハビリの概略

- リハビリの時期分類にはさまざまな方法があるが，筆者は「患部保護期」「身体機能回復期」「運動機能回復期」「特異性回復期」の4期に分けてリハビリを進めている．以下，スポーツ現場で最も発生頻度の高いハムストリング肉ばなれのリハビリについて述べる（図1）．

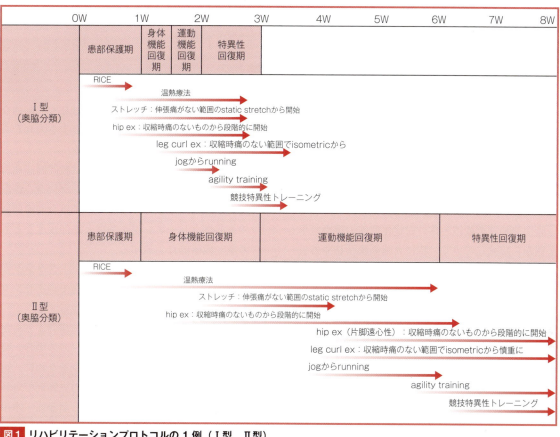

図1 リハビリテーションプロトコルの1例（Ⅰ型，Ⅱ型）

1 受傷早期（患部保護期）～3日

- 受傷直後は患部の二次的障害を最小限にし，良好な受傷組織の治癒環境を確保するためにRICE処置をしっかり行う．
- 奥脇分類のⅡ型やⅢ型[1, 2]で痛みの強い例は，股関節伸展位・膝屈曲位のうつ伏せで安静にすると楽な場合も多い．
- 筋挫傷（打撲）の際にはRICEの際に，筋を伸張し内圧を高め血腫の拡大を防止することもあるが，肉ばなれの際には二次的な障害も考え筋短縮位でアイシングを行う（図2）．
- 受傷直後の強い痛みは数時間程度経過すると日常生活では和らぐことはあるが，痛みの程度と重症度は必ずしも関連しないので留意する．
- Ⅱ型やⅢ型で血腫の大きな例では骨化性筋炎に移行する可能性もあるので，画像診断などで血腫の大きさを確認し，確実にRICE処置を行う．

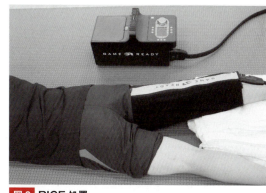

図2 RICE処置
筋に伸張が加わらない肢位でアイシングを行う．持続冷却と圧迫ができる機器の利用が効果的である．(Game Ready® Icing system)

- 冷却は安全に圧迫可能な持続アイシングシステムを使用する．
- 患部外のトレーニングにおいても，患部に悪影響を与えないように姿勢や収縮形態など注意する．

2 身体機能回復期

- 患部のストレッチや筋力トレーニングは急がず，画像診断と自覚症状の改善を確認してから行う．ただし受傷機転となる骨盤の前傾化を防ぐため，股関節伸展柔軟性と体幹安定化機能の獲得は早期から実施していく．特に大腿筋膜張筋や外旋筋群および腰背部の過緊張は骨盤前傾の一因ともなるために，ハムストリングの直接的なストレッチの前に実施する[3]（図3）．
- Ⅱ型，Ⅲ型の損傷では自覚的な違和感が消失し，画像で腱膜の連続性が確認されてからハムストリングのストレッチと筋力トレーニングを段階的に開始する．ストレッチ中は，主観的な違和感や痛みの出現を常にモニタリングしながら行う．
- ハムストリングや腓腹筋のような二関節筋での受傷が多く，ストレッチや筋力トレーニング開始の際には過伸張位にならないように肢位に注意する．
- 可動域の回復は直接的なストレッチのみではなく，受傷部位と関連する部位の柔軟性や周囲組織の癒着防止・滑走性改善も考慮し広範囲の視野を持って実施する（図4）．
- 早期からの過剰な筋収縮は受傷部位の瘢痕形成を促進し，正常な組織再生過程を妨げる．他動的伸張が加わる過剰な遠心性筋収縮はこの時期まだ避けるべきである．
- 患部外トレーニングにおいても，ハムストリングと共同して働く殿筋や背筋群・肩甲帯周囲のトレーニングの際は患部へのストレス負荷も十分に考慮して実施する．
- ハムストリングの等尺性収縮または等張性収縮では，筆者の経験的には膝の屈曲よりも股関節伸展トレーニングから導入した方が違和感が少ない．

3 運動機能回復期

- ストレッチは静的なもののみではなく，動的なものや，筋収縮を伴う遠心性の要素を入れたストレッチも症状に応じて実施する．
- ハムストリング肉ばなれ受傷時は股関節屈曲方向への外力が原因でハムストリングに遠心性収縮力が加わっている．リハビリでは股関節伸展の遠心性トレーニングを強度と筋伸張度なども考慮し段階的に実施する．
- バイクでのトレーニングはショートクランクから開始し，可能であればトルクをモニタリングし過剰な負荷とならないように注意する．
- ランニングフォームでは接地期に体幹よりも足部が前方に接地するようなフォームの場合，股関節の伸展モーメントは大きくなるために，再受傷しやすい．またランニングの立脚期でトレンデレンブルグ現象に代表される前額面・水平面上の骨盤帯の不良肢位が発生する場合，骨盤が外方偏位・後退・接地足と同側回旋（股関節内旋）しやすくなり大腿二頭筋長頭に加わるストレスは増大する[4]．
- 受傷時の映像分析においては，外力が股関節屈曲方向の外力とともに，回旋方向のストレスも加わっている．股関節伸展のトレーニングとともに，回旋コントロールのためのトレーニングも同時に実施する[5]．

4 特異性回復期

- フィールドでのトレーニング再開後4週未満の再受傷が多いので[6]，運動強度の上げ方，自覚症状やコンディションのモニタリングに留意する．
- 完全な試合復帰は焦らずに十分に有酸素・耐乳酸性の能力の改善を確認してから復帰させる．

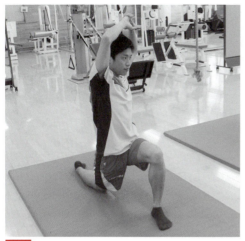

図3　関連部位のストレッチ
ハムストリング肉ばなれでは、その再発原因となる骨盤前傾を防ぐためのストレッチや体幹機能の改善は早期から積極的に実施する。

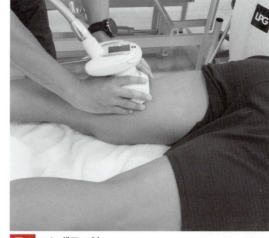

図4　エンダモロジー
皮下の滑走性とコラーゲン組織の柔軟性を確保するために、受傷関連部位から実施する。

3 復帰までに必要な身体要素の獲得

1 柔軟性の獲得

- 初期段階のリハビリにおいて、腱膜損傷のあるⅡ型以上の受傷では、筋腱ユニットの直接的な伸張は修復過程にある部位の再受傷にもつながる。まずは患部と関連する部位の柔軟性も考慮して、段階的に実施する。
- 患部の直接的な伸張を最小限にしつつ、全体の可動性を得るには、受傷部位の関連部位を含めたinstrumentを利用した軟部組織モビライゼーション（instrument assisted soft tissue mobilization：IASTM）やエンダモロジーの実施も検討する（図5）。
- また、皮下軟部組織の滑走性を目的としたFlossing Bandを用いた柔軟性の確保も、早期から応用可能である。Flossing Bandはドイツの理学療法士が開発したコンディショニングテクニックであるが、この手法に皮膚運動学の理論を加味すると、安全かつ効果的な柔軟性確保を早期から可能である[7,8]（図6）。

2 肉ばなれのタイプによるスケジュールの変化

- 肉ばなれの中でも再受傷が多いのがハムストリング肉ばなれである。ハムストリング肉ばなれにおいては、受傷後のMRI所見により3つのタイプに奥脇が分類している。このタイプ分類はその復帰までの過程とも関連し非常に有用な分類である[1,2]。
- Ⅰ型といわれる微細な損傷の場合は、痛みの減少に応じて1〜2週程度でランニングを開始でき、その後順調に復帰できる例がほとんどである。
- Ⅱ型の腱膜・筋腱移行部の損傷の場合は、痛みが引いてくる2週程度の早期にランニングを開始しリハビリ強度を上げていくと、復帰までの過程で再受傷する例も多い。画像診断を参考にランニング開始まで4〜6週の期間をかけた方が安全である。
- Ⅲ型といわれる腱断裂の場合はランニング開始まで5〜6ヵ月程度の期間を要し、その後のランニング時にも違和感を残したり、十分な筋力発揮ができなくなってしまうこともあり、受傷後早期に縫合術などの手術的加療も考慮する必

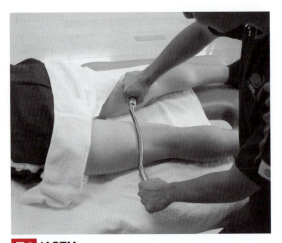

図5 IASTM
肉ばなれの患部に残存する違和感を軽減するのに有用である.

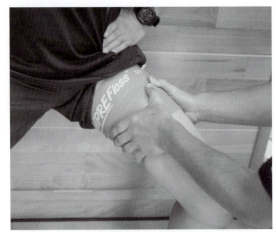

図6 Flossing Band[7]

要がある.

3 肉ばなれの受傷機転からリハビリを考える

- 肉ばなれの発生要因については「二関節筋」「羽状筋」「遠心性収縮」というのがキーワードになる．筋収縮時には収縮要素である筋線維は収縮することで剛性を増し，羽状筋の場合は筋腱の接合部である腱膜に大きな張力が加わる．遠心性収縮の際にはさらに収縮による張力は大きくなり，非収縮組織である腱膜や腱に過大な張力が加わり損傷が発生する．

- スポーツ活動中の肉ばなれではハムストリングの肉ばなれが好発する．遠心性収縮は筋収縮力よりも，外力の方が強い状態であり，予防・再受傷防止のためにはハムストリングの強化は欠かせない．マシントレーニングに代表される単純な筋量アップはもちろん重要ではあるが，受傷機転で観察される「股関節屈曲位」での「片脚体重支持」かつ「遠心性収縮」という機能的な特徴に沿ったトレーニングも重要になってくる．

- 一般的には疾走時に発生するスプリントタイプでは大腿二頭筋長頭に，ストップ動作や切り返しまたは格闘技で発生するストレッチタイプでは大腿二頭筋長頭または半膜様筋の肉離れが多く発生する．

- ハムストリングを構成する各筋には機能分担があるといわれている．Kubotaらはレッグカールに代表される膝屈曲トレーニングでは半腱様筋にはトレーニング効果はあるが，肉ばなれの好発筋である大腿二頭筋長頭と半膜様筋のトレーニング効果は少ないと報告している[9]．

- またOnoらは肉ばなれの好発筋である大腿二頭筋長頭と半膜様筋のトレーニング効果は股関節伸展トレーニングが効果的であると報告している[10]．

- 特にストレッチタイプの受傷では片脚着地の際に股関節に加わる屈曲外力に加えて，回旋力も加わることも重大な要因として考えられる．尾辻らはサッカーで発生したハムストリング肉ばなれをビデオ映像から解析した結果，股関節屈曲とともに内旋を伴っている変化の場合は大腿二頭筋近位共同腱の損傷，股関節屈曲とともに外旋変位を伴うものは半膜様筋損傷が発生すると述べている[5]．同様に奥脇も股関節屈曲と同時に内旋変位が加わったケースでは大腿二頭筋長頭の近位部損傷が発生すると述べている．また同時に疾走時の股関節の機能不全による大腿二頭筋損傷の可能性についても述べており，股関節伸展筋のみではなく片脚立位での回旋変位を

図7 片脚モモ上げブリッジ
殿筋・体幹筋と協調したハムストリング活動を強化する.

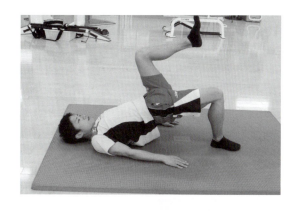

図8 ランニング立脚期の殿筋・ハムストリングと体幹筋の協調を考慮したエクササイズ
TRX-rip trainer を用い，片側抵抗による立脚足の骨盤の後退を防ぎながら，殿筋収縮を促通させる．

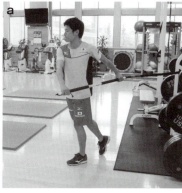
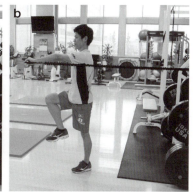

含む総合的なトレーニング戦略が必要である[11]．
- ランニング開始前には，殿筋や体幹筋と協調したハムストリングの基礎的なトレーニングを段階的に進めていく（図7）．これと並行して立位でも同様に殿筋群・体幹筋と協調した立脚期に骨盤帯・股関節が不安定にならないようなランニングフォームを意識したエクササイズも実施していく．同時に体幹に対しての回旋力も考慮する（図8）．
- ランニング開始後に，ステップワークなどを開始する前には受傷機転を考慮した片脚立位でハムストリングの遠心性収縮要素を含んだ股関節伸展と回旋機能のコンビネーションエクササイズを段階的に実施する．その際上行性の運動連鎖を考慮しながら実施していく（図9）．
- 受傷部位の組織的な治癒が確認されたら，さらに局所的な遠心性収縮を含んだ高負荷トレーニングを実施する（図10, 11）．ハムストリングの遠心性収縮の代表的なエクササイズであるノルディックハムストリングは，リハビリの初期段階で実施するには負荷量の設定がむずかしくリスクも高い．実施する際には，事前の評価と慎重な実施が必要である．
- 高強度のアジリティトレーニングの前には，高速度・傾斜トレーニングなども実施し，股関節伸展パワーと耐乳酸性を考慮したトレーニングも実施する（図12）．

● ● ● まとめ ● ● ●

- ハムストリング肉ばなれについては，残念ながら再発率は低くない．ただしその原因はアクシデントより内的要因に起因するものがほとんどである．あたりまえであるが再発率を減らすためには確実なリハビリの実施とコンディショニングを普段からしっかり行うことが重要である．

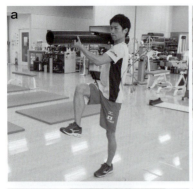
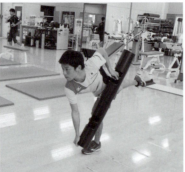
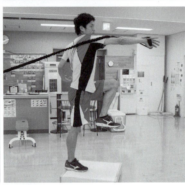

図9 股関節伸展と同時に回旋制御も考慮したエクササイズ
a：ViPRを用いた股関節回旋も考慮した伸展筋トレーニング
b：ケーブルを用いたBOX step-up exercise

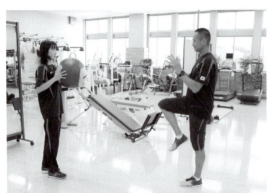
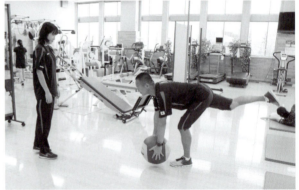

図10 遠心性収縮要素を含んだ片脚デッドリフト

スプリントタイプではランニングを効率化させるため，骨盤周囲の安定化を図り，股関節周囲や体幹筋と協調したハムストリングの強化を図ることは復帰後もしっかりと続けていく必要がある．切り返しやストップ動作で発生するストレッチタイプのリハビリでも，基礎的な股関節周囲トレーニングに加え動作中の安定したバランスを保てるような「股関節屈曲位」での「片脚体重支持」かつ「股関節屈曲・回旋に対する遠心性収縮」の要素を含んだ機能的トレーニングの継続実施が重要である．

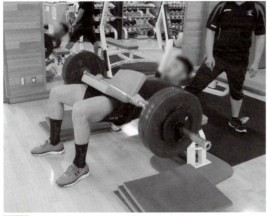

図11 高強度の遠心性収縮を含んだブリッジエクササイズ

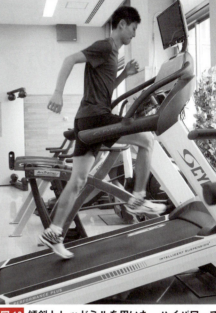

図12 傾斜トレッドミルを用いた，ハイパワーでの間欠的トレーニング

■ 文　献

1) 奥脇　透：肉離れの現状．臨スポーツ医 34：744-749，2017
2) 奥脇　透：筋肉損傷．臨スポーツ医 27（臨時増刊）：102-108，2010
3) Higashihara, A et al：Effect of forward trunk lean on hamstring muscle kinematics during sprinting. J Sports Sci 33：1366-1375，2014
4) 松田直樹：大腿部のランニング障害へのリハビリテーションとリコンディショニング．ランニング障害のリハビリテーションとリコンディショニング，増田雄一編，文光堂，東京，147-157，2012
5) 尾辻正樹ほか：プロサッカー選手に生じたハムストリング共同腱・半膜様筋膜損傷受傷機序の検討．JOSKAS 37：249，2012
6) Wangensteen, A et al：Hamstring reinjuries occur at the same location and early after return to sport. Am J Sports Med 44：2112-2121，2016
7) Kruse, S：Easy Flossing, Thieme, Stuttgart，2017
8) 福井　勉：皮膚運動学—機能と治療の考え方，三輪書店，東京，2010
9) Kubota, J et al：Relationship between the MRI and EMG measurements. Int J Sports Med 30：533-537，2009
10) Ono, T et al：Hamstring functions during hip extension exercise assessed with electromyography and magnetic resonance imaging. Res Sports Med 19：42-52，2011
11) 奥脇　透：肉離れと下肢運動連鎖．臨スポーツ医 30：229-234，2013

3 陸上競技での競技復帰・再発予防プログラム

加藤 基

1 陸上競技における肉ばなれの特徴

- 陸上競技は，「走る」，「歩く」，「跳ぶ」，「投げる」の基本動作によって，「より速く，より高く，より遠くへ」を競う競技である．
- 多くの公式種目があるが，オリンピック種目としては男女24種目ずつあり，走種目，競歩種目，跳躍種目，投擲種目，混成種目に分かれている．
- 走種目は短距離（100，200，400 m），中距離（800，1,500 m），長距離（5,000，10,000 m），ハードル種目（110，100 mハードル，3,000 m障害），リレー種目（4×100，4×400 mR），ロード種目（マラソン）に分かれ，ほかに競歩種目（20，50 km競歩），跳躍種目（走高跳，棒高跳，走幅跳，三段跳），投擲種目（砲丸投，円盤投，ハンマー投，やり投げ），混成種目（十種競技，七種競技）がある．
- 陸上競技において肉ばなれが好発しやすい部位は種目によって異なるが，陸上競技全体としては下肢の筋の肉ばなれ，特にハムストリングスの肉ばなれが最も多く発生する[1,2]．
- 陸上競技におけるハムストリングスの肉ばなれは短距離種目，ハードル種目および跳躍種目などの短い距離を高速度で疾走する種目で好発する．
- ハムストリングスの肉ばなれは疾走中に受傷することが多く，特に前方に振り出した脚を地面に向けて引き下ろす局面（遊脚後期）に発生することが多い．これは遊脚の前方への振り出し（股関節屈曲）時に，下腿の振り出し（＝膝関節の開き・膝関節伸展）が起こることにより，ハムストリングスが過伸長してしまうことが原因であると考えられている[3]．
- ハムストリングスの肉ばなれは，大腿二頭筋長頭に多く発生するという報告が多い[4]が，陸上競技においては半腱様筋で発生が多い印象である．ただし，陸上競技選手に限定した肉ばなれの疫学調査は少なく，明らかであるとはいえない．
- ハムストリングスの肉ばなれは短距離種目選手の3分の1が受傷するという報告がある[5]．
- 重症度によるもののハムストリングス肉ばなれから競技復帰までの期間は平均3～4週間程度とされることが多い[3]．しかし，個人競技である陸上競技の場合，万全な状態での競技復帰には2～3ヵ月程度かかることがあり，ハムストリング肉ばなれの好発するその他の球技種目とは区別して考える必要がある．
- ハムストリングスの肉ばなれの発生率は男子選手で高く，女子選手では大腿直筋の肉ばなれの訴えが多い．男子選手であっても中高校生で高身長の選手や身長の伸びが著しい時期にある選手には大腿直筋の肉ばなれが多い．
- 大腿直筋の肉ばなれは，疾走中に立脚を蹴り出す局面（立脚後期）や蹴り出した脚を前方に振り出す局面（遊脚中期）に発生する．これは脚の後方スイングを制動する股関節屈筋群（腸腰筋など）の筋力不足により大腿直筋に伸張負荷

が加わることや，脚を前方に振り出すときに膝関節の屈曲が小さく，脚全体のモーメントアームが長くなり，股関節屈筋群に加わる負荷が大きくなったことが原因であると考えられる．
- ハムストリングスや大腿直筋以外に肉ばなれの発生する部位は，長距離種目の下腿三頭筋や内側広筋，投擲種目の円盤投やり投での大胸筋や腹斜筋がある．長距離種目に発生する肉ばなれは明確な受傷機転を持たず，運動終了後に痛みを初めて感じることが多い．

2 復帰までのプログラムの組み立て

- 本項では特にハムストリングスの肉ばなれ（hamstring strain injury：HSI）の復帰までの取り組みについて述べる．
- HSIに限らず，スポーツ障害・外傷からの競技復帰には，損傷組織の修復，体力・技術の再獲得，危険因子の排除が必要である．しかし，HSIの危険因子については古くから多くの研究がなされ，多数紹介されているものの，これだけを改善すればHSIの受傷・再発を確実に減らせるという因子は明らかになっていない[6]．そのため，HSIからの競技復帰とその再発予防のためには複合的にさまざまな危険因子を排除するための取り組みが必要になるといえる．
- 陸上競技に特化したプログラムではないが，2003年にFIFAがThe 11を発表して以来，多くのHSIの予防取り組みが行われているが，HSIの発生は増加傾向にあるといわれている．このことはスポーツの高度化・高負荷化に起因する可能性もあるものの，現在取り組まれている予防への取り組みに不足があることを示唆しているともいえる．
- 上記の二点を踏まえ，本項ではこれまでに紹介されている危険因子に複合的にアプローチするとともにこれまでの取り組みで紹介されることの少なかった観点を踏まえて，以下の8項目をHSIからの競技復帰および再発予防のための基

表1 HSIからの競技復帰および再発予防のための基本戦略

① 可動性を獲得し，左右差を減らす．
② 筋力を獲得し，左右差を減らす．
③ 早期に伸張性収縮のエクササイズを導入する．
④ coreの安定性・対応性を獲得する．
⑤ 全身の運動の統合と分離を獲得する．
⑥ 動作を3次元的に捉える．
⑦ 段階的に疾走動作に近づける．
⑧ 運動の複雑性と変動性を考慮し，適切な疾走動作を獲得する．

本戦略として定め，具体的プログラムを示す．
- ①可動性を獲得し，左右差を減らす．②筋力を獲得し，左右差を減らす．③早期に伸張性収縮のエクササイズを導入する．④体幹の安定性と対応性を獲得する．⑤全身の運動の統合と分離を獲得する．⑥動作を3次元的に捉える．⑦段階的に疾走動作に近づける．⑧運動の複雑性と変動性を考慮し，適切な疾走動作を獲得する（表1）．
- HSIは損傷筋，損傷高位，重症度などがまちまちであるため，時期で区切った復帰プログラムは立てにくい．そのため症状と回復度を適切に評価しながら，クライテリアを定め，上述の基本戦略を意識しながら，競技復帰に向けて段階的に取り組むことが必要である．
- 復帰に向けたプログラムの概要は表2のとおりである．本項では，復帰までをⅠ：保護期，Ⅱ：訓練期，Ⅲ：復帰期の3段階に分けて紹介する．
- 保護期は，安静時痛の消失，日常生活動作の不安軽減までの期間と考えられる．この期間にはRICE処置を十分に行い，痛みや不安のない患部外トレーニング・コアトレーニングを実施する．RICE処置ではアイシングが中心的に行われることが多いが，圧迫も非常に重要である．
- 保護期の終了のクライテリアとして，ズボンを履く，靴下を履く，踵に反対脚を当てて靴を脱ぐ（図1）といった日常生活動作の不安軽減を活用するとよい．
- 訓練期では，可動性・筋力の再獲得を目指す．
- 訓練期の可動性トレーニングは，まずは股関節，

表2 陸上競技での肉ばなれのリハビリテーションプロトコル

	基本トレーニング	疾走動作につながるトレーニング			
		支える系（スクワット系）	のりこむ系（ランジ系）	跳ねる系（ジャンプ系）	疾走動作
保護期	ストレッチ コアトレーニング				
訓練期 （前半）	レッグカール	ヒップリフト スクワット			
		スケーティング スプリットスクワット	ランジ ランジ歩行 サイドランジ サイドランジ歩行		
		負荷付スクワット	リバースランジ ステップアップ リバースランジ→ステップアップ		
訓練期 （後半）	ノルディックハムストリング※	デッドリフト※ ケトルベルスイング※ 片脚デッドリフト※ ローテーショナルスクワット	台からの跳び下り 台への跳びのり		
			ウォールランジ	その場ジャンプ（単回） その場ジャンプ（連続） スプリットジャンプ その場ジャンプ片脚（単回） その場ジャンプ片脚（連続）	その場もも上げ もも上げ移動（側方） もも上げ移動（前方）
		＊ウォーターバッグ負荷 ＊左右不同負荷	＊ウォーターバッグ負荷 ＊左右不同負荷 ＊上肢分離運動負荷		
復帰期				両足ジャンプで前方移動 ハードルジャンプ ケンケン（2歩ずつ交互） ケンケン（片脚ずつ）	ジョギング スプリント
				バウンディング	全力スプリント

※印は伸長負荷の強いもの．

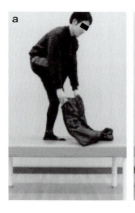
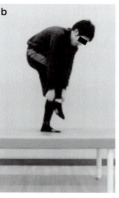
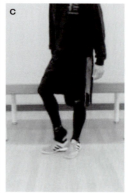

図1 保護期終了のクライテリア

ズボンを履く（a），靴下を履く（b），踵に反対脚を当てて靴を脱ぐ（c）といった日常生活動作の不安軽減を保護期終了の目安とする．

- 膝関節の単関節に関与するものからはじめ，徐々に体幹・股関節・膝関節の多関節に関与するものへと進める．その際に，股関節や体幹の回旋を加え，さまざまな部位に伸張感が生じるように工夫する．
- 訓練期の筋力トレーニングは，はじめは足底を地面についた両脚での動作から実施し，次第に脚を前後に開いたランジ姿勢での運動，片脚立位での運動，地面から離した足底を再び接地する運動へと段階的に実施する．
- 訓練期の後半ではハムストリングスに伸張負荷が加わるデッドリフトなどの種目を導入する．
- 訓練期の後半では前額面上の側方への動きである内転・外転運動や水平面上の回旋運動を取り入れたトレーニング種目を導入する．これはHSIの受傷機転となる疾走動作では，矢状面上の屈曲・伸展だけでなく，内転・外転や回旋も生じているためである．
- 訓練期の後半では，体幹の安定性と対応性を高めるトレーニング，全身の運動の統合・分離ができるようなトレーニング種目，疾走動作の変動性に対応するためのトレーニング種目も積極的に実施する．
- 復帰期では，訓練期までのトレーニングを高負荷で実施できるようにすることが必要である．
- 復帰期で疾走を導入する際には急激な速度変化を起こさないように配慮することが必要である．

1 訓練期前半の目標とクライテリア

- 訓練期前半は疾走動作を開始するための可動性・筋力を獲得することを目標とする期間である．
- 疾走動作を開始するにあたり，代表的な受傷機転である，遊脚の前方への振り出し時に，下腿の振り出しが起こることによるハムストリングスが過伸長に耐えうる機能が備わっているかを確認するために，可動性，筋力のそれぞれに以下のクライテリアを設定する．
- 訓練期前半で達成すべき可動性のクライテリア：①股関節最大屈曲位を徒手的に保持した状態からの膝関節自動伸展が20°以上あること，かつその左右差が10°以内であること，②トーマステストで股関節の伸展が5°以上あることである[7]．
- 訓練期前半で達成すべき筋力のクライテリア：腹臥位でのレッグカール（等尺性収縮）で，痛みなく，ほぼ左右差のない筋力発揮ができることである．文献7) では膝関節15°での等尺性収縮で達成することを勧めているが，筆者は膝関節45°，90°の肢位でも確認することを勧める．

2 訓練期前半の具体的プログラム

- 保護期終了から訓練期として，可動性と筋力の獲得を目標としてトレーニングを行う．
- 筋力トレーニングは，ヒップリフト（図2），スクワット（図3）を基本のトレーニング種目として開始する．どちらもはじめは等尺性収縮から開始する．さまざまな関節角度で実施し，主観的な筋力発揮を徐々に高めていく．このとき，大腿部および殿部の筋の全体に収縮が生じていることを確認する．両脚で痛みや不安がなく，5秒程度の持続的な収縮ができれば，片脚での実施や関節運動を伴う方法に移行する．
- 膝関節屈曲筋力と疾走能力の間に相関関係がないといわれていることから，レッグカールをHSIからの復帰プログラムに含めないことがあるが，受傷機転となる遊脚後期の下腿の振り出しを制御するために重要な貢献をすると考えられる大腿二頭筋の短頭のトレーニングにはレッグカールの実施は不可欠である．これもはじめは等尺性収縮から開始し，徐々に関節運動を伴う方法に移行する．
- 訓練期前半のトレーニングは，疾走動作につながるように段階的に実施する．その際に，疾走動作を「支える（スクワット系）」，「のりこむ（ランジ系）」，「跳ねる（ジャンプ系）」の3つの要素に分けて，それぞれの要素のトレーニングを実施すると急激な段階進行のリスクを防ぐことができる．

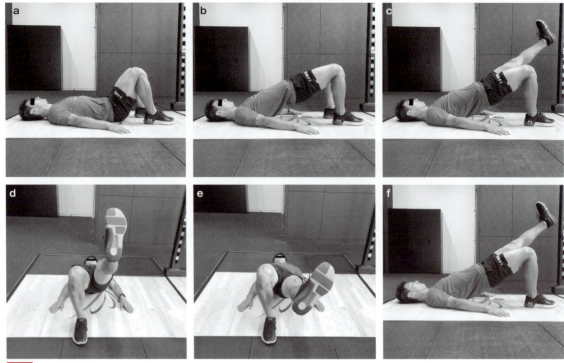

図2 ヒップリフト
a：開始姿勢，b：両脚キープ，c：片脚キープ，d：ヒップリフト回旋姿勢，e：ヒップリフト外旋，f：ヒップリフト内旋

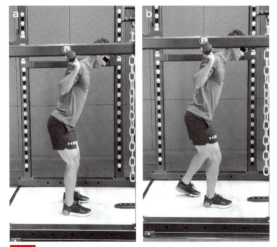

図3 スクワット（等尺性）
a：両脚，b：片脚

- 疾走動作につなげるトレーニングとして、股関節伸展位から屈曲位に振り上げるリバースランジからのステップアップや左右の脚の入れ替えをするスプリットジャンプ（図4）は重要であり、訓練期後半に変動性を加えたトレーニングとしても実施するとよい．

3 訓練期後半の目標とクライテリア

- 訓練期後半は全力疾走を可能にする強い筋力とダイナミックな全力運動を行った際に生じる動作の誤差に耐えうる身体機能を獲得することを目標とする期間である．
- 全力疾走を開始するにあたり、①短縮性膝関節屈曲運動の全範囲で強い筋力が発揮でき、左右差がほぼないこと、②短縮性股関節伸展運動の全範囲で強い筋力が発揮でき、左右差がほぼないこと、③骨盤の前傾を出さずに股関節自動屈曲運動（active SLR）ができることをクライテリアとする．文献7）では等速性筋力測定を指標としているが、ここでは一般的なスポーツ現場でも活用可能なように徒手的な筋力検査でも確認可能な方法とした．

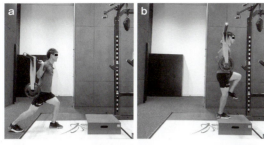
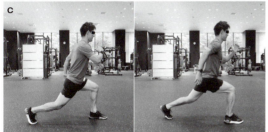

図4 疾走動作につなげるためのトレーニング
a：リバースランジからステップアップ開始姿勢
b：終了（写真は左右不同負荷）
c：スプリットジャンプ（ジャンプしてすばやく脚を入れ替える）

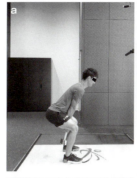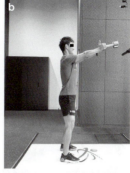
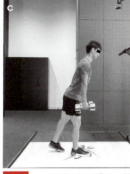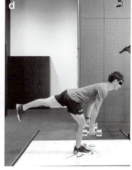

図5 ハムストリングスに伸張性収縮を生じさせるトレーニング
a：ケトルベルスイング開始姿勢
b：ケトルベルスイング終了
c：片脚デッドリフト開始姿勢
d：片脚デッドリフト終了

- クライテリアにあげた短縮性膝関節屈曲運動は，座位で膝関節伸展位から開始し，屈曲初期（膝関節屈曲30°以下）に十分な筋力発揮ができなければ，屈曲中期以降（膝関節屈曲30°以上）で強い筋力が発揮されていても，クライテリアを満たしていないこととする．この基準は代表的な受傷機転である，遊脚の前方への振り出し時に，下腿の振り出しが起こることによるハムストリングスが過伸長に耐えうる機能が備わっているかを確認するためのものである．

4 訓練期後半の具体的プログラム

- 訓練期後半ではハムストリングスの伸張性収縮が生じるトレーニングを積極的に導入する．伸張性収縮を伴うトレーニングの導入は選手にとって不安を感じさせるものであるため，負荷設定は慎重に行う必要があるが，軽負荷であってもできる限り早期から行うことが復帰段階の違和感の軽減に有効である．
- ハムストリングスの伸張性収縮が生じるトレーニングとしては，デッドリフトやケトルベルスイング（図5）などが有効である．これらのトレーニングでは，膝の伸展を制動する能力を獲得するため，動作の終了姿勢のときに膝関節を完全に伸展しないように，強く心がけることが重要である．
- 短距離種目の選手は側方への動きや回旋を伴う動きのトレーニングを積極的に導入していない場合があるが，ダイナミックな運動を制御するためには側方や回旋の動作のトレーニングを行うことが重要である．そのため，訓練期前半からヒップリフト回旋（図2）やサイドランジなどの運動を行い，訓練期後半ではローテーショナルスクワット（図6）などのより多関節が関与する複合的な動きを導入する．
- ハムストリングスは骨盤に付着を持っており，体幹屈曲（前傾）はハムストリングスに伸長負

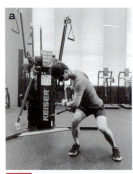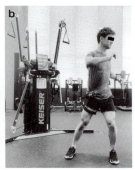

図6 ローテーショナルスクワット
a：開始姿勢．ケーブルマシンのアタッチメントを身体に巻き付ける．右脚に荷重し，体幹を回旋しながら立ち上がる．
b：終了姿勢

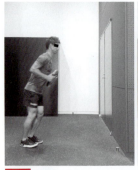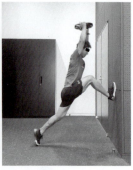

図7 ウォールランジ＋プレートプッシュ
壁を蹴るように脚を振り出しながら，上肢でプレートを頭上に突き上げる．上肢の動きが後脚の股関節伸展を引き出す（統合）．上肢の動きと下肢の動きの分離および体幹の安定性に問題があると体幹の伸展が強く出てしまう．

荷を生じさせる．HSIの再発を予防するためには，体幹の姿勢保持機能である安定性を高め，ダイナミックな運動時に生じる運動の誤差を力みなく柔軟に制御できる対応性を高めるトレーニングも必要である．

- 疾走動作は下肢中心の運動であるが，下肢の動きと体幹および上肢の動きが適度に統合的に作用するとともに，上肢・体幹・下肢の動きが分離し，不要な干渉をしないようにコントロールされることが必要である．この能力を獲得するためのトレーニングがウォールランジ＋プレートプッシュ（図7）である．この動きでは，壁を蹴りにいく脚の動きと同時に，プレートを頭上に突き上げることによって，後脚の股関節伸展をしやすくなる．上肢の動きにつられて，過剰な脊柱の伸展が生じないようにすることが注意点である．

- 疾走動作は多くのスポーツに含まれている基本動作である．しかし，実際には高速度かつダイナミックな運動であり，すべてを意識的に制御することはできない複雑性をもった動作であるといえる．そのため，どんなにトレーニングを積んでも一歩一歩で全く同じ運動をすることは不可能であり，僅かな誤差が生じてしまう．その誤差が傷害の発生につながらないように対応するために，あえて変動性の負荷をかけてトレーニングすることで運動の誤差への対応力を高め

ることができる．

- 変動性を高めるためのトレーニングとしては図8のようにウォーターバッグを使用したり，図4a，bのように左右不均等な負荷をかけたりしながら運動を行う方法が有効である．

- 変動性を高めるトレーニングの実施時には，力んで無理矢理に動作を制御したことを良しとせず，不意に生じた誤差への応答を無意識的にできているかどうかを評価指標として実施するべきである．

- 近年，HSIの受傷後にハムストリングスの遠位腱膜の短縮がみられることが報告されており，それが再受傷の原因になると報告されている[8]．ノルディックハムストリングス（図9）などのハムストリングスに強い伸張性収縮を要求するトレーニングの実施によって，短縮していた遠位腱膜が伸長し，HSIの発生予防につながるといわれている．ノルディックハムストリングスは大きな負荷がかかりやすく，導入には注意が必要であるが，段階的に取り入れれば[9] HSIの再発予防に効果的である．

5 復帰期の具体的プログラム

- 本格的に疾走動作を始める復帰期ではスピード，ピッチ，ストライドの変化に注意する．
- 特に，急激なスピードの変化は，疾走距離，総

図8 変動性を高めたトレーニング（例：フロントランジ）

ウォーターバッグを使用し，運動の変動性を高めている．1回1回の運動に変化が生じることで誤差への対応力が獲得できる．
a：開始姿勢
b：フロントランジ終了
c：フロントランジ＋前脚側への体幹回旋
回旋を加えることでより変動性が高まる．

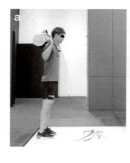
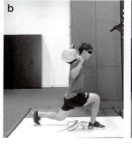
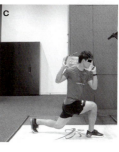

図9 ノルディックハムストリングス

チューブを胸や腰にかけて負荷調整をするとよい．徐々に体幹を前傾し，運動を制御できなくなったら脱力し，手をつく．

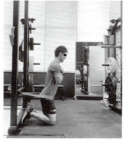
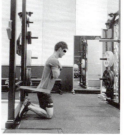
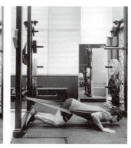

走行距離以上に再発リスクを高めるといわれているため注意が必要である．疾走距離が60〜150m程度のときには，後半に無意識的にスピードが上がってしまうことがあるため特に注意する．

- ストライドやピッチを意識的に制御させることはせず，訓練期のトレーニングによって多少の誤差に耐えうる対応性を獲得できたら，疾走スピードの急激な変化に着目してトレーニングを管理するとよい．150m以上の距離を走る場合には後半になるにつれて疾走速度が明らかに低下していく．そのような状況で，スピードの低下を押さえようと無理にピッチを高めたり，動作の変更をしたりすることも危険であるため，ロングスプリント実施時の強度設定にも注意したい．
- 全力の8割程度のスピードで走ることができても，ほぼ全力のスピードを出そうとすると患部に違和感や痛みを生じることがあるため，疾走速度を上げる際には十分に注意をする．もし，違和感や痛みを訴えた場合には，訓練期後半のトレーニングを再度実施し，筋力発揮および動作のトレーニングに問題がないかを確認すべきである．

■ 文 献

1) 公益財団法人日本陸上競技連盟医事委員会トレーナー部：未発表資料，2010
2) 山本利春：陸上競技総論．競技種目特性からみたリハビリテーションとリコンディショニング，山本利春編，文光堂，東京，212-216，2014
3) Heiderscheit, BC et al：Hamstring strain injuries: recommendations for diagnosis, rehabilitation, and injury prevention. J Orthop Sports Phys Ther 40：67-81, 2010
4) 奥脇 透：トップアスリートにおける肉離れの実態．日臨スポーツ医会誌 17：497-505, 2009
5) Bennell, KL et al：Musculoskeletal injuries in track and field: incidence, distribution and risk factors. Aust J Sci Med Sport 28（3）：69-75, 1996
6) Hamilton, B：Hamstring muscle strain injuries: what can we learn from history? Br J Sports Med 46：900-903, 2012
7) Mendiguchia, J et al：A return-to-sport algorithm for acute hamstring injuries. Phys Ther Sport 12：2-14, 2010
8) Bourne, MN：Impact of the Nordic hamstring and hip extension exercises on hamstring architecture and morphology: implications for injury prevention. Br J Sports Med 51：469-477, 2017
9) Petersen, J：Preventive effect of eccentric training on acute hamstring injuries in men's soccer: a cluster-randomized controlled trial. Am J Sports Med 39：2296-2303, 2011

Ⅳ 肉ばなれとそのリハビリテーション

4 ラグビーでの競技復帰・再発予防プログラム

平田昂大，太田千尋

1 ラグビーにおける肉ばなれの特徴

1 ラグビーにおける肉ばなれの発生割合

- ラグビーの試合中に発生する傷害の30〜50％は下肢傷害であると報告されている[1]．
- そのうち，ハムストリング肉ばなれは非接触性外傷のなかで最も多く，ランニング中に発生した傷害の54％はハムストリング肉ばなれであったと報告されている[2]．
- われわれが所属している大学ラグビー対抗戦1部チームの過去7年間の傷害データ(2011〜2017)においても全傷害：1,278件中，下肢の傷害：688件と，54％が下肢傷害であり，そのうち，肉ばなれは9％であった[2]．
- 肉ばなれを部位別でみると，ハムストリング：72％，下腿三頭筋：7％，大腿四頭筋：4％であり，多くがハムストリングに発生している．

2 ポジション別の発生割合とラグビー特有の受傷機転

- ハムストリング肉ばなれはポジション別でバックス(BK)：62.7％，フォワード(FW)：37.3％であり，BKの中でも特にセンター(CTB)：25.4％とウイング(WTB)：22.0％が多く受傷していた．
- BKが多く受傷している理由としてスプリント回数や高強度の走行負荷が関係していると考えられている[2]．

- ハムストリング肉ばなれの発生状況は，ランニングシチュエーション：66.7％，コンタクトシチュエーション(ブレイクダウン，タックルなど)：21.2％，ステップ・切り返し：2.0％であった．

3 ラグビーにおける特徴的なハムストリング肉ばなれの受傷機転（図1）

- ラグビーにおける特徴的な受傷要因としてスピードギャップ：ウォーミングアップとラグビー動作の速度の差や練習と試合の速度差，筋温が十分高まってない，神経筋の協調性不良などが考えられる．

4 ラグビーにおけるハムストリング肉ばなれの重症度（練習休止期間）

- 先行研究からは軽度(休止期間1週間未満)：37％，中等度(休止期間1〜3週間)：37％，重度(休止期間3週間以上)：26％であると報告されている[3]．

2 復帰までのプログラムの組み立て

1 ラグビーにおける競技特性とアスリハのゴール

- ラグビーの試合は，大学・社会人で1試合計80分間(40分ハーフ)あたり，5,000〜7,000m以上の移動距離，高強度のランニング，素早い加速，スプリントが繰り返し発生する(表1)．

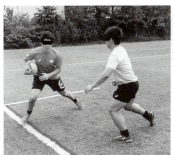
ステップ

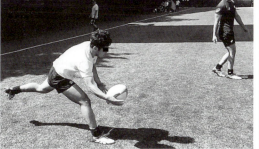
前方に反れたパスキャッチ

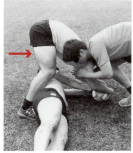
ラック
左側の選手：膝関節伸展位で股関節屈曲強制をされてしまった時

ストレッチ型　　　　　　　　　　　　　　　　　　　外力による損傷

図1 ラグビーにおける特徴的なハムストリング肉ばなれの受傷機転

表1 筆者が所属している大学ラグビーチーム　シーズン中の試合におけるGPSデータ

	移動距離 (m)	High Intencity Run (m)	High Intencity Run (%)	加速回数 (回)	スプリント回数 (回)
Front 3	5,433	204	4%	17	73
LO	5,509	273	5%	21	81
BR	5,604	273	5%	34	76
HB	6,239	502	8%	44	110
BK	6,059	705	12%	44	88

（時速18km以上）　　（2.5m/s² 以上）　　（時速18km以上）

Front 3：PR・HO，BR（Back Row）：FL・No.8，HB（Half Back）：SH・SO，BK：WTB・CTB・FB

- 復帰目安として，上記のランニング要素や個人の最大速度（50m走の最大速度やGPSでのデータ）にコンタクトが加わった運動負荷に患部や患部外の運動機能が耐えうることがゴールとなる．

3 リハビリテーションの実際

- ハムストリング肉ばなれにおけるアスリハの対応と実施内容について受傷直後の炎症期から，復帰後再発予防のためのフォローアップまで，Step 1からStep 6の6段階に分けて概説する（表2）．
- 早期復帰と再発予防（患部の機能回復と患部外の強化）のためには，医師，メディカルスタッフ，アスレティックトレーナー，S&Cコーチ，スキルコーチの連携が重要である．
- 復帰予定と各Stepの目標を客観的に示すことで，選手とスタッフが同じ方向を見られるようにする．
- 段階ごとに負荷を高めていくため，リハビリ中のコンディション管理が，アスリハ中の受傷の予防に大変重要である．
- 当チームではアスリハを図2，3のようなシートを用いて計画的に実施および管理をしている．

1 Step 1：急性炎症の改善

- できるかぎり早期に急性炎症を改善させるために，ドクターの指示を仰ぎ受傷直後からRICE処置，高圧酸素治療，低出力パルス超音波治療

表2 段階的アスリハの流れ

段階	Step 1	Step 2	Step 3	Step 4	Step 5	Step 6
目標	炎症症状改善	柔軟性改善	Eccentric Contraction 獲得 筋力改善	High Impact Training 動作獲得	Rugby Skill/ RTT Program	Return to Game/ Prevention
患部確認事項	・医療機関受診 画像診断 ・動作時痛 ・疼痛 ・熱感	・伸長時痛 ・柔軟性左右差	・Eccentric Contractionでの収縮時痛（二関節筋を考慮） ・医療機関受診 画像診断 ・大腿部周径囲左右差	・High Impact Trainingでの疼痛 ・等速性筋力測定 左右差 主導筋・拮抗筋比 体重当たりの筋力	・RTT Program 各メニューの基準値 ・RTT Program 実施中・実施期間中の疼痛	・休止期間に応じた練習参加期間（2〜4週間）中の疼痛
実施概要	・高圧酸素治療 ・低出力パルス超音波治療（Low Intensity Pulsed Ultra Sound：LIPUS） ・患部外 Stretching ・患部外 Training	・患部 Stretching ・患部外 Stretching ・患部外 Training 股関節周囲筋・体幹筋群 Training Fitness Training (Boxing) ・身体組成	・Isometric Contraction Training ↓ ・Consentric Contraction Training ↓ ・Eccentric Contraction Training ・Closed Kinetic Chain Training	・High Impact Training Run Jump Sprint ・身体組成	・これまでの主要メニュー ・Contact ・Agility，Speed，Quickness ・Return to Training Program	・Post Athletic Rehabilitation Program
患部外トレーニング	・受傷リスクの理解	・セルフコンディショニング方法の理解と実践	・セルフコンディショニング方法の理解と実践 ・Fitness Training ボクシング/Swim/バイク	・患部外のウエイトトレーニング挙上重量 ・患部外のPerformance Test	・リカバリー方法の理解と実践	・リカバリー方法の理解と実践

(low intensity pulsed ultra sound：LIPUS）を速やかに開始する手配を行う．
- 急性期の治療と並行して，整形外科を受診して画像診断から重症度，受傷タイプ，出血の程度を確認する．
- 患部の保護：受傷タイプ・重症度に応じて，炎症症状の改善期間を1週間前後確保する．
- 急性期が過ぎ，患部の安静時痛が改善したら患部外のストレッチングとトレーニングを開始する．
- 患部に伸張ストレスがかからないように注意する．
- 受傷から急性期の医学所見および機能評価をもとに，各チームスタッフと共に負傷した選手の競技復帰までの方針を決定する．

2 Step 2：患部の柔軟性の改善，Isometric Contraction の獲得

- 患部の伸張時痛が改善したら患部のストレッチングを段階的に実施する（図4）．
- ハムストリングは二関節筋であり，外側：大腿二頭筋と内側：半膜様筋，半腱様筋からなるため，すべてのストレッチングにおいて股関節，膝関節の屈曲角度や股関節の回旋方向で伸張する部位や筋を分けて実施する．
- アイソメトリックトレーニングは角度特異性を考慮し，浅屈曲位，屈曲中間位，深屈曲位の3段階に分けて実施する．
- 患部の収縮時痛が改善したら等尺性収縮（isometric contraction）から患部のトレーニングを開始する．

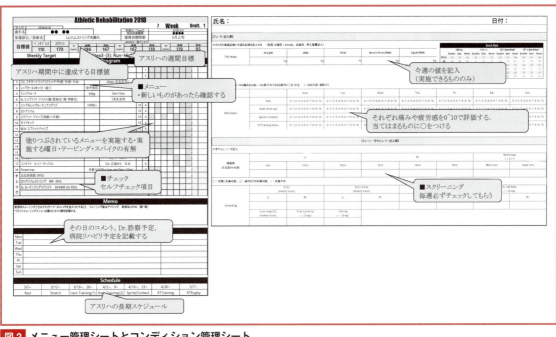

図 2　メニュー管理シートとコンディション管理シート

メニュー管理シート（左）：1 週間ごとのメニューとアスリハ期間中の目標やスケジュールをまとめている．
コンディション管理シート（右）：毎週の身体組成やウエイトトレーニングの挙上重量，主観的 Pain Scale，アスリハ実施中改善するべきスクリーニングテストを管理している．

図 3　各 Step におけるメニュー例

Step3-(1)　メニュー例

Weekly Target	Step3-(1) トレーニング(コンセントリック)				
Program					
	Menu	Weight	RM/Dist./Time	Rep	Set
1	Icing(Reha後)		20min		1
2	LIPUS		30min		1
3	セルフマッサージ(下腿後面，大腿前面，外側，臀部)		2min		1
4	セルストレッチ(患部外)		20sec		5
5	ハム ストレッチ(背臥位 SLR)*内側・外側・中央		20sec 左右交互に		5
6	ハム ジャックナイフストレッチ*内側・外側・中央		20sec 左右交互に		5
7	ハム エキセントリックストレッチ*内側・外側・中央		20sec 左右交互に		5
8	レッグカール(ゆっくり)			10	4
9	レッグカール(腹臥位・椅坐位)	赤チューブ		20	4
10	マシン レッグカール(腹臥位・椅坐位)	5kg～		10	4
11	レッグカール(ゆっくり・速く)	徒手抵抗		20	4
12	ヒップリフト(膝 屈曲位・膝 伸展位)			10	4
13	シングルレッグ カーフレイズ			20	4
14	フロントブリッジ クロスエクステンション		10sec	10	4
15	サイドブリッジ 股関節 内・外転			20	4
16	バイク	軽負荷	20min～		1
チェック	収縮痛(不安感) 消失	ハムストリングのトレーニングで痛みが無い			
	FFD	膝を曲げずに掌を床につけることができる			
	セルフタイトネスチェック(SLR)	左右差が無い			
	徒手筋力検査(アスレティックトレーナー)	痛み(不安感)が無い，左右差が無い			

Step3-(2)　メニュー例

Weekly Target	Step3-(2) トレーニング(エキセントリック・CKC)				
Program					
	Menu	Weight	RM/Dist./Time	Rep	Set
1	セルフマッサージ(下腿後面，大腿前面，外側，臀部)		2min		1
2	セルストレッチ(患部外)		20sec		5
3	ハム エキセントリックストレッチ*内側・外側・中央		20sec 左右交互に		5
4	マシン レッグカール(腹臥位・椅坐位)	15RM～		10	4
5	レッグカール(ゆっくり・速く)	徒手抵抗		20	4
6	SL ヒップリフト ツイスト(膝 屈曲位・膝 伸展位)			10	4
7	スクワット	15RM～		10	4
8	シングルレッグスクワット			10	4
9	ランジ			10	4
10	ステーショナリーバックランジ(クロスオーバー)			10	4
11	リーチバランス			10	4
12	デッドリフト	15RM～		10	4
13	シングルレッグルーマニアンデッド	15RM～		10	4
14	アシステッドロシアンハム	15RM～		10	4
15	シングルレッグ カーフレイズ			20	4
16	サイドブリッジ 股関節 内・外転			20	4
17	Powermax	2.5kp 120sec 120rpm			3
チェック	収縮痛(不安感) 消失	ハムストリングのトレーニングで痛みが無い			
	FFD	膝を曲げずに掌を床につけることができる			
	セルフタイトネスチェック(SLR)	左右差が無い			
	徒手筋力検査(アスレティックトレーナー)	痛み(不安感)が無い，左右差が無い			

Step4　メニュー例

Weekly Target	Step4: High Impact Training				
Program					
	Menu	Weight	RM/Dist./Time	Rep	Set
1	セルフマッサージ(下腿後面，大腿前面，外側，臀部)		2min		1
2	セルストレッチ(患部外)		20sec		5
3	ハム エキセントリックストレッチ*内側・外側・中央		20sec 左右交互に		5
4	レッグカール(エキセントリック・速く)	徒手抵抗		20	4
5	ランジウォーク	40kg	10m*10m		4
6	SL ヒップリフト ツイスト(膝 屈曲位・膝 伸展位)		つま先支持	10	4
7	シングルレッグルーマニアンデッド	10RM～		10	4
8	ロシアンハム			10	4
9	スクワット ジャンプ(両脚⇒片脚)			10	4
10	サイドキック			10	4
11	BOX スプリットジャンプ			10	4
12	ヒップロック/スキップ/バウンディング		10m		4
13	Jog		10min～		1
14	ラダー・ミニハードル・Tドリル		日替わりで実施		6
15	ペース走		1周1分20秒　レスト40秒		10
16	スプリント		ショート（10～40m）⇒ ロング（60～100m）		6
17	Powermax	体重*0.0075kp 5sec rest10sec *10set			3
チェック	立位体前屈 (FFD)	掌が地面に全てつく			
	ロシアンハムストリング　BW (RH)	Perfectform 5rep			
	SL ルーマニアンデッドリフト　50%BW (SL RDL)	Perfectform 8rep			
	筋力測定	基準値			

Step5　メニュー例

Weekly Target	Step5: Return to Training				
Program					
	Menu	Weight	RM/Dist./Time	Rep	Set
1	セルフマッサージ(下腿後面，大腿前面，外側，臀部)		2min		1
2	セルストレッチ(患部外)		20sec		5
3	ハム エキセントリックストレッチ*内側・外側・中央		20sec 左右交互に		5
4	レッグカール(速く)	徒手抵抗		20	4
5	ランジウォーク	40kg	10m*10m		4
6	シングルレッグルーマニアンデッド	1～4RM	高重量低回数の負荷に移行していく	10	4
7	ロシアンハム			10	4
8	スクワット ジャンプ(両脚⇒片脚)			10	4
9	BOX スプリットジャンプ			10	4
10	ヒップロック/スキップ/バウンディング		10m		4
11	ラダー・ミニハードル・Tドリル		日替わりで実施		6
12	ラン&ダウン				4
13	カッティング		全力		6
14	コンタクトフィットネス		20m		4
15	Return to Training Program				
チェック	ハムストリング筋力検査(BIODEX)	基準値			
	立位体前屈 (FFD)	掌が地面に全てつく			
	ロシアンハムストリング　BW (RH)	Perfectform 5rep			
	SL ルーマニアンデッドリフト　50%BW (SL RDL)	Perfectform 8rep			
	Return to Training Program	基準タイムクリア・1週間実施可			

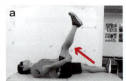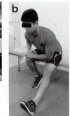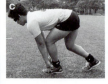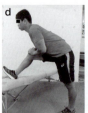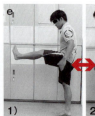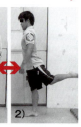

図4 ハムストリングの段階的ストレッチング例
a：SRLストレッチング．股関節は屈曲位とし，膝関節をゆっくりと伸展していく．
b：座位ストレッチング．椅座位から片方の脚を伸ばした状態から体幹を前傾させていきハムストリングをストレッチする．
c：片脚ジャックナイフストレッチング．片脚を前に出してしゃがんだ状態から体幹と大腿部をできるだけ密着させたまま膝関節を伸展させる．
d：エキセントリックストレッチング．踵でベッドを押してハムストリングを収縮させた状態のまま，膝関節を伸展してハムストリングをストレッチする．
e：ダイナミックストレッチング．1)膝関節伸展位で実施する，2)膝関節屈曲位で実施する．

- フィットネストレーニング：上肢を使ったボクシングを実施し，ハムストリングの収縮時痛が消失し自転車ペダリングが可能となったら，全身持久力の低下，体脂肪率の増加予防を目的に自転車エルゴメーターを実施する．

3 Step 3：Contraction Eccentric の獲得，筋力の改善

- ストレッチング，isometricトレーニング中の患部の不安感，伸張時痛が消失したのちトレーニングの負荷変数を考慮して段階的に開始する（図5）．
- CKC（closed kinetic chain）trainingは，片脚立位のアライメント評価から始まり，荷重時に体幹筋と殿筋群が協調的に働かずにトレンデレンブルグ徴候などアライメントの崩れを確認する．
- その場で行う前額面上，矢状面上のトレーニングでダイナミックアライメント不良がみられなければ，回旋ストレスを制御するトレーニングを実施する．
- 両脚の種目から漸進的に片脚で実施するシングルレッグスクワット，シングルレッグルーマニアンデッドリフト，ハムストリングに遠心性収縮がかかるロシアンハムなどのトレーニングへ移行する．

4 Step 4：High Impact Training, Sprint の獲得

- トップスプリント開始前に医療機関での画像所見の確認および下肢筋力を測定し，組織の修復や患部の筋力がスプリントやコンタクトの運動負荷に耐えうるかをチェックする（表3）．
- スピード，距離，方向転換を考慮して段階的に実施していく（図3）．
- 急激にランニングボリュームや強度が増えないように，速度・距離の管理をする．
- 間欠的自転車ペダリングトレーニングを組み合わせて行うことで下肢への負担をコントロールしながら筋パワー，筋持久力，全身持久力を向上させることができる．

5 Step 5：ラグビースキルの獲得と Return to Training Program の実施

- 100％スプリントが問題なく実施できたら，高強度のラグビーに必要な動作のトレーニングをメニューに取り入れていく．
- ステップや切り返しが問題なければボールを扱いながらの動作へと段階を上げる．
- コンタクトトレーニングでは，強度の負荷変数を考慮しながら，最終的に相手の動きに反応して，倒し切るタックルまで段階的に実施する（表4）．

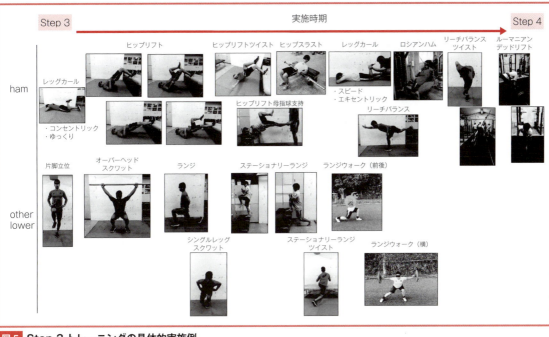

図5 Step 3 トレーニングの具体的実施例

表3 Step メニューのレベルアップ時の確認事項

	確認項目	基準
主観的所見	収縮時痛 伸張時痛	ストレッチング時，トレーニング時に限局した疼痛や脱力感，恐怖感や不安感がない
医師	画像所見 その他医学的所見	組織が十分に修復している
アスレティックトレーナー	柔軟性（スタティック・ダイナミック） 周径囲測定 筋力（等速性筋力測定．特に高速域：300deg/sec） スプリントスピード スプリント中のダイナミックアライメント	膝関節屈曲位・伸展位それぞれの股関節屈曲角度に左右差がない 左右差がない（膝蓋骨上端から5cm, 10cm, 15cmそれぞれ1%未満） 体重当たりの筋力が伸展：0.6, 屈曲 0.45, 主導筋拮抗筋比：0.9 100%スプリントが実施可能（30〜60m） 各 Running Phase における左右差や体幹部の代償動作がない
S＆Cコーチ	ウエイトトレーニング挙上重量 身体組成	受傷前の数値，チームで設定している目標値に達している

左右差がないだけではなく，受傷前よりも高いレベルになっていることが重要．

表4 段階的タックルトレーニングの変数

距離	接触している状態 ⇒ 1m ⇒ 3m ⇒ 5m
スピード	50% ⇒ 70% ⇒ 90% ⇒ 100%
インパクト	50% ⇒ 70% ⇒ 90% ⇒ 100%
相手	止まっている ⇒ 決められた方向に動く ⇒ ランダムにステップを踏む タックルバック ⇒ ハンドダミー ⇒ ダミーなし
強度	タッチ ⇒ かかえ込み ⇒ 肩でヒット ⇒ 倒し切り

種目		設定	休息	本数	基準	走行距離	加速回数
スプリント		10m	5sec	4本	90％以上の速度	40	4
		20m	5sec	4本	90％以上の速度	80	4
		40m	10sec	4本	90％以上の速度	160	4
		60m	15sec	4本	90％以上の速度	240	4
Tドリル		縦横10m	10sec	4本	12秒以内	160	20
切り返し走		5m2往復　スプリント15m	10sec	4本	10秒以内	100	20
ラン＆ダウン①		100m	60sec	2本		400	
ラン＆ダウン②		10*10m BOX	60sec	3周×4本		600	48
ラグビーアジリティー		コの字(スプリント10m)	15sec	4本	12秒以内	250	16
インターバル走		70m往復(1週間に1〜2回)	30sec	10本	25秒以内/30秒以内	1400	
プッシュープル		20sec	10sec	4本			
タックル①		5m 加速	5sec	左右4本			
タックル②		5m 互いに加速	5sec	左右4本			
タックル③		斜め45°方向へ加速	5sec	左右4本			
タックル④		5m 100% ダウンまで	5sec	左右4本			
タックル⑤		フェイント(ランダム)ダウンまで	5sec	左右4本			
コンタクトフィットネス		20m ラン&タックル&ダウン	60sec	4本×4セット	60秒以内	640	
メニュー間 休息		60sec		Total	61 分間	4070	120

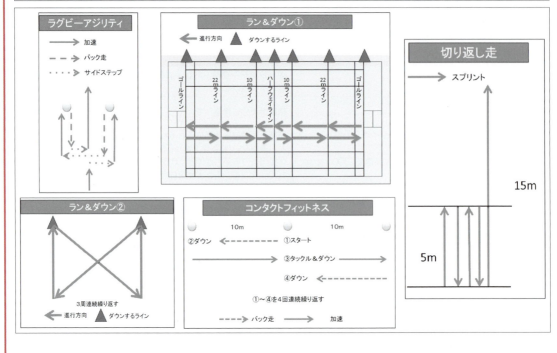

図6 return to training program
練習および試合のGPSデータから，総走行距離，加速回数，メニュー時間などが練習，試合と同等程度になるようにメニューが組まれている．

表5 RTT program の目的と評価基準

RTT program の目的
1) パフォーマンスは一定水準以上に改善または向上しているか
2) 練習や試合のような運動負荷に耐えることができるか
3) 複数日(当チームでは最低でも3日間)連続した運動負荷に耐えることができるか

休止期間	RTT 実施期間	復帰条件
1ヵ月未満	1回最終チェックとして ＊練習強度に耐えうるかどうかの確認	・実施中・実施後に疼痛再燃がない ・各トレーニングメニューの設定タイムをクリアしている
1〜2ヵ月	最低1週間	
3ヵ月以上	最低2週間	

- タックルの不安感や動作不良が十分に改善された後，ラグビー特有のコンタクトフィットネス能力を高めるためにタックルとランニングの複合ドリルを実施する．
- return to training：RTT program
  ・各動作を問題なく行えたら，練習に復帰するために複合・連続性のあるプログラムへ移行する．
  ・ランニング(スプリント・エンデュランス)トレーニング，アジリティトレーニング，コンタクトフィットネストレーニングを連続して行う(図6)．
- RTT program では目的と実施期間，評価基準を設定し，患部や患部外の機能を評価している(表5)．
  FW ではスプリントを伴わない，ラインアウトやスクラムは並行して参加させる．

6 Step 6：再発予防

- 練習休止期間の長さに応じて練習復帰(return to play)から試合復帰(return to game)までの最低練習参加期間を設けている．
  ・休止期間1〜2ヵ月：練習参加期間2週間
  ・休止期間3ヵ月以上：練習参加期間4週間
- チームや選手の競技レベルやスケジュールによっても左右されるが，実際にチーム内での連携や15対15のラグビーの試合形式の動作に順応するまでの期間を取ることで，より安全に復帰させることができる．
- 復帰後も定期的に機能評価をして問題点が発見された選手は collective exercise を実施する(post athletic rehabilitation：Post Rehab.)(図7)．
- ハムストリング肉ばなれを経験した選手の多くは，"患部の疲労・張り"，"以前同じ部位をケガしていた"，"当日のアップ不足"，"全身の疲労"，"柔軟性不足"を受傷前に感じている．
  ・当チームでは，選手の主体的なセルフリカバリーを啓発するためのポスターを選手の目につきやすい所に掲示している．
  ・ウォーミングアップ時の確実なスピードリハーサルが重要であるため，S＆Cコーチと協力してウォーミングアップと練習または試合とのスピードギャップが生じないようにする必要がある．
- 筆者らは筋肉の張りや疲労でも筋の全体的な張りで左右差がないもの，リカバリーによって改善がみられるものについては特に練習制限はしていないが，限局した張りや痛みがある者，既往歴のある者，長期間改善がみられず症状が続いている者については練習メニューやトレーニング内容の調整をしている．

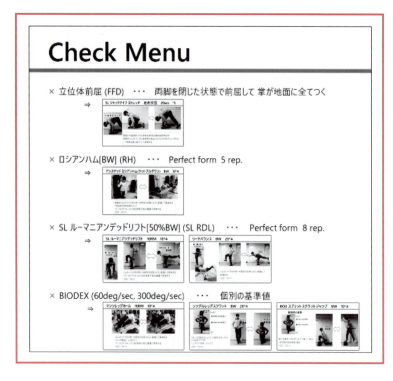

図7 Post Rehab. コレクティブエクササイズ
チェックメニューを1〜2ヵ月に1度評価し，基準に満たないチェック項目があった選手は次回の評価までに達成することができるように，各自でトレーニングを実施する．

■ 文　献

1) Kaux, JF et al：Epidemiological review of injuries in rugby union. Sports 3：21-29, 2015
2) Roberts, SP et al：Epidemiology of time-loss injuries in English community-level rugby union. BMJ Open 3：e003998, 2013
3) Brooks, JH et al：Incidence, risk, and prevention of hamstring muscle injuries in professional rugby union. Am J Sports Med 34：1297-1306, 2006.
4) 山本利春：競技現場におけるアスレティックリハビリテーション．アスレティックリハビリテーションガイド 競技復帰・再発予防のための実践的アプローチ，文光堂，東京，11-18, 2008

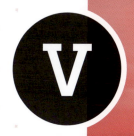

膝関節障害と
そのリハビリテーション

V 膝関節障害とそのリハビリテーション

1 前十字靱帯損傷の発症メカニズムと臨床診断

古賀英之

1 前十字靱帯損傷に対する考え方

- 前十字靱帯（anterior cruciate ligament：ACL）損傷は手術を要する膝スポーツ外傷としては最も高頻度に生じ，わが国においてもその数は年々増加傾向にある．
- ACLは解剖学的には大腿骨の後外側から脛骨の前内側へ走行し，脛骨の前方移動，外反，内旋を制動している[1]．
- ACL損傷の発生率は，男性に比べ女性のほうが2〜3倍高いと考えられている．ただし，スポーツ種目やスポーツレベルの違いを考慮する必要がある[2]．
- ACL損傷はその損傷形態や関節内における環境から，自然治癒がほとんど見込めず，大半の例で不安定性が残存する．ACL損傷に伴う不安定性による機能障害は，日常生活動作ではほとんど生じないことが多い．一方，不安定性が残存したままジャンプ着地，ステップ，ターン動作を含むスポーツ活動を行うと，膝崩れを生じることによりスポーツパフォーマンスが十分に発揮できなくなる．また膝崩れを繰り返すことによって半月板損傷や軟骨損傷をきたし，ひいては二次性変形性関節症に至る．

2 発症メカニズム

- 受傷機転としては，ラグビーやアメリカンフットボール，柔道などにおける直達外力，介達外力による接触型損傷と，サッカー，バスケットボール，バレーボール，ハンドボール，スキーなどにおける着地時やターン，ストップ動作にて生じる非接触型損傷に大別され，非接触型損傷は接触型損傷と比較し約2倍多く，女性に多く生じる．
- 接触型損傷の多くはコンタクトスポーツにおいて膝外反強制力を受けて生じることが多いが，その性質上予防は困難である．一方，非接触型損傷はその性質上介入により予防が可能であることから，その発症メカニズムについてさまざまな手法で解明が試みられている[3]．
- 女性アスリートに対し着地動作の動作解析を行い，その後前向きにACL損傷の危険因子を調査した前向き研究においては，着地動作における外反角度の増加量および外反力の大きさがACL損傷の危険因子であることが示され，外反力がACL損傷の重要な発症メカニズムであることが示唆された[4]．
- MRIによるACL損傷時に生じる骨挫傷の位置の検討においても，約80％の症例で骨挫傷は大腿骨外側顆中央と脛骨外側高原後方に生じることから，受傷時には膝外反，内旋および脛骨前方移動が生じていることが示唆されていた[5]．
- 競技中における受傷シーンのビデオ解析は実際の受傷時のバイオメカニカルな情報を得ることができる唯一の方法である．しかしこれまでその方法は単純な視覚的分析（ビデオをコマ送りしながら受傷シーンの状況の分析や関節角度の

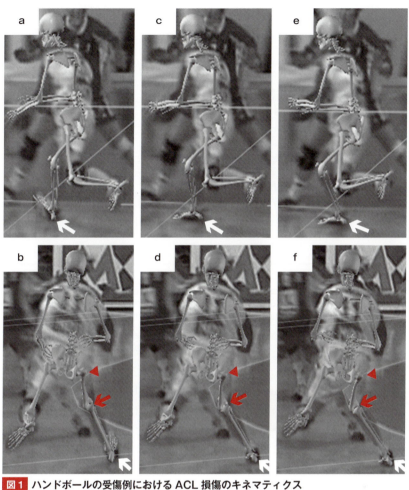

図1 ハンドボールの受傷例におけるACL損傷のキネマティクス
a, b：接地時．c, d：接地後20ms．e, f：接地後40ms
膝関節（赤矢印）は急激に外反・内旋の動きを生じている．一方，股関節（矢頭）は強い内旋位で固定されている．また足部（白矢印）は踵接地し，その後の20msで急激に底屈し全足底が接地，40ms後には全足底が地面に固定された状態で再度背屈している．

推定を行う方法）に限られていた．視覚的分析による関節角度の推定はかなりの誤差があることが示されており，また損傷のタイミングの推定は困難であること，低画質のビデオでは分析がさらに制限されるなどの問題点があった．

- 視覚的分析にかわる新たなビデオ解析のアプローチとしてmodel-based image-matching（MBIM）法が開発され，受傷シーンのより詳細なキネマティクスの解析が可能となった．同法を用いて非接触性ACL損傷の発症メカニズムの詳細に明らかにした研究によると，ACL損傷は接地後40ms付近で生じており，膝外反に伴う外側コンパートメントの圧迫力によって膝内旋および脛骨前方移動が生じることによりACLが断裂する．また接地時からACL損傷時までの間，股関節は内旋位にてほぼ一定であること，また足部は踵接地後足底が地面に固定されることから，接地時において股関節および足部によるエネルギー吸収が不十分となることから膝関節により大きな負荷がかかり，そのことがACL損傷に寄与している（**図1, 2**）[6〜8]．

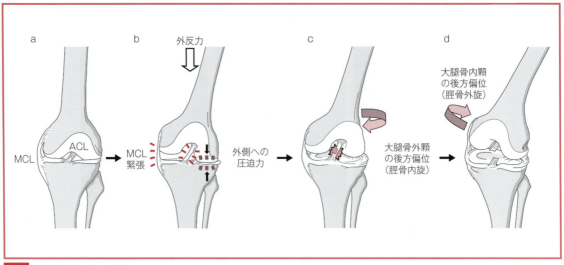

図2 ACL損傷メカニズム
a, b：膝に外反力が加わると，MCLが緊張し外側コンパートメントに圧迫力が生じる．
c：この圧迫力によって大腿骨外顆が後方に偏位することにより脛骨前方移動および内旋が生じ，ACLが断裂する．
d：ACL断裂により脛骨前方引き出し力に対するprimary restraintが消失し，大腿骨内顆も後方に偏位することにより，ACLの断裂後に脛骨外旋が生じる．

3 臨床診断

- ACL損傷の診断は新鮮例においてはその受傷機転をよく聴取することが大事である．留意点としては，スポーツの種類/レベル，受傷時の肢位（膝軽度屈曲位かつ外反位，膝が内に入った，と表現することが多い），POP音の有無や脱臼感，受傷後のプレー続行が不能であったか，受傷後の関節腫脹の有無（関節血腫は必発である）などについて詳細に聴取する．陳旧例においては膝崩れや不安定感の有無，また反復する膝崩れによる二次的な半月板損傷に伴う疼痛や引っかかり感について確認する．
- ACL不全膝における不安定性は前方不安定性と前外側回旋不安定性とに大別される．前方不安定性の評価には徒手検査としてLachman test, anterior drawer testを施行する．Lachman testは前方不安定性の評価方法として最も信頼できる検査である．またKT-1000などのknee arthrometerが前方不安定性の定量評価に有用である．一方で前外側回旋不安定性の評価にはpivot shift testを施行する．前外側回旋不安定性の残存は前方不安定よりも術後の患者満足度や変形性膝関節症の進行に相関することが報告されており[9,10]，前外側回旋不安定性の評価はより重要である．しかしながらpivot shift testは手技自体が統一されていないこと，検者間誤差が大きいこと，評価が検者の主観によること，非麻酔下では患者の恐怖感などで施行が困難な場合があることなどが問題点としてあった．そのため近年ではナビゲーションシステム，電磁気計測システム，三次元加速度計[11]などを用いたpivot shift testの定量評価が試みられている．
- 合併損傷の評価として側副靱帯損傷や後十字靱帯損傷に対する評価や半月板損傷に対する評価も併せて行う．また鑑別すべき主な疾患として膝蓋骨（亜）脱臼があり，理学所見としては徒手的に膝蓋骨を外側に偏位させて移動量および恐怖感をみるapprehension testの施行が大切である．

図3 ACL損傷のMRI所見
a：正常ACL（矢印）．b：損傷ACL（矢印）
損傷ACLは膨化し不鮮明になっている．

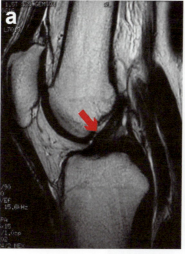
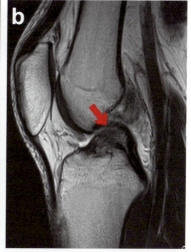

図4 骨挫傷のMRI所見
ACL損傷に伴って生じる骨挫傷（矢印）．
ACL損傷時の膝関節脱臼により生じた骨の浮腫．大腿骨外側顆（a，b）および脛骨外側高原後方（b）に生じることが多い．

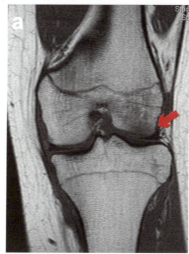
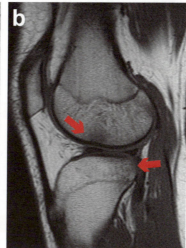

- 画像診断としてはMRIが有用であり，その診断率は90％以上とされている（図3）．新鮮ACL損傷の多くにMRI上の骨挫傷を認め，典型的には大腿骨外側顆中央と脛骨外側高原後方に生じる（図4）．またMRIは他の靱帯損傷，半月板損傷，軟骨損傷の評価にも有用である．単純X線では時に脛骨外側顆の前外側構成体付着部の剥離骨折であるSegond骨折を認めることがある（図5）．

4 治療方針

- ACL損傷はその損傷形態や関節内における環境から，自然治癒がほとんど見込めず，大半の例で不安定性が残存する．ACL損傷に伴う不安定性による機能障害は，日常生活動作ではほとんど生じないことが多い．一方，不安定性が残存したままジャンプ着地，ステップ，ターン動作を含むスポーツ活動を行うと，膝崩れを生じることによりスポーツパフォーマンスが十分

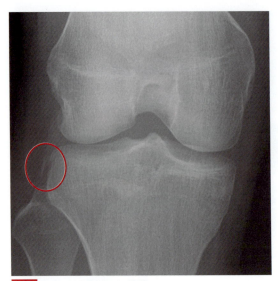

図5 Segond骨折のX線像
脛骨外側高原の前外側構成体付着部の剥離骨折で，この骨折を認めた場合には高率にACL損傷が疑われる（赤丸）．

表1 ACL損傷に対する治療法の適応

保存療法
1) スポーツ活動を行わず，日常生活動作において不安定感のない例
2) レクリエーショナルレベルのスポーツを希望し，なおかつ手術を希望しない場合，段階的にスポーツ復帰をさせていっても膝崩れを生じない例
3) 骨端線閉鎖前の若年者，もしくは活動性の低い高齢者
4) 半月板損傷の合併がない例
手術療法
1) ジャンプ着地，ステップ，ターン動作を含むスポーツ活動への復帰を望む例
2) 日常生活動作においても不安定性を生じる例
3) 修復の適応となる半月板損傷合併例

（文献12)より引用）

に発揮できなくなる．また膝崩れを繰り返すことによって半月板損傷や軟骨損傷をきたし，ひいては二次性変形性関節症に至る．そのためACL損傷における保存的治療の目的は膝崩れによる二次的損傷の予防にある．

- 以上よりACL損傷における保存療法の適応は以下の場合に限られる（**表1**）[12]．
  1) スポーツ活動を行わず，日常生活動作において不安定感のない例．
  2) レクリエーショナルレベルのスポーツを希望し，なおかつ手術を希望しない場合，段階的にスポーツ復帰をさせていっても膝崩れを生じない例（いわゆるcoper；ACL不全膝にうまく適応してスポーツ活動が可能な症例）．
  3) 骨端線閉鎖前の若年者，もしくは活動性の低い高齢者．
  4) 半月板損傷の合併がない例．

- なお1) において日常生活動作でも不安定感を生じる場合は手術適応である．2) においては段階的にスポーツ復帰をしていく過程で膝崩れを生じた場合は，スポーツ活動の中止や種目，レベルの変更もしくは手術的治療を勧める．3) においては骨端線閉鎖前の若年者は通常骨端線閉鎖を待って手術を行うが，骨端線閉鎖前であっても膝崩れを繰り返す症例では骨端線を避ける形で手術を行う．また高齢者であってもスポーツ活動を希望するようなアクティビティの高い患者は手術適応となる．4) に関連し修復術の適応となる半月板損傷を認めた場合には，半月板のみを修復しても膝の安定性が得られない場合には修復半月の破綻をきたすため，スポーツ活動を行わない例においてもACL再建術の適応となる．

- ACL損傷に対する保存的治療としては，急性期にはその後に手術を行う，行わないにかかわらず，ギプスなどの外固定は行わず，松葉杖の使用などで急性期の関節炎や疼痛をコントロールしながら，早期から積極的な可動域訓練および大腿四頭筋およびハムストリングを中心とした筋力強化訓練を行う．腫脹の軽減，可動域と筋力の回復が得られたのちに通常歩行，日常生活動作への復帰を許可していく．レクリエーショナルレベルのスポーツを希望し，なおかつ手術を希望しない場合には，スポーツ動作による膝崩れのリスクを十分に説明したうえで段階的にスポーツ復帰をさせていく．慢性期の保存

的治療としては筋力強化訓練や再受傷予防訓練，装具の使用などが行われる．

- ACL損傷に対する手術的治療は，ジャンプ着地，ステップ，ターン動作を含むスポーツ活動への復帰を望む場合が適応になる．また前述のように，日常生活動作においても不安定性を生じる場合も手術適応になる．特に新鮮例においては，可動域が正常となり，腫脹の軽減および筋力の回復が得られたのちに手術を行うことが望ましい．急性期の手術は関節線維症による拘縮をきたす危険性が高く，注意が必要である．ただし急性期に手術を要する合併靱帯損傷や半月板のロッキングなどがある場合には，症例に応じて一期的にACL再建術を行うか，合併損傷に対する手術のみを急性期に行い二期的にACL再建術を行うかどうかを検討する．
- 手術は膝屈筋腱や骨付き膝蓋腱などの自家移植腱を用いた再建術を行う．同種移植腱による再建術はわが国では社会上の理由からほとんど行われていない．また人工靱帯による再建術は術後の異物反応や炎症の遷延などの問題があり現在ではほとんど行われていない．
- 術後リハビリテーションとしては，術後数日より可動域訓練を始め，術後1ヵ月で全荷重とする．ジョギングは3ヵ月以降に開始し，競技復帰は6ヵ月以降に許可する．いずれも個々の患者の回復度やコンディション，競技レベルなどを考慮し，段階的に復帰を目指していく．

■文　献

1) Berns, GS et al：Strain in the anteromedial bundle of the anterior cruciate ligament under combination loading. J Orthop Res 10：167-176，1992
2) Mountcastle, SB et al：Gender differences in anterior cruciate ligament injury vary with activity：epidemiology of anterior cruciate ligament injuries in a young, athletic population. Am J Sports Med 35：1635-1642，2007
3) Krosshaug, T et al：Research approaches to describe the mechanisms of injuries in sport：limitations and possibilities. Br J Sports Med 39：330-339，2005
4) Hewett, TE et al：Biomechanical measures of neuromuscular control and valgus loading of the knee predict anterior cruciate ligament injury risk in female athletes：a prospective study. Am J Sports Med 33：492-501，2005
5) Speer, KP et al：Osseous injury associated with acute tears of the anterior cruciate ligament. Am J Sports Med 20：382-389，1992
6) Koga, H et al：Mechanisms for noncontact anterior cruciate ligament injuries：knee joint kinematics in 10 injury situations from female team handball and basketball. Am J Sports Med 38：2218-2225，2010
7) Koga, H et al：Estimating anterior tibial translation from model-based image-matching of a noncontact anterior cruciate ligament injury in professional football：a case report. Clin J Sport Med 21：271-274，2011
8) Koga, H et al：Hip and ankle kinematics in noncontact anterior cruciate ligament injury situations：Video analysis using model-based image matching. Am J Sports Med 46：333-340，2018
9) Kocher, MS et al：Relationships between objective assessment of ligament stability and subjective assessment of symptoms and function after anterior cruciate ligament reconstruction. Am J Sports Med 32：629-634，2004
10) Jonsson, H et al：Positive pivot shift after ACL reconstruction predicts later osteoarthrosis：63 patients followed 5-9 years after surgery. Acta Orthop Scand 75：594-599，2004
11) Nakamura, K et al：Evaluation of pivot shift phenomenon while awake and under anaesthesia by different manoeuvres using triaxial accelerometer. Knee Surg Sports Traumatol Arthrosc 25：2377-2383，2017
12) 古賀英之ほか：膝関節靱帯損傷の手術的治療と保存的治療の適応．臨スポーツ医 32：836-843，2015

V 膝関節障害とそのリハビリテーション

2 前十字靱帯再建術後のリハビリテーション

今屋　健，田中龍太

1 前十字靱帯再建術後のリハビリテーションの流れ

- 膝前十字靱帯（ACL）再建術は主にハムストリングス腱または骨付き膝蓋腱が移植素材とされるが，術後のリハビリテーションの流れは同様であり，術後6.5〜8ヵ月復帰を目標にリハビリテーションを進めていく（図1）．術後のリハビリテーションは術前の状態に大きく左右され，特に術前の関節可動域と筋力の回復が極めて重要である[1〜3]．また，術後のリハビリテーションにおいて膝伸展可動域の獲得時期は施設により異なるが，早期より完全伸展の可動域を獲得することで，筋収縮の回復も良好となり，ステップやジャンプ動作などのアスレティックリハビリテーションを行う際に起こりやすい膝前面痛（Anterior Knee Pain：AKP）の発生を予防できる．これにより術後の良好な膝機能の再建が可能となり，安全で確実な競技復帰へ繋がると考えている．
- また，ACL再建術後の最大の問題点は術後の再損傷である．再損傷のリスクを考慮したリハビリテーションメニューは，競技復帰間近の時期から行うよりも術後早期から継続して行われるべきである．すなわち，メディカルリハビリテーションの時期から，再損傷を予防するためのアライメントや筋力エクササイズ（ex.）が行われるべきである．このことによりアスレティックリハビリテーションの時期には，体幹や股関節，足関節なども効率的に連動できる，膝関節にストレスのかかりにくい動作の習得が可能となる．
- 競技復帰を目指したACLのリハビリテーションで最も重要なことは，ただ単に時期に合わせたメソッドを当てはめるだけでなく，選手の膝機能を十分に評価し，動作分析を行い，その時期に合わせた適切なアプローチを選択することである．
- 本項では，術前リハビリテーション期，メディカルリハビリテーション期，アスレティックリハビリテーション期，部分復帰期，完全復帰に分類し，それぞれの時期でのかかわり方を述べる．

2 リハビリテーションの実際

1 術前リハビリテーション期―手術までに獲得しておくべき機能―（受傷〜手術日）（図2）

- 術前の機能を回復させることは，術後のリハビリテーションを円滑に進めるために極めて重要である．受傷後から手術までの期間に獲得すべき項目は，関節可動域，大腿四頭筋筋力，膝蓋下脂肪体の柔軟性である．手術を受ける前の段階として，病院やクリニックなど治療現場のセラピストだけでなく，スポーツ現場のトレーナーなども理解しておくべき項目である．

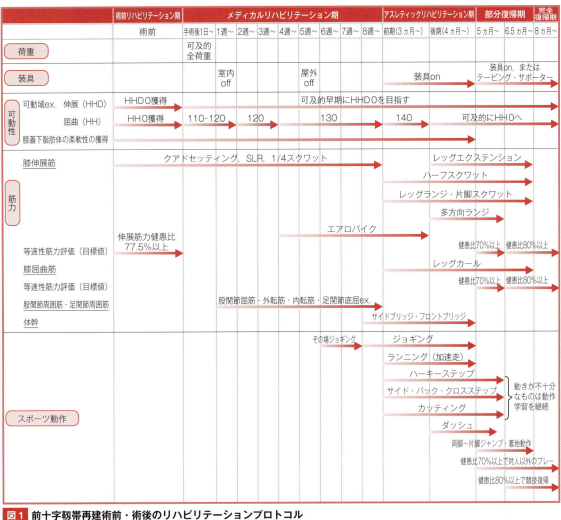

図1 前十字靱帯再建術前・術後のリハビリテーションプロトコル

図2 手術までに獲得しておくべき機能とリハビリメニュー

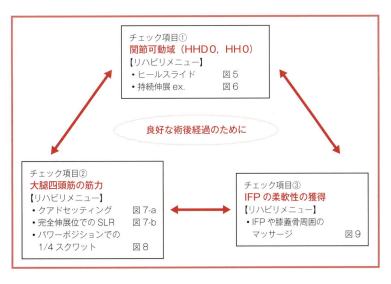

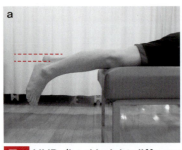 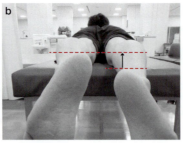 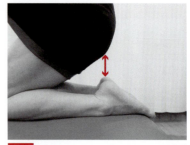

図3 HHD（heel height difference）の計測方法
a：腹臥位で膝蓋骨はベッド上に乗せ、脱力させる。
b：膝蓋骨を真下に向け膝を正中位とし、踵の高さの差を計測する。図の場合、左膝の伸展制限あり。

図4 heel to hip distance の計測方法
正座の姿勢で、踵と殿部の距離を計測し、健側との左右差で評価する。

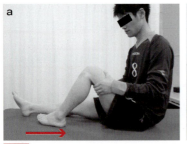 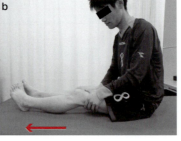 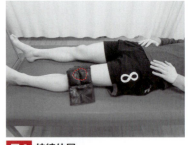

図5 ヒールスライド
a：屈曲、b：伸展
下肢は脱力し、大腿遠位後面を両手で把持し、上肢の力で踵を床面に滑らせるように膝を屈伸させる。10分間ほど繰り返し行うことにより、可動域は回復してくる。

図6 持続伸展 ex.
重錘バンド2〜3kg（家庭ではお米2〜3kg）などを膝蓋骨の真上においてリラックスする。約10分間継続する。

1）関節可動域

- 術前の可動域制限は、術後の可動域制限を引き起こす可能性が高いため、左右差のない可動域獲得が重要である[4,5]。
- 膝伸展可動域（heel height difference：HHD）（図3-a, b）と膝屈曲可動域（heel to hip distance：HH）（図4）の健患差0の獲得を目指す。
- 受傷後早期は、ヒールスライドを繰り返し行うことにより可動域の拡大を図る（図5-a, b）。
- 最終伸展可動域の獲得に難渋する場合には、重錘などを使用し持続伸展を行い HHD 0 を目指す（図6）。

2）大腿四頭筋の筋力

- ACL再建術後の競技復帰のためには、大腿四頭筋の筋力回復が必須となる。術前の筋力低下は術後の筋力回復の阻害因子となる。このため術前より、特に内側広筋の筋トーンを高めたクアドセッティング（セッティング）、完全伸展位での straight leg raise（SLR）、理想的な体重心を意識した1/4スクワットを中心とした筋力 ex. を実施する。
- 非荷重位で行うセッティングは大腿四頭筋の筋力 ex. の基盤となる。可及的膝伸展位で行い、内側広筋の収縮を意識したセッティングを行う。また受傷後は筋トーンが低くなっているため、健側と患側の筋の硬さを確認しながら健側と同様の硬さになるようにする（図7-a, b）。中周波や低周波などの EMS を利用するのもよい。良好なセッティングが獲得できれば、ラグのない SLR は容易に獲得できる。
- スクワットは足底全接地で、体重心は舟状骨部に落とす。選手には「土踏まずの真ん中に重心を乗せて」と指導する。膝関節は前方へ移動さ

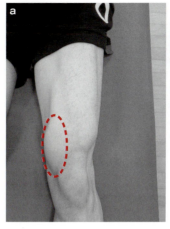
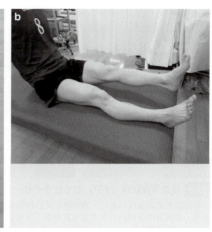

図7 大腿四頭筋の筋力 ex.
a：クアドセッティング．セッティングは内側広筋の収縮とその硬さ（筋トーン）を回復させる．
b：SLR．ラグのない SLR のためには，良好なセッティングの獲得は必須である．

せ，膝蓋骨中央が第2趾へ向かうように指導する．体幹は軽度前傾程度で，股関節の過度な屈曲を伴わずに行う（図8-a, b）．われわれは，このスクワットを3つの理由から積極的に取り組んでいる．1つ目に，下腿が相対的に後方へ傾き，重心が後方へ移動することで膝関節への前方剪断力が高まることを避けるため[1]．2つ目に，一般的に行われている後方重心のスクワットでは膝関節の運動よりも股関節の動きが強調されることから，本来の目的である大腿四頭筋 ex. ではなくハムストリングス有意の ex. になってしまうため．3つ目に，われわれはスクワットを運動時の基本的な構えや姿勢としても捉えており，特にフィールド競技においては前方重心で行うことが多く，後方重心での構えを術後早期からの動作学習として行わないためである．このため，われわれの行っているスクワットポジションは最も安定した荷重肢位であり，スポーツ動作に直結した「パワーポジション」での筋力 ex. として捉えている．加えてこのスクワットは，術後のアスレティックリハビリテーション期以降のパフォーマンスの向上や再受傷の予防につながると考えている．

● 術前の筋力は術後の筋力と正の相関関係がある．術後の筋力強化対策として術前の筋力を知っておくことは重要である．このため，術前日に等速性筋力測定器により筋力を測定する．当院で

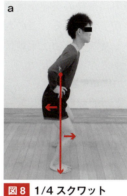
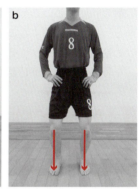

図8 1/4 スクワット
a：膝・股関節は45°屈曲．膝は前方へ出し重心を土踏まずへ落とす．
b：膝蓋骨を第2趾の上に向かうように膝を屈曲させる．
1/4スクワットは荷重位における大腿四頭筋のエクササイズとともに，理想的なスポーツ動作の構えである「パワーポジション」として位置づける．

は術後の伸展筋力の健患比80％を獲得するために，術前の健患比77.5％以上の獲得を目標としている[6]．

3）膝蓋下脂肪体の柔軟性

● 膝蓋下脂肪体（infrapatellar fat pad：IFP）は，受傷後の炎症や変性により柔軟性の低下が生じ硬化する．これが原因で膝蓋骨の動きや関節可動域が制限されることは多々あり，筋力の回復を妨げる[1]．また，IFP では手術時の内外側ポータル部の侵襲により炎症が必発するが，術

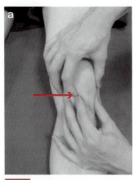
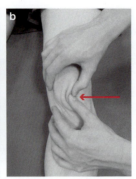

図9 膝蓋下脂肪体（IFP）のモビライゼーション
IFPは膝蓋骨の遠位にあり，膝蓋腱と関節裂隙前方の間に存在する．膝蓋腱の深部のIFPを左右に移動させるようにモビライゼーションを行う．

前の状態が悪いことでさらに術後の炎症が増悪し，疼痛が持続することが予想される．このため術前からモビライゼーションを行い，柔軟性を獲得することが必要である[7]（図9-a，b）．

2 メディカルリハビリテーション期—ジョギング開始時までに獲得すべき機能—（術後〜8週）

- 術後に生じた関節可動域や筋力，膝蓋骨の可動性の回復を図り，ジョギングが可能となる膝機能の獲得を目指す．
- 術後翌日から可及的に全荷重にてリハビリテーションを開始する．弾性包帯を使用し腫脹の軽減を図り，術前から行っている可動域ex.および筋力ex.を開始する．術後7日前後で杖・装具なしでの正常歩行獲得を，9日前後でHHDは1.5cm以内，屈曲可動域は120°までの獲得を目指す．以降，HHDは段階的に0を目標とする．
- 術後4週からエアロバイク，6週からステアマスターなどの有酸素器具による運動を開始する．同じく6週よりその場ジョギングを開始し，ジョギングの感覚を学習させていく（図10）．この時期に，その場ジョギングを1分×10セットできるようになれば，ジョギングへの移行に問題をきたすことは少ない．
- 術後8週までに，屈曲可動域は130°までの獲得を目指し，ジョギングを開始する．ジョギ

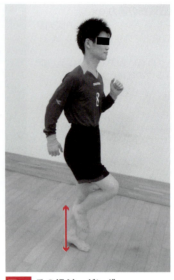

図10 その場ジョギング
移動することなく，その場でジョギングをするように足踏みを行う．その場ジョギングを1分，インターバル歩行を1分行い，これを10セット繰り返す．立脚期のknee inに注意し，連続的にスムーズに行えるようにする．

ング開始時の膝の状態は術前と同様で，関節可動域の獲得，大腿四頭筋の筋力の獲得，IFPの柔軟性の獲得が必須である（図11）．

- ジョギングのスピードはダッシュの10％から30％とし，はじめは1分程度のジョギングと歩行を組み合わせながら，徐々に段階的にジョギング時間を増やし，持久力，筋持久力の向上を図る（表1）．

3 アスレティックリハビリテーション期：前期（術後3〜4ヵ月）

- アスレティックリハビリテーションのメニューでは膝に加わる負荷量が一気に増加することから，10回程度の少ない回数から開始し，それを5〜6セット繰り返す．痛みや腫れなどのリバウンドがないことを確認しながら徐々に連続回数やセット数を増やしていく．
- 術後3ヵ月頃には，屈曲可動域は140°までの獲得を目指す．筋力ex.は，自重での負荷でレッグランジ系，片脚スクワット，レッグカー

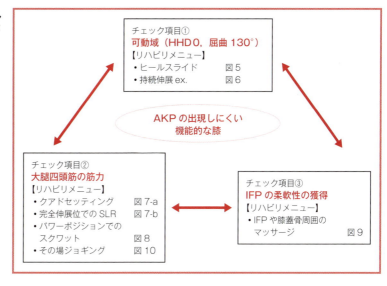

図11 ジョギング開始時までに獲得しておくべき機能とリハビリメニュー

ルを開始する．特にランジ系は片脚での支持能力を高めるエクササイズであり，再損傷の予防に直接的に関係する．まず，ランジ系（フロントランジ，サイドランジ）のエクササイズを行うにあたり，AKPのない膝周囲の柔軟性の獲得が最低限必要である．レッグランジでは，踏み出す側の膝蓋骨の中央が第2趾に向かうように踏み出すこと（図12-a, b）．このポジションが取れれば，荷重軸が最も安定する関節中心のやや内側に位置することができ，再損傷の原因となる外反位を避けることができる[8]．このとき，足関節，股関節，体幹の安定性の問題でもアライメント不良が原因となり，膝関節の外反不安定性を引き起こすことがあるため注意する（図13）．

● 片脚スクワットもランジ系と同様に，荷重のかけかた，体幹や股関節を含めたアライメントに注意しながら，はじめは膝関節45°程度の屈曲角度で行い，徐々にハーフスクワットの形にしていく．膝と足部の位置関係はあくまでもスクワットやランジと同様に，パワーポジションでの運動学習を意識させる（図14）．筋力が不十分で理想的なフォームでできない場合には，壁に手をついたり，屈曲角度を浅めにするなどの工夫をする．

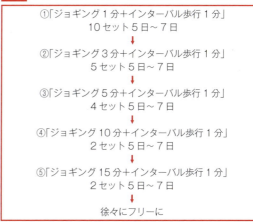

表1 ジョギングメニュー（ダッシュの10〜30%）

① 「ジョギング1分＋インターバル歩行1分」
　10セット5日〜7日
↓
② 「ジョギング3分＋インターバル歩行1分」
　5セット5日〜7日
↓
③ 「ジョギング5分＋インターバル歩行1分」
　4セット5日〜7日
↓
④ 「ジョギング10分＋インターバル歩行1分」
　2セット5日〜7日
↓
⑤ 「ジョギング15分＋インターバル歩行1分」
　2セット5日〜7日
↓
徐々にフリーに

ジョギングは時間とセット数を徐々に増やしていく．5日から7日継続して，問題がなければ次のメニューに進む．①②はダッシュの10%のスピードでフォームを固め，③以降は徐々に30%のスピードまで上げていく．

● レッグカールは，立位または腹臥位で実施するが，内側のハムストリングを意識した方法で行う．膝の屈曲運動時には内側ハムストリングスの収縮を意識した内旋運動を強調し，つま先は内側に向けて連続して屈曲させる．また腓腹筋の代償を防ぐために，足関節底屈位で行う（図15）．

● ジョギングが順調に進んでいれば，ランニング（ダッシュの約70%）を行う．ただし，急ストップは再損傷のリスクがあるため，ジョギングと

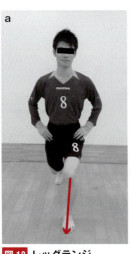 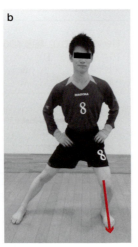 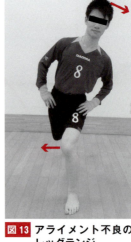

図12 レッグランジ
a：フロントランジ，b：サイドランジ
レッグランジは再損傷予防のための重要なエクササイズである．前方，側方に片脚を踏み込み，膝蓋骨の中央が第2趾の上に向かうように膝を屈曲する．

図13 アライメント不良のレッグランジ
膝が内側へ入り，膝関節が外反すると再損傷のリスクが高くなる．これには膝だけでなく，股関節，体幹，足関節など全身の機能が関与する．

図14 片脚スクワット
レッグランジ同様に，片脚支持能力を高めるエクササイズであり，膝蓋骨を第2趾に向かわせる．パワーポジションを意識して連続で行う．

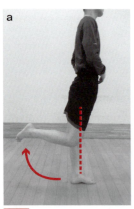 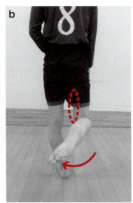 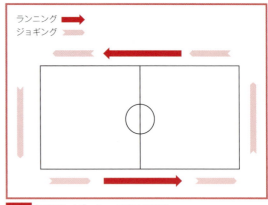

図15 レッグカール（立位）
a：屈曲する脚の膝は反対側の膝よりも前に出ないようにする．
b：つま先を内側に向け，内側ハムストリングスを意識した内旋運動を行う．

図16 加速走（ダッシュの約70％）
ランニング部分は可及的にスピードを上げていく．グラウンド・コートなどを2周×4セットでセットごとに周る方向を変える．

ランニングを組み合わせた加速走を取り入れながら可及的に負荷を上げていく（図16）．ランニングでは荷重が健側偏位となりやすいため，左右対称のフォームが維持できるスピードになるようにチェックする．

● ステップ動作は，膝関節だけではなく体幹，股関節を意識したアライメントで行い，ジョギング同様，その場で動くハーキーステップから順に，サイドステップ，バックステップ，クロスステップ，カッティングへと進める（図17，18）．

4 アスレティックリハビリテーション期：後期（術後4～5ヵ月）

● 術後4ヵ月までに，屈曲可動域は140°獲得を目指す．その後は可及的にHH 0（正座）を目指

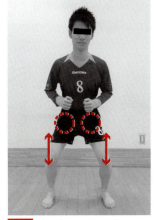

図17 ハーキーステップ

股関節屈伸の動きを意識し、素早くその場でステップを繰り返す。ハーキーステップは踏み返し能力を高め、再損傷のリスクを軽減させる。

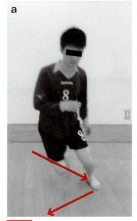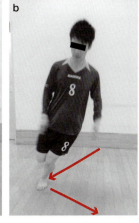

図18 カッティング

a：カッティング、b：クロスオーバーカッティング
カッティングは膝と足の運動軸を一致させ方向転換を行う。この際、膝が外反位とならずパワーポジションが取れているかチェックする。

図19 レッグエクステンション

レッグエクステンションは膝伸展筋力を向上させる最も効果的な方法である。家庭では足に巻ける重りやゴムチューブを使用するなどの工夫をする。

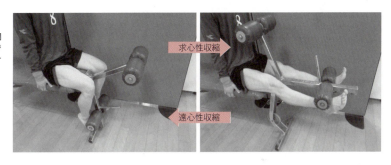

し可動域 ex. を行う。

- 筋力トレーニングは、レッグエクステンションやレッグプレスなどのマシーントレーニングを積極的に使用していく。負荷のかけ方は、両脚負荷から徐々に患側負荷へ移行し、患側への比重を大きくしていく。レッグエクステンションは、骨盤は過度な後傾位とせず、股関節を正中位からやや外旋位にして内側広筋を意識して行う（図19）。
- フロントランジやサイドランジが安定してきたら、多方向のランジを取り入れる。斜め、後方、クロスなどあらゆる方向でも荷重バランスを崩さないように運動学習させていく。この場合も膝蓋骨中央が第2趾の方向へ踏み込むように指導する（図20-a，b）。
- ジャンプ動作はまず両脚で開始し、両脚のジャンプ着地時のアライメント（パワーポジション）に留意しながら行う。
- ランジ動作での荷重動作が十分にできていれば、段階的にステップの強度、スピード、頻度をあげ、ステップやジャンプ動作を組み合わせた複合的な動作を取り入れていく。
- ボールを扱うスポーツ種目に対しては、必ず装具装着下で、基礎練習などの練習を許可していく。この時期にはボールを正面から受ける動作にとどめる。
- ランニング（加速走）が順調に進んでいれば、ダッシュを開始する。ただし、急ストップは再損傷のリスクがあるため、徐々に減速しながらストップするようにする。

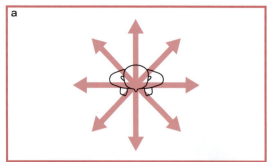
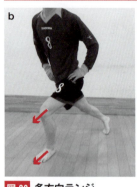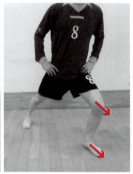

図20 多方向ランジ
a：脚をあらゆる方向に出してのランジ
b：どの方向に脚を踏み出しても，体がぶれず，膝と足の運動軸が一致するように．

- ルーティンなステップ動作が獲得できていればスピードをアップし，ラダーなどを使用したアジリティーex.を開始する．
- この時期から復帰時期までは，膝への負荷量が上がっていくため，腫れや痛みの管理を徹底して行い，膝の状態に合わせたアプローチを行わなければいけない．また，再断裂の可能性が高い時期であるため，調子が良い選手ほど注意喚起が必要である．

5 部分復帰期：前期（術後5〜6.5ヵ月）

- 術後5ヵ月頃には，等速性筋力測定器により膝伸展筋力と膝屈曲筋力を測定する．健患比70％以上獲得したうえで，各動作に対して大きな問題が見当たらない場合，装具装着の上，対人プレー以外の部分合流が許可される．
- この時期からは，あらためてチェック項目を確認しながら，再損傷を予防するトレーニングを繰り返し行う（図21）．
- 両脚ジャンプ動作から徐々に片脚ジャンプ動作へ移行していく．ジャンプ動作はリスクの低いアップジャンプから始め，ミニハードルなどを飛び越えるようなジャンプ，最後にリスクの高いダウンジャンプに移行する（図22）．そして片脚でのその場ジャンプの連続，前方や側方への連続ジャンプの反復練習を行う．
- バスケットボールでのレイアップシュートやバレーボールでのスパイク・ブロックなどのジャンプ動作を開始する．ただし，最初は着地を両足着地とする．
- フィールドスポーツでは実際の道具を使い，オフェンスやディフェンスをイメージしながらスポーツ動作を行っていく．特にジャンプ，ストップ，切り返しなどの動作は繰り返し行い，無意識下でも動けるように運動学習を行う．

6 部分復帰期：後期（術後6.5〜8ヵ月）

- 術後6.5ヵ月から，対人プレーを徐々に行う．最初はオフェンス中心とし，自発的に動くアクションのプレーから行っていく．コンタクトが予想されるスポーツでは，相手が自分にプレッシャーをかけてこない，コンタクトされない状況設定下で，味方や敵とボールの動きに対して慣れていくようなイメージでプレーに参加する．
- 次に再受傷のリスクの高い，相手の動きに反応して動くリアクションのプレーも徐々に取り入れていく．さらに，1対1のコンタクト練習やラグビーなどのタックルの練習なども徐々に行っていく．
- 筋力回復が健患比80％を超えている場合や，炎症症状がなく膝の機能にも問題がない場合は，この時期から競技復帰が許可される．

7 完全復帰期（術後8ヵ月）

- 術後8ヵ月では，健患比80％以上の獲得を目

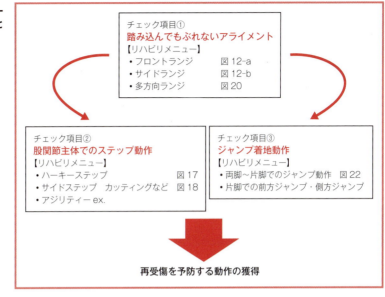

図21 アスレティックリハビリテーションにおけるチェック項目とリハビリメニュー

標とする[9]．獲得できていた場合，試合を含めた合流を許可する．その際は，装具着用が可能なスポーツ種目は装具を，不可能な種目はテーピングを指導し，サポーターの使用も促していく．初めは出場時間や対戦相手を考慮し，徐々に受傷前の活動内容に戻していく．試合時間が長い場合，テープの緩みも考慮してサポーターとの併用が有効である．

● 完全復帰期もケアの時間を十分に取り，可動域は完全に獲得できているか，炎症によるIFPの疼痛や硬さはないか，健側を過剰に使うことにより筋力の健患差が出てきていないか，などのチェックを継続していくことが重要である．

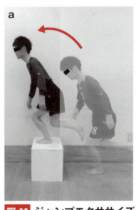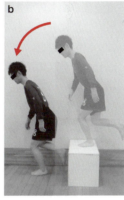

図22 ジャンプエクササイズ
a：アップジャンプ，b：ダウンジャンプ
ジャンプ動作は，リスクの少ないアップジャンプから始め，次にミニハードルなどを飛び越えるようなジャンプに移行する．着地時のアライメントやバランスなどに問題なければ，ACL損傷に多くみられる受傷機転の一つであるダウンジャンプへ移行していく．

■ 文　献

1) 今屋　健：前十字靱帯（ACL）断裂に対する術後のリハビリテーション．改訂版スポーツ外傷・障害に対する術後のリハビリテーション，内山英司ほか監修，運動と医学の出版社，神奈川，184-276，2013
2) 山本敬之ほか：膝前十字靱帯再建術後の伸展制限と筋力回復の遅延．日臨スポーツ医会誌 19：S128，2011
3) 田中龍太ほか：膝前十字靱帯再建術後における術前・術後膝筋力の関連性について．関東甲信越ブロック理学療法士学会誌 30：S156，2011
4) 今屋　健ほか：ACL再建術後の膝伸展制限について―健側膝完全伸展角度の違いによる影響―．JOSKAS 39：126-127，2014
5) 今屋　健ほか：ACL再建術後の屈曲可動域と経時的な回復状況について．JOSKAS 42：697，2017
6) 今屋　健ほか：膝前十字靱帯（ACL）再建術後の良好な膝伸展筋力回復のための要因について．JOSKAS 43：S368，2018
7) 林　典雄：運動療法のための運動器超音波機能解剖 拘縮治療との接点，文光堂，東京，142，2016
8) Koga, H et al：Mechanisms for non-contact anterior cruciate ligament injuries-knee joint kinematics in ten injury situations from female team handball and basketball. Am J Sports Med 38：2218-2225，2010
9) 今屋　健ほか：ACL再建術後の競技復帰と筋力回復との関係―性別とスポーツレベル別による検討―．臨スポーツ医 35：404-411，2018

3 内側側副靱帯損傷の発症メカニズムと臨床診断

木村由佳，石橋恭之

1 内側側副靱帯損傷に対する考え方

- 内側側副靱帯（medial collateral ligament：MCL）は大腿骨内側上顆または内側上顆の後方[1]から脛骨内側を走行する浅層と，浅層の遠位後方から脛骨内側関節面近傍に付着する深層の2層に分けられる．膝関節の内側支持機構は，MCL浅層，後斜靱帯（posterior oblique ligament：POL），MCL深層より構成される（図1）．
- MCL浅層の損傷が一般的であり，単独損傷では通常保存療法が選択されることが多い．保存療法後に不安定性をきたすことはまれであり，良好な経過をたどることが多い[2]．
- MCLの損傷部位や，前十字靱帯（anterior cruciate ligament：ACL），後十字靱帯（posterior cruciate ligament：PCL）など他の靱帯損傷の合併により治療方針が異なるため，診断には十分注意を要する．
- 本項ではMCL損傷の発症メカニズムと臨床診断について述べる．

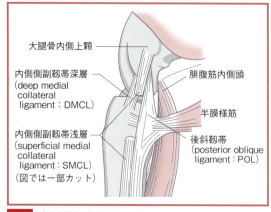

図1 膝内側側副靱帯の解剖
MCL浅層は大腿骨内側上顆から脛骨内側へ付着し，MCL深層は関節近傍に付着している．

2 発症メカニズム

- MCL損傷はスポーツ膝外傷のなかで頻度の高いものの1つである．
- 受傷機転は柔道やラグビー，アメリカンフットボール，アイスホッケーなどのコンタクトスポーツにおいて，大腿や膝の外側から直接外力が加わることにより生じる接触型損傷が多い．またサッカーやスキーなどのスポーツにおいてジャンプ動作やターン動作，ストップ動作により生じる非接触型損傷もある．
- 受傷時の肢位は膝外反に通常，脛骨外旋が組み合わさって受傷する．

3 臨床診断

- MCL損傷の臨床診断は受傷状況（膝外反＋外旋位）を詳しく聴取することが大切である．Ⅱ度またはⅢ度損傷ではpop音を聴取することもある．所見では膝内側の腫脹や皮下出血，

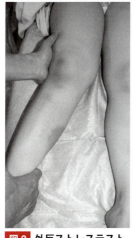
図2 外反ストレステスト
右膝で，外反不安定性の増大を認める．

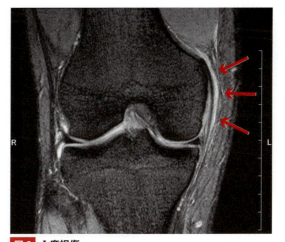
図3 Ⅰ度損傷
MCL浅層に沿って，微細断裂による浮腫を示す高信号域を認める．

MCLの損傷部位に限局した圧痛，外反ストレステストによる膝内側の不安定性の確認，MRI検査での損傷靱帯の描出から判断される．通常，膝関節内の腫脹はないか，あってもわずかであることが多い．

- 外反ストレステストはⅠ度からⅢ度に分類される[3]．Ⅰ度損傷では膝伸展位，30°膝屈曲位での外反不安定性を認めない．Ⅱ度損傷では膝伸展位では外反動揺性を認めず，膝屈曲30°で3mm以下のわずかな外反不安定性を生じる．Ⅲ度損傷では膝関節伸展位でも外反不安定性を生じる（図2）．必ず健側と比較を行い，関節裂隙の開大量のみならず，エンドポイントの有無，硬軟に注意する．
- MCLの単独損傷では外反ストレステストでもⅠ～Ⅱ度損傷の場合が多く，回旋不安定性は生じない．Ⅲ度損傷ではPOLの損傷や断裂を伴う場合があり，外反不安定性や外旋不安定性が増大する．
- Ⅲ度損傷では，78％にそのほかの靱帯損傷を合併し，そのうち95％以上が前十字靱帯損傷を合併していたと報告されている[3]．そのため，Lachmanテストや前方引き出しテスト，pivot shiftテスト，posterior sagging徴候や後方引き出しテストを行い，前後方を含めた不安定性の有無を確認する．またposteromedial rotational instabilityといった回旋不安定性についても評価を行う．
- 単純X線では骨傷がないことを確認する．
- 外反ストレスX線撮影では，健側に比べて患側で内側関節列隙の開大を認める．急性期のストレス撮影は被験者の苦痛が大きいことや一定のトルクをかけることが困難であり，評価が不十分であることから必須ではない．
- MRIはMCL損傷の重症度や損傷部位の評価，他の靱帯損傷や半月板，軟骨損傷，まれであるが内側膝蓋大腿靱帯損傷といった合併損傷の有無を確認し，治療方針を決定するために行う．
- MRI検査ではⅠ度損傷では靱帯線維に沿って微細断裂による浮腫を示す高信号域がみられる（図3）．Ⅱ度損傷またはⅢ度損傷では大腿骨側や実質部での損傷が多く，靱帯線維の不連続と，血腫や浮腫による異常信号がみられる（図4）．
- MCLの脛骨付着部からの引き抜き損傷の場合，MCL浅層の断端が鵞足を乗り越えるStener様病変[4]（図5）が生じることがある．MRIではMCL浅層が波打つように見えるwave sign[5]（図6）が認められることがある．MCLの脛骨

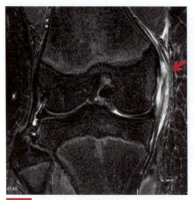

図4 Ⅱ度損傷
MCL浅層は大腿骨側で一部不連続となっており，浮腫性腫脹を認める．

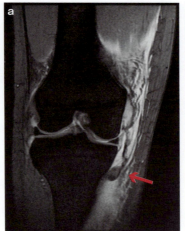 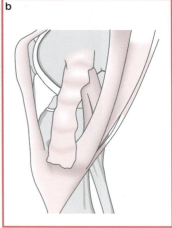

図5 Stener様病変
MCL浅層は脛骨付着部で引き抜き損傷し，断端が鵞足を乗り越えている．
（bは文献4）より引用改変）

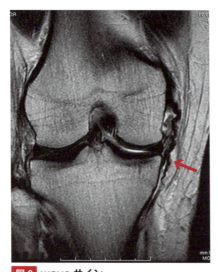

図6 waveサイン
MCL浅層は脛骨付着部で断裂し，波打っている．

からの引き抜き損傷の場合，ほぼ全例でACL損傷，約半数に半月板損傷，場合によりPCL損傷や内側半月板損傷，内側膝蓋大腿靱帯損傷を合併しており，これらに関しても注意深く読影を行う[5]．

- 陳旧性MCL損傷では断裂後の靱帯組織は瘢痕組織に置換され，厚く認められる．MRIにて一見，正常な靱帯があるように見える場合でも，機能不全であることもあり，注意が必要である．

4 治療方針（図7）

- Ⅰ度またはⅡ度の大腿骨側や実質部のMCL損傷では，通常，装具療法やリハビリテーションといった保存療法が行われる．
- Ⅲ度損傷ではMCLの損傷部位と合併損傷に応じて治療方針を決定する．大腿骨側または実質部の断裂であれば，Ⅰ度またはⅡ度損傷と同様に保存療法を行う．脛骨側付着部からの引き抜き損傷や合併損傷がある場合には手術治療を考慮する．
- Ⅲ度のMCL単独損傷では23％でMCL損傷を再受傷する[6]．
- MCL脛骨付着部からの引き抜き損傷で，waveサインやMCL浅層の断端が鵞足を乗り越えているStener様病変を認める場合には，MCL浅層遠位の本来の付着部と断端の間に鵞足が介在するため自然治癒は期待できず，保存療法では不安定性が残存することから，解剖学的に修復を行う．修復術は，瘢痕形成により損傷部位の

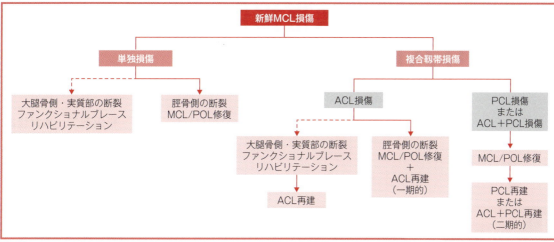

図7 急性期MCL損傷治療のチャート

同定が困難となる前の受傷後1〜2週以内の早期に行う[7].

- MCL大腿骨側または実質部のIII度損傷とACLの合併損傷例に対しては，ACL再建が適切に行われれば，MCLは保存的に対処しても良好な膝関節の安定性と機能回復が得られるとされている[8]．MCL脛骨付着部からの引き抜き損傷とACLの合併損傷例に対しては，MCLの修復とACL再建を一期的に行うことが可能である．

- MCLのIII度損傷とPCLの合併損傷またはACLとPCLの両十字靱帯の合併損傷例に対しては，急性期にMCL，POLの関節外組織の修復を行い，PCLやACLなどの関節内靱帯は可動域の獲得が得られた後，二期的に再建を行う[7]．

- 陳旧性MCL損傷で高度の不安定性を有する場合には前進術やつりあげ修復術[9]または再建術が行われる．再建術に関してはいくつもの手術術式が報告されているが，その手術成績は必ずしも良好であるとはいえない．さらにこのような症例では十字靱帯損傷を合併する症例が多く，同種腱を用いることが困難である本邦では自家腱による複数の靱帯再建術には制限が生じることもあり，可能な限り解剖学的に修復することが望まれる．

■ 文 献

1) LaPrade, RF et al：The anatomy of the medial part of the knee. J Bone Joint Surg Am 89：2000-2010，2007
2) Indelicato, PA：Non-operative treatment of complete tears of the medial collateral ligament of the knee. J Bone Joint Surg Am 65：323-329，1983
3) Fetto JF, et al：Medial collateral injuries of the knee：a rationale for treatment. Clin Orthop Relat Res 132：206-218，1978
4) Corten, K et al：Case reports：a Stener-like lesion of the medial collateral ligament of the knee. Clin Orthop Relate Res 468：289-293，2010
5) 武冨修治ほか：脛骨からのMCL引き抜き損傷の診断と治療．JOSKAS 35：176-177，2010
6) Reider, B et al：Treatment of isolated medial collateral ligament injuries in athletes with early functional rehabilitation. Am J Sports Med 22：470-477，1994
7) 木村由佳ほか：新鮮複合靱帯損傷に対する一次修復術．整形外科 Surgical Technique 5：669-676，2015
8) Shelbourne KD, et al：Anterior cruciate ligament-medial collateral ligament injury：nonoperative management of medial collateral ligament reconstruction. A preliminary report. Am J Sports Med 20：283-286，1992
9) 古賀英之ほか：内側側副靱帯に対する修復術—つり上げ修復法と半腱様筋補強術．膝靱帯手術のすべて，メディカルビュー社，216-226，2013

Ⅴ 膝関節障害とそのリハビリテーション

4 内側側副靱帯損傷のリハビリテーション

杉山恭二，木村佳記

1 内側側副靱帯損傷のリハビリテーションの流れ

- 内側側副靱帯（medial collateral ligament：MCL）損傷におけるリハビリテーションの原則は，腫脹の管理，膝関節可動域の改善，大腿四頭筋の機能改善である．
- リハビリテーションは，急性期，回復期，トレーニング期と大きく3期に分類できる．急性期は腫脹の管理と靱帯の治癒促進，回復期は可動域の再獲得，トレーニング期は可動域の維持と筋力の強化が目標[1]である．再発予防の観点からは，上記の3つの時期に復帰期も加える．復帰期の目標は，姿勢制御能力を向上させて動作時の膝外反を回避しつつ，競技特異的な動作を安全に再獲得させることである．
- メディカルリハビリテーション（急性期，回復期，トレーニング期）やアスレティックリハビリテーション（トレーニング期，復帰期）の時期や期間および競技復帰までのスケジュールは，重症度や治療方法によって異なる．
- GradeⅠとⅡの損傷では原則的に保存療法が選択される．安静や固定などの不動よりも，むしろ受傷後早期から無理のない範囲で生理的な膝関節運動の獲得を図る運動療法が推奨される．膝関節動揺性と機能障害の程度によるが，受傷後2週までを急性期から回復期，術後2週から5週までをトレーニング期，3週から6週以降を復帰期と考える．
- GradeⅢの損傷では，単独損傷では保存療法が選択される．一方，広範囲損傷では修復術，靱帯損傷の合併例では修復術と靱帯再建術が選択され，MCL損傷の陳旧例では再建術が選択される[2]．GradeⅢの保存療法は，受傷後2週までを急性期，6週までを回復期，8週から10週までをトレーニング期，2ヵ月以降を復帰期と考える．
- GradeⅡでは膝軽度屈曲位での外反動揺性，GradeⅢでは膝軽度屈曲位に加えて伸展位でも外反動揺性を有する[3]．損傷靱帯の治癒を促すため，膝外反を制動する装具をGradeⅡでは3週間，GradeⅢでは6週間装着してリハビリテーションを行う．
- 損傷度や治療プログラムによらず，リハビリテーションの各段階の進行およびスポーツ復帰の時期と内容は，医師と相談のうえ，膝関節安定性と身体運動機能の回復を評価し，再発予防に注意しながら慎重に進める．

2 保存療法時のリハビリテーション

- われわれが用いているリハビリテーションプログラム（図1）をもとに，各時期におけるリハビリテーション内容を解説する．

1 急性期

1）腫脹の管理，拘縮の予防と関節可動域運動

- 受傷直後から数日は，腫脹の軽減と拘縮の予防

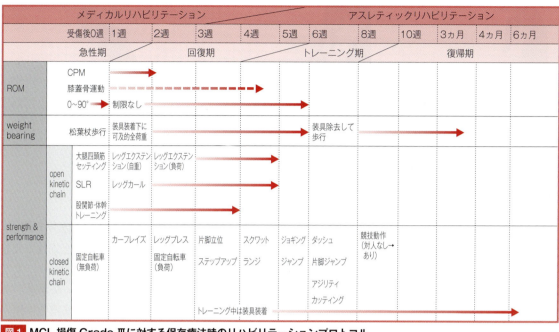

図1 MCL損傷GradeⅢに対する保存療法時のリハビリテーションプロトコル

が重要である．
- 炎症徴候（腫脹・熱感・発赤など）を評価したうえで，RICE（rest：安静，ice：冷却，compression：圧迫，elevation：挙上）処置を行う．腫脹が顕著な場合は，カフパンピングも併用する．
- 損傷靱帯に対する超音波療法（非温熱作用）は，動物実験で靱帯の治癒促進効果があり，急性期での有効性[4]が示唆されている．炎症期が過ぎれば，柔軟性の改善を目的に超音波療法（温熱作用）も併用する．
- 疼痛に合わせた愛護的な膝周囲の軟部組織のモビリゼーションおよび可動域訓練を開始する．固定よりもむしろ受傷後早期からの持続的他動運動が靱帯治癒に有効であるとの報告もある．
- MCLは血流が豊富で自己修復能力が高く，損傷部位には周囲から線維芽細胞が血管とともに進入し治癒組織が形成されるが，その一方で癒着や瘢痕化を生じて可動域制限が生じやすい．特に膝屈曲拘縮は，改善に難渋する症例があるため早期から膝伸展0°の獲得を積極的に図る

（図2）．
- MCLの浅層線維は膝外反制動に特に貢献し，近位側は大腿骨内上顆，遠位側は脛骨内顆で関節裂隙より40〜50mm遠位に付着している[5]．膝伸展および屈曲の最終域で付着部の損傷部位に疼痛が生じる症例が多く，超音波療法（温熱作用）に加えて損傷部位周囲に徒手的にモビリゼーションを実施し，緩やかに伸張を加えて可動域の回復を図る．
- また，MCLの浅層線維は鵞足の深層を走行している[5]．MCL損傷に際して鵞足を形成する筋の柔軟性も低下することが多い．MCL損傷後の膝伸展制限に対しては，股関節を外転位とした膝内側後面の伸張が功を奏することも多い．
- 端座位での膝屈曲可動域運動時は，膝外反が生じないように対側下肢の補助により軽度内反を誘導する．関節可動域運動は装具を外して行うが，GradeⅢでは受傷後1週間は運動範囲を90°までにとどめる．
- 膝屈曲角度が90°未満でもmodified Thomas test肢位を利用すれば，座位での膝屈曲に比べ

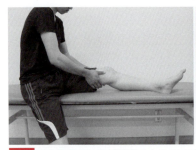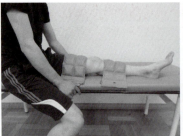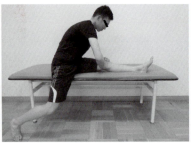

図2 膝関節伸展可動域獲得のためのアプローチ

て大腿直筋をはじめとする大腿前面の筋および軟部組織を伸張することが可能[6]である.
- 小型の自転車エルゴメーターにて座面の高さを調整することにより早期からのペダリングも可能である（図3）.

2) 筋力トレーニング

- 急性外傷や手術後は，腫脹や疼痛により大腿四頭筋の収縮が神経学的に抑制される場合が多く，筋萎縮の予防には収縮の再教育が重要である．そのため，受傷後早期より積極的に大腿四頭筋セッティングを行い，神経筋電気刺激も併用する．
- 大腿四頭筋の収縮力が回復すれば，自重でのSLRを行う．膝伸展制限が改善して間もない症例では，SLRにおいて膝が軽度屈曲位となる，いわゆるlagを生じることが多い．膝完全伸展位での大腿四頭筋の収縮不全や膝後面の軟部組織の柔軟性低下が要因と考えられるため，膝伸展位での軟部組織の柔軟性改善や膝伸展0°に固定した装具装着下でのSLRを神経筋電気刺激併用下に行う．
- 患部外の体幹筋や股関節周囲筋のトレーニングは積極的に行う．特に股関節外転・外旋筋は膝関節の外反制動に重要な役割を果たすため，clam exercise[7]を積極的に行う（図4）．股関節内転筋のトレーニングは，側臥位での股関節内転運動は膝外反ストレスが生じる可能性があるため実施せず，等尺性収縮を行う．

3) 装具による制限，歩行など

- 日常生活で膝外反が生じないように，両側支柱付き膝関節装具を装着する．外反動揺性の大きいGrade Ⅲでは受傷後2週間は，装具により膝関節運動を0〜90°に制限する．膝外反ストレスを回避するため，受傷後3〜4週間は側方への動きを避ける．
- 歩行は疼痛に応じて可及的全荷重で開始する．ただし，体幹側屈などの跛行が出現する場合は，松葉杖を適宜使用し，疼痛および跛行が改善すれば除去する．

2 回復期

1) 関節可動域運動

- 膝伸展可動域は，確実に0°を獲得する．ヒールスライドを用いた膝屈曲可動域運動は，下腿の内旋を誘導することで疼痛が抑制できる例が多い．
- 膝屈曲可動域が120°程度獲得できれば，エルゴメーターを1日20分程度行う．疼痛自制内でペダル負荷を与え，可動域の維持だけでなく筋力，持久力を安全に向上させる．

2) 筋力トレーニング

- SLRには重錘負荷を加え，レッグエクステンション，レッグプレスなどの抵抗運動を行う．ただし，Grade Ⅲでは膝関節の運動範囲を0〜90°に制限する．
- 患部外トレーニングは，荷重状態で行うサイド

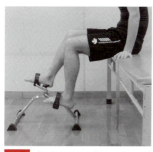

図3 小型のエルゴメーターを利用したペダリング

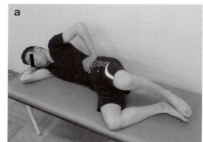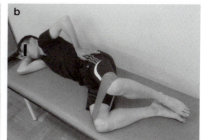

図4 clam exercise
a：抵抗なし，b：抵抗あり

ブリッジも追加する．膝関節には外反ストレスが加わらず MCL には安全と考えられる．

3）動作トレーニング

- 外反ストレステストで膝関節の安定性が確認されれば（Grade Ⅲでは受傷後3～4週後），片脚立位保持やスクワットなどを開始する．スクワットは，膝関節外反や下腿外旋が生じていないかアライメントの確認と修正を行う．大腿遠位へのエラスティックバンド負荷を用いることで，股関節の外転・外旋を意識させることも可能である（図5）．
- 両脚スクワットが安定すれば，片脚スクワット，片脚スクワット位での対側下肢の股関節外転運動（図6）や，ルーマニアンデッドリフトなどを開始し，大腿四頭筋のみならず，ハムストリングや殿筋の筋力および協調性を改善し，姿勢制御能力の向上を図る．
- 片脚立位保持はバランスマットなどの不安定なサーフェースでも行い，バランス能力の向上を図る．膝外反の予防には鏡でのフィードバックや対側下肢のスイングによる内乱を加えて姿勢制御能力を高めることも有効である．
- 片脚スクワットの姿勢制御が安定すれば，side lunge や resisted side stepping [8] などの側方に重心を移動するトレーニングを開始する（図7）．

3 トレーニング期

- 競技復帰に向けて強度の高いトレーニングを行う（Grade Ⅲでは受傷後6週以降）．MCL へのストレスを回避して再受傷を予防し得る姿勢制御の獲得に向けたトレーニングを重点的に行う．
- ジョギングやジャンプでは，回復期のトレーニングに比較して衝撃があり，スピードも速くなるため，動作時に膝外反を生じるリスクが高くなる．そのため，まずはパワーの発揮よりも正しいアライメントでの動作を獲得することが重要となる．動作観察では，膝屈曲運動により着地衝撃が吸収できているかに注意する．特に衝撃吸収が不足している例では，膝関節の屈曲角度が小さく，股関節の屈曲角度が増大して代償することが多い．
- カッティングやターンなどの競技特異的な動作練習も行うが，カッティングは膝外反モーメントが出現しやすい動作[9,10]であるため，トレーニングは慎重に行う．膝外反モーメントを低減するためには，①前足部接地，②足部と体幹を近づけること，③膝外反位にならないこと[9]や，④つま先の向きと膝の向きを揃えること，⑤体幹側屈や回旋を生じないこと[10]がトレーニングのポイントである（図8）．
- アジリティのトレーニングは，前後へのステップから開始し，左右へのステップへと進める．その後，ラダーやミニハードルを用いてトレーニングの難易度を高める．

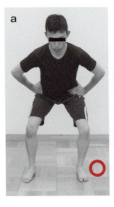 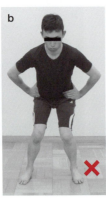 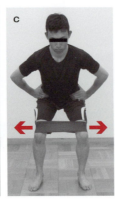

図5 スクワット
a：良い姿勢，b：不良姿勢，c：抵抗

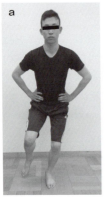 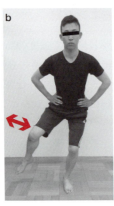 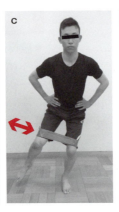

図6 片脚スクワット
a：片脚スクワット，b：片脚スクワット位での股関節外転，c：股関節外転抵抗

4 復帰期

- 先行研究では，Grade Ⅲにおいて5〜7週程度の競技復帰を目指すと報告[1]されている．しかし実際は，受傷からの時期だけでなく，膝関節の安定性や柔軟性や筋力などの膝関節機能，姿勢制御能力に加えてパフォーマンスが十分に回復しているかを評価し，これらの機能が非受傷側の下肢と同等になれば，医師の判断で競技復帰が許可される．ただし，Grade Ⅱでのコンタクトスポーツやハイリスクスポーツへの復帰時には装具装着を推奨する．
- 復帰に向けた競技練習は，まずは対人なしの競技特異的な動作練習から開始する．疼痛の発生がなく良好な姿勢が保たれていることを確認したうえで，対人ありの練習に参加し，その後に試合へ参加と段階的に復帰させる．

3 再建術後のリハビリテーション

- リハビリテーションプログラムを図9に示す．再建術後は，受傷後2週までを急性期，2週から8週までを回復期，2ヵ月から6ヵ月までをトレーニング期，6ヵ月以降を復帰期と考える．
- 再建術後のリハビリテーションの原則は，保存療法と同様であるが，再建靱帯への早期のストレスを回避するため，原則的に装具の装着下でリハビリテーションを行う．また，荷重・歩行およびランニングなどの開始時期が保存療法に比べて遅いことが特徴である．

■ 文 献

1) Weber, A et al：Nonsurgical management and postoperative rehabilitation of medial instability of the knee. Sports Med Arthrosc 23：104-109，2015

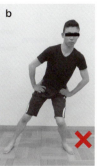
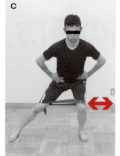
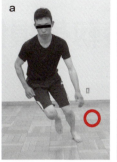
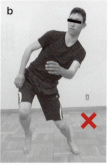

図7 側方への重心移動のトレーニング
a：side lunge，b：不良姿勢，c：resisted side stepping

図8 カッティング
a：正しいアライメント，b：悪いアライメント

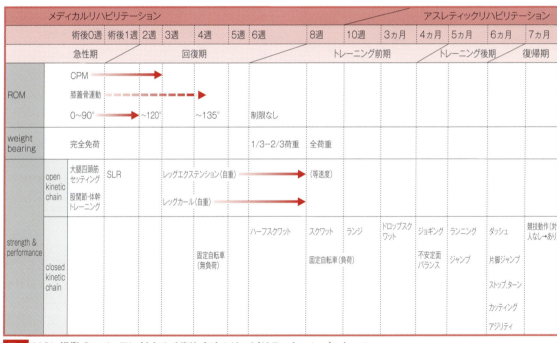

図9 MCL損傷 Grade Ⅲに対する手術治療時のリハビリテーションプロトコル

2) 堀部秀二ほか：内側側副靱帯損傷，事例解説（大腿・膝）．新版 スポーツ外傷・障害の理学診断 理学療法ガイド．黒田善雄ほか編，文光堂，東京，311-315，2003
3) 池田浩夫：前十字靱帯以外の膝靱帯単独損傷：膝内側側副靱帯損傷．整形外科臨床パサージュ7 下肢のスポーツ外傷と障害，中村耕三ほか編，中山書店，東京，222-233，2011
4) Takakura, Y et al：Low-intensity pulsed ultrasound enhances early healing of medial collateral ligament injuries in rats. J Ultrasound Med 21：283-288，2002
5) Niitsu, M：Magnetic Resonance Imaging of the Knee, Springer, Heidelberg, New York, Dordrecht, London, 63-69, 2013
6) 木村佳記ほか：大腿四頭筋の伸長法と組織弾性の関係─骨盤肢位による影響─．日整外超音波会誌 28：28-33，2017
7) Willcox, EL et al：The influence of varying hip angle and pelvis position on muscle recruitment patterns of the hip abductor muscles during the clam exercise. J Orthop Sports Phys Ther 43：325-331，2013
8) Berry, J et al：Resisted Side Stepping：The effect of posture on hip abductor muscle activation. J Orthopaedic Sports Phys Ther 45：675-682，2015
9) Kristianslund, E et al：Sidestep cutting technique and knee abduction loading：Implications for ACL prevention exercises. Br J Sports Med 48：779-783，2014
10) Dempsey, AR et al：Changing sidestep cutting technique reduces knee valgus loading. Am J Sports Med 37：2194-2200，2009

5 膝靱帯損傷の予防トレーニング

中瀬順介，村松僚太

1 膝前十字靱帯（ACL）損傷の危険因子を知る

- ACL損傷の発症メカニズムを知ることは，予防法を考慮するうえで重要である（前十字靱帯損傷の発症メカニズムと臨床診断の項170頁参照）．
- 効率よく予防するためには，危険因子の同定とスクリーニングが必要となる．
- 非接触型ACL損傷の危険因子は，「modifiable risk factors」と「non-modifiable risk factors」に大別（表1）[1]され，「modifiable risk factors」への介入が一定の効果を挙げている．
- 「modifiable risk factors」は主にバイオメカニクス的要因である．したがって膝靱帯損傷に関するバイオメカニクスについての知識は，予防トレーニングを計画するにあたり必須である．
- Hewettらは女性アスリートを対象としてdrop jump testと非接触型ACL損傷の関連性を前向きに調査し，非接触型ACL損傷を受傷した選手は，受傷しなかった選手に比べてdynamic knee valgusが8°大きく，膝関節屈曲角度が10.5°小さかったと報告している[2]．
- Numataらは日本人高校女子スポーツ選手を対象として，片脚drop jump testと非接触型ACL損傷の関連を前向きに調査した．母趾先端接地時，膝関節最大外反時ともにACL損傷群でコントロール群に比べて膝関節外反量が有意に大きかったと報告している[3]．
- 非接触型ACL損傷は多因子が関連しており，

表1 非接触型ACL損傷の危険因子

modifiable risk factors	non-modifiable risk factors
dynamic valgus	age<20 years old
low flexion of hip and knee during landing	female
poor hip and trunk control	hormone status
weakness of knee flexors and hip abductors	narrow intercondylar notch
delayed activation of flexors	general ligamentous laxity
proprioceptive deficits	pes pronatus valgus
muscle fatigue	synthetic floor or turf
	history of muscle, tendon, knee or ankle injuries

（文献1）より引用）

単に筋力増強を図るだけではなく，動きやバランスを考慮したトレーニングを計画する必要がある．

2 スクリーニングテストについて

- 2017年にドイツ膝関節学会はACL損傷予防に関するガイドラインを報告している[4]．そのなかでスクリーニングに有効なテストとして，1）drop jump testと2）single leg squat testが報告されている．
- SwartらはACL損傷予防とスクリーニングの費用対効果を検証し，現時点ではスクリーニングを行うよりもすべての選手を対象として予防トレーニングを行った方が，予防効果，経済効

表2 cincinnati sportsmetrics

Phase 1 : Technique	1週目	2週目
1. wall jump	20秒	25秒
2. tuck jump	20秒	25秒
3. broad jump, stick land	5回	5回
4. squat jump	10秒	15秒
5. double-leg corn jump	30秒ずつ	30秒ずつ
6. 180 jump	20秒	25秒
7. bounding in place	20秒	25秒
Phase 2 : Fundamental	**3週目**	**4週目**
1. wall jump	30秒	30秒
2. tuck jump	30秒	30秒
3. jump, jump, jump, vertical jump	5回	8回
4. squat jump	20秒	20秒
5. bounding for distance	1回	2回
6. double-leg cone jump	30秒ずつ	30秒ずつ
7. scissor jump	30秒ずつ	30秒ずつ
8. hop, hop, stick	5回ずつ	5回ずつ
Phase 3 : Performance	**5週目**	**6週目**
1. wall jump	30秒	30秒
2. step, jump up, down, vertical	5回	10回
3. mattress jump	30秒ずつ	30秒ずつ
4. single leg jump for distance	5回ずつ	5回ずつ
5. squat jump	25回	25回
6. jump into bounding	3回	4回
7. single-leg hop stick	5回ずつ	5回ずつ

6週間のプログラムであり，2週間ずつ3段階に分けられている．
Phase 1は動作指導による正しいジャンプ技術の習得，Phase 2は筋力とパワーの向上，Phase 3はジャンプ距離の向上に焦点を当てている．
ストレッチングを実施した後に表の各種ジャンプを実施し，その後ストレングストレーニングを実施する．

表3 PEP

1. warm-up
jog line to line
shuttle runs
backward running
2. stretching（各30秒×2セット）
calf stretch
quadriceps stretch
hamstring stretch
inner thigh stretch
hip flexer stretch
3. strengthening
walking lunges：20ヤード×1往復
russian hamstring：30秒
single-toe raises：各30回
4. plyometrics（各30秒×2セット）
lateral hops
forward hops
single-leged hops
vertical jumps
scissors jumps
5. agilities
shuttle run
diagonal run
bounding run

ウォームアップ，ストレッチング，ストレングス，プライオメトリクス，アジリティからなり，20分程度で実施できるよう作成されている．
表のプログラムと併せて，動画を用いて，特に着地動作に重点をおいた動作指導を実施している．

果ともに優れていると報告している[5]．スクリーニングテストを有用なものにするためには，テストの感度と特異度を上げ，簡便なテストにする必要がある．

3 予防トレーニングの実際

1 予防トレーニングの基本

- ACL損傷予防プログラムの有効性に関する検討は諸家により報告されている．
- Noyesらは女性アスリートのACL損傷予防プログラムに関するsystematic reviewにおいて，cincinnati sportsmetrics[6]（**表2**）とprevent injury and enhance performance program（PEP）[7]（**表3**）が有効であったと報告している[8]．
- Michaelidisらはストレングストレーニングやプライオメトリクストレーニング，バランストレーニング，動作指導といった複数の要素を組み合わせたACL損傷予防プログラムが最も有効であったと報告している[9]．
- ACL損傷を予防するためには，受傷肢位をとらないような動作指導と，そうした動作を可能とするためのストレングストレーニングやプラ

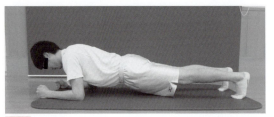

図1 ベンチ
足先から頭までが一直線となる姿勢を保持するよう指示する．肩甲骨外転し胸椎部が過後弯したり，骨盤前傾し腰椎部が過前弯したりしないように注意する．

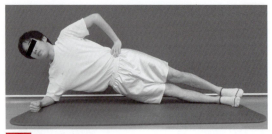

図2 サイドベンチ
足先から頭までが一直線となる姿勢を保持するよう指示する．体幹が側屈したり，骨盤帯が挙上，下制したりしないよう注意する．

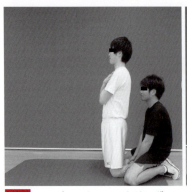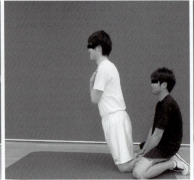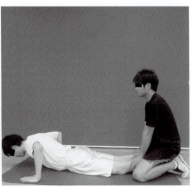

図3 ノルディックハムストリングス
膝立ちとなり，パートナーが両足を固定する．膝から頭までが一直線となる姿勢を保ったままゆっくりと前傾していき，姿勢を保てなくなったら両手をついて腕立ての姿勢をとる．

イオメトリクストレーニング，バランストレーニングが重要である．

2 予防トレーニングの紹介

1）コアスタビリティトレーニング（図1, 2）
- ストップ動作や切返し動作の中で膝関節に加わる外力を制御するために，体幹の安定性を強化するコアスタビリティトレーニングは重要である．

2）ノルディックハムストリングス（図3）
- ハムストリングスの遠心性収縮によるストレングストレーニングである．
- 膝関節屈曲位でハムストリングスが大腿四頭筋と共同収縮することで，大腿四頭筋の収縮による脛骨前方移動が抑えられ，ACLの張力が減少するため，ACL損傷予防においてハムストリングスの筋力強化は重要である．

3）シングルレッグスタンス（図4）
- 片脚立位での静的バランス向上を目的としたバランストレーニングである．
- まず平地から開始し，不安定な足場で行ったり，パートナーと押し合うなどの外乱刺激を加えたりすることで，より負荷を高めることができる．

4）スクワット（図5, 6）
- 下肢筋群の closed kinetic chain（CKC）でのストレングストレーニングである．
- 荷重下にて股関節・膝関節を屈曲するスクワット動作は，ジャンプ動作など種々の競技動作に含まれる運動様式である．
- 特に，片脚スクワットにおける片脚荷重下での

図4 シングルレッグスタンス

足尖部と膝の方向が揃うように股関節と膝関節を軽く屈曲させて片脚で立ち，体幹や骨盤帯を水平に保ち，前足部に荷重した姿勢を保持する．knee in toe out 位をとらないよう注意する．

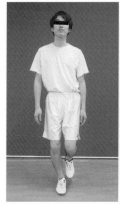 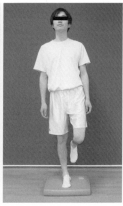 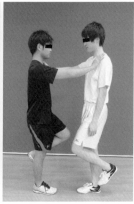

平地　　　　　　　　不安定な足場　　　　　　外乱刺激下
　　　　　　　　　　　　　　　　　　　（パートナーとの押し合い）

図5 スクワット（両脚）

両下肢の前足部〜中足部に均等に荷重し，足尖部と膝の方向が揃った状態で股関節と膝関節をゆっくりと屈曲させる．後足部荷重位や knee in toe out 位をとらないよう注意する．

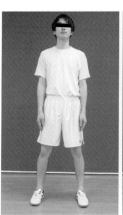 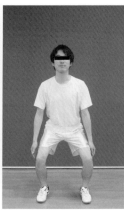 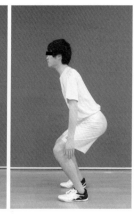

図6 スクワット（片脚）

前足部〜中足部に荷重し，体幹や骨盤帯を水平に保ち，足尖部と膝の方向が揃った状態で股関節と膝関節をゆっくりと屈曲させる．後足部荷重位や knee in toe out 位をとらないよう注意する．

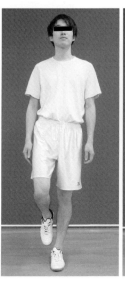 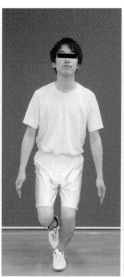 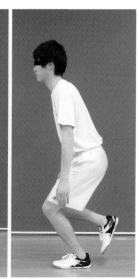

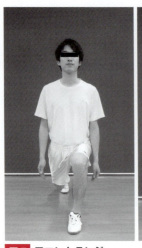
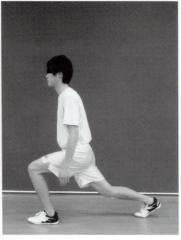

図7 フロントランジ
立位から脚を前に踏み出し，足尖部と膝の向きが揃うように踏み出した脚の股関節・膝関節を屈曲させながら体重を移動する．体幹の前方へのあおり動作や，踏み込み足がknee in toe out位をとらないよう注意する．

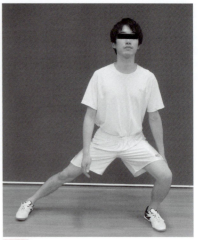

図8 サイドランジ
立位から脚を横に踏み出し，足尖部と膝の向きが揃うように踏み出した脚の股関節・膝関節を屈曲させながら体重を移動する．体幹の側方へのあおり動作や，踏み込み足や蹴りだし足がknee in toe out位をとらないよう注意する．

股関節・膝関節屈曲動作は，ACL損傷受傷機転となりやすいジャンプからの片脚着地や，ダッシュからの切り替えし動作にも含まれる運動様式であるため，競技動作練習としても有用である．

5）ランジ（図7, 8）
- 下肢筋群のCKCでのストレングストレーニングである．
- フロントランジにおける前方へ足を踏み込む動作はダッシュからのストップ動作や切り返し動作などの，サイドランジにおける側方へ足を踏み込む動作はダッシュからの切り返し動作などのACL損傷受傷機転となりやすい動作に含まれる運動様式であるため，競技動作練習としても有用である．

6）ジャンプ（図9〜13）
- 下肢筋群のパワーを強化するためのプライオメトリクストレーニングである．
- 特に，片脚ジャンプはジャンプからの片脚着地

動作やダッシュからのストップ動作および切り返し動作といったACL損傷受傷機転となりやすい動作に含まれる運動様式であり，競技動作練習としても有用である．

4 予防トレーニングの効果と問題点

- Donnell-Finkらは2015年に予防トレーニングに関する24編の論文をメタ解析し，予防トレーニングを行うことで，膝関節の外傷を26.9％，ACL損傷を50.7％減少することができたと報告した[10]．多くの報告で予防トレーニングは，バランストレーニング，ジャンプトレーニング，ストレングストレーニング，ランニング，柔軟性トレーニングとストレッチングで構成されていた．上記のごとく質の高い論文で予防トレーニングの有効性は証明されている．
- 今後スポーツ現場に普及させるためには，トレーニング内容や時間，媒体を考える必要がある．また，トレーニングの質を担保することや

図9 垂直ジャンプ（両脚）
垂直にジャンプし，股関節・膝関節を十分に屈曲させ，爪先から柔らかく着地するよう指示する．着地時に後足部荷重位や，knee in toe out 位をとらないよう注意する．

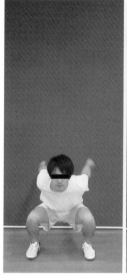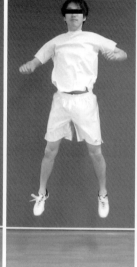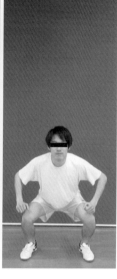

図10 垂直ジャンプ（片脚）
垂直にジャンプし，体幹や骨盤帯を水平に保ったまま，股関節・膝関節を十分に屈曲させ，爪先から柔らかく着地するよう指示する．着地時に後足部荷重位や，knee in toe out 位をとらないよう注意する．

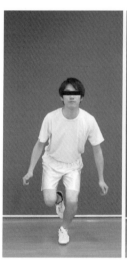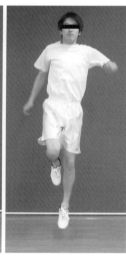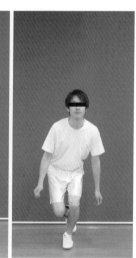

トレーニングを継続させる工夫など，選手や指導者とスポーツドクターやトレーナーが協力していくことが必要と考える．さらに，ACL再建術後の再受傷や反対側受傷の予防，柔道やラグビーなどコンタクトスポーツによる受傷予防など課題は多い．

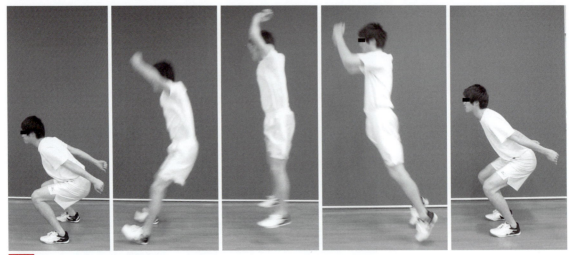

図11 フロントジャンプ（両脚）
両脚で前方にジャンプし，着地する．前方への体幹のあおり動作や，着地時の後足部荷重位，knee in toe out位をとらないよう注意する．

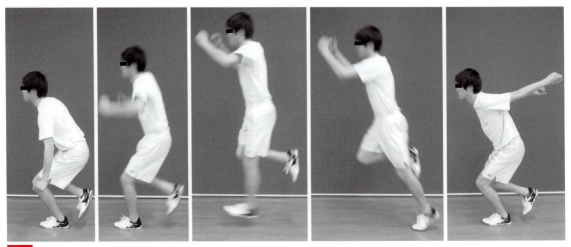

図12 フロントジャンプ（片脚）
片脚立位から前方にジャンプし，蹴りだした脚で着地する．着地時に体幹の前方へのあおり動作や，knee in toe out位をとらないよう注意する．

■文献

1) Stevenson, JH et al：Assessing the effectiveness of neuromuscular training programs in reducing the incidence of anterior cruciate ligament injuries in female athletes：a systematic review. Am J Sports Med 43：482-490, 2015
2) Hewett, TE et al：Biomechanical measures of neuromuscular control and valgus loading of the knee predict anterior cruciate ligament injury risk in female athletes：a prospective study. Am J Sports Med 3：492-501, 2005
3) Numata, H et al：Two-dimensional motion analysis of dynamic knee valgus identifies female high school athletes at risk of non-contact anterior cruciate ligament injury. Knee Surg Sports Traumatol Arthrosc 26：442-447, 2018
4) Mehl, J et al：Evidence-based concepts for prevention of knee and ACL injuries. 2017 guidelines of the ligament committee of the German Knee Society (DKG). Arch Orthop Trauma Surg 138：51-61, 2018
5) Swart, E et al：Prevention and screening program for

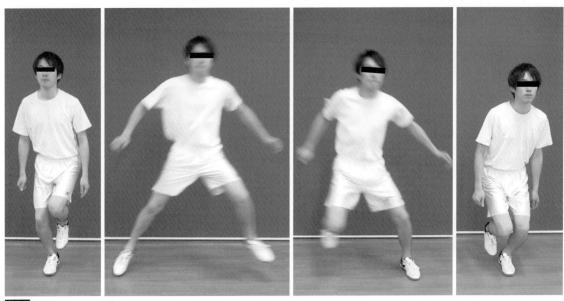

図13 ラテラルジャンプ
片脚立位から側方にジャンプし，対側の脚で着地する．着地時に体幹の側方へのあおり動作や，後足部荷重位，knee in toe out 位をとらないよう注意する．

anterior cruciate ligament injuries in young athletes: a cost-effectiveness analysis. J Bone Joint Surg Am 96: 705-711, 2014
6) Hewett, TE et al: Plyometric training in female athletes decreased impact forces and increased hamstring torques. Am J Sports Med 24: 765-773, 1996
7) Mandelbaum, BR et al: Effectiveness of a neuromuscular and proprioceptive training program in preventing anterior cruciate ligament injuries in female athletes: 2 year follow up. Am J Sports Med 33: 1003-1010, 2005
8) Noyes, FR et al: Anterior cruciate ligament injury prevention training in female athletes: a systematic review of injury reduction and results of athletic performance tests. Sports Health 4: 36-46, 2012
9) Michaelidis, M et al: Effects of knee injury primary prevention programs on anterior cruciate ligament injury rates in female athletes in different sports: a systematic review. Phys Ther Sport 15: 200-210, 2014
10) Donnell-Fink, LA et al: Effectiveness of knee injury and anterior cruciate ligament tear prevention programs: A meta-analysis. PLoS One 10: e0144063, 2015

V 膝関節障害とそのリハビリテーション

6 半月板損傷の発症メカニズムと臨床診断

前 達雄, 中田 研

1 半月板損傷に対する考え方

- 膝関節において半月板は，靱帯や軟骨と同様，重要な役割を担っている．
- 半月板損傷は，膝のスポーツ外傷において頻度が高いため，常に念頭においておく必要がある．national football league における13年間の筋骨格系障害において，半月板損傷は膝関節の外傷としては内側側副靱帯損傷に次いで2番目に多く，100選手中12.4人が損傷した[1]．
- 半月板は血流に乏しい組織のため，一度損傷すると自然治癒する可能性は低い．そのため，損傷部位や断裂形態を考慮して治療方針を決定する．
- 半月板実質部は，血管だけでなく神経終末細胞が存在しないため，半月板が痛むわけではない．損傷した結果，損傷半月板による機械的な刺激や半月板動態の変化による関節包への刺激などが症状として現れる．水腫が生じた場合は，腫脹自体が疼痛の原因となる．
- 半月板は，膝関節への荷重に対して常にストレスにさらされるため，加齢とともに徐々に変性する．そのため，損傷が年齢による変性か，外傷によるものか，の判断が重要である．
- 画像にて半月板損傷を認めても，疼痛の原因が半月板損傷でない場合もあり，臨床症状と画像所見の一致を確認する．
- 単独損傷よりは靱帯損傷に伴った損傷が多い．
- 半月型半月板より円板状半月板の方が損傷頻度は高い．
- 半月板損傷のなかで，特に疼痛が強いのは，locking と内側半月板後角の断裂である．
- 内側半月板は，水平断裂，中後節の縦断裂，後角横断裂が，外側半月板は，前節縦断裂，中節横断裂，後節縦断裂の頻度が高い．

2 発症メカニズム

1 機能解剖

- 半月板は，大腿骨-脛骨関節に内外側1つずつ存在し，荷重分散・伝達，荷重吸収，関節制動，潤滑などの機能を担っている．
- 前角と後角にて脛骨にアンカーされ，辺縁にフープ力が生じて，上記の機能をまかなっている．
- 通常の半月板は半月型半月板であるが，約5%に円板状半月板を認め，アジアでの頻度が特に高い[2〜4]．
- 半月板辺縁部には血流があるが，実質部や内縁部は血流が乏しい[5]（図1）．

2 受傷機転

- 外傷を契機にする場合と，繰り返し荷重や加齢に伴ったものがある．
- 外傷の場合は，急な停止動作や膝の捻り動作により生じることが多い．

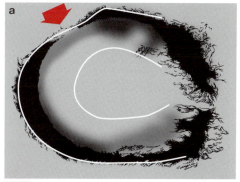
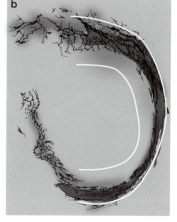

図1 半月板への血流
a：外側半月板，b：内側半月板
（文献5）より引用改変）

- 半月板単独損傷よりは靱帯損傷に合併する損傷の方が発生頻度は高い．
- しゃがみ込みからの立ち上がりで症状が出る場合もある．
- 円板状半月板損傷は，明らかな受傷機転がない場合もある．
- 円板状半月板の一部が損傷を受けると症状が出やすい．
- 加齢に伴った損傷は，発症から時間が経過していることもある．

3 靱帯損傷に合併する損傷

- 膝前十字靱帯損傷に合併する場合が多い．
- 靱帯損傷時に生じる半月板損傷と，繰り返し膝くずれが生じたことによる半月板損傷がある．
- 前十字靱帯損傷に内側側副靱帯損傷も合併している場合も多く，疼痛だけでなく，画像診断も重要である．
- 陳旧性前十字靱帯損傷には内側半月板損傷が合併する頻度が高くなり，場合によってはロッキングを呈することもある．
- 外側半月板後角付近は，比較的血流が多いため，自然治癒することもある．
- 外側半月板の膝窩筋腱裂孔部の損傷は，血流が乏しいため治癒が難しい．

4 単独損傷

- 内側・外側半月板で，損傷部位や形態が異なる．
- 中高齢者では，変性を伴っていることが多く，水平断裂や後節横断裂となる．
- 内側半月後節部の横断裂は損傷時には激痛を生じ，経過とともに疼痛は改善することが多いが，その後軟骨下骨骨折を生じることがある．
- スポーツ外傷においては，外側半月板中節の横断裂を生じることが多い．外反損傷のため，外側関節に荷重がかかった状態で，剪断力が生じて起こる．
- 半月板が顆間窩に挟まって（ロッキング），発症する場合がある（図2）．内側半月板では，歩行時や荷重位でのねじれにより生じる一方，外側半月ではしゃがみこみからの立ち上がりで生じる傾向にある．
- ロッキングでは，内側半月板は中節から後節までの縦断裂が，外側半月板では膝窩筋腱裂孔部を含む縦断裂が原因のことが多い．特に外側半月板の場合はロッキングが解除されて来院することが多く，同部位の損傷はMRIにて診断がつけにくいことからhypermobile lateral meniscusと呼ばれる．

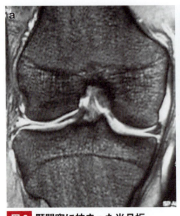

図2 顆間窩に挟まった半月板
a：MRI，b：鏡視像（巻頭カラー参照）

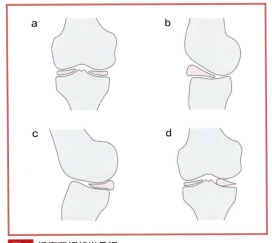

図3 損傷円板状半月板
a：転位のないもの，b：前方への転位，c：後方への転位，d：顆間部への転位

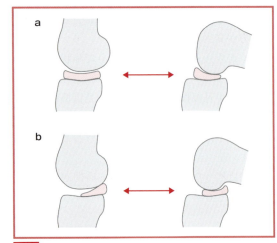

図4 円板状半月板のスナッピング
a：伸展位で整復され，屈曲にて前方へ転位，b：伸展位で後方へ転位し，屈曲にて整復される．

5 円板状半月板損傷

- 荷重に対して構造的に弱く，常に荷重負荷を受ける形状をしている．
- 変性断裂が多いが，なかには辺縁での断裂を認める．
- 損傷した半月板は，転位のないものと，前方への転位，後方への転位，顆間部への転位を認めるものの4つに分けられる[6]（図3）．
- 怪我などの誘因がなく，屈曲伸展運動にてクリック音を認めることがある．
- 屈曲伸展運動にて半月板が前方や後方へ転位することが原因である．
- 屈曲で前方へ，伸展で整復されるパターン，伸展で後方へ，屈曲で整復されるパターンで，クリック音が生じる（図4）．
- 転位したままの状態では可動域制限が生じる．

3 臨床診断

1 問診

- 年齢，外傷の有無，疼痛の持続期間，歩行開始時・階段昇降時の疼痛，安静時痛，運動による疼痛増強，引っかかり感（catching）の有無，可動域制限の有無などを聴取．

1）年齢
- 若年の場合は靱帯損傷の合併にも注意する．
- 中高齢者は疼痛の原因が半月板だけでない場合もあるので，慎重に診察を行う．

2）外傷
- 変性を伴った半月板では，明らかな受傷機転がないこともある．

3）疼痛
- 半月板に荷重がかかることにより疼痛が生じるので，運動時痛が基本である．
- 症状が強くなると，滑膜炎を合併し，安静時痛も生じる．
- 断裂の形態によっては，通常の歩行では疼痛はなく，捻ると痛むことがある．

2 理学所見

1）可動域制限
- 膝伸展にて強い疼痛が生じる一方，屈曲はある程度まで可能な場合，locking を考える．
- 膝伸展可能で屈曲困難や，屈曲も伸展とも不可能な際は，半月板がロックしている可能性が低いので，別の疾患も考える必要がある．
- 半月板損傷では，過伸展や深屈曲で疼痛を訴えることが多いので，必ず膝可動域の最終域まで調べる．

2）腫脹
- 損傷のタイプによっては水腫を生じる場合もあるが，必須ではない．
- 大量の血腫を認めた場合は，靱帯損傷や骨折も鑑別する必要がある．一方，少量の出血は半月板単独損傷でも認める．

3）疼痛誘発テスト[7,8]
- McMurray test：感度は 20～29％ と低いが，特異度は 91～96％ と高い．
- Apley test：感度 16％，特異度 80％．

4）不安定性
- 靱帯損傷の合併を疑った場合，Lachman test や前方引き出しテスト，後方引き出しテスト，内外反ストレステストなども行う．

3 画像所見

1）X 線検査
- 病院・診療所で最初に行う検査である．
- 臥位での撮影でもみられる所見もあるが，荷重位で撮影した方が情報は多い（図 5）．
- 変形性関節症性変化（関節裂隙狭小化，骨棘形成，骨硬化，骨髄内嚢胞など）の有無を主にみる．
- 離断性骨軟骨炎や特発性骨壊死の鑑別，それらによる遊離体の有無の判定にも有用である．
- 広い大腿骨外側関節裂隙や扁平な大腿骨外顆関節面を認めた場合，円板状半月板を考える．
- 関節裂隙の狭小化がない半月板損傷も多い．

2）超音波エコー
- 近年エコーは普及し，スポーツ現場や外来診察においても利用される頻度が高い．
- 中節は，皮膚から半月板まで距離が近いため損傷を捉えられやすいが，前節や後節は距離があるため，断裂診断の精度は劣る．
- ある程度の習熟が必要な手技である．

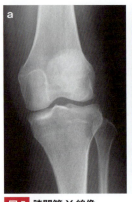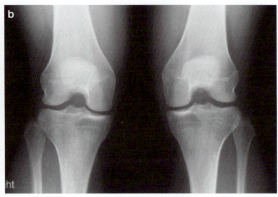

図5 膝関節X線像
a：臥位にて撮影，b：立位膝45°屈曲にて撮影．関節裂隙の狭小化の判断に有用である．

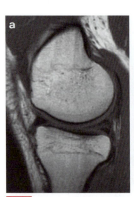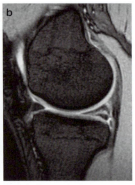

図6 内側半月板水平断裂MRI
T1強調像(a)よりはT2*強調像(b)の方が線状陰影が鮮明である．

3）MRI

- 感度・特異度が高く，信頼がおける撮影である．
- 撮影条件として，T1系とT2系があり，半月板損傷の診断にはT2やT2脂肪抑制，T2*，プロトン撮影などが用いられる（図6）．
- 半月板内部の輝度変化や半月板自体の形態・サイズ，半月板の位置（転位の有無）などを判定する．
- 骨髄内部の輝度変化も有用な場合がある．
- 水腫の有無にも用いられる．
- 靱帯損傷の診断にも有用である．

4 治療方針（図7）

- 患者の希望やスポーツ復帰時期，置かれている立場も配慮したうえで治療を選択し，将来予想される状態について丁寧に説明する．
- 半月板損傷には，縦断裂，横断裂，斜断裂，水平断裂，弁状断裂，複合断裂などがあり，断裂形態によって治療方針が異なる[9]．
- 治療には，保存療法（薬物療法，運動療法，装具療法など）と手術療法（半月板切除術，半月板縫合術，同種半月板移植術，自家腱移植術など）がある．
- 症状の軽減が期待できるものには，まずは保存療法を勧める．
- 薬物療法は消炎鎮痛薬の投与が中心となる．
- 運動療法としては，可動域訓練と筋力トレーニングを指導する．
- 症例によっては，in-soleによる荷重軽減やfunctional knee braceによる内外反の制御を行う．
- 手術療法では，可能な限り半月板機能温存を目指す．
- 切除することで早期復帰は可能であるが，関節軟骨への荷重負荷が増加し，変形性関節症性変化を生じることが報告されている．そのため運動量の調整が重要となる．一方，縫合すること

図7 半月板損傷の治療方針

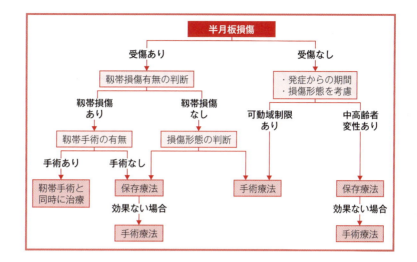

- で半月板は温存できるが，治療期間が長くなるうえに再受傷にも注意が必要となる．
- red-red zone（血流がある部位）の断裂は縫合術の良い適応であるが，white-white zone のような血流の乏しい内縁部の損傷に対しては，治癒の可能性が低く，切除術が選択されることが多い．
- 辺縁部の縦断裂が最も良い縫合術の適応である．
- 横断裂は血流の乏しい部位を含むため，縫合術が困難な場合もある．
- 手術機器の改良や技術の向上にて，水平断裂に対する縫合術の良好な成績が報告されている[10]．
- 靱帯損傷に合併している場合は，適応を拡大して縫合を選択することもあるが，半月板単独損傷の場合は，縫合術は慎重に選択する必要がある．
- 本邦では同種半月板移植や人工半月板移植はほとんど行われていない．
- 中高齢者の損傷は変性を伴っていることが多く，可動域制限が強くなければ，保存療法を第一選択とする．
- 若年者の場合は，早期スポーツ復帰を希望することが多く，画像診断がつけば手術になることが多い．
- 円板状半月板損傷は，亜全摘手術や半月板形成術が広く行われているが，最近では形成した上で縫合することや，辺縁部のみの損傷であれば円板状半月板のまま縫合を行うことも報告されている．

■ 文　献

1) Brophy, RH et al：Prevalence of musculoskeletal disorders at the NFL combine — Trends from 1987 to 2000. Med Sci Sports Exerc 39：22-27, 2007
2) Ikeuchi, H：Arthroscopic treatment of the discoid lateral meniscus. Technique and long term results. Clin Orthop 167：19-28, 1982
3) Dickhaut, SC et al：The discoid lateral meniscus syndrome. J Bone Joint Surg Am 64：1068-1073, 1982
4) Ahn, JH et al：Symptomatic torn discoid lateral meniscus in adults. Knee Surg Sports Traumatol Arthrosc 19：158-164, 2011
5) Arnoczky, SP et al：Microvasculature of the human meniscus. Am J Sports Med 10：90-95, 1982
6) Ahn, JH et al：A novel magnetic resonance imaging classification of discoid lateral meniscus based on peripheral attachment. Am J Sports Med 37：1564-1569, 2009
7) Evans, PI：Prospective evaluation of the McMurray test. Am J Sports Med 22：567-568, 1994
8) Fowler, PI et al：The predictive value of five clinical signs in the evaluation of meniscal pathology. Arthroscopy 5：184-186, 1989
9) 中田　研ほか：鏡視下半月板縫合術．OS NOW Instruction 12．下肢の鏡視下手術，安田和則編，メジカルビュー社，東京，71-85, 2009
10) Kamimura, T et al：Meniscal repair of degenerative horizontal cleavage tears using fibrin clots：Clinical and arthroscopic outcomes in 10 cases. Orthop J Sports Med 2：2325967114555678, 2014

V 膝関節障害とそのリハビリテーション

7 半月板縫合術後のリハビリテーション

木村佳記,小柳磨毅

1 半月板縫合術後のリハビリテーションの流れ

- 損傷半月板の温存を目指す半月板縫合術の技術は,日々進歩して手術適応が拡大する一方で[1],術後の治癒やバイオメカニクスには不明な点が多い.このため,リハビリテーション(リハ)は病態や術式に応じて個別的に,保護的に進めざるを得ない.
- 当院では,術後からスポーツ復帰まで最短6ヵ月間のリハを,2ヵ月ごとに3期に区分したプロトコルで実施している(図1).術後2ヵ月までを回復期,術後4ヵ月までをトレーニング前期としたメディカルリハ,術後6ヵ月までをトレーニング後期,それ以降を復帰期としたアスレティックリハを実施している[2].
- 回復期は主に,1)炎症の鎮静化,2)関節可動域・柔軟性の維持・改善,3)筋萎縮予防,4)静的バランスの改善を図る.動物実験では,半月板縫合術後8週間以内は,治療部位のremodelingは進んでおらず[3],力学的強度も低い[4].このため,縫合部への過負荷を回避しながら治療効果を得る工夫が必要である.
- トレーニング前期は,1)筋力,2)姿勢制御機能,3)衝撃吸収機能,4)持久力の回復が必要である.動物実験では,半月板縫合術後2〜4ヵ月において修復部のremodelingが進行するが[3],正常半月板に比べると力学的には脆弱である[4].臨床ではスクワットが許可されるが,負荷量の増加よりも動作姿勢の改善を優先する.

走行や跳躍は,片脚支持での筋力を含む姿勢制御機能と衝撃吸収機能を再教育しながら実施する.持久力は,ジョギングよりも自転車駆動や水泳など関節負荷の少ない運動で回復を図る.
- トレーニング後期は,1)衝撃と姿勢の制御能力の向上,2)スピード・パワー,アジリティの回復を経て,3)種目特異的スキルの再獲得を進める.まずは衝撃吸収機能と重心動揺の制御能力を高めて各動作の安全な減速と停止を可能にし,続いて走行,方向転換の速度および跳躍高を増加させる.復帰期にかけて,競技レベルの加速度の制御能力を再獲得する.
- 復帰期は,選手のトレーナーやチームの指導者への連携を行う.必要に応じて,競技活動に伴う身体症状やパフォーマンスの発揮状況を聴取し,スポーツ医学とリハの観点からセルフケアやトレーニングなどの指導を行う[5].
- 半月板縫合術は,半月板機能を改善して臨床症状および関節軟骨への負荷を軽減する一方で,再断裂により再手術が必要とな症例や関節症変化が進行する例も報告されている[5].このため,競技復帰だけでなく,再損傷の予防も考慮したリハが必要である.
- 本項では,半月板縫合術後リハの中核を成す回復期からトレーニング後期において考慮すべきポイントを解説する.

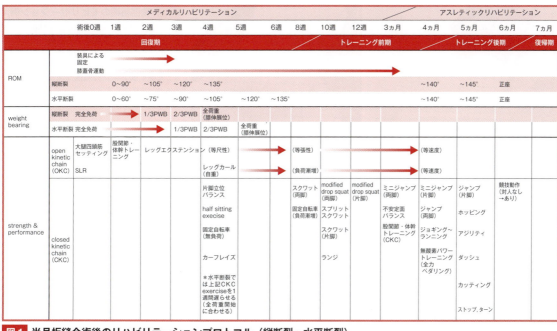

図1 半月板縫合術後のリハビリテーションプロトコル（縦断裂・水平断裂）

2 リハビリテーションの実際

1 回復期

1）炎症の鎮静化

- 術後数日は持続冷却，その後は運動後のRICEを徹底する[2]．高電圧電気刺激療法や微弱電流刺激療法は，それぞれ急性期の浮腫軽減や創傷治癒促進に有効とされ，積極的な使用が推奨される[6]．
- 半月板単独損傷の縫合術では，生物学的治癒の促進技術（フィブリンクロットの挿入や大腿骨顆部のドリリングなど[1]）が適用され，術後の腫脹と疼痛が非常に強い症例がある．医師による関節穿刺や投薬の判断材料として，適宜関節症状を報告する．
- リハの経過中に急激に腫脹が出現，増悪または持続する場合は，過度の運動負荷が危惧される．神経線維に乏しい半月板の治癒過程では，疼痛だけでなく腫脹や熱感，機械的要因（クリック・ひっかかり）の有無にも注意し，活動量や負荷量は慎重に増加する．

2）関節可動域・柔軟性の維持・改善

- 半月板は膝屈曲に伴い後方に変位し，特に深屈曲では変位に加えて変形も大きい．半月板縫合術後は，膝関節の過屈曲に注意して可動域と柔軟性を改善する必要がある．
- 術後1〜2週間は，関節運動は制限され，可動域の拡大も段階的に許可される．関節角度に応じて膝蓋上嚢，広筋群，腸脛靱帯，大腿二頭筋などを一塊に絞り出し，各組織の変形と組織間の滑走を促して拘縮を予防する（図2-a）．
- 関節包は切開や縫合糸の締結，膝蓋下脂肪体は関節鏡ポータルの作成による侵襲を受けて柔軟性が低下するため，創部の治癒後にモビゼーションを行う．
- 膝屈曲位で他動的に膝蓋骨が下方に移動する量の左右差，膝蓋骨周囲の軟部組織の柔軟性低下

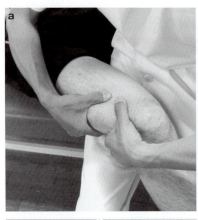
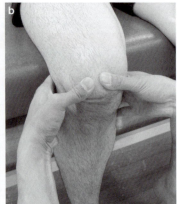
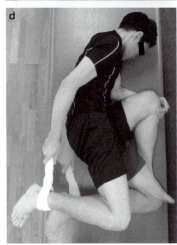

図2 軟部組織のモビリゼーション例
a：大腿部の軟部組織を絞り出す技術
b：膝屈曲位での膝蓋骨下方移動
c：modified Thomas test 肢位を用いた大腿前面の伸張法
d：大腿前面および外側遠位部の伸張法

を鋭敏に反映する[5]．膝軽度屈曲位から深屈曲位まで，治療手技としても実施できる（**図2-b**）．

- 関節可動域運動の開始後は，Thomas test 変法（modified Thomas test）の肢位を用いて，股関節前面の伸張を行う（**図2-c**）．大腿直筋の近位は，腹臥位での膝屈曲では伸張され難いが，本法では伸張が可能である[7]．
- 可動域が膝屈曲120°を超えれば，骨盤後傾位を保持して予め膝関節を制限範囲まで屈曲した後，股関節を伸展する伸張法を用いる（**図2-d**）．本法は，膝関節の過屈曲を予防しながらも，大腿直筋と外側広筋の遠位を効率的に伸張できる[8]．

3）筋萎縮の予防と回復

- 関節水腫や疼痛は大腿四頭筋の収縮を抑制する．このため，神経筋電気刺激を積極的に利用し，大腿四頭筋セッティングを実施する．
- レッグエクステンションは，強負荷では全荷重に相当する膝関節の圧縮力や剪断力を生じる[9]．このため，まずは半月板の変形と圧縮・剪断力が少ない膝屈曲60°前後での等尺性収縮から強化を開始する．
- 荷重下の膝屈伸に伴う半月板の変位は非荷重時より大きく[10]，スクワットは縫合部への負荷が大きいと考えられる．このため，前後開脚にて片側殿部を着座した half sitting 姿勢で，体幹の前傾運動により前方の脚に負荷を与える（**図3-a**）．本法は，部分荷重で膝関節の屈伸を伴

図3 half sitting exercise
a：half sitting での体幹前傾（前方の脚への負荷）
b：half sitting での体幹後傾（後方の脚への負荷）

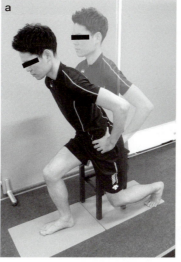
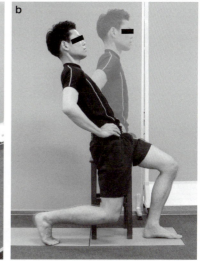

わずに実施でき，両脚スクワットに比較して膝内外反負荷は小さいが大腿四頭筋の活動は高い[11]．
- 術側を後方に接地した half sitting での体幹後傾運動は，両脚スクワットに比較して荷重量は少ないが，一方で内側広筋の活動が特に高まる[12]（**図3-b**）．
- ヒールレイズは全荷重許可後に両脚から開始する．荷重の意識は足尖ではなく足アーチの基点となる母趾球と小趾球に置き，足外筋よりむしろ足底内在筋の活動を促す．また，中足趾節間関節の伸展によるアーチの挙上機能（ウインドラスの機能）に伴う足部の剛性増加と推進力を得る機能を強化する．

2 トレーニング前期

1）筋力の回復

- レッグエクステンションは等張性運動を開始し，負荷量を漸増する．術後3ヵ月以降は，膝伸展位から脱力して屈曲した後，急激に伸展する反動的運動を加える．同様に，ヒールレイズは片脚での実施が安定すれば，反動動作に移行する．これらは，走行や跳躍に必要な筋腱複合体の伸張と腱への弾性エネルギーの蓄積に続くパワー発揮の基礎となる．
- スクワットは適度な前傾姿勢で行い，膝屈曲角度は0～60°から開始して100°程度まで漸増する．フルスクワットは半月板の変位と変形が大きいと考えられるため復帰期まで控える．
- 前後開脚位で後方の脚をベンチなどに載せて安定させ，前方の脚を屈伸させる Bulgarian スクワットは，代償姿勢を生じにくく筋力低下のある症例に適用しやすい（**図4-a**）．
- スプリットスクワットの体幹と前方の脚の下腿を垂直位，後方の脚の股関節を屈伸中間位に保持すると（**図4-b**），後方の脚の大腿四頭筋の活動が顕著に高まる一方，膝関節の圧縮力は両脚スクワットより小さく有用である．脛骨プラトーの垂直化により，膝関節の圧縮力が低減されると考えられる[13]．

2）姿勢制御機能の獲得

- 半月板を円周状に走行するコラーゲン線維は，軸圧荷重を円周方向に変換，分散する機能をもつが，横方向の力には脆弱である．膝関節の過度の回旋や内外反は，縫合部に過剰な横方向の力を与える可能性が高い．このため，不良姿勢を呈しやすい片脚支持の姿勢制御能力の改善は，特に重要な課題である．

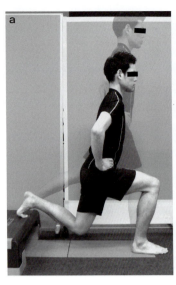 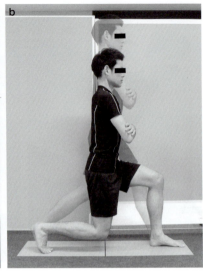

図4 筋力回復を目的としたスクワット
a：Bulgarianスクワット（前方の脚への負荷）
b：姿勢を工夫したスプリットスクワット（後方の脚への負荷）

- 片脚スクワットの姿勢制御の評価とトレーニングとして，両足部を並べたスクワット姿勢で膝関節を前額面上で中間位とした後，非術側下肢を離地して術側の片脚支持へ移行する運動を行う（図5-a，b）．
- 体重移動はできる限り穏やかにし，体幹や骨盤は開始肢位を保持して水平移動を制限する．本法は，開始肢位の状態ですでに重心線下に術側足部の内側縁が位置するため，僅かな重心移動で片脚に移行できる．体重移動の過程で膝関節や体幹の開始肢位（中間位）が保てず代償運動が生じる場合は，大腿四頭筋の筋力低下，足部アーチ機能の低下，体幹・骨盤機能の低下などによる姿勢制御不全が示唆される（図5-c）．本法は，選手自身が姿勢の変化を自覚しやすく，良姿勢と不良姿勢の境界でトレーニングが実施できる．
- 膝関節が外反しやすい症例は，股関節を能動的に外転・外旋する意識が必要である．足部は，母趾球・小趾球・踵部への荷重を誘導して意識させ，膝関節への不良な運動連鎖を回避する．

3）衝撃吸収機能の獲得

- 着地動作は，膝伸展域では半月板前節，過屈曲位では半月板後節の負荷が大きくなるため，適度な膝屈曲運動が必要である．
- 膝関節での衝撃吸収機能の評価とトレーニングとして，爪先立ちから脱力して下降し，踵接地の瞬間に膝関節を屈曲して急激に停止するmodified drop squat（MDS）[14]を行う（図6）．MDSでは，膝関節負荷は走行や跳躍の接地時より小さいが，踵接地に伴って膝関節の伸展モーメントとパワーを発揮する衝撃吸収の力学特性はこれらと近似する[14]．
- MDSで膝屈曲の角度や円滑性が不足する症例では，走行や跳躍の着地時にも同様の現象が観察される．まずは両脚MDSを安定させ，次に片脚MDSの左右差を改善したうえでミニジャンプやジョギングに移行する．
- 着地衝撃は，足尖接地から床反力のピークが生じるまでの時間が長い方が小さく，衝撃の緩和により重心動揺が抑制できることが示唆されている[15]．そこで，母趾球と小趾球を同時に接地して前足部の横アーチを安定させることにより，踵接地を遅らせて衝撃を緩和する．
- 踵を接地させずに前足部で着地するミニジャンプも衝撃吸収機能の向上に効果がある．
- 適度な体幹と骨盤の前傾は，足圧中心を前方に位置させて足底屈・股伸展モーメントを増加させるため，膝関節負荷と衝撃を低減できる[16]．

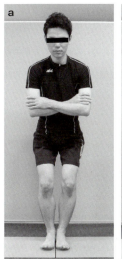 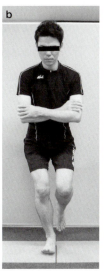 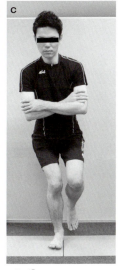 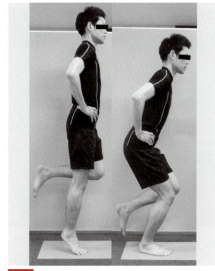

図5 片脚スクワットの姿勢制御の評価とトレーニング
a：開始肢位：膝関節の中間位を保持する．
b：片脚支持姿勢
c：代償姿勢

図6 modified drop squat

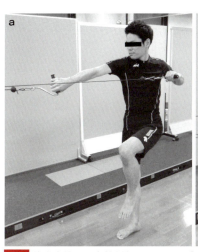 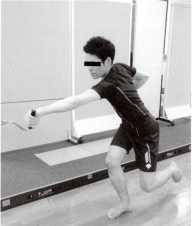 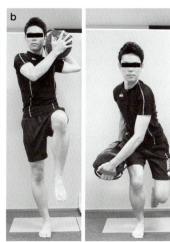

図7 片脚支持での姿勢制御トレーニング
a：立位での上半身回旋運動が骨盤以遠に連鎖するのを抑制する．
b：重量物把持による重心位置の側方変位を抑制する．

3 トレーニング後期

1）姿勢制御能力の向上と衝撃の制御能力の獲得

- 片脚支持での姿勢制御能力の向上に応じて，上肢および体幹部への負荷や回旋運動を与え，速度も漸増する．股関節，胸椎の回旋や肩甲骨の運動でこれらの負荷を吸収し，膝関節への不良な下行性運動連鎖の波及を制動する能力を高める（図7-a，b）．
- 走行速度や跳躍高の回復には，パワー発揮の改善が必要不可欠である．これらを強化する反動的な動作は，大きな床反力や衝撃を利用するた

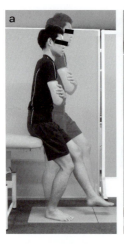 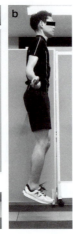 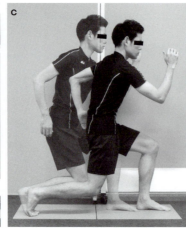

図8 パワー発揮のトレーニング
a：急激な着座からの立ち上がり（膝関節負荷）
b：足関節運動を意識した縄跳び（足関節負荷）
c：後方の脚の股関節伸展による前方移動（股関節負荷）

め，姿勢制御能力の向上に加えて衝撃を「制御する」能力が必要である．

- MDSは，下降動作が安定すれば，下降からの上昇を反動的に行い速度も漸増する．ジャンプも着地の衝撃吸収が可能になれば，連続ジャンプや台からの着地直後に跳び上がるデプスジャンプなどの反動的な動作を行う．スプリントも同様に，減速機能を担保しながら速度を増加することが重要である．

2) パワー発揮のトレーニング

- 片脚立位から高めの座面に膝関節を脱力により屈曲して着座した後に急激に立ち上がる運動は（図8-a），膝関節のパワー発揮を強調できる．
- 着地衝撃の吸収と跳躍の離地の両局面への貢献度が大きい足関節のパワー発揮の強化には，体幹垂直位，股・膝関節の屈伸は小さく足関節の底背屈運動を中心とした跳躍動作を行う．縄跳びも有用である（図8-b）．
- 股関節では，後方の脚の股関節を屈曲位としたスプリットスクワット姿勢で，同側の膝・足関節の位置と重心の高さを維持しながら急激に股関節を伸展して前方に踏み出す運動を行う（図8-c）．このような運動形態は，大腿四頭筋に高負荷を与えながらスプリントや跳躍に重要な股関節のパワー発揮を増大させることから，スピードの向上に繋がると考えられる．

3) アジリティトレーニング

- 動作の速度や様式を急激に変化させるアジリティトレーニングは，競技特性を考慮した各種ステップを実施する．
- カッティングによる方向転換では，原則的に前足部から母趾球と小趾球を接地する（図9-a）．踵からの接地は衝撃が大きくなるうえ，その瞬間に後足部から下腿への運動連鎖により膝関節へ強い回旋負荷を与えるリスクがある（図9-b）．
- 接地後の方向転換では，足部を荷重後の抜重のタイミングで股関節の回旋に一致させて回転することで，過荷重での膝関節の過度の回旋・圧縮を回避する．

■ 文献

1) 中田 研ほか：半月板修復（縫合）術：半月板単独損傷．臨スポーツ医 30（臨時増刊号）：137-142，2013
2) 木村佳記ほか：半月板修復（縫合）術：半月板単独損傷―術後リハビリテーション．臨スポーツ医 30（臨時増刊号）：394-401，2013
3) Arnoczky, S et al：The microvasculature of the meniscus and its response to injury：An experimental study in the dog. Am J Sports Med 11：131-141，1983
4) Roeddecker, K et al：Meniscal healing-A biomechanical study. J Surg Res 56：20-27，1994
5) 木村佳記ほか：半月板単独損傷（縫合術後）．スポーツ理学療法プラクティス，急性期治療とその技法，片寄正樹ほか編，文光堂，東京，184-194，2017

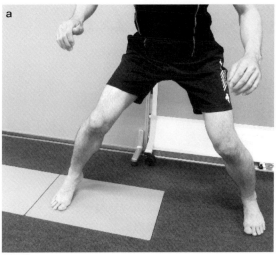 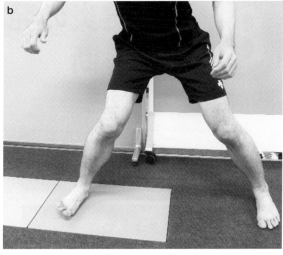

図9 方向転換動作（接地初期の右脚）
a：前足部からの着地：後足部からの運動連鎖はなく膝関節が中間位にある．
b：踵部からの着地：下腿の内旋と膝外反が誘発されている例．

6) 玉置龍也：スポーツ傷害に対する物理療法と運動療法の実践．理学療法学 43（Suppl 3）：116-119，2016
7) 木村佳記ほか：大腿四頭筋の伸長肢位と組織弾性の関係―Modified Thomas test と Ely test 肢位の比較―．日本整形外科超音波学会会誌 29：38-44，2017
8) 木村佳記ほか：大腿四頭筋の伸長法と組織弾性の関係―骨盤肢位による影響―．日整外超音波会誌 28：28-33，2016
9) Nisell, R：Mechanics of the knee. A study of joint and muscle load with clinical applications. Acta Orthop Scand Suppl 216：1-42，1985
10) Vedi, V et al：Meniscal movement. J Bone Joint Surg Br 81：37-41，1999
11) 多田周平ほか：Half sitting での体幹前傾による下肢筋力トレーニングの運動力学的および筋電図学的検証．理学療法学 46：233-241，2019
12) 瀬戸菜津美ほか：Backward half sitting exercise の運動力学的解析．臨床バイオメカニクス 40：181-186，2019
13) 木村佳記ほか：スプリットスクワットの運動解析．臨バイオメカニクス 32：441-448，2011
14) 近藤さや花ほか：衝撃吸収の評価としての改変ドロップスクワットの運動解析．臨床バイオメカニクス 37：327-334，2016
15) 木村佳記ほか：ドロップジャンプ着地による動的バランスの解析指標の検討―着地後の衝撃吸収性と重心動揺の関連性―．関西臨スポーツ医研会誌 23：45-46，2013
16) Shimokochi, Y et al：Changing sagittal plane body position during single-leg landings influences the risk of non-contact anterior cruciate ligament injury. Knee Surg Sports Traumatol Arthrosc 21：888-897，2013

8 膝蓋腱炎の発症メカニズムと臨床診断

松下雄彦

1 膝蓋腱炎に対する考え方

- 膝蓋腱炎はジャンパー膝とも呼ばれ，ジャンプ動作を繰り返すスポーツに多いことが知られている．特にバレーボールやバスケットボール選手に多くみられる[1]．
- 膝蓋骨下極付近から膝蓋腱近位後方にしばしば異常な変化がみられる．
- 病態としては，初期には炎症が起こるが，次第に，組織の変性が進んでいくことが病態として考えられている．実際に手術などで採取された組織検査では炎症細胞の浸潤があまり認められず，変性の所見が主体であることから，近年は腱炎（tendinitis）ではなく腱症（tendinopathy）として記載されることが多い．

2 発症メカニズム

- ジャンプ動作などの過度の負荷を繰り返すことにより，微小な損傷が腱線維に生じ，力学的な脆弱性，腱の変性をもたらすことが，発症のメカニズムの一つとして提唱されている[2]．
- 発症には腱周囲に新生血管の増生や炎症性のサイトカインの放出が局所で起こり，腱の変性へと至ることが発症のメカニズムに関与していることが示唆されている．
- 膝蓋骨下極に多く認められることなどから，屈曲動作の際の膝蓋骨下極が腱と衝突することが発症のメカニズムとして示唆されてきたが[3]，一方で，膝蓋骨と腱の角度に発症者と非発症者の間には差がなく，発症のメカニズムとしては否定的な報告もある[4]．
- コンピューターモデルを用いた研究では典型的な膝蓋腱炎発症部位である膝蓋腱の膝蓋骨付着部付近に膝屈曲60°に相当する角度でひずみが大きくなることが示され，さらには屍体膝を用いて検証したところ，15％のひずみ負荷により線維の損傷が起こったことが示されている[5]．

1 膝蓋腱炎の危険因子

- 体重，body mass index（BMI），ウエスト周囲径と骨盤周囲径の比（waist-to-hip ratio），脚長差（発症側が長い），足アーチの高さ（発症側が短い），四頭筋やハムストリングの筋力などが発症の危険因子として報告されている[6]．
- 練習量や試合の回数，ウエイトトレーニングが発症に関連するとの報告[7]もあるが，ジャンプの回数や練習の強度は関連しないとの報告もある．
- 四頭筋やハムストリングの柔軟性や[8〜10]，sit-and-reach scoreと呼ばれるハムストリングと背筋の柔軟性をみるテスト（両下肢を伸ばした状態で座って体幹を前傾させて両手が届く位置を評価）で発症者と非発症者の間に差があったという報告がある．一方でこれらの評価項目には差がなかったという報告もあり，評価に一定

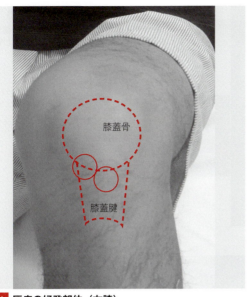

図1 圧痛の好発部位（左膝）

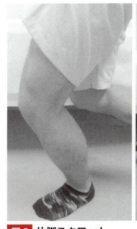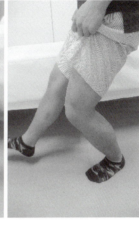

図2 片脚スクワット

の見解は得られていない．

3 臨床診断

1 臨床所見

- 膝蓋骨下極や膝蓋腱近位から膝蓋骨付着部やや内側に圧痛を認めることが多い（図1）．
- スクワット動作による痛みの誘発がみられる"decline squat test"（図2-左）．健側の下肢を前方に伸ばした状態で片脚スクワットを伸展から屈曲約30°までさせると痛みが誘発される（図2-右）．
- 次のようにステージ分類される．
- ステージⅠ：スポーツ活動後に痛みがある．Ⅱ：痛みがスポーツ活動の開始時にあり，ウォームアップ後に消失するが，疲労により再度出現．Ⅲ：常時痛みがある．Ⅳ：腱の断裂がある[11]．

2 画像所見

- X線で異常がみられないことも多いが，腱に一致した軟部陰影の腫大や骨化（石灰化）がみられることもある（図3）．
- エコーでは初期の炎症期では腱の浮腫や肥厚がみられる．また，新生血管の増生がみられることもある（図4）．変性が進むと線維の走行の乱れ，不均一な線維走行，腱周囲膜の不整などがみられる．
- MRIでは膝蓋骨下極付近から膝蓋腱近位後方に輝度変化，腱の腫大を認める（図5）．

3 鑑別疾患

- 膝蓋大腿関節症，軟骨損傷も膝前方で屈曲位での痛みの誘発を認めるが，水腫の貯留など異なる症状を呈することが多い．そのほか有痛性分裂膝蓋骨，半月板損傷などがあげられるが，分裂膝蓋骨であれば，外側や膝蓋骨上に圧痛を認めることが多く，半月板損傷の場合は関節裂隙付近に疼痛を認めることが多い．骨端線閉鎖前

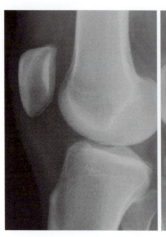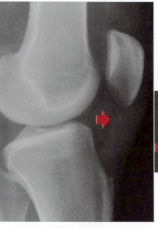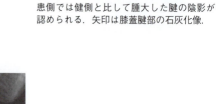

図3 X線（右：患側，左：健側）
患側では健側と比して腫大した腱の陰影が認められる．矢印は膝蓋腱部の石灰化像．

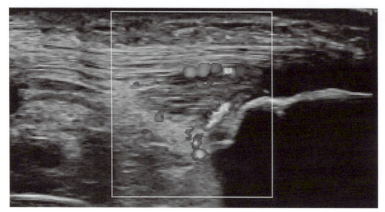

図4 ドップラーエコー
炎症期のエコー像．滑膜組織周囲から腱にかけて血管の流入を認める．
（巻頭カラー参照）

の思春期の患者であれば，Osgood-Schlatter病，Sinding-Larsen-Johansson病などの骨端症が鑑別にあげられる．特に後者では膝蓋骨下端に疼痛を認め，部位は類似するが，膝蓋骨下極の骨の分離を認める点から異なる．

4 治療方針

1 保存的治療

- 保存的治療が基本的となる．まずは局所の安静，アイシングなどを行う．また，それと並行して四頭筋のストレッチや遠心性の筋力訓練を中心とした理学療法を行う[12]．

- 注射ではヒアルロン酸の注入[13]や多血小板血漿[14]の局所注射の有効性が報告されている．ステロイドの注射は腱の脆弱性を引き起こし，膝蓋腱断裂に至る危険性があり，注意が必要である．また，対外衝撃波の有効性も最近では報告されている[14,15]．

2 手術療法

- 難治性の膝蓋腱炎に対しては変性組織を除去することを目的とした手術的な加療を行うことがある．手術の方法としては関節鏡視下に腱後方の損傷腱組織の掻把や変性腱実質部や付着部を含めた骨-膝蓋腱の一部を切除する方法がある（図6）．

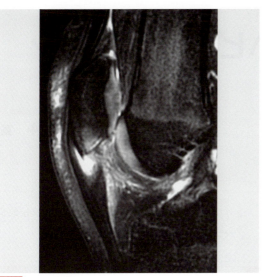

図5 MRI 矢状断
膝蓋腱の腫大と膝蓋骨付着部の高い輝度変化を認める．膝蓋骨内にも一部浮腫上の輝度変化を認める．

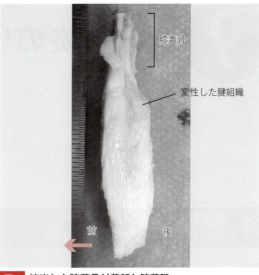

図6 摘出した膝蓋骨付着部と膝蓋腱
腫大した膝蓋腱を認める．後方に黄色変性した腱組織を認める．
（巻頭カラー参照）

■文献

1) Lian, OB et al：Prevalence of jumper's knee among elite athletes from different sports：a cross-sectional study. Am J Sports Med 33：561-567, 2005
2) Rees, JD et al：Management of tendinopathy. Am J Sports Med 37：1855-1867, 2009
3) Johnson, DP et al：Magnetic resonance imaging of patellar tendonitis. J Bone Joint Surg Br 78：452-457, 1996
4) Schmid, MR et al：Is impingement the cause of jumper's knee? Dynamic and static magnetic resonance imaging of patellar tendinitis in an open configuration system. Am J Sports Med 30：388-395, 2002
5) Lavagnino, M et al：Patellar tendon strain is increased at the site of the jumper's knee lesion during knee flexion and tendon loading：results and cadaveric testing of a computational model. Am J Sports Med 36：2110-2118, 2008
6) Worp, H et al：Risk factors for patellar tendinopathy：a systematic review of the literature. Br J Sports Med 45：446-452, 2011
7) Lian, O et al：Characteristics of the leg extensors in male volleyball players with jumper's knee. Am J Sports Med 24：380-385, 1996
8) Witvrouw, E et al：Intrinsic risk factors for the development of patellar tendinitis in an athletic population. A two-year prospective study. Am J Sports Med 29：190-195, 2001
9) 坂西英夫：ジャンパー膝．臨スポーツ医 8：188-192, 1991
10) 甲斐健悟ほか：大学男子バレーボール選手におけるジャンパー膝の発症因子に関する研究．日臨スポーツ医会誌：17：522-530, 2009
11) Blazina, ME et al：Jumper's knee. Orthop Clin North Am 4：665-678, 1973
12) 宗廣鉄平ほか：膝蓋腱炎／発症メカニズムとその予防・再発予防．臨スポーツ医 25（臨時増刊）：246-251, 2008
13) 宗田 大：下肢のスポーツ障害に対するヒアルロン酸投与の実際・経験：関節周囲の圧痛部への投与．臨スポーツ医 20：1017-1024, 2003
14) Everhart, JS et al：Treatment options for patellar tendinopathy：A systematic review. Arthroscopy 33：861-872, 2017
15) 佐藤謙次ほか：膝蓋腱炎に対する体外衝撃波治療の経験．JOSKAS 41：582-583, 2016

9 膝蓋腱炎のリハビリテーション

荒木大輔, 田中　寛

1 膝蓋腱炎（ジャンパー膝）のリハビリテーションの流れ（図1）

1 発症初期

- まずは徹底した消炎鎮痛に努める．
- 薬物療法として非ステロイド性抗炎症薬（non-steroidal anti-inflammatory drugs：NSAIDs）内服や外用剤が有効である．
- ヒアルロン酸や多血小板血漿（platelet rich plasma：PRP）の局所注射や体外衝撃波も有効とされるが，本邦では保険適用外である[1,2]．
- 物理療法として超音波治療器・経皮的末梢神経電気刺激（transcutaneous electrical nerve stimulation：TENS）・低周波治療器を用いて消炎鎮痛処置を行い，徹底したアイシングを行う．
- 関節可動域・柔軟性改善のためマッサージ・筋膜リリースなどを行い膝蓋骨周囲筋のリラクゼーションを図る．
- 大腿四頭筋・ハムストリングス・殿筋群・大腿筋膜張筋・下腿三頭筋などのストレッチを行い，膝蓋腱にかかるストレスを軽減する．
- 患部のトレーニングはパテラセッティングや下肢伸展挙上運動（SLR）など負荷の少ないもののみとする．
- 患部外トレーニングは上肢・体幹・殿筋群・腸腰筋などに対して積極的に行い，筋力低下を予防する．また，上肢エルゴメーターは患部に負荷をかけず心肺機能を維持するため有用である．
- 患部への負荷が少ない水中トレーニングは早期より開始可能であり，ウォーキング→ジョギング→ジャンプ動作などを行う．

2 回復期

- 開放性運動連鎖（open kinetic chain：OKC）から徐々に閉鎖性運動連鎖（closed kinetic chain：CKC）へと移行し，徐々に負荷を上げていく．
- レッグプレス→両脚スクワット→ランジ（フロント・サイド・バック）→片脚スクワットへと進める．
- 水中トレーニングから徐々に陸上でのウォーキング→ジョギング→ランニング→ダッシュへと進める．
- 回復期後期では縄跳び→ボックスジャンプ→両脚着地→片脚着地とジャンプ系トレーニングを開始する．また，8字走→ステップ→カッティング→ストップ動作などのアジリティトレーニングも併せて行う．
- 回復期では必要に応じて膝蓋腱への負担を減らすテーピングを使用する．

3 トレーニング期

- 復帰へ向けてプライオメトリクストレーニングを開始する．
- これは筋肉の伸張反射を利用して爆発的筋力を発揮するためのトレーニングであり，選手の競技特性に応じてメニューを考慮する．

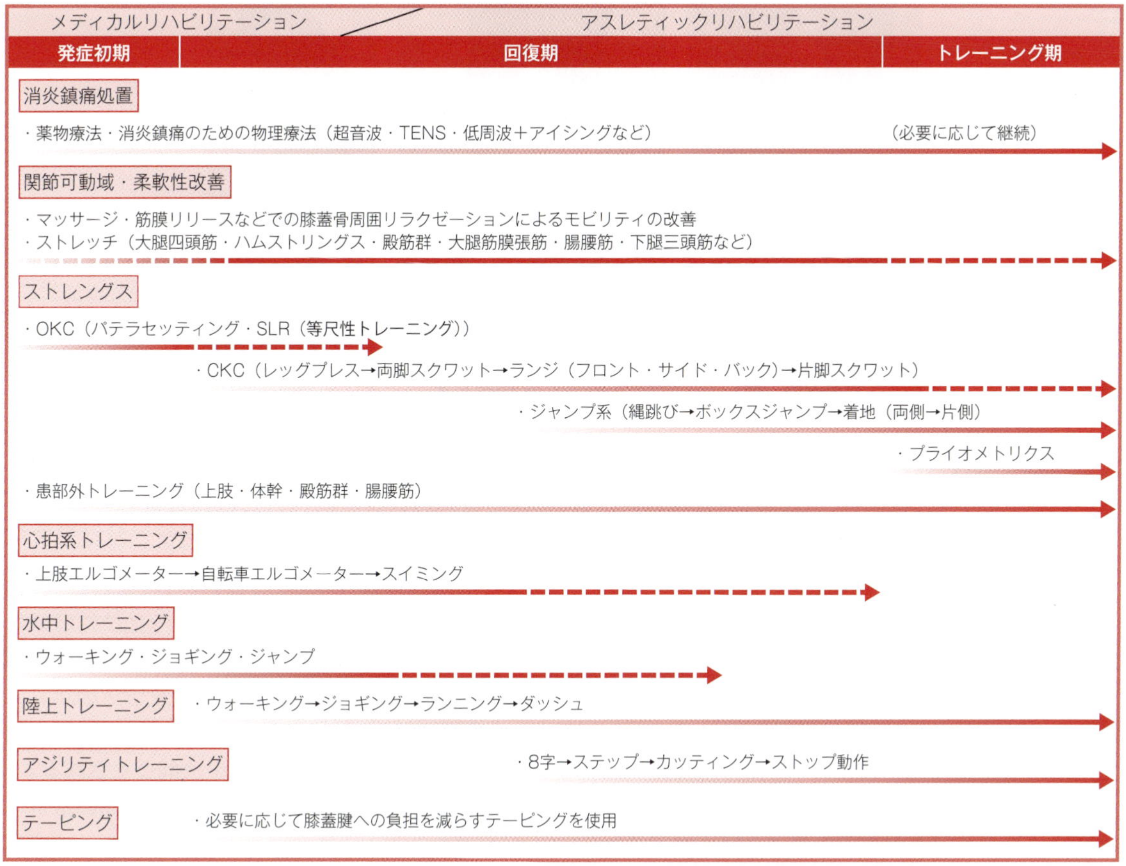

メディカルリハビリテーション		アスレティックリハビリテーション
発症初期	回復期	トレーニング期

消炎鎮痛処置
・薬物療法・消炎鎮痛のための物理療法（超音波・TENS・低周波＋アイシングなど）　（必要に応じて継続）

関節可動域・柔軟性改善
・マッサージ・筋膜リリースなどでの膝蓋骨周囲リラクゼーションによるモビリティの改善
・ストレッチ（大腿四頭筋・ハムストリングス・殿筋群・大腿筋膜張筋・腸腰筋・下腿三頭筋など）

ストレングス
・OKC（パテラセッティング・SLR（等尺性トレーニング））
　・CKC（レッグプレス→両脚スクワット→ランジ（フロント・サイド・バック）→片脚スクワット）
　　・ジャンプ系（縄跳び→ボックスジャンプ→着地（両側→片側））
　　　・プライオメトリクス
・患部外トレーニング（上肢・体幹・殿筋群・腸腰筋）

心拍系トレーニング
・上肢エルゴメーター→自転車エルゴメーター→スイミング

水中トレーニング
・ウォーキング・ジョギング・ジャンプ

陸上トレーニング
・ウォーキング→ジョギング→ランニング→ダッシュ

アジリティトレーニング
・8字→ステップ→カッティング→ストップ動作

テーピング
・必要に応じて膝蓋腱への負担を減らすテーピングを使用

図1　リハビリテーションプロトコル

TENS：経皮的末梢神経電気刺激（transcutaneous electrical nerve stimulation），OKC：開放性運動連鎖（open kinetic chain），CKC：閉鎖性運動連鎖（closed kinetic chain），SLR：下肢伸展挙上運動（straight leg raising）

2　病態からみた膝蓋腱炎のリハビリテーション

1　膝蓋腱炎（ジャンパー膝）発症のメカニズム

- 膝蓋腱炎はバレーボールやバスケットボールなどに代表されるジャンプや着地動作を多く伴うスポーツだけではなく，急激なストップやターンなどの方向転換や強力な膝の屈伸の繰り返しを求められるスポーツでも発症する．
- 膝蓋腱に繰り返しの伸張ストレスがかかり，同部位に疼痛，炎症症状がみられるのが特徴で，疼痛部位は膝蓋骨下縁の膝蓋腱付着部が一番多く，膝蓋骨上縁，脛骨粗面周辺にもみられる（図2）．
- ジャンプなどの踏み込み動作時および着地時に膝がknee-inする傾向にある選手は，特に大腿部に対して下腿が外旋することで膝蓋腱内側に伸張ストレスが加わり，さらに膝の屈曲が増すにつれて同部位への伸張ストレスも増大し疼痛に繋がる（図3）．

2　重症度分類

- 重症度には以下の4段階がある[3]．
- Ⅰ．運動後のみ疼痛が出現，運動は特に問題なく制限もなし
- Ⅱ．運動前後の疼痛はあるも，運動中の疼痛は軽

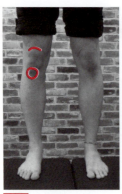
図2 疼痛部位（膝）

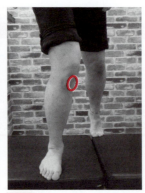
図3 knee-in toe-out

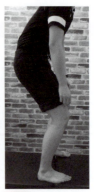
図4 骨盤後傾（矢状面）

快し，運動の継続は可能
Ⅲ．運動前後の持続的な疼痛あり，疼痛による影響で思い切った運動に支障あり
Ⅳ．膝蓋靱帯部分もしくは完全断裂

3 重症度分類からみた治療方針

- 疼痛の程度が軽度（重症度Ⅰ，Ⅱ）であれば運動を完全に休止しなくても，大腿四頭筋ストレッチやウォームアップなどで身体を動かすことで筋に柔軟性が生じ，患部にかかる伸張ストレスが減少し一時的に疼痛軽減もしくは痛みなく運動が可能なことが多い．
- 違和感や軽度の疼痛を抱えながら運動を継続すると重症度が増し，治癒までに長期を要する．そのため，可及的早急に根本的な原因を究明し，対応する治療を開始することが重要である．

4 膝蓋腱炎の発症要因

1）後方重心

- 特に骨盤の前傾が乏しくいわゆる上半身が立った状態や，上半身は前傾しているが骨盤は後傾の状態（図4）では後方重心となり，ジャンプや着地動作などで下肢に対して強い負荷が加わる．
- 後方重心では，大腿四頭筋の過剰な収縮を伴い患部に対する伸張ストレスが強く，負荷も増加する．
- 殿部〜ハムストリングス〜下腿後面の柔軟性の低下も膝蓋骨周辺疼痛の原因の一つとなるため[4]，前述した下肢後面筋群の筋緊張が高くなると骨盤は後傾し後方重心傾向となる．
- 下腿三頭筋（腓腹筋・ヒラメ筋）の柔軟性が低下している場合も下腿を前傾するのが困難となり後方重心となりやすく，大腿前面（特に大腿直筋）の筋の持続的な緊張を余儀なくされる[5]．
- 後方重心が持続すると，膝の屈伸に伴い滑車としての役割をする膝蓋骨が大腿四頭筋の過緊張により上方に引き上げられ，効率的に役割を果たすことができず，筋出力も制限され，結果として衝撃吸収能力が低下した状態で反復動作を繰り返すことで症状が悪化してしまう．

2）knee-in toe-out

- 膝や足関節の構造上，動作時の軽度のknee-in toe-outはむしろ自然で，衝撃を吸収したり膝伸展する際に筋出力を上げたりする作用がある．
- ただし，過度なknee-in toe-outは膝蓋骨周囲に過剰な緊張を生じて膝蓋腱炎が発症する可能性があるため[6]，早急にその原因に対応していく必要がある．
- 疼痛軽減のため，近隣関節の柔軟性の改善，筋力増強も含めた機能回復および多関節間での動きのコーディネーションにも目を向けるべきである．

5 チェックポイント

1）前額面のチェック
① 前方から
- knee-in toe-out
- 体幹と骨盤・下肢の位置関係

② 後方から
- 殿列の位置・傾き
- 体幹と骨盤・下肢の位置関係

2）矢状面のチェック
- 骨盤後傾
- 下腿の前傾が乏しいかどうか（足関節背屈制限）．
- 身体重心が後方に位置するかどうか．
- 股関節，膝関節，足関節の関節運動のコーディネーション（関節運動の量およびタイミング）[7]．

3）筋の柔軟性や筋力のチェック
- 腸腰筋や大腿部前面の筋緊張を評価するトーマステスト．
- HBD（hip-buttock distance：踵殿間距離），ハムストリングス・下腿の柔軟性．
- 下肢筋力評価

3 リハビリテーションの実際

- 重症度Ⅰ，Ⅱの場合，運動を始める前に疼痛があっても運動を開始すると疼痛は軽減し，運動終了後に疼痛が再燃することが多い．これは身体を動かすにつれて筋温が上昇し柔軟性が出てそれに伴い筋出力が上がることで患部にかかる衝撃を軽減し，疼痛の出現を抑えることができるためである．
- 膝関節周囲筋群の硬さの影響で膝蓋骨の本来の上下左右への動きが制限されていることが多く，近隣関節の筋群も含めストレッチおよびリラクゼーションにて制限している筋の過緊張を低下させ膝蓋骨の動きの自由度を再獲得する．
- 疼痛が強い場合，膝への負担を軽減できる浮力を使った水中でのエクササイズやエルゴメーターなどを使ったリハビリテーションが効果的である．
- 運動中の疼痛を軽減させるために，筋出力を補助するテーピングを使用することもある．しかし，テーピングはあくまでサポートなので，併行して根本原因に対するアプローチが重要である．
- 練習後のアイシングは疼痛や炎症症状の軽減目的で普段から行うことが推奨される．
- 疼痛が出現している場合は，第一に疼痛のコントロール，膝にかかる負担を最大限軽減できるような体の動かし方の改善が必要である．
- 治療には患部の疼痛や炎症などに直接アプローチする方法と，患部にかかる負担の根本原因を究明し，疼痛を増悪させないように間接的にアプローチする方法がある．

1）直接的な患部へのアプローチ
- アイシング，超音波治療器・低周波治療器などの物理療法を活用して患部に直接アプローチをする．
- 特に硬結部位が存在し柔軟性の低下をきたしている大腿前面（特に大腿直筋）に対しては直接筋に対し持続的圧迫を加えたり（図5），超音波などの物理療法などを用いたりすることで，ストレッチやマッサージなどで対象部位の柔軟性の改善に努める必要がある．
- ストレッチや物理療法などで一時的に疼痛が軽減してもまた運動を開始すると疼痛が再燃する場合は，膝蓋腱にかかるストレスの根本原因を改善することが重要である．

2）間接的な患部へのアプローチ
① 前面要素
- 膝に疼痛がある場合，股関節周囲筋群をうまく使えず後方重心となるため，常に大腿前面の筋緊張が高く柔軟性が低下しているケースが多く，筋出力および筋持久力が低下し，易疲労性となりやすい．

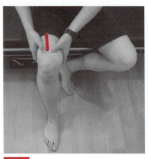 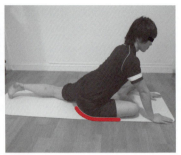 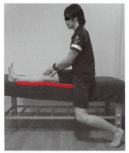 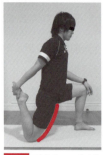

図5 ストレッチ（患部）　図6 ストレッチ（殿部）　図7 ストレッチ（ハムストリングス）　図8 ストレッチ（大腿四頭筋）

② 後面要素
- 殿筋群の筋緊張が高まるに伴い，ハムストリングス，下腿三頭筋など下肢の後面筋群の硬さにつながっているケースがある．これらの筋の柔軟性低下も後方重心を助長する傾向にあるため注意が必要である．
- いずれのケースも対象部位をストレッチすると一時的に柔軟性が得られ，疼痛は軽減するも，症状の再燃がある場合は他の部位に根本原因が存在すると考える．
- 股関節，膝関節，足関節の連動で衝撃吸収をするためにどの筋群の筋力が乏しく強化が必要なのか，柔軟性の獲得，体幹を含めた身体の使い方の修正が必要なものを評価し，その改善に取り組まなければ，運動を続けながらの疼痛の完全改善は困難である．

4 予防法

1）柔軟性の獲得（ストレッチ）の重要性
- 普段からの練習前後のストレッチを徹底する．特にスポーツ現場ではぎりぎりまで練習をして練習後のストレッチをする時間が確保されていないケースが多い．
- 運動後のストレッチまでを練習の一部として行うことで，このような柔軟性の低下を起因とする障害の発生を抑えることが可能である．

2）セルフストレッチ法
- 殿部（図6）
- ハムストリングス（図7）
- 大腿四頭筋（図8）
- 下腿三頭筋（図9）
- 大腿前面（特に大腿直筋）の柔軟性が乏しく，持続的に膝蓋骨に対しての牽引ストレスが加わる．大腿前面の柔軟性を確保するためのストレッチは最低限必要であるが，その際股関節伸展位で行うことで，二関節筋である大腿直筋も効率的に伸張することが可能である（図8）．

3）筋力トレーニング
- 反復される強度の強い動作に耐えうるだけの筋力および筋持久力を獲得する．
- 大腿四頭筋の遠心性筋力トレーニングは求心性筋力トレーニングよりも有用であるとされる[8,9]．

① OKCでのエクササイズ
- 体幹，股関節，膝関節，足関節周囲筋の強化を図る．

② CKCでのエクササイズ
- スクワット
- （その場での）ジャンプ＆ランディング
- ランジ（フロント（図10），サイド（図11），バック）
- 台からのランディング（図12→図13）（両脚→片脚）
- さまざまなプランクなどのコアエクササイズで体幹の強化（図14）

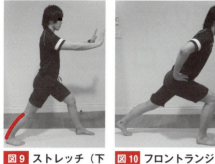

| 図9 ストレッチ（下腿三頭筋） | 図10 フロントランジ | 図11 サイドランジ | 図12 着地（スタートポジション） | 図13 着地（フィニッシュポジション） |

4）関節運動のコーディネーション

- 衝撃吸収を十分にできるよう体幹・股関節，膝関節・足関節の連動した動きを獲得する[7]．

● ● ● おわりに ● ● ●

- 運動中に繰り返されるジャンプ，着地動作，方向転換など負荷の高い動作における膝蓋腱にかかる衝撃を軽減するため，大腿四頭筋のみならず近隣関節周囲筋の十分な筋力および筋持久力と同時に柔軟性の確保も必要である．
- 各関節と体幹の使い方のコーディネーションなどさまざまな要素も含め，可及的早期に膝蓋腱に負担がかかる根本原因を究明し，それらに対して適切な対応をすることで疼痛の軽減，再発予防を図る必要がある．

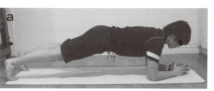
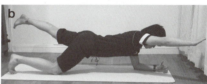

図14 体幹トレーニング
a：プランク，b：プランク バランス

■ 文 献

1) Everhart, JS et al：Treatment options for patellar tendinopathy：a systematic review. Arthroscopy 33：861-872，2017
2) Andriolo, L et al：Nonsurgical treatments of patellar tendinopathy：multiple injections of platelet-rich plasma are a suitable option：a systematic review and meta-analysis. Am J Sports Med 363546518759674，2018
3) Roels, J et al：Patellar tendinitis (jumper's knee). Am J Sports Med 6：362-368，1978
4) Witvrouw, E et al：Intrinsic risk factors for the development of anterior knee pain in an athletic population. A two-year prospective study. Am J Sports Med 28：480-489，2000
5) Malliaras, P et al：Reduced ankle dorsiflexion range may increase the risk of patellar tendon injury among volleyball players. J Sci Med Sport 9：304-309，2006
6) Richards, DP et al：Knee joint dynamics predict patellar tendinitis in elite volleyball players. Am J Sports Med 24：676-683，1996
7) Gaida, JE et al：Are unilateral and bilateral patellar tendinopathy distinguished by differences in anthropometry, body composition, or muscle strength in elite female basketball players? Br J Sports Med 38：581-585，2004
8) Jonsson, P et al：Superior results with eccentric compared to concentric quadriceps training in patients with jumper's knee：a prospective randomised study. Br J Sports Med 39：847-850，2005
9) 相澤純也ほか：膝―ジャンパー膝（膝蓋腱症）．総合リハ 44：587-595，2016

V 膝関節障害とそのリハビリテーション

10 バスケットボールでの競技復帰・再発予防プログラム

清水 結

1 バスケットボールにおける膝前十字靱帯損傷の特徴

- バスケットボールにおける膝前十字靱帯損傷(以下ACL損傷)は男性より女性に多く発生するとされ[1〜4]，非接触型損傷ではジャンプ着地，ストップ，切り返し動作で受傷することが多い[5,6]．

- バスケットボール女子日本リーグ機構(WJBL)では2005年より全チームで外傷調査を実施している．受傷機転を直接接触(direct)，直接接触以外(indirect & non-contact)に分けている．2006年4月から2018年3月までのACL損傷(direct除く)の発生率を示す(図1)．12シーズンのACL損傷の発生は64件でその1,000活動時間当たりの発生率(1,000PH)は平均0.044であった．状況別では練習時(0.026/1,000PH)と比較し，試合時(0.835/1,000PH)の発生率が高い傾向が示された．受傷機転別では，直接接触による受傷(direct)は5件であったのに対し非接触(indirect & non-contact)によるものは64件(92%)であった．受傷時のポジションはディフェンスよりオフェンスで多い．受傷時の動作は片脚着地，片脚カッティングなどの片脚動作に多く，試合の時間帯では後半(特に3Q)に多く発生している．また，受傷は年齢に関わらず入団1年目から3年目までの選手に圧倒的に多い(35件/56件62%)ことがわかっており，入団前のジュニア期における予防介入が最も重要である．

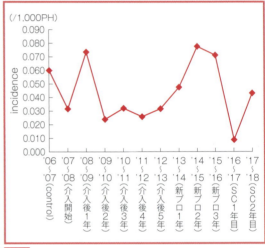

図1 ACL損傷(non-contact + indirect)発生率

2 復帰までのプログラムの組み立て

- ACL再建術後のリハビリテーションにおいては，早期には炎症症状に配慮し，グラフトの成熟や骨孔の癒合に沿ったプロトコル[7]が必要となる．特に早期に完全な伸展可動域の獲得をすることが最も重要である．早期の筋機能回復や正常歩行の獲得においても伸展制限を残さないことが必須である．

- 術後後期にはグラフトの種類に応じた積極的な筋力トレーニングを行い，競技に即した"動き"を再学習する必要があり，さらにスポーツ現場では術前よりも高いパフォーマンスを目指すことが求められる．復帰までのプログラムにおい

表1 ACL術後（STG）動作の開始基準　バスケットボール（稲波脊椎・関節病院）

開始時期	獲得目標	リハ実施項目
術前リハ	完全伸展・VMセッティング・屈曲full 歩容安定	
手術当日	完全伸展・VMセッティング	
術後翌日	完全伸展・VM機能↑	CPM（15～60°から）可及的に歩行開始
術後2日		1/4スクワット
術後1週	完全伸展・VM収縮良好・屈曲90°まで・歩行	スクワット・杖なし歩行
退院時目標	完全伸展　屈曲120°歩行安定　階段上り：1足1段，下り：2足1段	ハーフスクワット・壁スクワット

開始時期	種目	開始基準	応用	練習メニュー
4W	エアロバイク	屈曲120°痛みなし 実施後腫れ↑なし確認		ボールハンドリング
4～6W	片足立ち	インライン安定 立位VM機能↑痛み・怖さなし	マーチ・足ふり・壁押しスクワット足ふり	
6～8W	その場ジョギング	片足立ち上がり（大腿が床と平行の高さ） 両足ヒールレイズ左右差なし	キャリー上下	スタンディングシュート
8～12W	ランニング	屈曲-5FD以下 片脚スクワット（ハーフ）安定 Drop→前方ホップ（浅め） 片脚ヒールレイズ（母指球荷重）	5→10→15→20→30分（各1週間ずつ） 加速走 ホップ4方向 キャリースキップ	対面パス
10～16W	ターン動作 サイドステップ （スロー）	ツイスト動作 片脚スクワット（パラレル） ラテラルスクワット	90°，180°ターン　連続ターン/ツイストジャンプ ハーキーラン・パワージャンプ チューブ負荷サイドステップ	ジャンプシュート 3Pシュート ディフェンスステップ練習（ゆっくり） ピボット練習
3M～	ダッシュ 両足ジャンプ	屈曲full & 立位自動屈曲130°以上 30分ランニング後の炎症なし	カーブ走 lineジャンプ	
		片足ハーフスクワット（自重×50%負荷） swing動作	box up・down 連続・回転ジャンプ	
4～5M	ストップ動作	しゃがみ・正座 片足スクワット（パラレル自重30回以上） ホップ4方向	クロスステップ 1-2stop/stop～ターン 各種ステップ動作・ラダードリルなど	ディフェンスフットワーク ミートシュート ドリブルシュート ↓ ランニングシュート 三角パス　四角パス （ハーフ～）
	片足ジャンプ	片足スクワット（パラレル体重×25%負荷） 片足スクワット連続切り返し	立ち上がりジャンプ hop&ジャンプ	
5～6M	カッティング 切り返し	片足スクワット（パラレル体重×50%負荷） 片脚ジャンプの左右差80%以上 サイド・クロスステップ連続（チューブ負荷）	サイドキック リアクション系 サイドキック＆ジャンプ	ハーフ対人なしメニュー オール対人なし （2メン・3メン・パッシングダウン）
	片足着地	片脚ジャンプの左右差85%以上	バウンディング→片足連続 片足回転jump	
5～8M	部分練習 （対人なし）	筋力測定および片足ジャンプ左右差80%以上	コンタクト練習	アウトナンバー（3対2・2対1） ハーフ対人→オール
	対人練習	筋力85%以上		

て，筆者は各段階別に開始基準を設けている．従来の術後期間を基準としたプロトコルではなく，動作開始が可能かどうかを見極めるための開始基準を設け，基準をクリアした上で次のステップへ進むことを目標にしている（**表1**）．これにより，術後期間の指標に加えて，選手個々

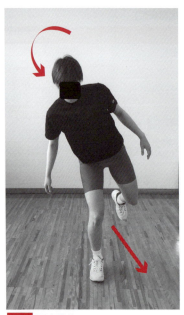

図2 不良動作

の能力に応じたプログラム実施が可能である．
- 各種目は開始基準をクリアしてから開始し，さらにその応用メニューを実施していく．また同時期に開始可能な練習メニューを右欄に示している．基本的には5ヵ月まではチームの練習には入らず，個人スキルの練習を行う．

3 動作の開始基準と復帰基準

1 ランニングの開始時期[7,8]

- 膝関節周囲の炎症症状改善と膝伸展可動域制限の解消および内側広筋機能改善，片脚動作（片脚スクワット，片脚ヒールレイズ，前方ホップ）が安定していることを条件としている．
- 片脚スクワットは膝関節のみならず，体幹・股関節・足部などの複合的なバランスが要求されるとともに，下肢筋力の指標としても有効と考えている．片脚着地動作時に受傷することが多いACL損傷予防においても最も重要な動作であり，その基礎となる片脚スクワットの動作習得は不可欠である．片脚動作でよく起こる問題として，体幹の側屈・骨盤の回旋（図2）がある．体幹の側屈は接地面に対して外側へ重心が移り，膝関節の荷重線は内側へ移動するため，knee-inの制動が難しい肢位となる[9]．この不良動作パターンは再受傷のリスクとなるので注意が必要である．
- これらの不良動作パターンの修正のための片脚スクワットの改善メニュー例を示す．
- サイドリーチ→インラインランジ→立ち上がり→片脚スクワット（図3）
- 体幹の側屈・骨盤回旋・骨盤前傾不足・股関節屈曲不足などの不良姿勢に注意しつつ行う（図2）．
- 立ち上がりや片脚スクワット（図4）は深さを変化させて負荷を上げていく．大腿が床と平行になるパラレルまでできるようになったら重量負荷を加えていく．

2 サイドステップ

- バスケットボールのディフェンスにおいて，サイドステップは相手の動きに反応して素早く1歩目を出すことが重要である．この際，姿勢が崩れず，次の動きに反応できるように体幹はぶれずに動くことも求められる．サイドステップの開始基準は片脚スクワットに加えて，ラテラルスクワット（図5）で45°の角度の蹴り出し動作パターンを習得できていることである．この際，体幹は固定して行い，側方へ崩れないことが重要である．

3 ストップ動作

- ストップ動作は片脚スクワットが安定して行えることに加えて，ホップ動作で安定して止まることができることを確認してから行う．ホップ動作は前後左右だけでなく，回転方向も応用して行う（図6）．
- ストップの際の注意点は，つま先の向き，体幹

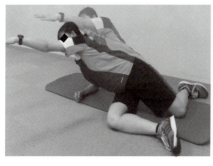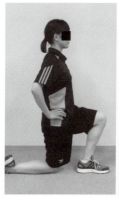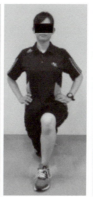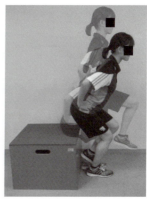

サイドリーチ　　　　　　　　→　　インラインランジ　　　→　　立ち上がり

図3 片脚動作改善のためのメニュー例

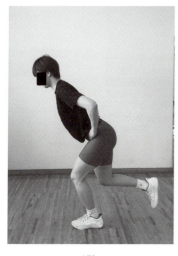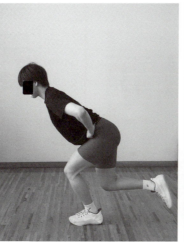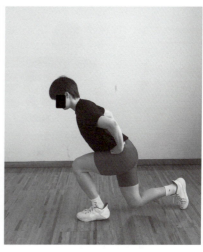

45°　　　　　　　　　　ハーフ　　　　　　　　　　パラレル

図4 片脚スクワットの深さ

のバランス，下肢3関節での吸収などが挙げられる．女子選手ではつま先が内側を向くtoe-inがよくみられる（**図7**）．toe-inになると股関節が内旋位となり，股関節屈曲角度が浅くなるため，十分な3関節の吸収ができない．ホップ動作と同様に体幹の側屈には十分注意する．またどの方向へステップしても止まれることが重要となるため，前後左右だけでなく，回転，連続などへ徐々に難易度を上げる．

4 片脚ジャンプ

- 片脚ジャンプは片脚スクワットがパラレルの深さまで可能になり，さらに体重の25％程度の負荷をかけて実施できることと，素早い片脚スクワットの繰り返しが可能であることを基準にしている．
- 片脚ジャンプにおける左右差は下肢筋力の指標となると考える．等速性筋力測定も同時に実施しているが，動作時の筋力発揮の評価としては不十分である．つまり，筋力測定である程度の

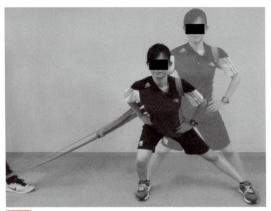

図5 ラテラルスクワット

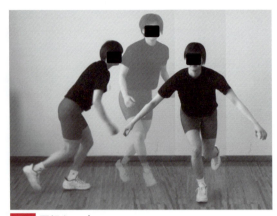

図6 回転ホップ

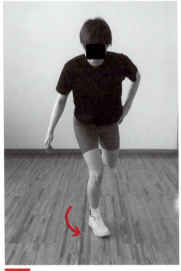

図7 toe-in

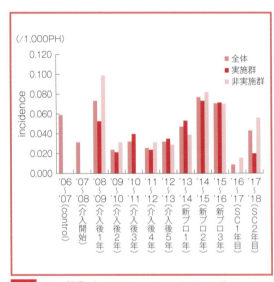

図8 ACL損傷（non-contact + indirect）

結果が出ている選手でも，片脚ジャンプが十分にできなければ復帰基準として満たしているとはいえない．
- 片脚ジャンプの測定はヤードスティックなどが使用できれば理想的だが，現場では本人の自覚的な左右差でもある程度評価できる．

5 復帰基準

- 術後5ヵ月以降対人のない部分練習に参加可能となるが，この時期までに片脚ジャンプの左右差は80％以上をクリアしておきたい．また対人練習への参加は85％以上が基準となる．これは等速性筋力測定値も同様である．このほか，全身持久力の回復も重要であり，WJBL選手の受傷も試合後半に多いことから，試合へ復帰する時期までには十分な持久力の回復が必須である．復帰前の持久力と比較して回復度が90％以上であることを基準として試合への復帰を許可するほうがよい．WJBL選手はフィジカル測定で20mシャトルランを行っているため，基準として使用している．

4 再発予防と予防プログラム

- WJBL では 2007 年から予防プログラム[10,11]を導入して，予防介入を実施してきた．介入後に外傷発生率が減少する傾向はみられるものの，その継続性には問題が残っている．外傷発生率の変化（予防プログラム実施群別）を図8に示した．
- 2016 年からは，よりリスクの高い選手をスクリーニングして，問題点を提示してチームで予防に取り組んでもらうため予防チェックを実施した．実施した測定項目は姿勢・下腿前傾角・片脚ドロップスクワット・垂直跳び・片脚 jump などと，これらに ACL 受傷歴を加えて点数化してフィードバックを行った．また同時に，毎年全チームが参加するサマーキャンプにおいて，全選手を対象とした講習会を実施して，受傷リスクの高い危険な動作をビデオで見てもらい，選手の理解を深める活動を行っている．これにより 2016 年シーズンの ACL 損傷は 1 件とこれまでで最も減少した．しかしながら，これは一時的な結果であることが考えられる．今後も継続的な調査によりさらに高リスク群に対する予防介入を進めていく必要がある．また，WJBL の結果を活かして，ジュニア選手に対する予防の啓蒙に役立つ情報提供ができるようにしていくことと，学校などで簡単に実施可能なチェック項目とリスク群へのアプローチ方法の確立が必要となる．

■文献

1) Agel, J et al：Anterior cruciate ligament injury in national collegiate athletic association basketball and soccer：a 13-year review. Am J Sports Med 33：524-530，2005
2) Agel, J et al：Descriptive epidemiology of collegiate women's basketball injuries：National Collegiate Athletic Association Injury Surveillance System, 1988-1989 through 2003-2004. J Athl Train 42：202-210，2007
3) Arendt, E et al：Knee injury patterns among men and women in collegiate basketball and soccer. NCAA data and review of literature. Am J Sports Med 23：694-701，1995
4) Oliphant, JG et al：Gender differences in anterior cruciate ligament injury rates in Wisconsin Intercollegiate Basketball. J Athl Train 31：245-247，1996
5) Boden, BP et al：Mechanisms of anterior cruciate ligament injury. Orthopedics 23：573-578，2000
6) Krosshaug, T et al：Mechanisms of anterior cruciate ligament injury in basketball：video analysis of 39 cases. Am J Sports Med 35：359-367，2007
7) 鈴川仁人ほか：PT からみた術後リハビリテーション．臨スポーツ医 26：715-722，2009
8) 清水 結ほか：女子バスケットボール選手に対するリハビリテーション．臨スポーツ医 26：793-800，2009
9) 永野康治：スポーツ外傷予防の観点からみた良い動き―切り返し動作における前十字靱帯損傷予防への示唆．バイオメカニクス研 20：48-53，2016
10) 津田清美ほか：膝前十字靱帯損傷 予防ビデオとそのポイント．臨スポーツ医 25（臨時増刊）：120-126，2008
11) 清水 結：女子バスケットボール選手における膝前十字靱帯損傷 アスレティックトレーナーの立場から．臨スポーツ医 29（臨時増刊）：80-87，2012

11 サッカーでの競技復帰・再発予防プログラム

馬越博久

1 サッカーにおける膝関節外傷・障害の特徴

1 サッカーの競技特性

- サッカーは，主に脚（手以外）でボールを扱いながら，500～700回/試合の方向転換動作を繰り返し，激しい接触によりボールを奪取するといった競技特性を有する[1]．
- 90分/試合の中で1人の選手がボールに接してプレイしている（on the ball movement）時間はわずか2分程度であり，残りの約88分はボールに関与しない動き（off the ball movement）が占めている．
- つまり，この off the ball movement における方向転換動作およびボール奪取能力の優劣が試合の勝敗を左右する一因になるといっても過言ではない．

2 疫学

- 男女ともに足関節や膝関節における靱帯損傷の発生率が高いことが報告されている[2]．
- 本項では膝関節外傷・障害のなかでも，重篤な3つの外傷について述べる．

1) 膝内側側副靱帯（medial collateral ligament：MCL）損傷

- MCL損傷の発生率は，欧州サッカー連盟に所属するチームを対象とした11年間の疫学調査において，0.3/1,000 player-hours（PH）とされ，外傷全体の4.3％と報告されている[3]．
- 接触型損傷は23件/1,000 PH，非接触型損傷は21件/1,000 PHであり，その再発率は13件/1,000 PHと報告されている[3]．

2) 膝前十字靱帯（anterior cruciate ligament：ACL）損傷

- ACL損傷は，約70％が非接触型損傷であり，男子選手の4～6倍という高い受傷率で女子選手に好発することが報告されている[4]．
- サッカーにおけるACL損傷の発生年齢は，13歳から発生率に性差が現れ，女子選手に好発し，16歳から急激にその発生率が増大している[5]．
- 大学選手を対象とし，競技別にACL損傷の発生率を調査した研究では，女子サッカー選手に好発し，その発生率は他の競技と比べて比較的高いことが示されている[2]．
- ドイツやアメリカの女子プロリーグ，ノルウェーのクラブチームを対象とし，ACL損傷の発生率を調査した研究では，男子0.06/1,000 PH，女子0.09～0.30/1,000 PHと報告されている[6]．

3) 半月板損傷

- サッカーにおける半月板損傷の発生率は，男子 0.35/10,000 athlete-exposures（AE），女子 0.89/10,000 AEであることが示されている[7]．
- サッカーは，急性単独型半月板損傷のリスクが高い（オッズ比 3.58［95％信頼区間，1.87-6.86］）ことが示されているが[8]，内外側分布につい

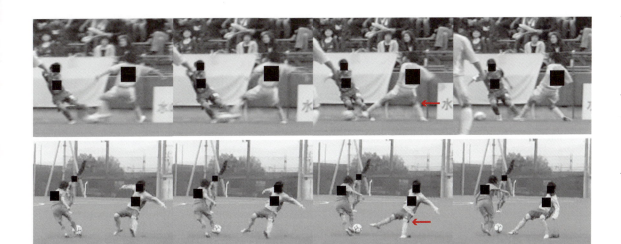

図1 守備の局面におけるプレッシング動作
上：ACL 受傷場面（右脚）
下：ACL 非受傷場面（左脚）
（文献 13）より引用）

て調査した研究はない．
- 急性 ACL 損傷には外側半月板（lateral meniscus：LM）損傷が併発しやすいことが報告されている[9]．

3 受傷メカニズム

1）膝内側側副靱帯損傷
- 直達外力による膝外反強制により損傷する接触型と膝外反＋脛骨外旋強制により損傷する非接触型に分類される[10]．

2）膝前十字靱帯損傷
- model-based image-matching（MBIM）法を用いた受傷場面の解析により，接地後約 40 ms 付近で急激な膝外反と内旋が生じ，損傷に至ることが示されている[11]．
- 女子選手を対象とした前向き調査にて，着地動作時における膝関節の外反方向への大きなモーメントが ACL 損傷の危険因子であることが結論づけられている[12]．
- サッカーにおける好発受傷動作は方向転換動作であり[2, 13]，そのプレイ内容は主に守備の局面におけるプレッシング時（ボールホルダーに対して脚を伸ばしてボールにチャレンジすると同時に支持脚で方向転換を瞬時に行う動作）に好発している[13, 14]（図1-上）．

3）半月板損傷
- 急性単独型半月板損傷および急性 ACL 損傷に併発する LM 損傷の受傷メカニズムを調査した研究はない．そこで，実験的データをもとに急性 ACL 損傷に併発する LM 損傷の受傷メカニズムを推察し，以下に示す．
  - 有限要素法を用いたモデルシミュレーションで，膝外反＋脛骨前方偏位時に脛骨後外側エリアの関節軟骨圧が増加することが示されている[15]．
  - つまり，膝外反モーメントの増大により膝関節外側コンパートメントへの圧縮・剪断力が加わることが LM 損傷を誘発させると推察する．
- 以上より，サッカーにおいて好発する MCL 損傷，ACL 損傷，急性 ACL 損傷に併発する LM 損傷に代表される膝関節外傷は，いずれも膝関節の外反方向への大きなモーメントが危険因子

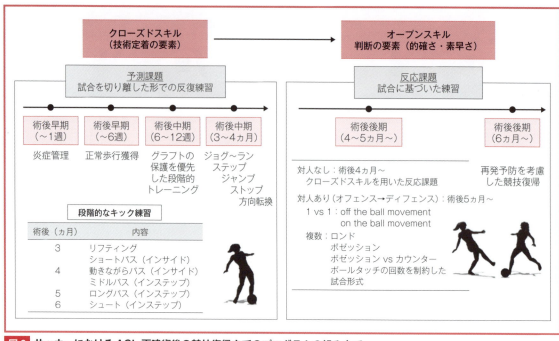

図2 サッカーにおけるACL再建術後の競技復帰までのプログラムの組み立て

2 競技復帰までのプログラムの組み立て

- サッカーにおけるACL再建術後の競技復帰を例に挙げ,復帰までのプログラムの組み立て方を図2に示す.
- サッカーにはオープンスキル(絶えず変化する予測不可能な環境下で発揮されるスキル)が重要であるが,その前にクローズドスキル(あらかじめ運動パターンが決まっている予測可能な環境で発揮されるスキル)の要素であるスクワット,ジャンプ,ストップ,方向転換動作に代表される基本動作を適正化できるまで反復させ,定着させることが必要となる.
- その後,習得した多くのスキルの中から選手自身の意思で判断し,選択させるような試合に基づいた練習を通して必要なスキルの発揮を自動化できるようにする.
- 多くのスキルが無作為に動員され,どのスキルを必要とするかは,位置刺激(対戦相手,チームメイト,ボールの位置),速度刺激(選手やボールが動いているスピード),加速刺激(選手やボールにおけるスピードの変化率と得られるスペースの変化が与える影響)などの環境刺激に対応する必要があり,予定していた自身の運動プログラムを乱されることに対して,瞬時に対応できるように順応させなければならない.

3 競技復帰までに獲得すべき機能およびスキル

- 方向転換動作は,サッカーにおいて最も重要な能力の一つである一方で,重篤な外傷であるACL損傷が好発する動作でもある[2,13,14].
- 近年,サッカーにおけるACL受傷場面を詳細に調査した研究では,プレッシング時に好発していることが報告されている[13,14].
- つまり,サッカーでは方向転換動作やボール奪取における身体運動の適正化および正確なスキルを習得することが重要となる.

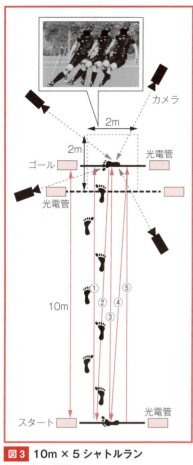

図3 10m×5シャトルラン
(文献19)より引用)

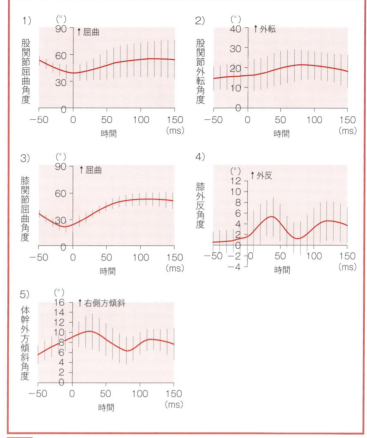

図4 180°方向転換動作時の時系列平均角度変化(大学女子サッカー選手60名)
1)股関節屈曲角度,2)股関節外転角度,3)膝関節屈曲角度,4)膝外反角度,5)体幹外方傾斜角度

- 本項では,女子サッカー選手における ACL 再建術後の競技復帰・再発予防について方向転換動作およびボール奪取時の身体運動に焦点を当てて述べる.

1 方向転換およびプレッシングにおける動作解析

- 方向転換動作には,① 減速能力,② 停止能力,③ 方向を転換させる能力,④ 加速能力が必要であり,これらの能力が協調して機能することが効率的な方向転換を可能にする.
- 方向転換動作といっても多種多様であるが,その中でも 180°方向転換は,前進運動の完全停止から逆方向への加速を要する複合運動とされ,体幹や膝関節においてより高いコントロールが要求される.

1) 方向転換動作:180°方向転換動作
① 実験室環境下:身体運動における性差(大学サッカー選手)
- 女子選手は男子選手に比べ,方向転換動作時の膝外反角度および膝外反モーメントが大きいことが示されている[16].
- 女子選手は男子選手に比べ,方向転換動作時の体幹前傾角度および膝屈曲角度が小さく,進行方向への体幹側方傾斜角度が大きいことが示されている[17].

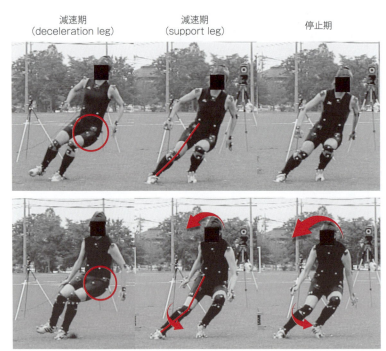

図5 180°方向転換動作
上：良好例（deceleration leg（左脚）での十分な制動（十分な骨盤前傾・股関節屈曲等）により，体幹外方傾斜の増大を制動し，support leg（右脚）接地後の膝関節運動をコントロールした方向転換）
下：不良例（deceleration leg（左脚）での制動不良（不十分な骨盤前傾・股関節屈曲等）により，体幹外方傾斜が増大し，support leg（右脚）接地後の膝外反角度が増大した方向転換）

② 競技環境下：大学女子サッカー選手
- 10m×5シャトルラン（図3）を用いて，方向転換動作時の身体運動について3次元動作解析を行ったわれわれの研究において，以下のことが得られた．
- 接地後，体幹外方傾斜角度のピークと膝外反角度のピークは同時期に生じていた（図4）．
- clinic-based prediction tool[18]を用いてACL損傷high-riskと特定された選手は，方向転換動作時の体幹外方傾斜角度および膝外反角度が大きい値を示し，そのピークは同時期に生じていた[19]．
- 減速期において，deceleration leg（反時計回りで180°方向転換する場合，左脚を指す）による制動不良は，体幹外方傾斜角度の増大を招き，support leg（ここでは右脚を指す）接地後の膝外反角度を増大させる可能性がある（図5-下）．

2）ボール奪取：プレッシング
① 試合中の映像解析
- プレッシングによる受傷場面をビデオ分析した研究において，受傷時は股・膝関節浅屈曲，後足部インパクトで方向転換を行い，体幹が非受傷側へ回旋していたことが示されている[14]．
- MBIM法を用いて接地後の股関節運動を解析した研究において，受傷場面における股関節は，屈曲・外転・内旋位にて固定されていた[20]一方で，非受傷場面における股関節は，外旋位で接地し，接地から膝関節と協調して屈曲していき，内旋に動いていたことが示されている[21]（図1-下）．

2 実験的データに基づいたアプローチ ～方向転換動作およびプレッシング～

1）180°方向転換動作
- 膝関節は足部・足関節に加え，股関節を介して体幹の影響を受ける関節である．加えて，先に示した実験的データより接地後の膝関節運動を

コントロールするには，接地前の体幹および股関節機能（pre-activation）が重要になる．
- 以下に体幹や股関節機能に着目した介入効果を示す．
  - 口頭指示を用いて体幹を前傾させることにより，方向転換動作時における膝屈曲角度の増大および膝伸展モーメントの減少を認めたことが示されている[22]．
  - 外傷・障害予防プログラム「FIFA 11+」（http://f-marc.com/11plus/home/）が方向転換動作時の身体運動に及ぼす効果を検証したわれわれの研究において，以下のことが得られた．
  - 方向転換動作時における体幹外方傾斜角度のピークが接地後から接地前に変化し，接地後の膝外反角度が減少した（図7）．
  - その際，最大体幹外方傾斜角度および最大膝外反角度は，介入群において有意に減少した（図8）．
  - また，deceleration legによる十分な制動は，体幹外方傾斜の増大を制動し，support leg接地後の膝関節運動をコントロールできる可能性がある（図5-上）．

2）ボール奪取

- サッカーにおいて1対1の守備の局面では，ボールホルダーと間合いを詰め，① 脚を出してボールにチャレンジする（図9-上），② ボールホルダーとボールとの間に自身の体を入れる（図9-下）のいずれかを選択しボールを奪う．
- ①において，間合いを詰めずにボールにチャレンジすると脚を伸ばすことしかできないことに加え，チャレンジするまでに時間を要する．オフェンスはその間にかわす動作を入れることが可能となり，ディフェンスはそれに対応するために支持脚で瞬時に方向転換をせざるを得なくなる（図1-下）．
- つまり，本動作（プレッシング）は股・膝関節浅屈曲，後方重心（大腿四頭筋優位の制動により膝関節前方剪断力の増大），後足部インパク

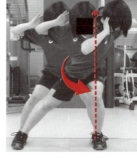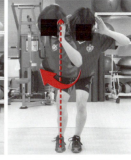
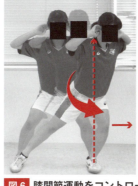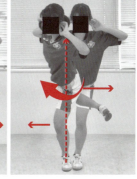

図6 膝関節運動をコントロールするために必要な股関節機能の例（荷重下における股関節運動）
上：良好例（荷重下において肩・股・膝・足関節中心が一直線を保ちながら股関節内旋（左），外旋（右）運動を最終域まで行うことが可能）
下：不良例（左：股関節の内旋不良のため膝内反が増大（支持脚側への回旋），右：股関節の外旋不良のため，膝外反が増大（非支持脚側への回旋））

ト（膝外反，脛骨内旋モーメントの増大[23]）から体幹を支持脚側へ側屈および非支持脚側へ回旋させながら瞬時に方向転換を行うため，この局面で支持脚の股関節が固定された場合，より大きな膝外反，脛骨内旋モーメントが誘発される．
- 非受傷場面の解析により，接地直後の衝撃を3次元的に緩衝させる股関節機能の獲得がプレッシング時の受傷を回避する手段として期待できる（図6）．
- ただし，ボール奪取はボールホルダーと間合いを詰め切ることが前提にあるため，遅れて①を行うことは前述した運動パターンを引き起こし，重篤な外傷を誘発させる可能性が高い．
- ボールホルダーとの間合いを詰めるためには，相手やボールの位置・速度・加速度などの環境

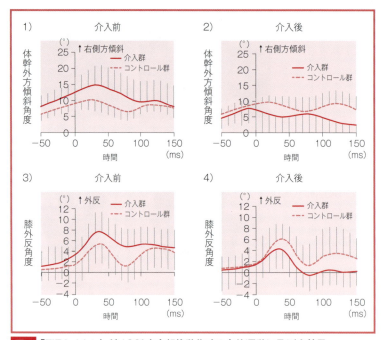

図7 「FIFA 11＋」が180°方向転換動作時の身体運動に及ぼす効果
（大学女子サッカー選手介入群30名とコントロール群30名の時系列平均角度変化）
1）体幹外方傾斜角度（介入前）
2）体幹外方傾斜角度（介入後）
3）膝外反角度（介入前）
4）膝外反角度（介入後）

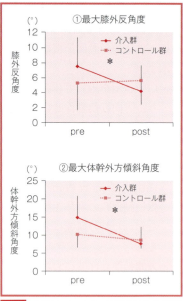

図8 「FIFA 11＋」が180°方向転換動作時の身体運動に及ぼす効果
（大学女子サッカー選手介入群30名とコントロール群30名の比較）
①最大膝外反角度：介入群において接地後の最大膝外反角度は有意に減少した．（＊p＜0.001）
②最大体幹外方傾斜角度：介入群において体幹外方傾斜角度のピークは，接地後から接地前に変化し，その値は有意に減少した．（＊p＜0.001）

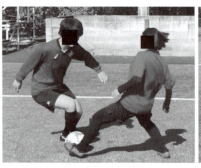 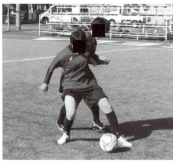

図9 1 vs 1でのボール奪取
左：脚を出してボールにチャレンジ
右：ボールホルダーとボールとの間に自身の体を入れる

刺激に対応して，最適なタイミングで間合いを詰める的確な判断力やそれを可能にするスプリントや敏捷性に代表される高いパフォーマンスが重要となる．

● 以下に競技復帰における段階的なボール奪取の方法について示す．

1）ボールホルダーに対する間合いの詰め方（図10）
・初めは，off the ballで行い，間合いの詰め方について適正化した運動パターンを習得させる．
・その後，on the ballで相手やボールが動く速度，ファーストタッチする位置などに対応する判断の要素を取り入れて行う．

2）1対1でのボール奪取（図11，12）
・ボールホルダーとの間合いを詰めるタイミングを判断し，ファーストタッチの瞬間や相手

図10 アプローチ（クローズドスキル→オープンスキル）

ボールや相手の動く速度，ファーストタッチする位置を判断しながら quick foot stop または one step stop を用いてボールホルダーとの間合いを詰める．

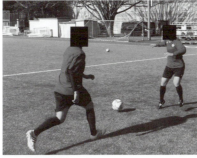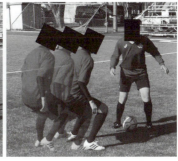

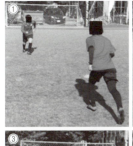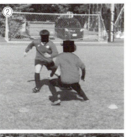

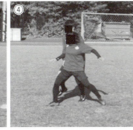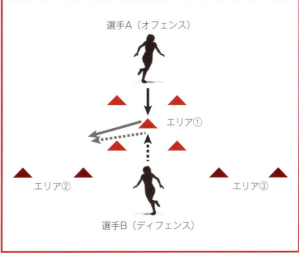

図11 1 vs 1 でのボール奪取（オープンスキル）

選手A，Bは，エリア①までダッシュし，選手Aはエリア②または③へ向けて切り返す．
選手Bは，エリア①に侵入した際，選手Aとの間合いを素早く詰める．その後，選手Aの切り返しに反応し，身体を入れてエリア②または③内に侵入させないようにする．

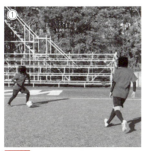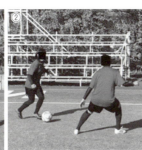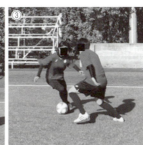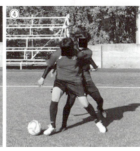

図12 1 vs 1 でのボール奪取（オープンスキル）

ボールホルダーと間合いを素早く詰め，ボールホルダーが仕掛けてきた瞬間に合わせてボールとの間に自身の体を入れる．

の切り返しに対して瞬時に対応し，①または②いずれかの方法でボールを奪う．

3）複数間におけるボール奪取：ロンド（図13）
・チャレンジ役は常にボールホルダーに対してパスコースを限定させながらボールホルダーとの間合いを素早く詰め，①または②いずれかの方法でボールを奪う．
・ボール奪取における基本的なスキルおよび判

241

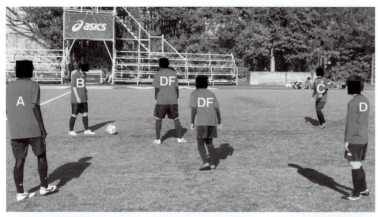

図13 複数間でのボール奪取：ロンド（オープンスキル）

例）チャレンジ役のDFは，CがDにパスを出すようにパスコースを切って素早く寄せ，Dがファーストタッチする瞬間を狙いDとボールとの間に自身の体を入れてボールを奪う．

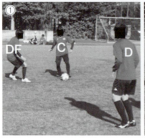
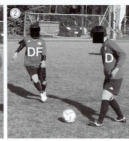
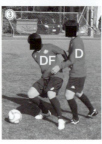

断力を身につけ，自動化できることが重要である．

4 競技復帰・再発予防のためのスクリーニング（動的評価におけるACL損傷・再損傷の危険因子）

- drop vertical jumpにおける膝外反角度，膝伸展モーメントの増大は，再損傷の危険因子である[24]．
- landing error scoring systemにおける6点以上のエラーは，ACL損傷の危険因子である[25]．
- clinic-based prediction tool[18]を用いて大学女子サッカー選手を対象に前向き調査を行ったわれわれの研究において，高いACL損傷危険率，大きな膝内側変位量は，ACL損傷の危険因子になることが示唆された（図14，表1，2）．
- スクリーニングは，将来の外傷・障害発生を正確に予測するためのものではなく，選手個々の動作特性を把握し，トレーニングや外傷・障害予防に役立つ情報を得るために用いるものである．そのため，スクリーニングから得られる情報を理解することは，安全に競技復帰するための重要な多角的評価の1つになる．

おわりに

- 本項では，サッカーにおけるACL再建術後の競技復帰について，方向転換動作およびボール奪取に焦点を当てて記述した．
- ACL再建術後早期〜中期は，再建グラフトのリモデリングおよび骨孔との固着を優先しながら機能回復を進め，方向転換動作をはじめとする諸種の動作において膝外反モーメントの増大に繋がる原因を選手個々に応じた機能評価により特定し，バイオメカニカルな視点で適正化した動作を定着させることが重要である．
- 特にACL損傷の好発受傷動作である方向転換動作およびボール奪取時の膝関節運動をコントロールするためには，接地前の体幹姿勢（外方

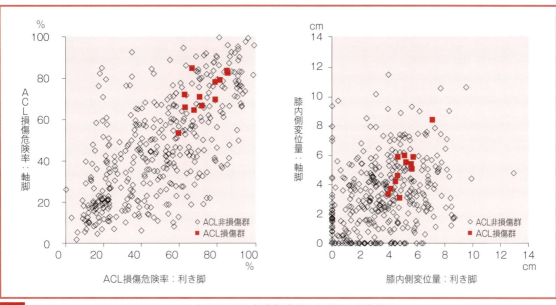

図14 clinic-based prediction tool における ACL 損傷危険率および膝内側変位量

大学女子サッカー選手423名を対象にした2年間の前向き調査の結果，高い ACL 損傷危険率および大きな膝内側変位量を示す選手に ACL 損傷が発生した（非接触型 ACL 損傷群12名，ACL 非損傷群405名）．

表1 ACL 損傷危険率および膝内側変位量のオッズ比

	オッズ比（95%信頼区間）	p値
ACL 損傷危険率（利き脚）	1.21（1.18〜1.27）	0.004
ACL 損傷危険率（軸脚）	1.18（1.12〜1.24）	0.002

	オッズ比（95%信頼区間）	p値
膝内側変位量（利き脚）	1.35（1.02〜1.58）	0.039
膝内側変位量（軸脚）	1.32（1.04〜1.59）	0.02

表2 ACL 損傷危険率および膝内側変位量のカットオフ値

ACL 損傷危険率	カットオフ値（%）	感度（%）	特異度（%）
利き脚	63	91	68
軸脚	64	83	78

膝内側変位量	カットオフ値（cm）	感度（%）	特異度（%）
利き脚	4.2	67	69
軸脚	4.2	67	69

傾斜の制動）および3次元的に緩衝させる股関節機能の獲得が重要となる．

- 術後後期は，判断の要素を取り入れ，試合に基づいた練習を通して必要なスキルの発揮を自動化できるように順応させる必要がある．
- サッカーは，本項に示した能力以外に持久力，高強度ランニング，スプリント，筋発揮といった多種多様な身体能力が要求されるため，競技復帰・再発予防にはこれらスポーツパフォーマンスに直結する体力要素を獲得するためのプログラム構成が必要となる．

■文 献

1) Bloomfield, J et al：Physical demands of different positions in FA premier league soccer. J Sports Sci Med 6：63-70, 2007
2) Hootman, JM et al：Epidemiology of collegiate injuries for 15 sports：summary and recommendations for injury prevention initiatives. J Athl Train 42：311-319, 2007
3) Lundblad, M et al：The UEFA injury study：11-year data concerning 346 MCL injuries and time to return to play. Br J Sports Med 47：759-762, 2013
4) Agel, J et al：Anterior cruciate ligament injury in national collegiate athletic association basketball and soccer：a 13-year review. Am J Sports Med 33：524-530, 2005
5) Shea, KG et al：Youth sports anterior cruciate ligament and knee injury epidemiology：who is getting injured? In what sports? When? Clin Sports Med 30：691-706, 2011

6) Giza, E et al：Injuries in women's professional soccer. Br J Sports Med 39：212-216；discussion 212-216, 2005
7) Swenson, DM et al：Epidemiology of knee injuries among U.S. high school athletes, 2005/2006-2010/2011. Med Sci Sports Exerc 45：462-469, 2013
8) Snoeker, BA et al：Risk factors for meniscal tears：a systematic review including meta-analysis. J Orthop Sports Phys Ther 43：352-367, 2013
9) Slauterbeck, JR et al：Geographic mapping of meniscus and cartilage lesions associated with anterior cruciate ligament injuries. J Bone Joint Surg Am 91：2094-2103, 2009
10) Marchant, MH et al：Management of medial-sided knee injuries, part 1：medial collateral ligament. Am J Sports Med 39：1102-1113, 2011
11) Koga, H et al：Mechanisms for noncontact anterior cruciate ligament injuries：knee joint kinematics in 10 injury situations from female team handball and basketball. Am J Sports Med 38：2218-2225, 2010
12) Hewett, TE et al：Biomechanical measures of neuro-muscular control and valgus loading of the knee predict anterior cruciate ligament injury risk in female athletes：a prospective study. Am J Sports Med 33：492-501, 2005
13) 笹木正悟：アスリートの傷害予防に向けた考え方と取り組み．Journal of Training Science for Exercise and Sport 28：175-181, 2017
14) Walden, M et al：Three distinct mechanisms predominate in non-contact anterior cruciate ligament injuries in male professional football players：a systematic video analysis of 39 cases. Br J Sports Med 49：1452-1460, 2015
15) Quatman, CE et al：Cartilage pressure distributions provide a footprint to define female anterior cruciate ligament injury mechanisms. Am J Sports Med 39：1706-1713, 2011
16) Sigward, SM et al：The influence of gender on knee kinematics, kinetics and muscle activation patterns during side-step cutting. Clin Biomech (Bristol, Avon) 21：41-48, 2006
17) Nagano, Y et al：Relationship between three-dimensional kinematics of knee and trunk motion during shuttle run cutting. J Sports Sci 29：1525-1534, 2011
18) Myer, GD et al：New method to identify athletes at high risk of ACL injury using clinic-based measurements and freeware computer analysis. Br J Sports Med 45：238-244, 2011
19) 馬越博久ほか：大学女子サッカー選手における膝前十字靱帯損傷危険度別にみた方向転換動作の特徴．日臨スポーツ医会誌 24：396-406, 2016
20) 古賀英之ほか：競技中のビデオ画像に基づいたスポーツ外傷の受傷機転の解析．臨床スポーツ医学 33：82-88, 2016
21) Sasaki, S et al：Kinematic analysis of pressing situations in female collegiate football games：New insight into anterior cruciate ligament injury causation. Scand J Med Sci Sports 28：1263-1271, 2018
22) 永野康治ほか：切り返し動作における体幹前傾指示が膝関節運動に与える影響．臨床バイオメカニクス 32：421-427, 2011
23) Ogasawara, I et al：Rearfoot impact more frequently induces knee valgus and internal rotational combined loading in side-cut task. Med Sci Sports Exerc 46：S316, 2014
24) Paterno, MV et al：Biomechanical measures during landing and postural stability predict second anterior cruciate ligament injury after anterior cruciate ligament reconstruction and return to sport. Am J Sports Med 38：1968-1978, 2010
25) Padua, DA et al：The landing error scoring system as a screening tool for an anterior cruciate ligament injury-prevention program in elite-youth soccer athletes. J Athl Train 50：589-595, 2015

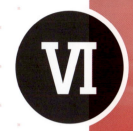

VI

足関節捻挫と
そのリハビリテーション

Ⅵ 足関節捻挫とそのリハビリテーション

1 足関節捻挫の発症メカニズムと臨床診断

寺本篤史

1 足関節捻挫に対する考え方

- 足関節捻挫は広義には足関節を捻ったことによって生じる外傷のことであるが,狭義には足関節周囲の靱帯損傷である.
- 米国の疫学調査では一般市民1,000人年当たり2.15件の足関節捻挫が発生している[1].その9.3%はスポーツ活動中の発生で,バスケットボールが最も頻度が高く,フットボール,サッカー,ランニング,バレーボール,ソフトボール,野球,体操の順であった.
- 日本プロサッカーリーグ(Jリーグ)の傷害調査では15シーズン2,947件の傷害報告の中で足関節捻挫(靱帯損傷)が523件で最も多かった[2].
- 足関節捻挫は頻度の高いスポーツ外傷であると同時に重症例は慢性足関節不安定症に移行するため,確実な診断と治療を行い安全な早期競技復帰と再発の予防が必要である.

2 発症メカニズム

1 解剖的特徴

- 足関節は脛骨天蓋と内果,腓骨(外果)からなる「ほぞ穴」構造に距骨がはまり込み骨性に安定している.
- 内果は外果よりも短いため,距骨は内側に傾きやすい.また,距骨滑車は後方が前方よりも幅

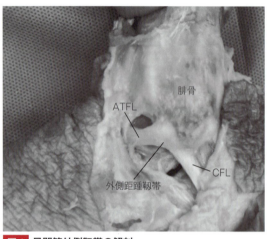

図1 足関節外側靱帯の解剖
前距腓靱帯(ATFL),踵腓靱帯(CFL),ATFLとCFLの交通線維である外側距踵靱帯.(巻頭カラー参照)

が狭いため,足関節底屈位で不安定となり,底屈位での捻挫が生じやすい.
- 足関節外側靱帯は前距腓靱帯(ATFL),踵腓靱帯(CFL),後距腓靱帯(PTFL)から構成される.ATFLは足関節外果下端前方と距骨頸部外側に付着する(図1).single bundleに限らず,double bundleやtriple bundleのものも存在すると報告されている[3].
- CFLは足関節外果下端と踵骨体部に付着する.CFLとATFLの間には外側距踵靱帯が交通線維として存在する(図1).
- 遠位脛腓靱帯結合はsyndesmosisとも呼ばれ,前下脛腓靱帯(AITFL),骨間膜,後下脛腓靱帯(PITFL)から構成される.AITFLは脛骨前

方外側縁から腓骨前方遠位方向に斜めに走行し，3つの線維束に分かれることが多い．近位束，中央束，そして遠位束としてBassett靱帯が存在する．
- 三角靱帯は足関節内果と距骨，舟状骨，踵骨に付着し，前脛距部，脛舟部，脛踵部，後脛距部に分けられる．

2 靱帯の機能

- ATFLは足関節底屈位で緊張し，足関節の前方変位，内がえし，内旋を制動する．
- 荷重歩行に伴ってATFLにかかる張力は0Nから8N程度であり，底屈が強まるtoe off時に11N程度の負荷がかかる[4]．
- CFLは足関節背屈位と底屈位どちらの肢位でも緊張すると報告されている[5,6]．また，CFLは足関節のみならず距骨下関節の安定性も有し，特に後足部の内反を制動する．
- 荷重歩行に伴ってCFLには張力がかからない[4]．
- 遠位脛腓靱帯結合は足関節の底背屈運動による腓骨の動きを許容する．足関節背屈によって腓骨は外旋して外方へ移動する[7]．
- 三角靱帯は非常に強靱で足関節内側と距骨下関節の安定性に貢献している．

3 受傷肢位と損傷部位

- 足関節底屈，内がえしの肢位による荷重にて外側靱帯損傷が生じる（図2）．
- 足関節背屈，足部外旋の肢位による荷重にて遠位脛腓靱帯損傷や三角靱帯損傷が生じる（図3）．

3 臨床診断

1 問診

- 受傷機転を明らかにする．しかし，受傷機転（肢位）を明確に記憶して説明できることは少ない．

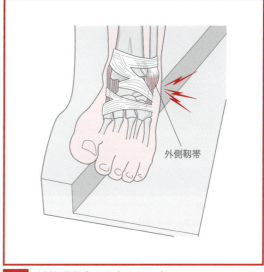

図2 外側靱帯損傷の発症メカニズム
足関節底屈，内がえしの肢位による荷重で外側靱帯損傷が生じる．

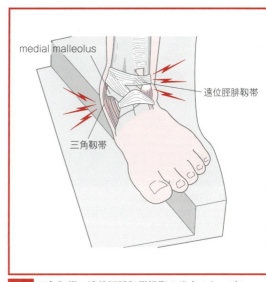

図3 三角靱帯，遠位脛腓靱帯損傷の発症メカニズム
足関節背屈，足部外旋の肢位による荷重で三角靱帯損傷や遠位脛腓靱帯損傷が生じる．

- 受傷状況を確認する．受傷機転は不明でも受傷前後のプレーは記憶していることが多い．切り返しの方向，他の選手との接触や足の上に乗った，もしくは乗られたなどプレー状況から受傷機転（肢位）を想像できることがある．

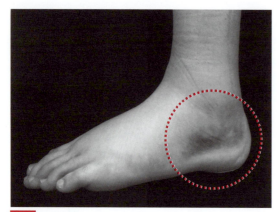

図4 視診所見
丸印：外側靱帯損傷に伴う腫脹と皮下出血（巻頭カラー参照）

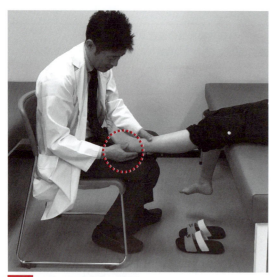

図5 触診（圧痛部位の確認）
ATFL，CFL，AITFL，三角靱帯の圧痛を確認する．臨床診断において最も重要な診察である．

- 受傷直後にプレーの継続が可能であったかどうかを確認する．重症度と関連することがある．
- 捻挫の既往を確認する．繰り返す受傷は慢性足関節不安定症につながる．

2 視診・触診

- 腫脹と皮下出血の部位を確認し損傷部位を同定する（図4）．
- 圧痛部位を正確に捉える．ATFL，CFL，AITFL，三角靱帯の圧痛を確認する．臨床診断において最も重要な診察である（図5）．
- 足関節周囲靱帯に圧痛を認めない場合は足関節捻挫によって生じる鑑別すべき疾患（足関節骨折，距骨骨軟骨損傷，腓骨筋腱脱臼，距骨後突起骨折，後方インピンジメント症候群，二分靱帯損傷，踵骨前方突起骨折，第5中足骨骨折，外脛骨障害）を疑って，他の部位の圧痛点を調べる．

3 関節可動域と徒手ストレステスト

- 足関節底背屈制限と疼痛の有無，部位を確認する．
- 徒手ストレステストは受傷から時間が経過した症例に行う．新鮮例では損傷の重症化と疼痛の増強が生じることがある．
- 外側靱帯損傷を疑う場合は前方引き出しテスト（図6）と内がえしストレステストを行う（図7）．
- 遠位脛腓靱帯損傷を疑う場合は外旋ストレステストに加えてCottonテスト，Squeezeテストを行う．
- 三角靱帯損傷を疑う場合は，外旋ストレステストと外がえしストレステストを行う．

4 画像診断

- 超音波検査は距骨と腓骨を連結する帯状高エコー像としてATFLの全長を描出することができる．ストレスを加えることで靱帯の連続性や付着部裂離骨折の有無，前方不安定性を評価することができる（図8）．
- テロスストレスX線で前方引き出し量が6mm以上，または健患差3mm以上の場合，ATFL損傷を疑う（図9）．距骨傾斜角が10°以上，または健患差5°以上の場合，ATFL・CFL損傷を疑う（図10）．
- テロスストレスX線は誤差が大きく重症度を反映しないことがあるが，治療前後の定量的比較には有用である[8]．

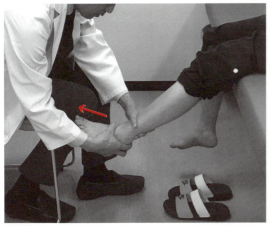

図6 前方引き出しテスト
足関節軽度底屈位で踵骨と距骨を把持し前方に引き出す．

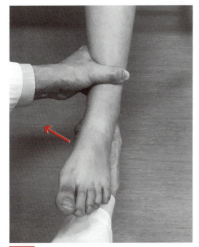

図7 内がえしストレステスト
踵骨を把持し内がえしストレスをかける．

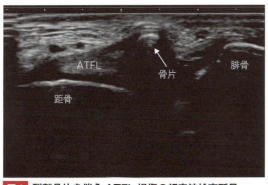

図8 裂離骨片を伴う ATFL 損傷の超音波検査所見

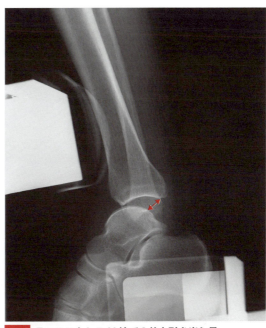

図9 テロスストレス X 線での前方引き出し量

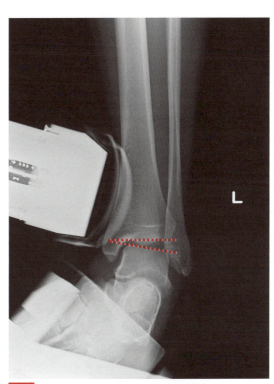

図10 テロスストレス X 線での距骨傾斜角

249

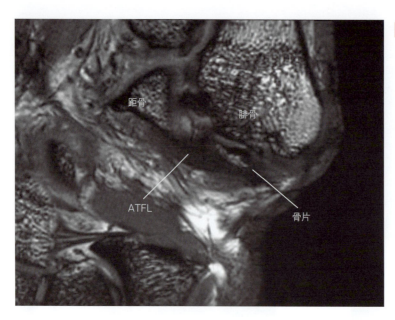

図11 裂離骨片を伴うATFL損傷のMRI所見

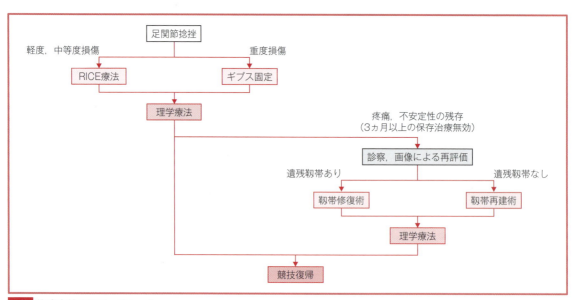

図12 治療方針のフローチャート

- MRI高分解能撮影を行い，再構成のうえ靱帯に沿ってスライスを行うことでATFL，CFLを全長に渡って明瞭に描出することが可能である[9,10]（図11）．
- 足関節捻挫に対するMRI撮影は靱帯損傷の評価のみならず，合併する骨軟骨損傷のスクリーニングに有用である．

4 治療方針

- 治療方針をフローチャートに示す（図12）．治療の原則は保存治療である[11]．
- 軽度から中等度の新鮮損傷に対してはRICE療法を行う．疼痛が強く歩行困難な場合は重度損

傷を疑いシーネもしくはギプス固定を行う．
- 急性炎症が鎮静化した後は足関節周囲筋力強化，固有感覚刺激などの理学療法を行う．
- 理学療法を含めた保存治療を3ヵ月行っても疼痛や不安定性が残存する場合は合併損傷の有無を確認のうえ，手術治療を検討する．
- 遺残靱帯が残存している場合は靱帯修復術を行う．鏡視下手術も適応となる[12]．
- 遺残靱帯が変性，もしくは消失している場合は移植腱を用いた再建術を行う．
- 遠位脛腓靱帯結合損傷の重症例は金属スクリューもしくは suture-button device による脛腓間固定術を検討する[13]．

■文　献

1) Waterman, BR et al：The Epidemiology of Ankle Sprains in the United States. J Bone Joint Surg Am 92：2279-2284, 2010
2) Aoki, H et al：A 15-year prospective epidemiological account of acute traumatic injuries during official professional soccer league matches in Japan. Am J Sports Med 40：1006-1014, 2012
3) Clanton, TO et al：Qualitative and Quantitative Anatomic Investigation of the Lateral Ankle Ligaments for Surgical Reconstruction Procedures. J Bone Joint Surg Am 96：e98, 2014
4) Haraguchi, N et al：Prediction of three-dimensional contact stress and ligament tension in the ankle during stance determined from computational modeling. Foot Ankle Int 30：177-185, 2009
5) Golano, et al：Anatomy of the ankle ligaments：a pictorial essay. Knee Surg Sports Traumatol Arthrosc 18：557-569, 2010
6) Ozeki, et al：Ankle ligament tensile forces at the end points of passive circumferential rotating motion of the ankle and subtalar joint complex. Foot Ankle Int 27：965-969, 2006
7) Teramoto, A et al：Three-dimensional analysis of ankle instability after tibiofibular syndesmosis injuries：a biomechanical experimental study. Am J Sports Med 36：348-352, 2008
8) 寺本篤史ほか：ストレス撮影は必要である―踵腓靱帯に着目した新たな画像診断ツール 3D-MRI に加えて―．日整外スポーツ医会誌 37：116-119, 2017
9) 寺本篤史ほか：MRI 3D シーケンスによる足関節外側靱帯の評価．日整外スポーツ医会誌 36：39-42, 2016
10) 寺本篤史ほか：3D-MRI を用いた新鮮足関節外側靱帯損傷の評価．別冊整形外科 69：207-210, 2016
11) 神崎至幸ほか：新鮮足関節外側靱帯損傷に対する治療の第1選択は保存療法である．日整外スポーツ医会誌 37：125-129, 2017
12) 田中博史ほか：新鮮足関節外側靱帯損傷に対する保存治療無効例に対する検討．日整外スポーツ医会誌 37：130-133, 2017
13) Teramoto, A et al：Comparison of different fixation methods of the suture-button implant for tibiofibular syndesmosis injuries. Am J Sports Med 39：2226-2232, 2011

Ⅵ 足関節捻挫とそのリハビリテーション

2 足関節捻挫のリハビリテーション

河合　誠

1 足関節捻挫のリハビリテーションの流れ

- 足関節捻挫の多くは内がえしで受傷し，外側靱帯損傷を主病変とするが[1]，その他の靱帯，筋腱，骨の損傷の可能性も念頭に置き，評価および治療を進めることが重要である．
- 靱帯，筋腱の治癒は「急性炎症期」，「線維増殖期」，「リモデリング期」がオーバーラップして経過する[2]．
- 急性炎症期には損傷組織の保護が最重要であるが，炎症症状鎮静化に伴い損傷組織への過ストレスに留意した積極的な機能回復が求められる．
- 回復過程で求められる機能回復および動作獲得を考慮して，われわれはリハビリテーションの流れを，「急性炎症軽減期」，「関節機能回復期」，「基本動作獲得期」，「スポーツ動作獲得期」（**図1**）と区分している．
- 足関節捻挫後のリハビリテーションでは，各スポーツ動作における多面的な足関節の動きをコントロールするために必要な，足部・足関節の安定性および多関節の協調性の構築が重要であると考える．

2 リハビリテーションの実際

1 急性炎症軽減期

- 受傷直後の選手に対応する際には，患部の保護を常に念頭におきながら，以下の流れで，損傷組織の推測，応急処置を迅速に行う．
- 医療機関の受診は，安全で効率的なリハビリテーションを推進するうえで重要である．

1）受傷機転の聴取

- 受傷時の状況（受傷プレイ，接触の有無，足関節の肢位など）を聴取する．
- 特に多い受傷肢位は足関節内がえしであるが，その先入観にとらわれず受傷者の表現も参考に内がえしや外がえし強制だけでなく，底屈や背屈強制の有無も確認する．

2）患部の評価

- 問診により痛みの部位を可能な限り絞り込み，腫脹や皮下出血の部位と併せて損傷組織を推察する．
- 足関節捻挫では靱帯損傷の発生率が高いため[1]，前距腓靱帯，踵腓靱帯，前下脛腓靱帯，三角靱帯の圧痛の有無を確認する．
- 靱帯以外の損傷組織の可能性も念頭におき，他の部位（前項参照）の圧痛も確認する．

3）応急処置

- 受傷時には，迅速な RICE（R：rest, I：ice, C：compression, E：elevation）処置を実施する（**図2-a**）．アイスパックは損傷部位に的確に当て，損傷組織へのストレスを避けて固定する．
- ホースシュー型のパッドを用いた圧迫は，腫脹の抑制に有効である[3]（**図2-b**）．

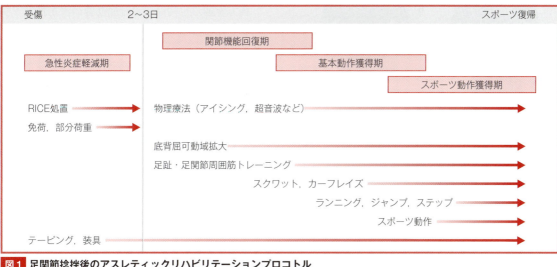

図1 足関節捻挫後のアスレティックリハビリテーションプロトコル

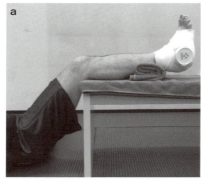
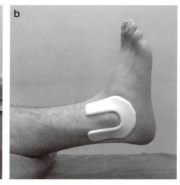

図2 足関節内がえし捻挫後の応急処置
a：RICE処置
b：パッドによる圧迫

- 靱帯損傷が疑われる場合は，損傷組織が伸張位とならないよう，テーピングや装具での固定が有効である．
- 荷重時痛が強い場合は，松葉杖などを使用し患側を免荷する．また，立脚中期から後期の足関節背屈時の痛みが歩行阻害因子の場合は，後足部に補高パッドを入れ，背屈角度を是正すると歩行可能な場合がある．

2 関節機能回復期

- 炎症症状の鎮静化に伴い，患部外トレーニングから機能訓練を開始する．
- 足関節運動時は，損傷組織へのストレスが増大しないよう留意が必要である．
- のちの荷重動作獲得を見据え，体幹，股関節，膝関節などの機能および協調性の維持，向上なども重要である．

1）運動時痛の評価

- 機能訓練開始にあたり，痛みを誘発する運動は周囲筋のスパズムや代償的な異常運動を惹起する可能性がある．そのため，損傷組織へのストレスを増大する運動だけではなく，訓練で想定される関節運動や荷重動作などでの痛みの有無も確認する．

2）構造的不安定性の評価

- 靱帯損傷に代表される関節不安定性の存在は，特に関節運動を伴う機能訓練時に，損傷組織へ

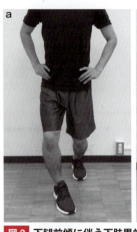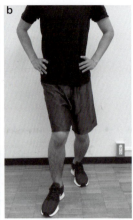

図3 下腿前傾に伴う下肢異常アライメントの例
a：足部内転位-膝内反位
b：足部外転位-膝外反位

のストレス増大や代償的な異常運動を惹起する可能性がある．
- 最も頻度が高い外側靱帯の損傷時には，前方引き出しテストや内がえしストレステストで距腿関節や距骨下関節の不安定性を評価する．
- 遠位脛腓関節の不安定性はfibular translation testで評価するが，明らかな不安定性を触知できない場合も外旋ストレステストやsqueeze testにより前下脛腓靱帯損傷の有無を評価できる．
- 著明な不安定性残存やストレス付与時の痛みを認める場合は，特に荷重動作訓練時のテーピングや装具使用を検討する．

3）関節可動域の拡大
- 受傷後早期は，関節固定や周囲筋のスパズムの影響で背屈制限が認められる症例が多い．
- この時期の背屈制限は跛行を形成するため，正常歩行獲得に必要な背屈10°を短期目標に可動域訓練を実施する[4]．
- 背屈角度の計測は内がえし外がえし中間位で実施し，遠位脛腓関節の動き，距骨の滑りが健側と比較して減少していないかを評価する．
- 制限因子として，腓骨筋群，足趾屈筋群，下腿三頭筋，屈筋支帯などの柔軟性の低下，足関節後方を通る足関節・足趾屈筋腱の滑走性低下などを認める場合が多い．
- 荷重時痛の改善に伴い，荷重位での背屈可動域改善も必要である．下腿前傾時には下肢アライメントに留意し，足部内転位-膝内反位（図3-a）や足部外転位-膝外反位（図3-b）とならないよう注意する．
- 前傾に伴う足部アーチの変化も評価し，適度なアーチの低下が認められない場合は足底内在筋の柔軟性改善も必要となる．

4）筋力回復
- 筋力の評価および強化は，単関節から多関節へ，等尺性収縮から求心性収縮や遠心性収縮へ段階的に進める．
- 特に足底内在筋力を反映するMP関節の屈曲や外転筋力は重要である．また，足部および足関節のアライメント評価はアーチや足趾機能の推察に有用である．
- 足底内在筋力は，IP関節伸展位でのMP関節屈曲運動で評価し，各趾ごとの強化が有用である（図4-a）．足趾の複合的な屈曲筋力はタオルギャザーを行うことで強化できる（図4-b）．
- 足底を接地させた状態でのshort foot exerciseは荷重動作の準備となる[5]（図5）．
- 足関節周囲筋（後脛骨筋，腓骨筋群，前脛骨筋，腓腹筋，ヒラメ筋）の評価・治療時には足趾筋力の代償に留意する（図6-a, d）．
- 捻挫の発生機序を考慮すると，各筋の短縮位や伸長位での収縮や不意な速い外乱に対する反応も強化する必要がある（図6-b, c, e, f）．
- 座位カーフレイズにて，足関節内がえしおよび外がえしのアライメントに留意し，踵挙上位での保持力や遠心性収縮力も強化する．
- おのおのの筋力回復に併せて，任意の底背屈角度での多方向の外乱に対する足関節安定性の向上も図る（図7-a, b, c, d）．
- 前足部荷重を想定し，足趾からの外乱に対する足趾-足関節の安定性，IP関節およびMP関節中間位を保持しながらの底背屈運動のコント

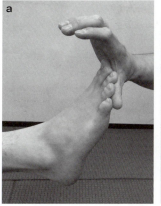
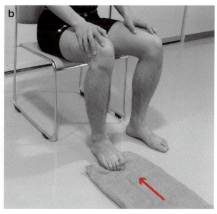

図4 足趾屈曲トレーニング
a：足趾に徒手抵抗を与え，IP関節伸展位でのMP関節屈曲運動を行う（足底内在筋のトレーニング）．
b：タオルギャザー

ロールも習得する（図7-e）．

5）下肢関節-体幹の協調性の向上
- 荷重動作を想定し，下肢関節および体幹の協調的な運動を行う．
- フロントベンチ，サイドベンチ，片脚ブリッジを足部支持にて実施する（図8）．

3 基本動作獲得期

- 足関節・足部の機能回復に併せて，スポーツ動作再開に必要な基本動作訓練を開始する．
- まずは，非荷重で回復した機能を荷重動作に反映させ，両脚動作から片脚動作，その場の動作からダイナミックな動作へと段階的に実施する．
- 足関節の状態に併せてテーピングや装具を使用する．

1）スクワット
- 両脚スクワットでは，下腿前傾角度，下肢動的アライメント，荷重位置を確認し，外乱を加えた際のアライメントの崩れがないか確認する．動作中は，足底内在筋，下腿三頭筋の収縮を意識する．
- 片脚スクワットは，外側荷重にならないよう留意し，足関節回内外の動揺を抑制しながら実施する．

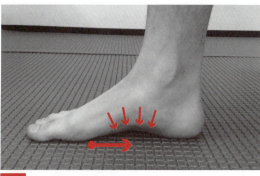

図5 short foot exercise
前足部と踵を床面に接地したまま，足趾を屈曲させずに中足骨頭を踵に近づける．内側縦アーチを引き上げるように意識する．

2）カーフレイズ
- 両脚カーフレイズから片脚カーフレイズに段階的に進める．
- 膝伸展位および屈曲位にて実施する．
- 踵挙上位での保持力の評価も重要である．
- コンビネーションカーフレイズは下肢関節の複合運動であり，ランニングやジャンプなどの下肢運動を想定でき，有用である（図9）．

3）ランニング
- 片脚スクワットでの浅屈曲域の安定性，コンビネーションカーフレイズの安定性が定着したら，前方hop時の後足部着地（図10-a），その場hop，knee bent walk（図10-b）を確認し，ダイナミックアライメントや動作の円滑性が問題

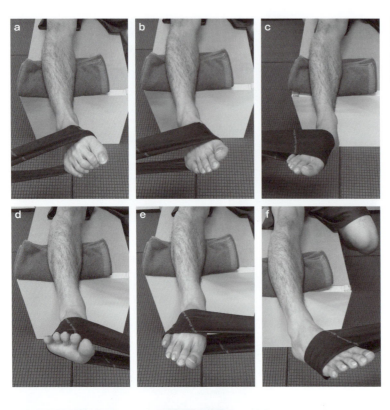

図6 足関節周囲筋トレーニング
後脛骨筋トレーニング
a：足趾代償あり，b：短縮位，c：伸長位
腓骨筋群トレーニング
d：足趾代償あり，e：短縮位，f：伸長位

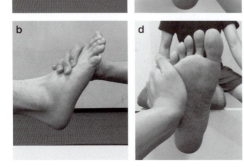

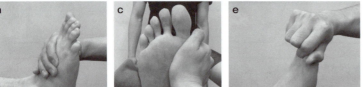

図7 足趾-足関節 stabilize exercise
a, b：背屈位(a)，底屈位(b)での足関節底背屈方向への外乱
c, d：足関節内がえし(c)，外がえし(d)方向への外乱
e：足趾を介した足関節底背屈方向への外乱

なければランニングを開始する．
- 足関節が安定する背屈位での後足部接地から開始し，走行速度の向上に伴い前足部接地へと移行する．

4）ジャンプ
- ジャンプは下肢関節伸展の協調的な運動であるが，特に足関節底屈による地面に対する蹴り出しを動作開始のきっかけとし，膝関節，股関節

伸展を付随させるよう意識することが重要である．
- 着地時は，前足部荷重と足関節底屈筋の遠心性収縮を意識し，足関節底背屈および内がえし外がえし運動をコントロールする．
- 上記および下肢のダイナミックアライメントに留意しながら，両脚ジャンプ，片脚ジャンプと移行し，その場，前後，左右，回転などの多方向への動きに発展させる．
- 特に内がえし捻挫後では，患側方向への側方，回転ジャンプ時に外側荷重となりやすいため，移動距離や回転角度を段階的に調整しながら実施する．

5) ステップ
- ステップ動作は，サイドステップ，クロスステップの一方向の動作を習得後，切り返しや多方向へのステップに発展させる．
- 内がえし捻挫後の場合は患側方向へのステップ時に外側荷重（図11-a），外がえし捻挫後の場合は健側方向へのステップ時に膝内反位とならないように注意する（図11-b）．
- ステップ中の切り返し動作は，競技によって異なり，バスケットボールなどの屋内競技では母趾球荷重と下肢ダイナミックアライメントを意識したツイスティングの習得が重要である．
- 一方，サッカーなどの屋外競技ではスパイク靴を着用するため，細かいステップによる切り返しが求められる．

6) 再発予防トレーニング
- 足関節捻挫受傷後には靭帯や筋の固有受容覚が低下する[6,7]．
- 損傷靭帯のリモデリング期と想定される受傷後7週以降では[8]，受傷肢位に近い足関節角度でのコントロールや受傷肢位からの素早い立て直し運動なども再受傷の予防に有用である．
- 内がえし捻挫の場合は，バランスディスク上での随意的な足関節内がえし位のコントロールや，不意な内がえしから中間位への立て直し練習を

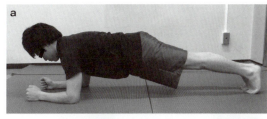
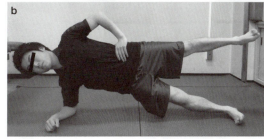
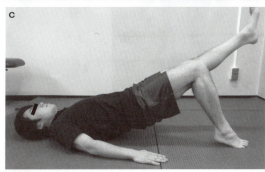

図8 足部支持の体幹-下肢トレーニング
a：フロントベンチ
b：サイドベンチ
c：片脚ブリッジ（前足部荷重）

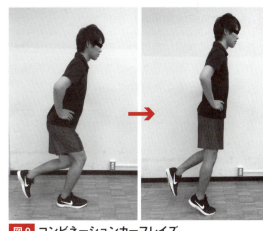

図9 コンビネーションカーフレイズ

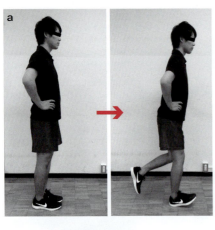
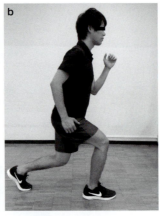

図10 ランニング開始に向けた準備動作
a：前方 hop 時の後足部着地
b：knee bent walk

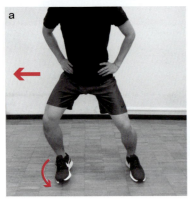
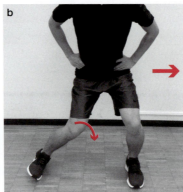

図11 サイドステップ時の注意点（右患側の場合）
a：外側荷重に伴う足関節内がえし
b：膝内反に伴う足関節外がえし

行う（図12）．

4 スポーツ動作獲得期

- 基本動作獲得期に習得した動きを，各競技での条件や環境に適応させ，パフォーマンス回復や再発予防も考慮したプログラムを実施する．
- 競技特性を反映する条件としては，非予測，対人，コンタクト，不安定面，用具の使用などが挙げられる．競技に応じて，動作中にこれら単独の要素を付与することから開始し，複合的な条件下に発展させる．
- 再獲得すべき体力要素として，瞬発力，持久力，敏捷性なども重要である．各動作にこれらの要素を付与するほか，足関節機能を反映するパフォーマンステストも有効である．
- side hop test, figure 8 hop test は機能的足関節不安定性との関係性が報告されており有効な指標となる[9]（図13）．

■ 文 献

1) Swenson, DM et al：Epidemiology of U.S. high school sports-related ligamentous ankle injuries, 2005/06-2010/11. Clin J Sport Med 23：190-196, 2013
2) Petersen, W et al：Treatment of acute ankle ligament injuries：a systematic review. Arch Orthop Trauma Surg 133：1129-1141, 2013
3) Wilkerson, GB et al：Treatment of the inversion ankle sprain：comparison of different modes of compression and cryotherapy. J Orthop Sports Phys Ther 17：240-246, 1993
4) Neumann, DA：歩行の運動学．筋骨格系のキネシオロジー，第2版，医歯薬出版，東京，703-705, 2012
5) Jung, DY et al：A comparison in the muscle activity of the abductor hallucis and the medial longitudinal arch angle during toe curl and short foot exercises. Phys Ther Sport 12：30-35, 2011
6) 佐保泰明：固有感覚訓練の効果．足関節捻挫予防プログラムの科学的基礎，福林　徹ほか監，ナップ，東京，82-88, 2010

図12 不安定面での足関節内がえし運動のコントロール

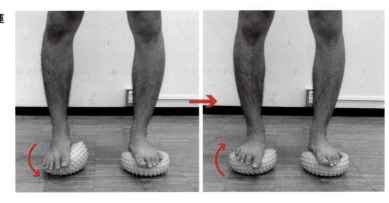

図13 パフォーマンステスト
a：side hop test：30cm幅に引かれた線を片脚ホップで10往復する際の時間を計測．
b：figure 8 hop test：5m間隔に置かれた目印を片脚ホップで8の字に2周する際の時間を計測．

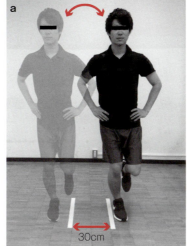
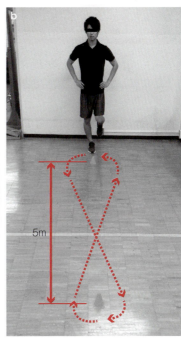

7) Hoch, MC et al：Peroneal reaction time after ankle sprain：a systematic review and meta-analysis. Med Sci Sports Exerc 46：546-556, 2014
8) Labovitz, JM et al：Magnetic resonance imaging of ankle ligament injuries correlated with time. J Am Podiatr Med Assoc 88：387-393, 1998
9) Docherty, CL et al：Functional-performance deficits in volunteers with functional ankle instability. J Athl Train 40：30-34, 2005

Ⅵ 足関節捻挫とそのリハビリテーション

3 バスケットボールでの競技復帰・再発予防プログラム

中田周兵,清水 結

1 バスケットボールにおける足関節捻挫の特徴

- バスケットボールは,ストップやジャンプ,切り返しなどを繰り返す競技であり,運動方向やスピードが変化する動作においては,瞬間的に足関節に対して大きな外力が加わる.
- 足関節捻挫は,バスケットボールにおける全外傷のおよそ25%を占めると報告されている[1,2].また本邦(WJBL)での報告では,1,000活動時間当たりの足関節捻挫の発生率は0.299[件/1,000時間]であり,練習中(0.214[件/1,000時間])に比較して試合中(3.991[件/1,000時間])の発生率が高いことが示された[3].
- 非接触型損傷の受傷機転としてはステップやストップ動作が多く,過度な足部外側荷重により足関節に対して外的な内反・内旋モーメントが加わることで足関節外側靱帯を損傷する[4,5].
- 足関節捻挫は,バスケットボール中に起こる外傷のなかでも比較的軽度なものと捉えられがちである.しかし,十分な治療・リハビリテーションを行わずに競技復帰したために,足関節可動域制限や荷重動作・下腿前傾時の疼痛(もしくは詰まり感)などの後遺症に悩む選手は多い.
- 足関節捻挫後の後遺症を抱えている選手は,足関節(距腿関節)の異常運動が生じていることが多い[6,7].特に足関節背屈最終域での骨性の安定性が低下し,外的な内旋モーメントに対して動揺する現象が出現することが,足関節捻挫

のリスクになると提唱されている[8]. このような選手は慢性的な足関節捻挫の再発(giving way)や主観的な足関節不安定感によって特徴づけられる慢性足関節不安定症(chronic ankle instability:CAI)と呼ばれる病態に進展しやすい[9].
- 距腿関節の異常運動は,遠位脛腓関節に対する離開ストレスを生じさせるため,腓骨アライメントの不良を引き起こす[10]. これにより距腿関節の安定性はさらに低下していくという悪循環に陥っている選手が多く存在する.
- 競技復帰には,距腿関節の異常運動の修正という患部に対するアプローチと,バスケットボールの競技に即した"正しい動き"の再学習という全身に対するアプローチが必要である.

2 復帰までのプログラムの組み立て

- 足関節捻挫は,重症度に応じてある程度復帰まで目安となる期間が設定可能である(Ⅰ度損傷:1〜3週,Ⅱ度損傷:4〜6週,Ⅲ度損傷:6〜8週).しかし,受傷後に痛みを抱えながらもプレーを続行したり,腓骨筋腱や前下脛腓靱帯の合併損傷が存在したりすると,復帰までの期間を長く設定する必要がある(図1).
- ランニング開始までには,炎症の消失や足関節可動域・筋機能の改善が必要である.ただし,CAIの選手は腓骨筋やヒラメ筋に筋萎縮を伴う筋力低下を認めるケースが多い.再受傷リス

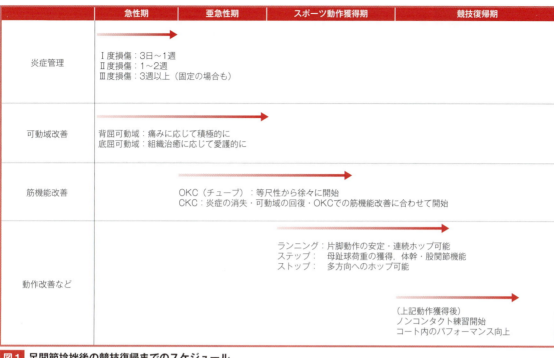

図1 足関節捻挫後の競技復帰までのスケジュール

クを軽減するためには，十分な筋機能の回復に要する期間を考慮して競技復帰までのスケジュールを設定する．

- バスケットボールにおける"正しい動き"に必要な機能の基礎を獲得するためには，積極的に患部外トレーニングを行う．特に，バスケットボールにおいて足関節捻挫の発生しやすい場面であるステップやストップ動作に必要な股関節・体幹機能は，十分向上させておく必要がある[11]．

- 競技復帰時期には，十分なパフォーマンス発揮を行えることと再受傷のリスクを最小限に抑えることが求められる．そのためには，競技復帰までに獲得すべき動作の明確な復帰基準や目標を段階的に設けることが重要である．

3 各種スポーツ動作の開始基準

- 足関節捻挫後に競技復帰に要する期間の目安は，組織治癒の観点から設定されるものであるため，身体機能的な観点から各種スポーツ動作が可能かどうかを見極めるための開始基準が必要である．これにより，選手個々の能力に応じた復帰時期の設定が可能となる．

1 ランニングの開始基準

- ランニング動作は，足関節周囲の炎症が消失し，足関節底・背屈可動域制限の解消およびCKCでの足関節周囲筋（特にヒラメ筋・腓骨筋群）機能改善（図2）に加え，片脚での動作（片脚スクワット・片脚ヒールレイズ）が安定していることや片脚での連続ホップが痛みなく安定して行えることを開始基準としている．

- 足関節捻挫を繰り返す選手は，片脚での動作において体幹側屈や骨盤の傾斜，重心の外方偏位（足部外側荷重）が生じやすいため，母趾球荷重を意識した動作の獲得が重要である．

- 片脚動作に必要な体幹・股関節機能を獲得しつ

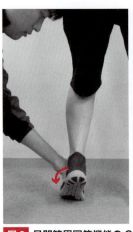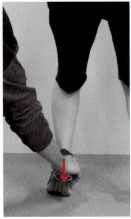

図2 足関節周囲筋機能のCKC評価
左：腓骨筋群，右：ヒラメ筋

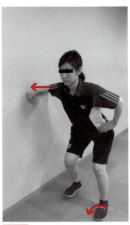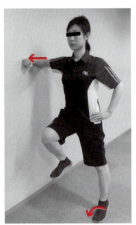

図4 母趾球荷重を意識した片脚動作獲得のエクササイズ
左：壁押しスクワット，右：壁押しヒールレイズ

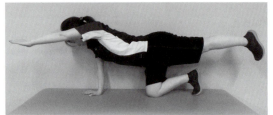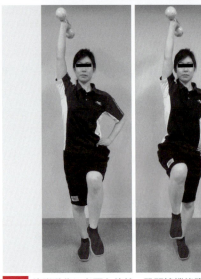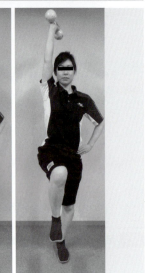

図3 片脚動作に必要な体幹・股関節機能獲得のためのエクササイズ
上：四つ這い同側挙上，下：キャリー

つ（図3），母趾球荷重を意識した片脚スクワットや片脚ヒールレイズを徐々にランニング動作に近いスピードで行えるようにする（図4）．

2 ステップ動作

- ステップ動作は，サイドステップとクロスステップに分けられ，足関節捻挫が頻発する動作の一つである．
- サイドステップ動作は，進行方向と反対側の足で床を強く蹴り出すことが重要であるが，身体の動き出しに足関節周囲筋が瞬間的に反応できないと足部外側に荷重してしまう．また，特に女性選手で多く見られる動き出し時の体幹側屈も重心の外方偏位の大きな原因となる．
- チューブ負荷を用いたラテラルスクワットやサイドステップ（図5）において，母趾球で十分床を蹴り出せていること，その際に体幹が側方へ動揺していないこと，戻る際に外側に荷重が偏位していないことをサイドステップ動作の開始基準にしている．
- クロスステップ動作は，体幹を固定しつつ進行方向側の足で重心をコントロールしつつ床を蹴り出し，素早く足をクロスさせることが重要である．股関節内旋可動域制限がある選手では，進行方向側の膝内反（knee-out）と足部回外運

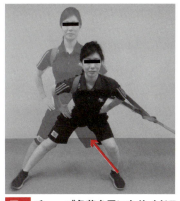

図5 チューブ負荷を用いたサイドステップ動作に必要な機能獲得のエクササイズ
左：ラテラルスクワット，右：サイドステップ

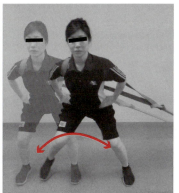

図6 クロスステップ動作獲得のためのチューブ負荷を加えたクロスオーバーランジ

動によって代償することとなり，足関節捻挫の発生リスクは高まる．

- クロスオーバーランジ（図6）において体幹にチューブ負荷を加えた際に，サイドステップと同様に体幹が側方へ動揺していないこと，過度な足部外側荷重（足部過回外）していないことが開始基準となる．

3 ストップ動作

- ストップ動作は，片脚スクワットが十分安定していることに加え，ホップ動作において足・膝・股関節で十分な衝撃吸収が行えていることを開始基準にしている．
- はじめはジョグ程度のスピードから開始し，1歩目で十分に減速した上で2歩目でストップするように指示する．慣れてきたら徐々にスピードを上げたり1歩でストップしたりしていく．
- ストップ動作時にみられる典型的な不良動作は，股関節内旋位でつま先が内側を向いた toe-in 接地である．この場合，接地直後に足関節に対して外的な内反モーメントが瞬間的に加わるため，足関節捻挫の発生リスクは高まる[12]．
- 実際のバスケットボールの競技場面では，あらゆる方向からのストップ動作が想定されるため，ホップ動作の練習も前方や側方，回転方向も行

うようにする（図7）．
- 最終的に競技復帰時期は，ボールキャッチを組み合わせたりしながら実際の競技に即した動きを獲得していく．

4 競技復帰基準

- 各種スポーツ動作が十分獲得できたうえで部分練習（ノンコンタクト）に参加させる．ミートシュートやスリーメンなど，ステップ動作やストップ・切り返し動作を確認する．
- 特定の動作に対して恐怖感を訴える選手が存在するが，この場合には他の関節機能の低下や動作スキルの問題が残存しているケースが多い．患部外の機能評価と動作分析により恐怖感に繋がる要因を明らかにし，アプローチする必要がある．
- 各種スポーツ動作が実際の競技スピードで行えるかを評価するためには，バスケットボールの競技に即したパフォーマンステストであるレーンアジリティやプロアジリティ（図8）が有用である．シーズン前の段階でベースライン測定として実施しておき，競技復帰時期にパフォーマンス回復の指標として使用するのもよい．
- サイドホップテストは，腓骨筋機能の評価に有

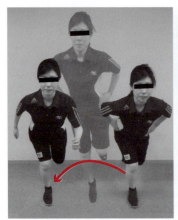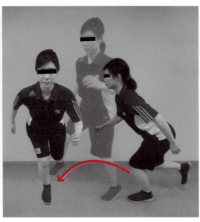

図7 ホップ動作のバリエーション
左：サイドホップ，右：回転ホップ

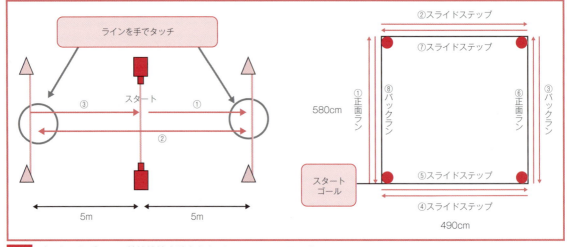

図8 バスケットボールの競技特性を踏まえたパフォーマンステスト
左：プロアジリティ：5m＋10m＋5m の切り返し走．
右：レーンアジリティ：バスケットボールコートの制限区域の周りをスプリント，スライドステップ，バックランで回る．

用なパフォーマンステストであり，足関節捻挫後の腓骨筋機能不全をスクリーニングするツールとして使用できる[13]．

- 対人練習（コンタクト）への復帰基準としては，ノンコンタクト練習後の患部の状態悪化（炎症の再燃など）がないことととパフォーマンスの回復が得られていることとしている．また臨床的には，患側の片脚ジャンプでの自覚的なパフォーマンスが健側の90％以上まで回復していることが，一つの目安になる．

5 再発予防の取り組み

- CAI の選手は，競技復帰後にも giving way を繰り返すことが多いため，復帰前に（機能的な）不安定性の要因を十分解決しておくことが重要である．
- とりわけ足関節可動域制限や荷重動作・下腿前傾時の疼痛（もしくは詰まり感）の残存は，距腿関節の異常運動が背景にあることが多いため，再受傷リスクや CAI への進展との関連性が高

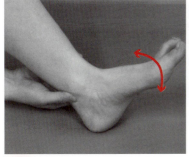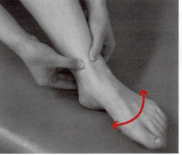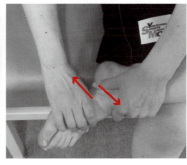

図9 足関節捻挫再発予防のためのセルフケア
左：内果後方ほぐし，中：足関節前内側ほぐし，右：楔舟関節モビライゼーション

いと考えている．

- そのため，セルフケアの方法を徹底的に指導し，日頃から自己管理の中で正常な距腿関節運動（距骨の後方滑り込み）を維持することが再発予防のためには重要である（図9）．具体的には筆者の取り組みとしては，足関節捻挫後の選手に対して，シューズを履く前にセルフケアを実施することをルーティーンにするよう指導している[14]．

- 足関節捻挫は，バスケットボール中に起こる外傷の中でも軽症なものとして軽視されがちである．しかし，トップ選手の中にも足関節捻挫の後遺症に悩まされている選手は多く，トップリーグでの活動前から，身体的な問題を抱えていたケースも多く存在する[15]．そのため，十分な治療・リハビリテーションの重要性の啓蒙のみならず，ジュニア世代への傷害予防活動が必要となる．

■ 文　献

1) Borowski, LA et al：The epidemiology of US high school basketball injuries, 2005-2007. Am J Sports Med 36：2328-2335, 2008
2) Cumps, E et al：Prospective epidemiological study of basketball injuries during one competitive season：ankle sprains and overuse knee injuries. J Sports Sci Med 6：204-211, 2007
3) 清水　結ほか：女子バスケットボール日本リーグ（WJBL）におけるスポーツ損傷の疫学調査と外傷予防効果の検討．日臨スポーツ医会誌 17：S156, 2009
4) Wright, IC et al：The influence of foot positioning on ankle sprains. J Biomech 33：513-519, 2000
5) Panagiotakis, E et al：Biomechanical analysis of ankle ligamentous sprain injury cases from televised basketball games：Understanding when, how and why ligament failure occurs. J Sci Med Sport 20：1057-1061, 2017
6) Kobayashi, T at al：In vivo kinematics of the talocrural and subtalar joints during weightbearing ankle rotation in chronic ankle instability. Foot Ankle Spec 7：13-19, 2014
7) Wikstrom, EA et al：Talar positional fault in persons with chronic ankle instability. Arch Phys Med Rehabil 91：1267-1271, 2010
8) 蒲田和芳ほか：慢性足関節不安定症を予防するための初回足関節捻挫への対応．Sportsmed 28(7)：20-25, 29-34, 2016
9) Gribble, PA et al：Selection criteria for patients with chronic ankle instability in controlled research：a position statement of the International Ankle Consortium. J Orthop Sports Phys Ther 43：585-591, 2013
10) Kobayashi, T et al：Fibular malalignment in individuals with chronic ankle instability. J Orthop Sports Phys Ther 44：872-878, 2014
11) 玉置龍也：バスケットボール：切り返し動作，着地動作などの減速動作を中心に．理学療法 34：656-666, 2017
12) Koshino, Y et al：Toe-in Landing Increases the Ankle Inversion Angle and Moment During Single-Leg Landing：Implications in the Prevention of Lateral Ankle Sprains. J Sport Rehabil 26：530-535, 2017
13) Yoshida, M et al：Analysis of muscle activity and ankle joint movement during the side-hop test. J Strength Cond Res 25：2255-2264, 2011
14) 中田周兵ほか：急性期における部位・病態別理学療法のポイント―足関節 捻挫―．スポーツ理学療法プラクティス　急性期治療とその技法，片寄正樹ほか編，文光堂，東京，195-204, 2017
15) 能　由美ほか：バスケットボール女子日本リーグ機構（WJBL）における新人選手既往歴調査報告．臨床スポーツ医会誌 18：S127, 2010

4 サッカーでの競技復帰・再発予防プログラム

佐保泰明

1 サッカーにおける足関節捻挫の特徴

● 足関節捻挫はサッカーにおいて最も頻度の高い傷害の一つである．サッカーにおける最高峰の大会であるFIFAワールドカップ（2010年ブラジル大会）では，大会期間中の試合および練習において発生した傷害の件数は大腿の肉離れ（22件，9.6％），下腿の打撲（20件，8.7％）についで足関節捻挫が3番目に多く（18件，7.9％）重症度としては足関節捻挫のうち2/3は離脱が必要なかったと報告されている[1]．足関節捻挫は2006年大会，2010年大会でも同様の傾向であった[2]．NCAA（全米大学体育協会）における疫学調査では足関節外側靱帯の捻挫（lateral ligament complex ankle sprain：以下，LLC）は男女ともにバスケットボールに次いで2番目に発生頻度が高いスポーツであること，サッカーにおける傷害のおよそ1割がLLC捻挫であること，サッカーにおけるLLC捻挫の再受傷率は男子が14％，女子が12.9％と報告されている[3]．

● また，NCAAにおける15年間の疫学調査により男子サッカーにおいて足関節捻挫は試合，練習両方において最も多く発生した傷害であること，試合の方が練習よりも4倍発生頻度が高いこと，再受傷が24％にのぼることが報告されている[4]．同様に女子サッカーにおいて足関節捻挫は試合において最も多く，練習においては大腿の肉離れに次いで2番目に多い傷害であること，試合の方が練習よりも4倍発生頻度が高いことが報告された[5]．以上のことから，サッカーにおいて足関節捻挫は男女ともに発生頻度，再受傷率が高いスポーツであるといえる．

● サッカーにおける足関節捻挫の特徴的な受傷メカニズムとして，Andersenは受傷時のビデオ解析の結果，3つのシチュエーションでの足関節捻挫を報告している[6]．一つ目はタックル時における受傷で，選手がドリブルやパスの受け渡し時に足部が地面に着く直前に下腿内側を相手選手にタックルされ内がえし強制された場合と自分がタックルした際に内がえし強制された場合である．二つ目はキック時における受傷で，選手がボールクリアやシュートする場面にブロックしようとした相手の足が当たり底屈強制された場面である．三つ目としてランニング時に足部が内がえし強制された場合である．この他にヘディングの競合い後の着地時に内がえし強制されたケースも報告されている．以上のことからサッカーにおける足関節捻挫は相手選手との接触時だけでなく，非接触時にも生じることから，足関節捻挫からの競技復帰や再発の予防には両場面を考慮する必要がある．

● サッカーは天然芝や人工芝などさまざまなグラウンド（サーフェス）で行われる．Williamsらは，サーフェスの違いによる傷害の違いに関するレビューを行い，人工芝（第3世代および第4世代）と天然芝の違いで全体的な傷害の発生頻度に違いがないものの，足関節の傷害に関しては人工芝の方がリスクが高いとした文献が多

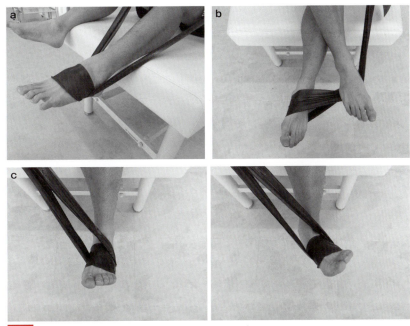

図1 足関節周囲筋群に対するチューブエクササイズ
a：長腓骨筋のエクササイズ
b：足関節底屈位での後脛骨筋のエクササイズ
c：短腓骨筋のエクササイズ

いことを報告した[7]．その原因としてシューズとサーフェスの摩擦の問題が指摘されている．一方で，メーカーの違いにより発生頻度に違う可能性があり，天然芝よりも発生頻度が低くなるという報告もあることから[8]，リハビリテーションを進める上ではサーフェスも考慮する必要がある．

2 サッカーにおける競技復帰までのリハビリテーションの組み立て

- 競技復帰に向けたプログラムとしてランニング開始前後のエクササイズを紹介する．この時期の復帰に向けたエクササイズでは，足関節の可動域，筋力は回復していることを前提として行い，これらが不十分な場合はできるだけ早期に回復するようにする．エクササイズはバランス，筋力，動作といった足関節捻挫のリスク因子を含むもので構成し，復帰に向けてサッカーに必要な動作であるアジリティの獲得につなげる．不安定性が残存している場合はテーピングなどで患部を保護しながら実施する場合がある．

＊ここでは足関節内反捻挫に対するリハビリテーションを解説する．

1 足関節周囲筋力

- 足関節周囲筋力は動作時の足関節の不安定性改善に重要であり，足関節運動の各方向へのエクササイズを実施する．ただし，足関節底屈は3週目以降に実施し，内がえしも等尺性収縮から実施する．

1）足関節周囲筋群に対するチューブエクササイズ（図1）

- 足関節底屈および回外を行い，長腓骨筋のエクササイズを行う（図1a）．
- 足関節底屈位での後脛骨筋のエクササイズ（図

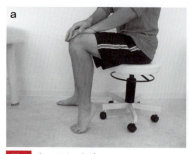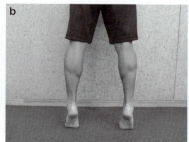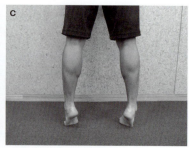

図2 カーフレイズ
a：座位でのカーフレイズ
b：立位でのカーフレイズ
c：立位でのカーフレイズ（不良例）

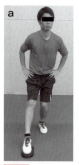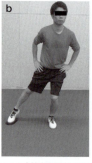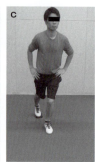

図3 片脚バランス＋対側股関節運動
a：前方リーチ
b：側方リーチ
c：後方リーチ

1b）では前脛骨筋の代償に注意する．受傷直後は等尺性収縮から開始する．
- 短腓骨筋のエクササイズでは，外がえしを行う（図1c）．

2）カーフレイズ（図2）
- 受傷後3週程度で底屈方向への運動が許可されたらカーフレイズを行う．
- カーフレイズは座位と立位の両方で行う．内外反中間位とし外側荷重になり足部が内がえししないように注意する（図2c）．

2 バランス

- 足関節捻挫の原因の一つとしてバランス能力の低下がある．そのため，片脚立位保持や片脚でのエクササイズ，不安定面上でのエクササイズを実施し，バランス能力の改善を行う．

1）片脚バランス＋対側股関節運動（図3）
- 片脚立ちとなり膝は軽度屈曲する．
- バランスを保持しながら反対側下肢で前方，側方，後方へリーチする．

2）片脚デッドリフト（図4）
- 片脚でバランスを保ちながらデッドリフトを行う．
- 足関節，膝関節，股関節が一直線上になるようにし，骨盤が回旋しないように注意する．
- 支持脚と反対の手にダンベルやケトルベルなどを把持することにより，負荷を高める．

3）バランスディスク上でのエクササイズ
- バランスディスクなど不安定面上で片脚立位保持を行い，段階的に難度を上げるため動的なバランスエクササイズを行う．
- サッカー競技復帰に向けてはキック動作を模倣したスイングを行う（図5）．

3 股関節外転筋トレーニング

- 股関節外転筋の筋力低下は骨盤の不安定性を高めることから足部捻挫に繋がる可能性が高く，エクササイズに組み込む．

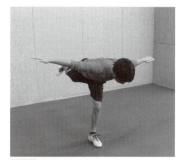

図4 片脚デッドリフト

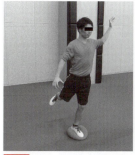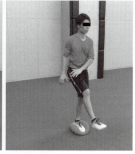

図5 バランスディスク上でのエクササイズ

1）股関節外転トレーニング（側臥位）（図6）
- 側臥位となり腹圧を高め骨盤の回旋を防ぐ．股関節屈曲/伸展中間位もしくは軽度伸展位で股関節外転運動を行う．
- チューブを膝関節上や足部に巻き負荷を高めていく．チューブを前足部に巻くと股関節外旋筋や腓骨筋のトレーニングとなる．ただし，チューブの負荷に抗しきれず足部が内がえししないように注意する．

2）股関節外転トレーニング（立位）（図7）
- 片脚立位で膝にチューブを巻き（図7a），バランスを保ちながら反対側の股関節外転（図7b）や股関節外転＋伸展を行う．

4 スクワット

- 一般的なスクワットに加え以下のトレーニングを実施する．

1）ドロップスクワット（図8）
- 足関節捻挫は足関節底屈位で生じやすいため，構える際，足関節背屈位を保持したスクワットポジションを意識する．
- ドロップスクワットでは，上肢を挙上してつま先立ちとなり，上肢を振り下げると同時に素早くスクワットポジションとなる．
- 片脚ドロップスクワットでは片脚立位のつま先立ちから，素早く片脚スクワットポジションと

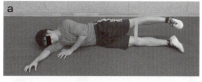
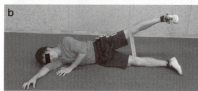

図6 股関節外転トレーニング（側臥位）
a：開始肢位
b：最終肢位．骨盤の回旋，挙上，股関節の屈曲，外旋に注意する．

なる．この時，骨盤の側方傾斜や側方移動，重心軸のブレに注意する．

5 動作

- ステップなどの動作を行っていく際に，関節不安定性が残存している場合や選手が不安感を訴える場合はテーピングなどを巻き，リスク管理を行ったうえで実施する．

1）ニーベンドウォーク（図9）
- 足関節背屈が確保されたのち，ニーベンドウォークを行う．
- 前方に出した足のつま先が進行方向を向くように注意する．

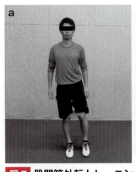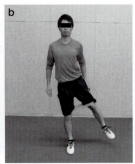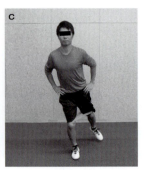

図7 股関節外転トレーニング（立位）
a：片脚立位となり，膝にチューブを巻く（開始姿勢）
b：股関節外転
c：股関節外転＋伸展

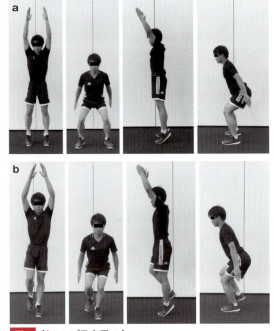

図8 ドロップスクワット
a：両足ドロップスクワット
b：片脚ドロップスクワット

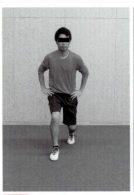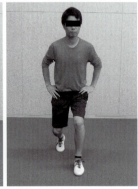

図9 ニーベンドウォーク

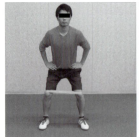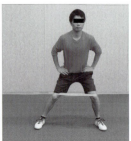

図10 サイドランジ

2）サイドランジ（図10）
- サイドステップなど，サッカー競技に必要な動作を行っていく上で実施する．
- 膝上にチューブを巻くことで負荷を上げる．

3）クロスステップ（図11）
- サイドランジ同様，サッカー競技に必要なクロスオーバーステップを行ううえでの初期段階として実施する．
- 動的アライメントを意識させ，最初はゆっくり

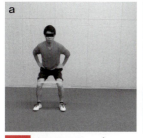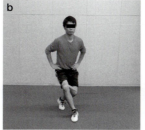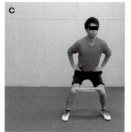

図11 クロスステップ
a：開始姿勢
b：左足を越えて右足を踏み出す．
c：左足を揃える．

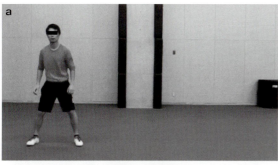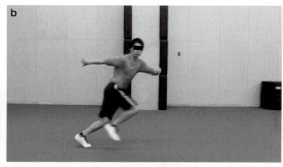
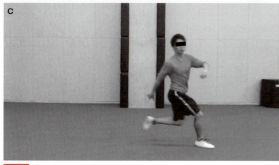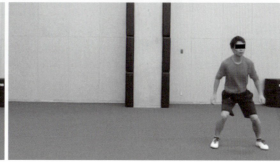

図12 クロスオーバーステップ
a：開始姿勢
b：左足を進行方向に向かって外旋させ，右足は左を越えて踏み出す．
c：左足接地後，ピボットをつかって回転し，正面を向く．

- としたスピードで行い，徐々にスピードを上げる．
- 膝上にチューブを巻くことで負荷を上げる．

4）クロスオーバーステップ（図12）
- 相手やボールなどの動きに合わせることが必要なサッカーでは，サイドステップだけでなくクロスオーバーステップが必要となる．

- 左右で得意，不得意がある選手がいるが，左右差なく行えることがパフォーマンス上重要である．

5）シャッフル（図13）
- 守備の際には斜め後方への動きが求められるため，後方へのクロスオーバーステップを連続して行う．

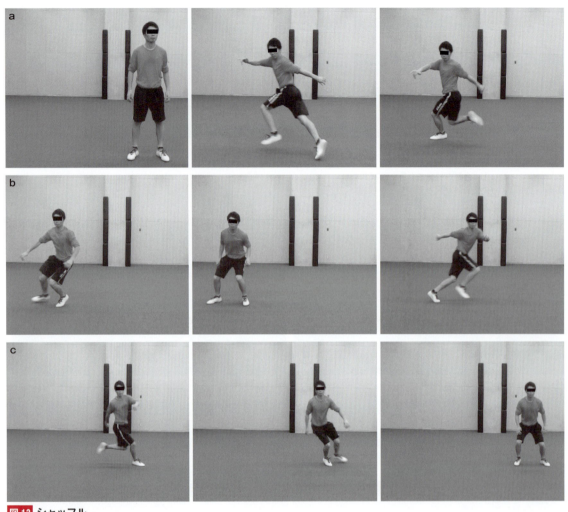

図13 シャッフル
a：立位から後方へクロスオーバーステップを行い，b：着地後ピボットを使って回転し，正面を向く．ピボットが不十分だと両足が揃わないため，c：足関節を背屈位に保ちながらピボットを用いて十分な回転を行う．

6）ストップ動作：one step stop とquick foot stop[9]

- one step stop は急激なストップであり，身体の各関節に加わる力が大きくなる．そのため quick foot stop から開始する．また，ストップ時につま先が内側を向くと足部外側への荷重が大きくなり，内がえしのリスクが高まるため，ストップ時の足部の方向に注意する．また，体幹のあおりに注意する．
- ストップ動作，各種ステップ動作の習得とともに，ストップ動作からと各種ステップを組み合わせて実施する．

7）ランニングからストップ＋クロスオーバーステップ（図14）

- ランニングからストップし，クロスオーバーステップで左右に進行方向を変える．はじめはストップ後の進行方向を決めておく．
- サッカーでは相手やボールの動きに合わせて瞬時に対応する必要があるため，競技復帰前には

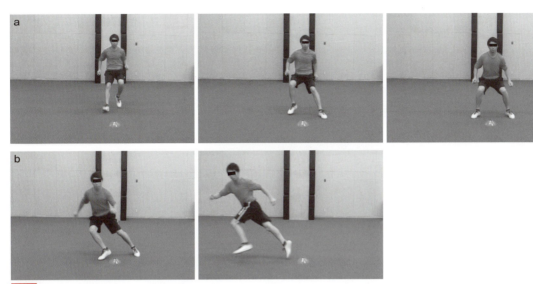

図14 ランニングからストップ＋クロスオーバーステップ
a：ランニングからストップし，b：クロスオーバーステップで左右に進行方向を変える．

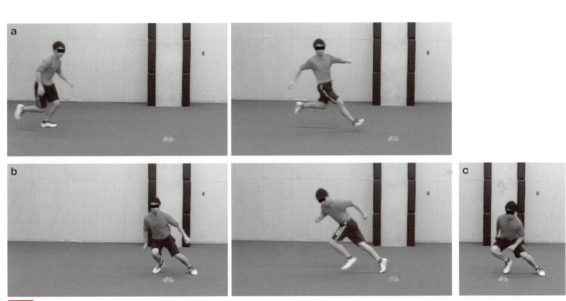

図15 ターン動作
a, b：ランニングからの180°ターン動作．
c：ターンの瞬間に進行方向への体幹のあおりが生じないように注意する（不良例）．

ストップした瞬間に左右方向を示すリアクション動作を行う．

8）ターン動作（図15）

- ランニングから180°ターン動作を行う．ターン時の外側の足が底屈位にあると距腿関節が不安定であるため，背屈位でターンするようにする．
- ターンの瞬間に進行方向への体幹のあおりが生じないように注意する．

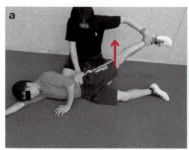
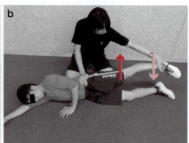

図16 遠心性股関節外転筋エクササイズ
a：開始姿勢．2人1組になり一方の選手は側臥位となり上の脚（図では左脚）を挙上して保持しようとする．
b：もう一方の選手は足部（もしくは膝）を下に押し下げ，股関節外転筋の遠心性収縮を行う．5〜10回実施する．

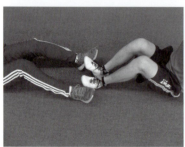

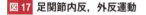
図17 足関節内反，外反運動

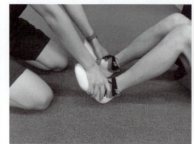

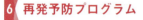
図18 遠心性足関節背屈運動
選手は抵抗に対して足関節背屈位を保持しようとする．
もう一方の選手は足部を底屈方向に抵抗を加えて遠心性収縮を行う．

6 再発予防プログラム

● 再発予防プログラムとしてウォーミングアップ時に取り入れる．

1）遠心性股関節外転筋エクササイズ（図16）

● 股関節外転筋のトレーニングは足関節捻挫の予防に効果的と報告されており，2人1組となり遠心性股関節外転筋のエクササイズを実施する．

2）足関節内反，外反運動（図17）

● 2人1組となり，一方は足関節を外側，もう一方の選手は足関節を内側に押しあい，等尺性収縮（3〜5秒）を行う．足を入れ替えても実施する．

3）遠心性足関節背屈運動（図18）

● 2人1組となり，一方の選手が背屈位を保持しようとし，もう一方の選手が底屈方向に抵抗を加えて遠心性収縮を行う．

4）FIFA 11＋の利用（図19）

● 国際サッカー連盟の機関であるF-MARCが作成したFIFA 11＋はサッカーにおける傷害の予防に効果的であり，足関節捻挫も減少するとされているためその一部を取り入れる．なお，日本サッカー協会のホームページでFIFA 11＋の日本語版の解説を閲覧することができる．

おわりに

● 以上のようにサッカーにおける足関節捻挫に対する競技復帰に向けたリハビリテーションでは筋力（足関節，股関節），バランスのエクササイズを取り入れ足関節機能の回復をはかり，合わせてサッカー競技の動作に多い，正しいスクワットポジションの獲得，ストップ・ステップ動作を獲得する．また，足関節捻挫の予防策・再発予防策としてはウォーミングアップ時にパートナー同士で簡単に行える数種類のエクササイズを組み込み，日常的に実施していくこと

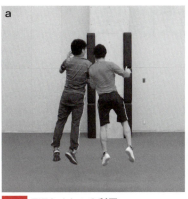 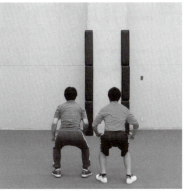 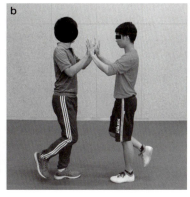

図19 FIFA 11＋の利用
a：ショルダーコンタクト．走りながらタイミングを合わせてジャンプし，空中でショルダーコンタクトする．股関節と膝関節を屈曲し，両足で着地する．
b：パートナーと押し合い．片脚立位で，パートナーと腕の長さの距離で向かい合う．バランスを保ちながらパートナーと押し合う．

が大切である．

■ 文　献

1) Dvorak, J et al：Injuries and illnesses of football players during the 2010 FIFA World Cup. Br J Sports Med 45：626-630, 2011
2) Dvorak, J et al：Medical report from the 2006 FIFA World Cup Germany. Br J Sports Med 41：578-581, discussion 581, 2007
3) Roos, KG et al：The epidemiology of lateral ligament complex ankle sprains in National Collegiate Athletic Association Sports. Am J Sports Med 45：201-209, 2017
4) Agel, J et al：Descriptive epidemiology of collegiate men's soccer injuries：National Collegiate Athletic Association Injury Surveillance System, 1988-1989 through 2002-2003. J Athl Train 42：270-277, 2007
5) Dick, R et al：Descriptive epidemiology of collegiate women's soccer injuries：National Collegiate Athletic Association Injury Surveillance System, 1988-1989 through 2002-2003. J Athl Train 42：278-285, 2007
6) Andersen, TE et al：Video analysis of the mechanisms for ankle injuries in football. Am J Sports Med 32：69S-79S, 2004
7) Williams, S et al：A review of football injuries on third and fourth generation artificial turfs compared with natural turf. Sports Med 41：903-923, 2011
8) Meyers, MC：Incidence, mechanisms, and severity of match-related collegiate men's soccer injuries on FieldTurf and natural grass surfaces：a 6-year prospective study. Am J Sports Med 45：708-718, 2017
9) 松田直樹：ストップ・方向転換動作のバイオメカニクス．公認アスレティックトレーナー専門科目テキスト，第5巻，検査・測定と評価，財団法人日本スポーツ協会指導者養成専門委員会アスレティックトレーナー部会監，片寄正樹編，130-135, 2007

Ⅵ 足関節捻挫とそのリハビリテーション

5 バレーボールでの競技復帰・再発予防プログラム

水石　裕，板倉尚子

1 バレーボールにおける足関節捻挫の特徴

1 競技特性

- バレーボールは縦18m，横9mのコートの中央をネットで区切り，1チーム6人または9人のプレーヤーが自陣のコートの中で床にボールを落とさず，3回以内のボールタッチで相手のコートへ返球する競技である．コートを区切るネットの高さは一般男子2.43m，一般女子2.24mである．
- 守備の場面ではネット近くで1～3名のプレーヤーがブロックに伴いジャンプを行い，攻撃の場面ではスパイクの際にジャンプを行う．近年では高速バレーの展開が発展してきており，より高い打点でのトスワークが重要となるため，セッターのなかには約90％がジャンプトスにて行っている選手[1]もみられ，ジャンプ動作が非常に多い競技種目の一つである．
- バレーボールはネット競技のため，ノンコンタクトスポーツであることから他のスポーツほど外傷はみられない．しかし，そのなかでもジャンプを多用する競技種目であることから，足関節捻挫は比較的頻繁に発生する．そのうち約86％がネット際[1]での守備や攻撃の際のジャンプに伴う着地時の受傷である．
- プレー中の多くは，スパイクを打つ際，またブロックを行う際にジャンプとともに身体が前方へ流れ，着地の際に相手コートへ足を踏み出して相手競技者の足を踏み，足関節内反捻挫を受傷するケースがあげられる．
- 中学生長身選手のメディカルチェックにおいては約65％以上の選手が10～13歳での間に足関節捻挫を経験している．そのなかでも47％の選手はその後に再受傷を繰り返しており，さらに約9％の選手が足関節の緩さを感じながらプレーを続けている[2]．

2 バレーボール動作の特徴・要求される動作

- バレーボールにおけるステップワークは，前後・左右ともに頻回に用いられるが，スパイクを打つ（攻撃をする）場合の多くは前後方向，レシーブをする（守備をする）場合の多くは横方向のステップを多用する．
- 攻撃ではトス・アタック，守備ではブロックなど常にジャンプを行う必要があり，水平方向のエネルギーを垂直方向のエネルギーへと変換するための足部操作（止め足）が重要となる．
- レシーブの際には相手のスパイクに対して瞬時に反応しボールの落下点へ移動する必要があること，また相手のアタックによって放たれたボールの勢いを制動し，コントロールする必要があることから，常に踵を浮かした前足部荷重にて構えの姿勢を取る必要があるため，前足部での荷重コントロールが重要となる．

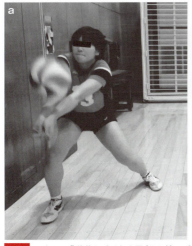
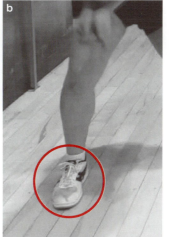

図1 レシーブ動作における足部の使い方

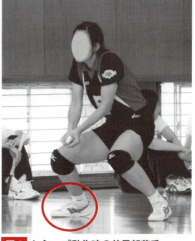

図2 レシーブ動作時の前足部荷重

3 代表的なプレー

- 以下にバレーボールにおける代表的なプレーと，それらの場面におけるバレーボールに特徴的な足部の使い方について説明する．また各動作におけるトレーニングの point とそれに対応した基本的トレーニングプログラムを括弧内に記す．

1）レシーブ

- バレーボールにおけるレシーブ動作は，常にセッターへの正確な返球が要求される．そのためボールに対して常に正対する構えの姿勢（**図1-a**）を保持し，レシーブを行う必要がある．
- ボールをレシーブするためのステップは，ボールの落下点に素早く入りボールに対して正対できるサイドステップが基本とされ，レシーブ時のボールコントロールには，横方向の推進力を制動するための足部外側での止め足（**図1-b**）が重要となる．
- 構えの姿勢は常にボールに対して素早く反応するために前足部荷重（**図2**）が基本である．また低い構え姿勢からさらにしゃがみ込んでのレシーブや，踏み込んでのレシーブを行う必要がある場合も多く，柔軟な足関節背屈可動域が必要となる．

point：ⅰ）ボールに正対した正しい構え姿勢の保持（A1）
　　　 ⅱ）サイドステップ時の足部外側の止め足（A2，A3）

2）アタック

- 大きくスパイクとフェイントに分けられるが，本稿ではオープントスに対して3歩の助走（**図3**）を用いてネットより高くジャンプし，相手コートにボールを返球するスパイクについて説明する．
- phase ①は前方への大きな推進力を生み出す蹴り出し足であり，重心を前方へ移動させ大きく下腿を前傾させるための十分な背屈可動域が必要となる．
- phase ②は上方へ大きく跳び上がるための十分な下腿前傾に伴う背屈可動域が必要となる．
- phase ③は前方への水平方向のエネルギーを上方への垂直方向のエネルギーへ変換するため，前足における足部外側の止め足が重要となる．

point：ⅰ）phase ①蹴り出すための背屈可動域と前方への推進力を生み出す筋収縮（B1，B3）
　　　 ⅱ）phase ②上方へ跳ぶための背屈可動域とエネルギー蓄積のための筋収縮

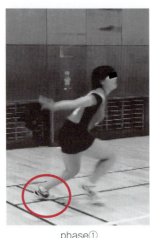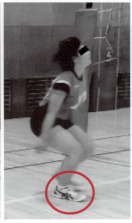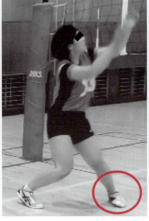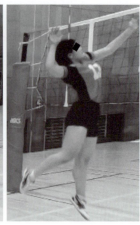

図3 スパイク動作における足部の使い方

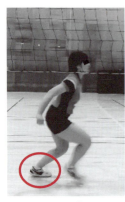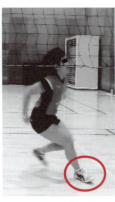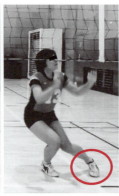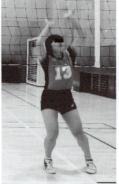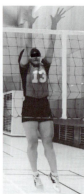

図4 ブロック時のクロスステップにおける足部の使い方

(C1, C3, D1, D2)
iii) phase ③エネルギー置換のための足部外側の止め足と上方への爆発的な筋収縮(B1, B3, C1, C3, D1, D2)

3) ブロック

- ブロックジャンプには，その場で飛び上がるスタンディングジャンプと，相手のトスに合わせてネット際を素早く横方向へ移動するための，サイドステップやクロスステップ，またそれらを合わせたコンビネーションステップからのジャンプが用いられるが，今回はセンタープレーヤーが頻回に用いるクロスステップにおける足部の使い方(**図4**)について説明する．
- phase ①の1歩目はネットに対して平行に踏み出し，2歩目をより遠くに踏み出すための強い蹴り出し足となるため，十分な背屈可動域と筋収縮が必要となる．
- phase ②の2歩目のステップは，1歩目で得た水平方向の推進力を足部外側で制動する役割となるため，十分な背屈・外反可動域が重要となる．またネットに対して直角方向へ向いた体をネットに対して正対させるために，足部のピボット動作を許容する動きも重要となる．

図5 スクワットにおける側方重心移動

重心の上下動を制動しながら行い，足部外側での止め足を意識する．

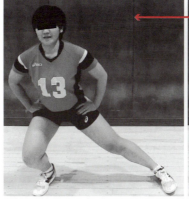
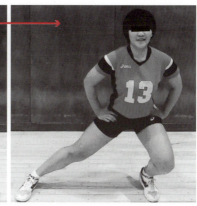

- phase③の3歩目のステップは水平方向の推進力を垂直方向へ変換するための足として重要であり，垂直方向の力を生み出すための十分な背屈可動域と上方へ跳び上がるための筋収縮が重要となる．
    point：ⅰ）1歩目の踏み出しと蹴り出しのための背屈可動域と爆発的な筋収縮（B1，B3）
    ⅱ）2歩目の足部外側の止め足とツイスト運動（B2，B3）
    ⅲ）3歩目の垂直方向へ跳び上がるための背屈可動域と爆発的な筋収縮（C1，C2，D1，D2）

2 復帰までのプログラムの組み立て

- 足関節捻挫治癒段階におけるリハビリテーションの概要について説明する．
- 急性期・亜急性期における練習再開前のリハビリテーションについては「足関節捻挫のリハビリテーション」の項（252頁）を参考にされたい．
- 本項では急性期・亜急性期を経て理学所見が消失した段階でのバレーボールへの競技復帰を目的とした，各代表的なプレーを獲得するためのエクササイズを紹介する．

3 基本動作トレーニング

- 一般的な日常生活に支障のない程度までの回復のみでは競技スポーツに復帰することは困難である．そこからさらに，十分に獲得された関節可動域を求められたスポーツ動作場面で活用できるようになるためのトレーニングや，ステップやジャンプの際に筋や関節にかかるストレスに耐えることが可能なまでの筋力や筋持久力の獲得，また代表的なプレーで用いられる筋収縮様式を考慮したトレーニングを段階的に導入していく必要がある．
- ジャンプ動作やサイドステップ動作の多いバレーボールにおいて，下肢の筋力と可動範囲全域における爆発的な筋力発揮トレーニング，また足部外側での止め足を作るトレーニングは必須である．
- 以下にはバレーボールにおける競技特性動作と併せて，スポーツ復帰に必要な基本動作獲得のトレーニングを一部紹介する．

A　スクワット
→レシーブの際に安定した構え姿勢を獲得し，さらに素早い側方移動や止め足となる足部外側の安定性を作るためのトレーニング．
1）スクワット（キープ）
2）スクワット（側方重心移動（図5））

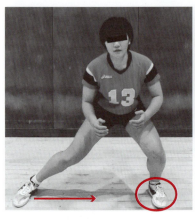
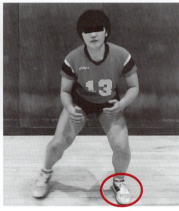

図6 スクワットの構え姿勢からの横歩き

足部外側で止め足をつくり，対側下肢を引きつける．

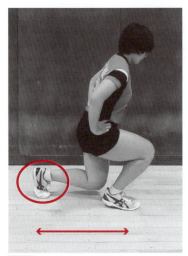
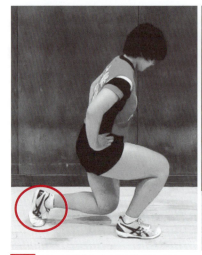

図7 ランジ動作における前方重心移動

床から膝を浮かせて，前後方向へゆっくり重心移動を行う．

図8 ランジ動作における伸び上がり

後ろ足で強く床を蹴って，前上方へ伸び上がる．

3）横歩き（図6）

B　ランジ

→スパイクを打つ際に前上方への爆発的な推進力を生み出すためのトレーニング．

1）フロントランジ（キープ）
2）フロントランジ（前方重心移動（図7））
3）フロントランジ（前方重心移動＋伸び上がり（図8））

C　カーフレイズ

→スパイクやブロックの際に十分な足関節背屈の可動範囲内で爆発的な上方へのエネルギーを生み出すためのトレーニング．

1）全可動範囲をゆっくり（図9）
2）全可動範囲を底屈のみ速く
3）全可動範囲を速く

D　両足ジャンプ

→ブロックを行う際に爆発的な上方へのエネルギーを作り出すためのトレーニング．

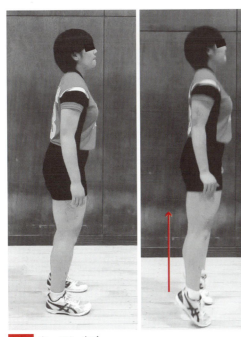

図9 カーフレイズ
前足部で強く床を蹴り，上方へ伸び上がる．

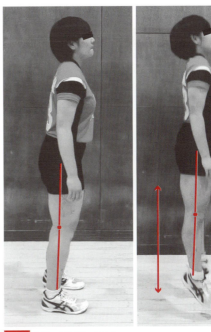

図10 アンクルジャンプ
膝を曲げずに足関節の運動のみでジャンプを行う．

1）アンクルジャンプ（**図10**）
2）ニージャンプ（**図11**）

4 競技特性動作トレーニング

- 競技復帰に必要な基本的動作を獲得した後は，徐々に競技特性に合わせた動作練習を導入していく必要がある．
- 以下には各代表的な動作と段階的なトレーニング種目を一部紹介し，導入時期を**図12**に示す．

1）レシーブ

- 大別してアンダーハンドパスとオーバーハンドパスに分けられる．オーバーハンドパスはアンダーハンドパスと比較し，ボールの落下点に素早く回り込むための瞬発的なサイドステップが必要とされる．そのためサイドステップに耐えうるだけの足部をしっかりと作ったのちの導入が望ましい．

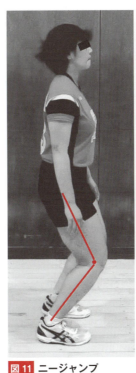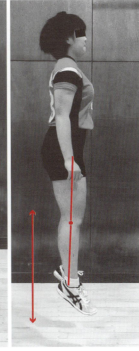

図11 ニージャンプ
膝を十分に曲げ，膝関節・足関節の運動でジャンプを行う．

スポーツ動作	トレーニング種目	基本的な動作獲得導入時期		
		jog可能	step可能	jump可能
基本動作	スクワット ランジ カーフレイズ 両足ジャンプ	→ → →		→ → → →
レシーブ	【アンダーハンドパス】 ステップなし ステップあり コンビネーション 【オーバーハンドパス】 ステップなし ステップあり コンビネーション	→ →	→ → → →	 →
ブロック	スタンディングジャンプ サイドステップジャンプ ツイストジャンプ			→ → →
スパイク	手投げ トス コンビネーション			→ → →

図12 トレーニングメニューと導入時期

2）ブロック
- 上方運動のみのスタンディングジャンプから導入し，横方向の力を上方向へ変換する能力の必要なサイドステップジャンプ，さらに足部回旋の要素を必要とするツイストジャンプへと段階的に導入していくことが望ましい．

3）スパイク
- ボールの落下位置がより安定している手投げパスからのスパイクより導入し，オープントスからのスパイク，コンビネーションからのスパイクへと，より不安定なボールの軌道に合わせてのスパイク練習へと段階的に導入していくことが望ましい．

■ 文 献

1) 橋本吉登：バレーボールの競技特性と足関節捻挫．臨スポーツ医 22：589-594，2005
2) 板倉尚子ほか：高身長全国中学バレーボール有望選手合宿におけるメディカルチェック．日臨スポーツ医会誌 25：5236，2017
3) 林 光俊：バレーボール．ナショナルチームドクター・トレーナーが書いた種目別スポーツ障害の診療，改訂第2版，南江堂，東京，106-129，2014
4) 福林 徹ほか：バレーボール．競技種目特性からみたリハビリテーションとリコンディショニング，山本利春ほか編，文光堂，東京，81-90，2014
5) 福林 徹ほか：足関節の靱帯損傷に対するリハビリテーションとリコンディショニングの実際．下肢スポーツ外傷のリハビリテーションとリコンディショニング，小柳磨毅ほか編，文光堂，東京，173-187，2011
6) 吉田敏明ほか：バレーボールの技術と指導．小鹿野友平監，不昧堂，東京，1996
7) 赤坂清和ほか：バレーボール．スポーツ理学療法学 競技動作と治療アプローチ，陶山哲夫監，メジカルビュー，東京，104，2014

VII

足部のスポーツ障害とそのリハビリテーション

VII 足部のスポーツ障害とそのリハビリテーション

1 アキレス腱障害の発症メカニズムと臨床診断

熊井 司

1 アキレス腱障害に対する考え方

- アキレス腱の障害については，主な病変が解剖学的にどの部位にあるのかによって，大きくアキレス腱実質にみられるアキレス腱症（non-insertional Achilles tendinopathy）とアキレス腱の踵骨付着部近傍にみられるアキレス腱付着部症（insertional Achilles tendinopathy, Achilles enthesopathy）に区別して論じられている[1]（図1）．
- どちらの病態も使い過ぎ（overuse）による腱の変性が初期病変と考えられており，初期症状は休息により軽快するため，そのままスポーツ活動を継続することで慢性の経過を取るようになる．そのため，いったん発症すると難治性に移行しやすく，スポーツ活動の中止に至ることも少なくない．
- 近年のランニングブームにより，日常診療においてもアキレス腱痛を訴えて来る患者は増加傾向にあり，疾患に対する正しい知識と対処法について十分に理解しておく必要がある．

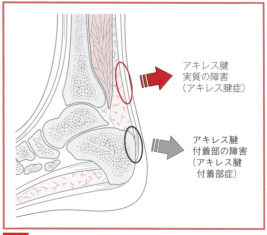

図1 アキレス腱障害
アキレス腱実質の障害と踵骨付着部の障害に区別される．

2 発症メカニズム

1 アキレス腱の特徴

- アキレス腱はヒトの中で最大かつ最も強靱な腱であり，その破断強度はおおむね1トンとされている．
- 腓腹筋とヒラメ筋のエネルギーを踵骨隆起に効率よく伝達することで，歩行，走行，ジャンプといった基本的な下肢動作を可能としている．ランニング時には体重の約6～10倍もの張力がアキレス腱に加わっている．
- 踵骨付着部の2～6cm近位には血流の少ない部位が存在する[2]．そのためこの部位での損傷に対する修復能力は乏しい．
- 通常の腱にみられる腱鞘構造はみられず，代わりにパラテノンという膜状の組織に包まれている．
- アキレス腱の踵骨付着部近傍には，踵骨後上隆起を wrap around 構造とした，踵骨後部滑液包を含む 'enthesis organ' という特徴的な組織

構造が存在している[3]（図2）. アキレス腱前方の脂肪組織は Kager's fat pad と呼ばれ, 足関節の動きに応じて遠位先端の一部が踵骨後部滑液包内に出入りすることが知られている[4].

- Kager's fat pad 表層には滑膜組織が観察され, 内部には症候性要因となる神経要素や血管の存在が証明されている[5].

2 アキレス腱症の病態

- アキレス腱症は, 明らかな外傷歴は認めないものの, 無意識下に起こっているアキレス腱の微細損傷や小断裂による腱実質内の変性および退行性変化（瘢痕化, 変性肉芽組織）が主な病態とされている. そのため, これまで用いられていた腱炎（tendinitis）という名称よりは, 病態を正確に反映している腱症（tendinosis）の名称が用いられるようになってきている[1].
- 腱の変性とそれに伴ったパラテノンの二次的な炎症が繰り返されることで, パラテノンは肥厚し, 腱との間で線維性癒着を起こすようになる. アキレス腱症とアキレス腱周囲炎は合併していることも多く[6], 同じ病態として治療されることも少なくない.
- アキレス腱症は, overuse を強いられることの多いスポーツ活動で多くみられるほか, 一般的に血行障害を助長する高脂血症, 糖尿病, 肥満やステロイドの使用歴も発症要因に関連しているとされる[1].
- 発症要因として, 回内足変形との関連が示唆されている[7].

3 アキレス腱付着部症の病態

- アキレス腱の踵骨付着部には, 踵骨後部滑液包や症候性要因となる豊富な血管, 神経組織を含む Kager's fat pad といった特徴的な構造がみられる. アキレス腱は踵骨隆起後面をプーリーとして取り巻くように走行しており（wrap around 構造）, 足関節の背屈時には踵骨後上隆

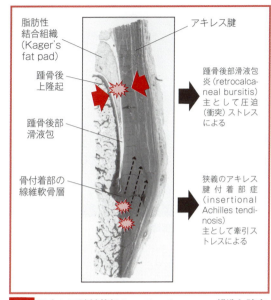

図2 アキレス腱付着部の enthesis organ 構造と障害
（巻頭カラー参照）

起との間に衝突が生じる[3,8].

- この部位の障害は, 解剖学的にさらに詳細な以下の2つの病態に分けて考えることができる（図2）.
- アキレス腱滑液包炎：アキレス腱と踵骨後上隆起との間には踵骨後部滑液包（retrocalcaneal bursa）が存在し, アキレス腱と皮膚との間には皮下滑液包（subcutaneous Achilles tendon bursa）が存在する. 踵骨後上隆起の骨性突出や, 靴の不適合により, アキレス腱と踵骨間または皮膚とアキレス腱に圧迫刺激が生じ, 滑液包炎の状態を呈するようになる. Haglund deformity, retrocalcaneal bursitis, winter heel など多岐にわたる名称で報告されている.
- 狭義のアキレス腱付着部症：アキレス腱踵骨付着部には線維軟骨が観察され, 軟骨基質を介在する構造になっている. そのため血行に乏しく, いったん微細損傷が起こるとその修復は期待されない[3,8]. 過度の牽引ストレスによる損傷と, その修復不良が基盤となった付着部の変性が主病変である. 変性による骨棘形成も時に観察される.

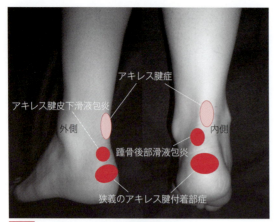

図3 アキレス腱付着部障害の圧痛点

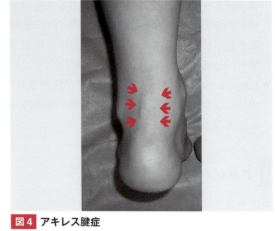

図4 アキレス腱症
アキレス腱付着部から約2〜6cmの部位にびまん性肥厚や腫脹が認められることが多い．

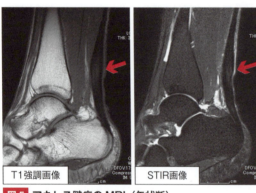

図5 アキレス腱症のMRI（矢状断）
アキレス腱実質の紡錘状肥厚と腱実質内の異常信号が認められる．

3 臨床診断

- 圧痛点の詳細な位置を調べることで，上記3つの病態の診断は容易である．アキレス腱症，アキレス腱付着部症ともにその圧痛部位は病変の存在する解剖学的部位に一致している（図3）．

1 アキレス腱症

- アキレス腱症の臨床診断は，発症状況（練習量の増減，出現時期），理学所見（圧痛や腫脹の有無，疼痛など），画像診断（X線検査，MRI，超音波検査）などから総合的に判断される．
- 運動時のアキレス腱痛，腫脹が主訴であり，腱周囲炎では熱感を伴うことも多い．圧痛部位は腱の肥厚している部位にほぼ一致しており，アキレス腱踵骨付着部より近位2〜6cmに認められることが多い[1,6]．腱のびまん性腫脹や肥厚が認められる（図4）．
- 足関節背屈で疼痛が増強しやすく，捻髪音を認めることもある．アキレス腱症では足関節の底背屈により圧痛部位が移動するが，アキレス腱周囲炎では同じ部位にとどまることで両者を鑑別できる．
- 冬の寒い朝のトレーニング開始時痛が特徴的である[1]．
- MRIでは腱の紡錘状の肥厚が認められ，腱実質内または周囲の異常信号が確認される（図5）．単純X線でまれに腱内石灰化を認めることもある．
- 最も簡便で多用されている検査法は超音波検査であり，腱やパラテノンの肥厚像，腱実質fibrillar patternの消失，線維束間の開大や不整（図6），腱実質内の石灰化・骨化と，ドプラ法ではそれらに伴う病変周囲の異常血管網が観察される[9]（図7）．

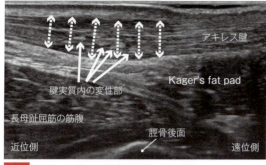

図6 アキレス腱症の超音波画像（長軸像）
アキレス腱症では，紡錘状に肥厚した腱実質内に fibrillar pattern の消失，線維束間の開大や不整が観察される．

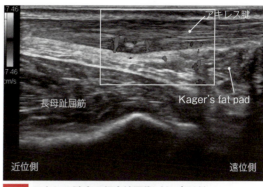

図7 アキレス腱症の超音波画像（ドプラ法）
アキレス腱実質の肥厚とともに Kager's fat pad からパラテノンを通過してアキレス腱変性部に侵入する異常血管網が認められる．（巻頭カラー参照）

2 アキレス腱付着部症

- アキレス腱皮下滑液包炎では，付着部やや外側に pump bump と呼ばれる母趾頭大の発赤を伴う腫瘤を認める（図8-a）．急性期には周囲の腫脹を伴い圧痛が著明であるが，慢性化すると圧痛は軽減し腫瘤は硬結となる．
- 踵骨後部滑液包炎では，付着部内側のやや近位に圧痛が認められることが多い．両滑液包炎の合併症例も少なくない．靴の新調を契機に発症することもある．
- 狭義のアキレス腱付着部症では，圧痛はやや遠位内側に認められる．後方から観察するとアキレス腱付着部全体が広くなっていることが多い（図8-b）．
- アキレス腱の伸張性低下による足関節背屈制限や背屈時痛，運動後の踵部全体の疼痛を訴えることが多い．
- MRIでは，踵骨後部滑液包や皮下滑液包内の水腫が観察され滑液包炎の病態が観察される．踵骨後上隆起に対応するアキレス腱実質内に信号変化や肥厚像がみられることもある．
- 踵骨後部滑液包炎を呈する症例では，単純X線側面像にて踵骨後上隆起の突出（Haglund deformity）が認められることも多い．
- 狭義のアキレス腱付着部症では，アキレス腱付着部での骨棘や実質内骨化が認められることもある（図9）．
- 超音波検査では，実質の肥厚像とともに周囲組織との癒着がみられ，ドプラ法でKager's fat pad からの異常血管の侵入が観察される．

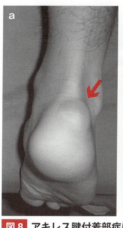
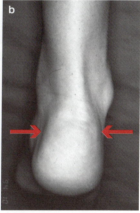

図8 アキレス腱付着部症にみられる局所所見
a：アキレス腱皮下滑液包炎では腱付着部やや外側に pump bump と呼ばれる母趾頭大の腫瘤を認める（→）．
b：狭義のアキレス腱付着部症では，腱付着部全体がやや広くなっていることが多い．

4 治療方針

- 初期治療の原則は保存療法である[1]．少なくとも6ヵ月間の保存療法を集中的に行うが，スポーツ選手の場合には競技への復帰時期を考慮

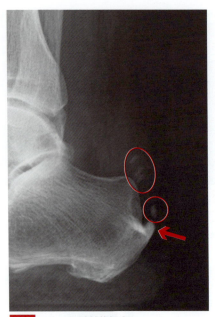

図9 アキレス腱付着部症
アキレス腱付着部に骨棘（→）と腱内骨化像（○）が認められる.

表1 アキレス腱症に対する保存療法

- 安静および活動性の制限
- 消炎鎮痛薬（内服，外用）
- 低出力レーザー治療
- 運動療法（特に遠心性運動，アライメント修正，ダイレクトストレッチなど）
- 体外衝撃波治療
- ニトログリセリン・パッチ
- 局所注入療法
  ステロイド，多血小板血漿（PRP），ヒアルロン酸
- 硬化剤注入療法（prolotherapy）

して早い時期に手術療法を検討することもある.
- 治療の主体は，下腿三頭筋収縮の繰り返しによるアキレス腱への牽引ストレスを軽減することにある．安静を維持できる環境であれば，まずランニング，ジャンプ，サイドステップなどの運動量を減らすことを指示する．しかし下腿三頭筋収縮による運動は，日常生活動作である歩行，立ちしゃがみ動作，階段昇降などにも必要となるため，事実上の安静を保つことは非常にむずかしい．
- 症状が強い急性期には，1〜2週間の局所安静とともにアイシングや消炎鎮痛薬の投与など炎症の軽減を優先させる．
- 慢性期での消炎鎮痛薬投与は期待できず[10]，**表1**のような各種治療法を組み合わせて行う．
- 装具療法：アキレス腱への牽引負荷を軽減する目的として，踵部を1cmほど高くした足底挿板を着用させ，靴のアウトソールの形状にも留意する．回内足に対してはアーチサポートを行う．
- 理学療法：運動後にはアイシングを行い，下腿三頭筋やハムストリングの遠心性ストレッチを促し伸張性の回復と再発の予防に努める．下腿三頭筋の遠心性運動（eccentric exercise）は70〜90％に効果的であると報告されており[11]，腱の再構築を促進する効果や疼痛の原因となる異常血管数を減少させる効果があるとされている[12]．遠心性運動によるストレッチング効果は，アキレス腱付着部症ではアキレス腱症と比較して劣るとされている（**図10**）[13]．アキレス腱実質の柔軟性を獲得し，Kager's fat padとの癒着による伸張性低下を軽減させることも重要である．運動前のウォーミング・アップと運動後のクーリング・ダウンは欠かさないように留意する．
- 欧米ではニトログリセリン・パッチが有効とする報告もあるが[14]，わが国では普及していない．
- 体外衝撃波治療：疼痛軽減に対する即時効果が認められており[15]，シーズン中に多用される傾向にある．
- 多血小板血漿の注入も試みられているが現時点では安定した成績とは言い難い[16]．
- 超音波ガイド下ヒアルロン酸局所注入療法：アキレス腱症に対しては，変性したアキレス腱とKager's fat pad間にヒアルロン酸と局所麻酔薬を注入することで，アキレス腱内および周囲組織の異常な血管増生と疼痛を軽減する効果が認められている．アキレス腱滑液包炎に対してもヒアルロン酸局所注入が有効であるが[17]，従来行われていたステロイド剤の注入は，腱の脆弱性をきたすことが危惧されるため現在では用

図10 下腿三頭筋の遠心性運動（eccentric exercise）

ゆっくりと踵を下げていき，足関節が最大背屈になったポジションでしばらく静止させる．その後再びつま先立ちのポジションまでゆっくりと踵を上げていく．速く多く行うことよりも，ゆっくりと行うことがポイントである．

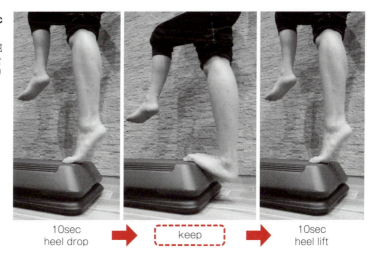

いられていない．

- 保存療法が無効の場合，手術療法について検討を行う[18]．アキレス腱周囲炎のみで腱実質に異常がない場合はパラテノンの癒着剥離術または部分切除術を行い，腱実質に異常を認める場合には腱を縦割し腱内変性部の切除を行う．腱内変性部切除範囲が50％を超える場合には自家腱（長母趾屈筋腱や短腓骨筋腱など）を用いて腱の再建および補強を追加するのが一般的であるが，完全なスポーツ復帰はむずかしい．アキレス腱付着部症に対しては，内視鏡下踵骨後上隆起切除術や腱付着部再建術が行われているが，アスリートに対する適応は限定されるべきである．

■ 文　献

1) Courville, XF et al : Current concept review : Non-insertional Achilles tendinopathy. Foot Ankle Int 30 : 1132-1142, 2009
2) Chen, TM et al. : The arterial anatomy of the Achilles tendon : anatomical study and clinical implications. Clin Anat 22 : 377-385, 2009
3) Benjamin, M et al : The skeletal attachment of tendons-tendon 'entheses'. Comp Biochem Physiol Am 133 : 931-945, 2002
4) Theobald, P et al : The functional anatomy of Kager's fat pad in relation to retrocalcaneal problems and other hindfoot disorders. J Anat 208 : 91-97, 2006
5) Shaw, HM et al : Adipose tissue at entheses : the innervation and cell composition of the retromalleolar fat pad associated with the rat Achilles tendon. J Anat 211 : 436-443, 2007
6) Clement, DB : Achilles tendinitis and peritendinitis : etiology and treatment. Am J Sports Med 12 : 179-184, 1986
7) Becker, J et al : Biomechanical factors associated with Achilles tendinopathy and medial tibial stress syndrome in runners. Am J Sports Med 45 : 2614-2621, 2017
8) 熊井　司ほか：腱・靱帯付着部障害の病態と治療法の選択．整・災外 48 : 527-538, 2005
9) Ohberg, L et al : Neovascularisation in Achilles tendons with painful tendinosis but in normal tendons : an ultrasonographic investigation. Knee Surg Sports Traumatol Arthrosc 9 : 233-238, 2001
10) Astrom, M et al : No effect of piroxicam on Achilles tendinopathy : A randomaized study of 70 patients. Acta Orthop Scand 63 : 631-634, 1992
11) Magnussen, RA et al : Nonoperative treatment of midportion Achilles tendinopathy : a systematic review. Clin J Sport Med 19 : 54-64, 2009
12) Ohberg, L et al : Eccentric training in patients with chronic Achilles tendinosis : normalised tendon structure and decreased thickness at follow up. Br J Sports Med 38 : 8-11, 2004
13) Fahlström, M et al : Chronic Achilles tendon pain treated with eccentric calf-muscle training. Knee Surg Sports Traumatol Arthrosc 11 : 327-333, 2003
14) Kane, T et al : Topical glyceryl trinitrate and noninsertional Achilles tendinopathy : a clinical and cellular investigation. Am J Sports Med 36 : 1160-1163, 2008
15) Rompe, JD et al : Eccentric loading versus eccentric loading plus shock-wave treatment for midportion achilles tendinopathy : a randomized controlled trial. Am J Sports Med 37 : 463-470, 2009
16) de Jonge, S et al : One-year follow-up of platelet-rich plasma treatment in chronic Achilles tendinopathy : a double-blind randomized placebo-controlled trial. Am J Sports Med 39 : 1623-1629, 2011
17) Kumai, T et al : The short-term effect after a single injection of high-molecular-weight hyaluronic acid in patients with enthesopathies (lateral epicondylitis, patellar tendinopathy, insertional Achilles tendinopathy, and plantar fasciitis) : a preliminary study. J Orthop Sci 19 : 603-611, 2014
18) Maffulli, N : Surgical therapy for tendinopathy. Orthopaedic Knowledge Update : Sports Medicine 4, Kibler, WB ed, American Academy of Orthopaedic Surgeons, 329-334, 2009

VII 足部のスポーツ障害とそのリハビリテーション

2 アキレス腱障害のリハビリテーション

佐竹勇人,澳 昂佑,田邊愛弓

1 アキレス腱障害のリハビリテーションの流れ

- アキレス腱障害はプロスポーツ選手やスポーツ愛好家に発症し,マラソンランナーやサッカー,バスケットなどの足関節の底背屈の繰り返しによるオーバーユースによって発症する[1]．
- 症状としてアキレス腱の変性に伴う背屈可動域の低下や背屈による疼痛が発症することが多い．スポーツの継続により再発を繰り返し,症状の悪化という悪循環に陥ることが多く,治癒に難渋することが多い．
- 特にアキレス腱付着部は血行に乏しく,修復能が低い[2]．この特徴を補うために,踵後部脂肪体(Kager's fat pad:KFP)によるアキレス腱への力学的ストレスの分散や栄養血管を補う機能が備わっている[3]．しかし,アキレス腱障害の場合は病態がKFPなど他の組織にまで波及する．このことから,近年,腱付着部とその周囲組織を1つの器官(enthesis organ)として捉える概念が普及し,重要とされてきている[4]．つまり,enthesis organの特徴的な構造を考慮し,病態と機能障害との関連を評価することが必須となる．
- さらにリハビリテーションの分野においては近年,エコーを使用した評価が発展し,enthesis organの異常所見を的確に評価することができるようになった．このことはリハビリテーションの治療選択の幅を大幅に広げることにつながるとともに,エコーを用いた評価が重要である

ことを示している．
- バイオメカニクス研究ではアキレス腱の障害による足部アライメント異常を起因とする股関節周囲筋の筋力低下[5]が報告され,局所から全身へ機能不全が波及していることが知られている．
- ここでは,enthesis organの概念を考慮した,アスレチックリハビリテーションについて,近年,普及してきたエコーの評価などを踏まえて総括的に解説する．

2 リハビリテーションの実際

1 柔軟性の獲得

- アキレス腱障害ではアキレス腱への力学的ストレスが増加することで腱実質に変性が生じることが明らかとなっている．さらに損傷を修復させるためにKFPから新生血管が入り込み変性が進み,有痛性の可動域制限および周囲組織との瘢痕化が進むことが報告され[6],これらが背屈可動域制限に関与している．
- KFPの深層には底屈筋である長母趾屈筋が走行しており,これらが背屈の制限因子となる．
- またアキレス腱はheel cordを介して,足底腱膜と連結することから,背屈可動域制限がある場合は足底腱膜のタイトネスも併発することが報告されている[1]．
- このように解剖学的特徴とアキレス腱障害の病

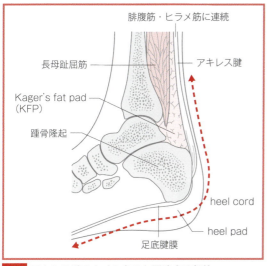

図1 アキレス腱のタイトネスと関連する部位
アキレス腱の変性，新生血管の流入がある場合は Kager's fat pad から長母趾屈筋までタイトネスとなることが多い．また heel cord を介して足底腱膜，heel pad もタイトネスと関連することが多い．
（文献7）より引用一部改変）

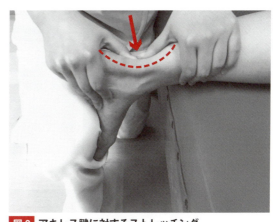

図2 アキレス腱に対するストレッチング
背屈位でアキレス腱自体に直接ストレスを加えストレッチングを行う．

図3 下腿三頭筋のストレッチ
左：ヒラメ筋，右：腓腹筋
膝屈曲位，伸展位でヒラメ筋，腓腹筋を選択的に伸張させる．

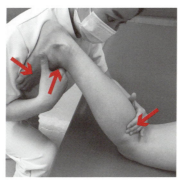
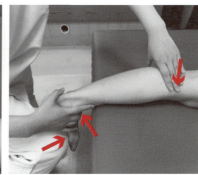

態を考慮すると，柔軟性の獲得はアキレス腱，KFP，長母趾屈筋，足底腱膜まで考慮して，評価，治療を行うことが必要となることが理解できる[7]（図1）．

1）アキレス腱

- アキレス腱障害に先行して，アキレス腱実質が変性していることから，アキレス腱自体の柔軟性を改善させるべくダイレクトストレッチを行う（図2）．
- またアキレス腱に連結する下腿三頭筋も滑走の低下やタイトネスを併発することが多いため，それぞれダイレクトストレッチを行う（図3）．
- 変性に引き続き，新生血管の流入，炎症所見が確認される場合は周囲組織との癒着や滑走性が低下していることが多い．
- アキレス腱の変性や新生血管の流入，炎症所見はエコー画像から簡便に評価することが可能で，癒着や滑走性が低下している部位と関連することが多い．アキレス腱の癒着や滑走性の低下に対してはモビライゼーションを実施する（図4）．

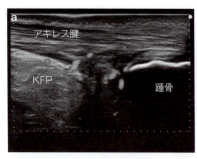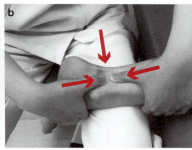

図4 アキレス腱周囲との癒着の評価とモビライゼーション
a：エコー画像．アキレス腱とKager's fat padの間に新生血管が観察され，同じ部位にタイトネスがある場合が多い．またKager's fat pad内にも新生血管がみられる．（巻頭カラー参照）
b：モビライゼーション．母指でアキレス腱と周囲との癒着を多方向へ動かし滑走を改善させる．癒着部位はエコー画像における異常所見と関連することが多い．

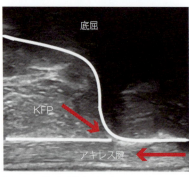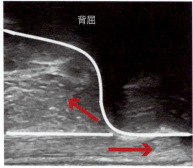
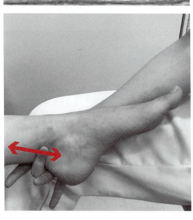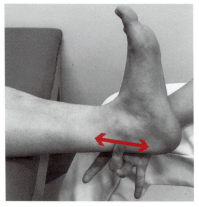

図5 KFPの動きとモビライゼーション
底，背屈では図のエコー画像のようにKFPが動く．この動きを意識しながらKFPのモビライゼーションを行う．

2) KFP

- 踝後部脂肪体（Kager's fat pad：KFP）（図1）は，底屈，背屈で大きく滑動し（図5），腱と骨が直接衝突することや，摩擦することを避ける機能があると考えられ，底背屈の可動域とも関連していると考えられている[8]．また栄養血管の乏しいアキレス腱付着部へ栄養を循環させる機能がある．
- つまり，アキレス腱障害により，アキレス腱に炎症所見がみられる場合は，KFPにも炎症があることが多く（図4），炎症が継続し，浮腫や癒着が起こると，KFPの滑動が低下し，可動域制限の原因因子となる．
- これらより，KFPの滑動を改善させるべく評価・モビライゼーションを行う（図5）．

3) 長母趾屈筋

- 長母趾屈筋の主な機能は母趾趾節間関節の屈曲であるが，他方，足関節底屈の作用があるため，足関節背屈可動域制限と関連することが多い．

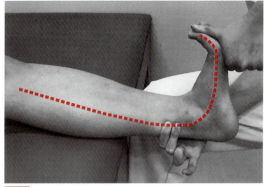

図6 長母趾屈筋のダイレクトストレッチ
足関節背屈・母趾を伸展することで長母趾屈筋は伸張されるのでKFP深層の筋腹にダイレクトにストレッチを行う．またこの方法は長母趾屈筋の滑走やタイトネスの評価としても有用である．

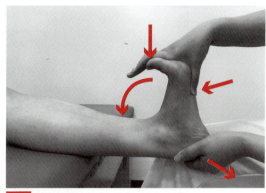

図7 足底腱膜のダイレクトストレッチ
足関節背屈・母趾を伸展し，足底腱膜を伸張させ，さらにダイレクトストレッチを行う．

- また KFP の深層と隣接しており，KFP に病態がある場合は，同時に長母趾屈筋のタイトネスや滑走性の低下していることが多く，評価およびダイレクトストレッチを行う（図6）．

4）足底腱膜

- 足底腱膜は heel cord を介して，アキレス腱と連結していることから（図1），両者の病変は互いに関連している．アキレス腱障害では足底腱膜もタイトネスとなることが非常に多いため，介入が必要である（図7）．

5）heel pad

- heel pad は，衝撃吸収に貢献しているが（図8），足底腱膜のタイトネスや病態がある場合はスティフネスが低下することが報告されている[9]．スティフネスの低下は当然のことながら足底での衝撃吸収能の低下を示す．よって，間接的にアキレス腱に加わるストレスも増加する．これらより heel pad のスティフネスの評価および治療が必要となる（図8）．

2 筋力トレーニング

- アキレス腱障害は足関節の底背屈による機械的ストレスが繰り返されるオーバーユースで発症する．言い換えると機械的ストレスを軽減させることは再発予防の観点で非常に重要である．発症要因となる動作の多くにジャンプ着地などの下腿三頭筋の遠心性収縮を伴うことが多い．このとき，足部周囲筋の筋収縮による衝撃吸収がスムーズに成立すれば，アキレス腱への力学的ストレスは軽減される．

- この観点から足部周囲筋における衝撃吸収能の向上は非常に重要であり，足部アーチの構成に関与する筋，すなわち腓骨筋や後脛骨筋や足部内在筋の筋力による衝撃吸収が必要である．

- アキレス腱障害患者は，後足部が過度な回内となる足部のアライメント異常を呈する（図9）．いわゆるハイパープロネーションとなることが多く，扁平足となる[10]．よって足部アーチ構造が破綻することが多く，アーチに関与する筋の筋力トレーニングによる機能的アーチの再構築が必要となる．

- 現在のエビデンスでは静的なアーチ高と衝撃吸収能との関連は低く，むしろ筋の収縮による機能的なアーチが重要であると考えられている[11]．

- 筆者らの臨床経験ではアーチが大きく低下している選手においても足部周囲筋のトレーニングでアキレス腱障害による痛みが減少することをしばしば経験する．また，トレーニングによる

293

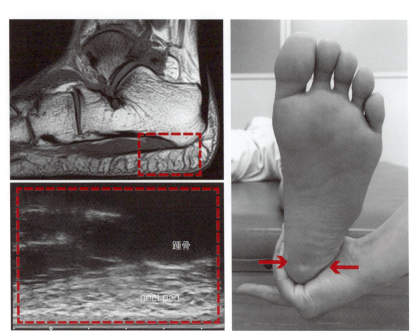

図8 heel pad の MRI（左上），エコー画像（左下）とモビライゼーション（右）
heel pad は荷重下で圧を分散し衝撃吸収を行うが，アキレス腱障害患者では柔軟性の低下を伴うため，モビライゼーションを行う．またこの heel pad の柔軟性はエコー画像によって評価できる．

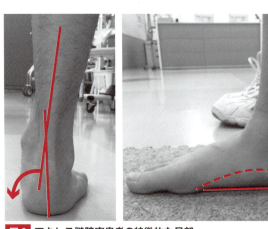

図9 アキレス腱障害患者の特徴的な足部
後足部は回内し，その結果，アーチが消失している．

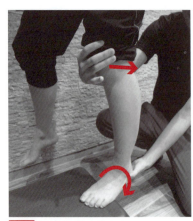

図10 下腿三頭筋の筋力トレーニング
アーチサポートが破綻し，回内足となり，膝が内側へ引き込まれている患者に対して，足部回外，膝を外側へ誘導し，正常なアライメントでの蹴り出し，着地動作を学習させながら，下腿三頭筋の筋力トレーニングを行う．

即時効果はないことが多いため，自主トレーニングとして必ず施行させることもポイントであると考える．

1）下腿三頭筋

- 前述したように衝撃吸収能の向上といった点では共通しているが，競技特性によって，必要とする動作は全く違う．特に痛みやストレスが増

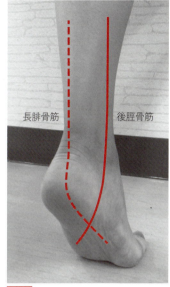

図11 腓骨筋群と後脛骨筋の筋力トレーニング

加する時期は下腿三頭筋の強い遠心性収縮が生じる蹴りだしや着地時であることが明らかとなっている.
- したがって，詳細な問診によって，痛みが出現した姿勢や動作様式を評価して，トレーニングに組み込むことが重要な観点である（図10）. この下腿三頭筋の筋力トレーニングは後述するeccentric exercise と類似するため，併用すると望ましい.

2）腓骨筋群と後脛骨筋
- 長腓骨筋と後脛骨筋はクロスサポートメカニズムによって，アーチの構成に関与している．双方が同時に機能する筋力トレーニングによる機能的アーチの再構築が必要である.
- 長腓骨筋と後脛骨筋のみでなく，機能的アーチは足内在筋の同時活動も重要であるため，足内在筋と同時に活動させるように工夫してトレーニングを行う（図11）.

3）長母趾屈筋
- 長母趾屈筋は後足内側から，母趾に付着する筋であり，足趾の筋では大きなトルクを発揮する

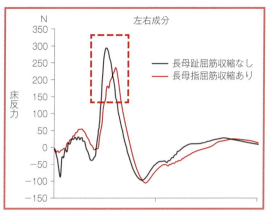

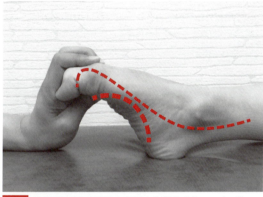

図12 長母趾屈筋活動時の床反力と筋力トレーニング
上：片脚着地動作において，着地時に長母趾屈筋の筋収縮を意識させると，床反力左右成分が減少する．つまり長母趾屈筋の筋活動が安定性に寄与していることを示す．
（文献10）より引用）
下：足関節背屈時は長母趾屈筋が伸張位となり選択的に長母趾屈筋のトレーニングができる．

筋である．片脚着地動作における長母趾屈筋の筋活動あり，なしでの床反力成分と筋活動の比較では，腓腹筋の筋活動の変化がないにもかかわらず，長母趾屈筋の筋活動が増加することで，不安定性を示す側方成分が減少する[10]（図12）. 見落とされがちであるがこの長母趾屈筋は立位の安定性や歩行などの底屈トルク発揮に寄与しており，長母趾屈筋筋力トレーニングが非常に重要となる（図12）.

4）母趾外転筋
- 片脚立位における立位難易度を増加させることでの重心動揺の外周面積と足部周囲筋の筋活動

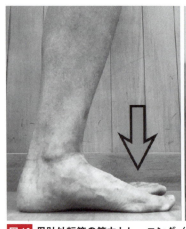
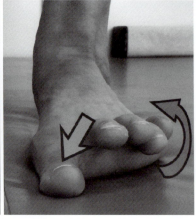

図13 母趾外転筋の筋力トレーニング（AbHEC）
片脚立位で母趾を外転させ前足部を回内し小趾を浮かせる．前足部荷重となり母趾に体重をかける．
（文献13）より引用）

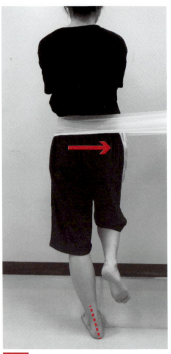

図14 股関節周囲筋の筋力トレーニング
チューブを使用し，股関節外転モーメントを作用させ，動的場面における股関節外転筋の筋力トレーニングを行う．このとき，足部が過回内しないように注意する．

の調査では，母趾外転筋などの足部内在筋の活動が有意に増加することから母趾外転筋は機能的なアーチの補正に寄与していることを示唆する[12]．

- 母趾外転筋は足部アーチに関与する筋であり，特に随意下で収縮させることが可能であるため，前足部の筋としてトレーニングの意義が非常に高いと考えている．
- われわれの研究では立位荷重下での筋活動発揮を観察しており，トレーニング姿勢を工夫することで，母趾外転筋の筋活動を高めることができることを確認しており，この方法をトレーニングに用いている[13]（図13）．

5）股関節周囲筋

- アキレス腱障害患者は直接的に股関節周囲には病態がないにもかかわらず，股関節周囲筋の筋力が低下していることが報告されている．
- この股関節周囲筋の機能障害におけるメカニズムは不明な点が多いが，足部のアライメント異常による股関節のレバーアームの変化が関連していると筆者らは考えている（図14）．

3 eccentric exercise

- eccentric exercise は高負荷の遠心性収縮によるトレーニングであり（図15），変性し新生血管が慢性的に流入したアキレス腱に行うことで，コラーゲン線維の再構築や，新生血管を減少，消失させる効果がある[1]．つまりアスレチックリハビリテーションにおいて唯一，徒手にて病態に直接アプローチできる治療であり，非常に有用であると考えている．
- 筆者らは症状・時期に合わせて eccentric exercise の方法を使い分け，自主トレーニングとして，必ず用いている（図15）．

（執筆協力者：小林佑介，熊井　司）

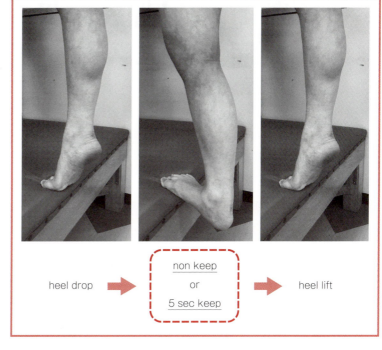

図15 eccentric exercise（EE）
腓腹筋のストレッチング効果を必要とする時期には最大背屈位後にすぐに底屈へ切り返すEEを行う．
アキレス腱実質にアプローチを行う場合は最大底屈位を5秒間保持させるEE5を行う．

■ 文献

1) 佐竹勇人ほか：足関節障害に対する理学療法の実際．整外最小侵襲術誌 88：21-28，2018
2) 篠原靖司ほか：筋腱付着部（enthesis）の慢性疼痛発生機序．整形外科 63：767-771，2012
3) Theobald, P et al：The functional anatomy of Kager's fat pad in relation to retrocalcaneal problems and other hindfoot disorders. J Anat 208：91-97, 2006
4) Benjamin, M et al：The anatomical basis for disease localization in seronegative spondyloarthropathy at enthesis and related sites. J Anat 199：503-526, 2001
5) Franettovich Smith, MM et al：Neuromotor control of gluteal muscles in runners with achilles tendinopathy. Med Sci Sports Exerc 46：594-599, 2014
6) van Sterkenburg, MN et al：Mid-portion Achilles tendinopathy：why painful? An evidence-based philosophy. Knee Surg Sports Traumatol Arthrosc 19：1367-1375, 2011
7) 熊井 司ほか：足．関節外科 33：1324-1330，2014
8) Ghazzawi, A et al：Quantifying the motion of Kager's fat pad. J Orthop Res 27：1457-1460, 2009
9) Prichasuk, S：The heel pad in plantar heel pain. J Bone Joint Surg Br 76：140-142, 1994
10) 澳 昂佑ほか：アキレス腱障害　運動療法による復帰支援．臨スポーツ医 34：940-945，2017
11) Hargrave, MD et al：Subtalar pronation does not influence impact forces or rate of loading during a single-leg landing. J Athl Train 38：18, 2003
12) Kelly, LA et al：Recruitment of the plantar intrinsic foot muscles with increasing postural demand. Clin Biomech 27：46-51, 2012
13) 佐竹勇人ほか：新たに考案した母指外転筋エクササイズの検討．JOSKAS 43：536-537，2018

Ⅶ 足部のスポーツ障害とそのリハビリテーション

3 第5中足骨疲労骨折の発症メカニズムと臨床診断

齋田良知

1 第5中足骨疲労骨折に対する考え方

- 第5中足骨疲労骨折は，スポーツ動作中に第5中足骨基部〜骨幹部に繰り返し加わる介達外力により生じる骨折である[1, 2]．
- スポーツ種目ではサッカー，バスケットボール，ラグビーなどに好発する[3]．
- 日本における好発年齢は16歳から22歳で，19歳頃がピークである[4]．
- 欧米人と比較して日本人での発生が多い[5]．
- 男性における発生が多い[4]．
- 疲労骨折であるため，予防可能である（表1）[6]．

2 発症メカニズム

- 中足骨の外側〜底側の骨皮質に加わる引張応力によるマイクロダメージが蓄積し，骨脆弱性をきたす（不全骨折の状態）．この状態でプレーを続けると，通常は骨折をきたさないような動作（ターンや着地など）や軽微な外傷（捻挫や打撲）などの受傷機転が加わった際に応力が集中し完全骨折をきたす（図1）．
- 解剖学的に第5中足骨疲労骨折の発生を増加させると考えられている因子（中足骨の弯曲，前足部内転など）が報告されている[7]．
- 機能的に第5中足骨疲労骨折の発生を増加させると考えられている因子（外側荷重，後足部回内，股関節内旋制限，Q角減少，足趾筋力不

表1 Jones骨折予防策

主項目	骨折の発生要因の啓発
	指導者・家族の理解と協力
	予防策の徹底と継続
副項目	練習メニューや目的によるシューズの履き替え
	外側荷重の是正
	可動域の拡大と維持（足関節背屈・股関節内旋）
	筋力強化（股関節・足関節・足趾筋）
	栄養補給（特にビタミンD）と休息
	第5中足骨圧痛のセルフチェック
	有症状者の早期自己申告と早期検査（X線）
	有症状者のシューズ変更・足底板作製

（文献6）より引用）

足）の存在が報告されている[8〜10]．
- 止まりやすいシューズや止まりやすい環境（人工芝など）は足部への負担を増加させるため，この骨折の発生と関係していると考えられる[4, 11, 12]．
- 潜在的ビタミンD不足がこの骨折の発生に関連している[13]．

3 臨床診断

- 完全骨折の診断は単純X線像にて容易に行える（図2）．
- 不全骨折の診断は通常の疲労骨折と同様に単純X線，CT，MRI，骨シンチグラフィーにて行う．

図1 有限要素法による第5中足骨への引張応力解析

第5中足骨への荷重により，中足骨基部〜近位骨幹部へ引張応力が集中(黄色)する．(巻頭カラー参照)

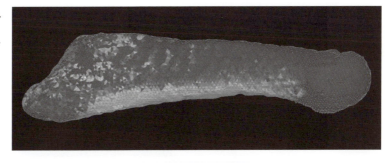

図2 第5中足骨疲労骨折の単純X線像

a：完全骨折
b：不全骨折(骨吸収像と不全骨折線を伴うタイプ)
c：不全骨折(骨吸収像のみのタイプ．MRIでは所見が認められないことが多い)

単純X線は必ず3方向以上の撮影を行い，骨皮質の骨吸収像や膨隆を確認する．

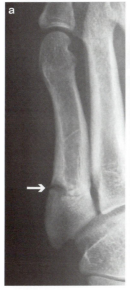 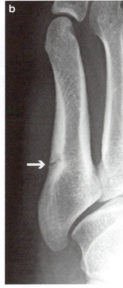 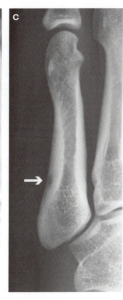

- 単純X線像は3方向以上の撮影が望ましい．
- 不全骨折では，MRIで髄内輝度変化がみられなくとも，単純X線にて骨皮質内に限局する骨吸収像が認められる症例が存在するため，単純X線像は診断に最も重要な検査である(図2)．
- 不全骨折の触診では，限局性の圧痛があれば当骨折の存在を疑う．また，皮質骨外側に沿って指を圧着しながら滑らせると，限局性の骨性隆起を触診可能な例も存在する．
- 骨性隆起を認める不全骨折では，エコーにて診断可能であるため，超音波診断装置を用いた第5中足骨疲労骨折検診は有用である(図3)[14]．
- 両側例が多く存在するため，健側が無症候であっても不全骨折の有無を確認すべきである．

4 治療方針(図4)

- 完全骨折例では保存加療による再発率が高いため，一般的には手術加療を第一選択とする[15]．
- 手術加療は髄内固定が主流である[3]．
- 不全骨折で無症候であれば，介入可能な骨折のリスクファクターを改善させながらプレーを継続させる．
- 不全骨折で症候性である場合は，リスクファクターの改善策を講じるとともにトレーニングの休止もしくは負荷を軽減し保存加療を行う．
- 保存加療を行っても症状が改善しない場合は手術加療も考慮する．

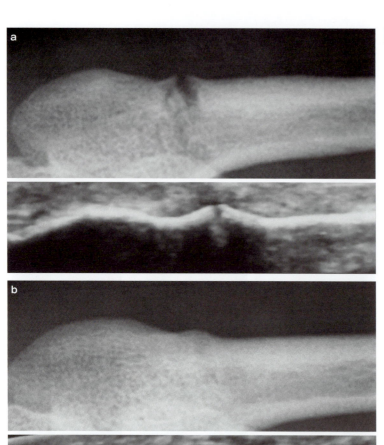

図3 第5中足骨疲労骨折のエコー像
a：完全骨折．骨折部は嘴状の隆起（beak sign）となり，骨膜の連続性が途絶し，骨内にエコービームが侵入する．
b：不全骨折．骨皮質のこぶ状の隆起（hump sign）が認められる．検診でこのサインが見られれば二次検査（X線撮影）を行っている．

- 保存加療中に完全骨折に至った場合は手術加療を勧める．
- 大事な大会を控えるハイレベル選手などでは完全骨折の予防的手術も考慮する．
- 手術加療を行っても再発することがあるため，そのほかのリスクを改善させて再発率を少しでも減じるべきである．

■文献

1) Jones. R：Fracture of the base of the fifth metatarsal bone by indirect violence. Ann Surg 35：697-700，1902
2) Landorf, KB：Clarifying proximal diaphyseal fifth metatarsal fractures. The acute fracture versus the stress fracture. J Am Podiatr Med Assoc 89：398-404，1999
3) Nagao, M et al：Headless compression screw fixation of jones fractures：an outcomes study in Japanese athletes. Am J Sports Med 40：2578-2582，2012
4) 長尾雅史ほか：サッカー選手における第5中足骨疲労骨折の危険因子としての人工芝のリスク推定．日整外スポーツ医会誌 37：423，2017
5) 齋田良知ほか：プロサッカー選手における第5中足骨疲労骨折（Jones骨折）の発生状況調査．JOSKAS 40：531，2015
6) 齋田良知ほか：7年間のJones骨折予防介入の結果報告．日臨スポーツ医会誌 25：250，2017
7) Lee, KT et al：Radiographic evaluation of foot structure following fifth metatarsal stress fracture. Foot Ankle Int 32：796-801，2011
8) Matsuda, S et al：Characteristics of the foot static alignment and the plantar pressure associated with fifth metatarsal stress fracture history in male soccer players：a case-control study. Sports Med Open 3：27，2017
9) Fujitaka, K et al：Pathogenesis of fifth metatarsal fractures in college soccer players. Orthop J Sports Med 3：

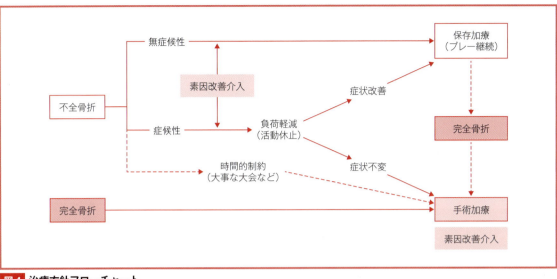

図4 治療方針フローチャート

2325967115603654, 2015

10) Saita, Y et al：Range limitation in hip internal rotation and fifth metatarsal stress fractures（Jones fracture）in professional football players. Knee Surg Sports Traumatol Arthrosc 26：1943-1949, 2018

11) Queen, RM et al：A comparison of cleat types during two football-specific tasks on FieldTurf. Br J Sports Med 42：278-284；discussion 284, 2008

12) Queen, RM et al：Forefoot loading during three athletic tasks. Am J Sports Med 35：630-636, 2007

13) Shimasaki, Y et al：Evaluating the risk of a fifth metatarsal stress fracture by measuring the serum 25-hydroxyvitamin D levels. Foot Ankle Int 37：307-311, 2016

14) 立石智彦ほか：第5中足骨近位骨幹部疲労骨折（いわゆるJones骨折）の予防 エコーを用いた検診の意義とStage分類の提唱．JOSKAS 41：328, 2016

15) Ekstrand, J et al：Fifth metatarsal fractures among male professional footballers：a potential career-ending disease. Br J Sports Med 47：754-758, 2013

VII 足部のスポーツ障害とそのリハビリテーション

4 第5中足骨疲労骨折のリハビリテーション

秋吉直樹

1 第5中足骨疲労骨折のリハビリテーションの流れ

- 第5中足骨疲労骨折の治療は，保存療法と手術療法が選択されるが，リハビリテーションにおける留意点は，外側荷重の是正，患部への運動負荷のコントロールなど共通点が多いため，本項は術後リハビリテーションの流れに沿って解説する（図1）．

2 リハビリテーションの実際

1 保護期（術後0日～1週）

- この時期は急性炎症の鎮静化が目的である．近年，スポーツ外傷後の対応としてPOLICE（protection；保護，optimal load；最適負荷，icing；冷却，compression；圧迫，elevation；挙上）が提唱されており[1]，術後もアイシングなどは継続して行いつつ，ギプスなどによる外固定は行わず，疼痛次第で荷重を許可し歩行レベルに応じて松葉杖の使用を判断する．
- 疼痛自制内での足関節・足趾自動運動を行い，浮腫の軽減・可動域の改善を図る．
- 骨癒合促進目的での低出力超音波パルス療法を併用する場合は，創部状態に応じて術後早期より開始し，骨癒合が得られるまで継続する．

2 歩行獲得期（1～3週）

- この時期は正常歩行の獲得が目的であり，足部・足関節を中心とした機能改善，正常歩行獲得のための運動療法を実施する．

1）可動域（図2）

- 距腿関節，距骨下関節および足部内の各関節の可動域を確認し，必要な可動域を獲得する[2]．足部の可動域やアライメントは，後足部の状態によっても変化するため，後足部の状態を整えたうえで評価する．足関節背屈制限や距骨下関節回内制限，立方骨底屈・第5中足骨外旋などのマルアライメントは第5中足骨疲労骨折症例に多くみられ，各関節に対して他動的可動域訓練を行いアライメントを修正する．その際，関節を構成する一方の骨をしっかりと固定した状態でもう一方の骨を動かすことが重要である．
- 腹臥位股関節内旋可動域制限は，第5中足骨疲労骨折の危険因子の1つである[3]．内旋可動域30°以上，左右差5°未満を目指し，ストレッチなど早期より介入を行う．

2）運動療法

- 第5中足骨疲労骨折症例では，長母趾外転筋・短母趾屈筋・小趾外転筋など足部内在筋の機能低下を起こしている場合が多い．距腿関節・距骨下関節のアライメントを中間位に修正し，各筋の分離運動を誘導しながら自動運動を実施する（図3）．

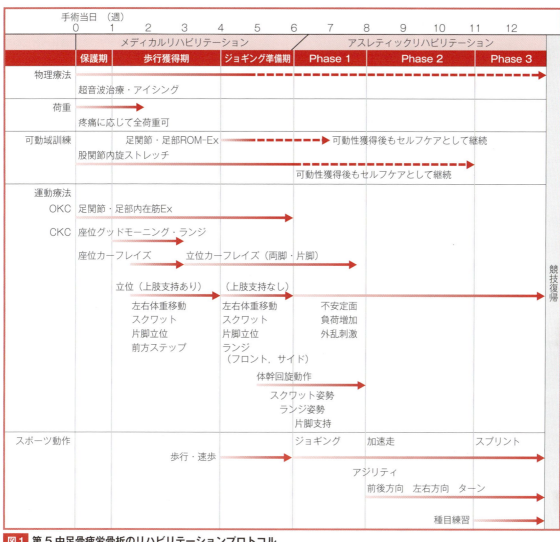

図1 第5中足骨疲労骨折のリハビリテーションプロトコル

- 足関節，足部の可動域の改善，アライメントの修正を図り，徐々に荷重位での筋活動を促していく．まずは，端座位にて両足部のアライメントを整えた状態での体幹前傾運動（座位グッドモーニング）から開始し，片脚での体重支持，座位でのカーフレイズへと移行する（**図4**）．その際，疼痛の有無や外側荷重になっていないかを確認しながら行う．
- 立位姿勢，側方への体重移動動作，片脚立位動作，前方ステップ動作を評価する（**図5**）．患側への体重移動や片脚立位動作では，体幹の側屈や側方傾斜，骨盤の過剰な側方移動などの代償動作が多くみられることがある．また，股関節においても体重支持の場面で求心位を保持できず大腿骨頭の前方移動や内旋の動きがみられることも多い．
- 上記評価に基づき各関節での修正点に配慮しつつ，運動療法を実施する．運動療法は，立位での前後・左右への体重移動，スクワット，ステップポジションでの体重移動など同一支持基

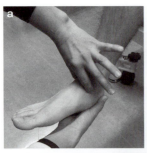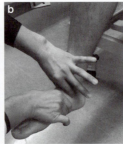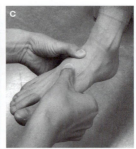
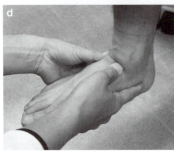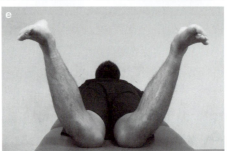

図2 足関節・足部の可動性の評価

a：距骨中間位での踵骨内外反の可動性の評価
b：距骨中間位での舟状骨の可動性の評価
c：楔状骨に対する中足骨の可動性の評価
d：距骨中間位での足関節背屈可動域の評価
e：腹臥位股関節内旋可動域の評価

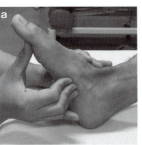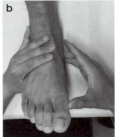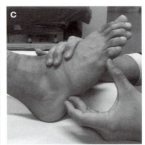

図3 足部内在筋の分離運動

a：短母趾屈筋
b：母趾外転筋
c：小趾外転筋

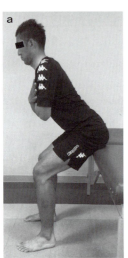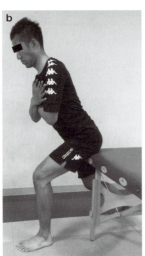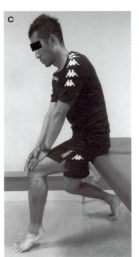

図4 歩行獲得期の運動療法の一例

a：座位グッドモーニング
b：座位ランジ
c：座位カーフレイズ

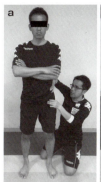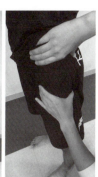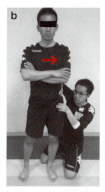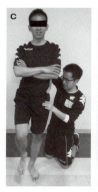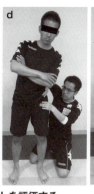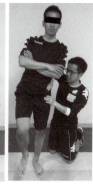

図5 歩行獲得期における姿勢評価．各姿勢において，股関節や足関節のアライメントを評価する
a：立位姿勢の評価．片手は寛骨，もう一方の手は大腿骨頭を触診し，股関節が求心位に保たれているかを評価する．
b：患側へ体重移動した際に求心位を保持できているかを評価する．
c：片脚立位時に求心位を保持できているかを評価する．
d：代償動作の例．股関節だけでなく他の身体部位の代償動作も確認する．

底面内での重心移動動作から，片脚立位，ステップ動作など支持基底面の変化を伴う重心移動動作へと進める．代償動作がみられる場合は，上肢による支持を増やすことで下肢の機能改善を図る（図6）．特に前足部での体重支持は，症例にとって不安の大きい動作の1つである．疼痛や代償動作に注意しつつ，上肢で支持しながら立位での両脚カーフレイズ，片脚カーフレイズ，ボックスステップアップへと段階的に実施する（図7）．

3 ジョギング準備期（4～5週）

● 正常歩行が獲得でき，X線検査による骨癒合の状態を確認したうえで医師の指示のもとジョギング開始目安の時期を設定し，それに合わせて運動負荷を段階的に上げていくことがこの時期の目的である．

1）可動域

● 歩行獲得期において足関節・足部の可動域が改善されていることが望ましいが，この時期に歩行量が増えることにより，足部の硬さがみられる場合があるので経過を確認する．

2）運動療法（図8，9）

● 荷重位にて足関節底背屈を全可動域にて実施できることを目標の1つとする．立位でのカーフレイズでは，距骨下関節が回外し外側荷重がみられる場合があるので，母趾球と小趾球で均等に荷重できるように修正しながら行う．立位でのカーフレイズが可能となれば，スクワット姿勢でのカーフレイズ，カーフレイズした状態でのスクワット動作など難易度を上げて実施する．

● 立位での体重移動やステップ動作での代償動作は歩行獲得期の間で改善されているべきであるが，残存している点については継続的に介入を行う．代償動作が改善されていれば，支持基底面の条件を変化させる（床面→バランスマット，バランスディスクなど），負荷を重くする，外乱刺激を与えるなど動作の難易度を上げた状態で運動療法を実施する．また骨癒合や疼痛に合わせて，徐々に立位での回旋動作の評価や運動療法を実施する．

● この時期では，歩行での代償動作や疼痛がなければ歩行練習を開始する．まずは，直線だけの歩行練習から開始し，その後，小さな角度の方向転換動作，円歩行，8の字歩行へと進めていく．歩行速度も徐々に上げていき段階的に負荷が上がるように配慮する．

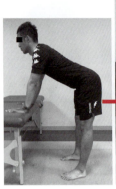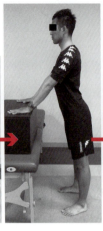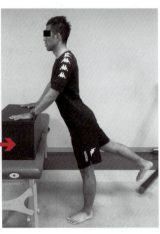

図6 歩行獲得期の運動療法の一例
上肢の支持を増やし，段階的に荷重位でのエクササイズを実施する．

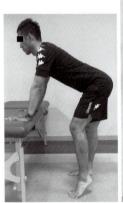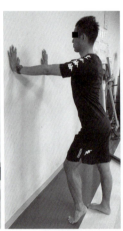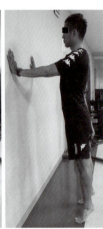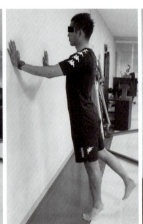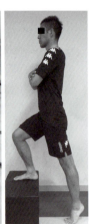

図7 歩行獲得期の運動療法の一例（段階的カーフレイズ）

- また歩行練習を積極的に開始するタイミングにおいて，外側荷重是正を目的とし必要に応じてインソールを作成する．

3）ジョギング開始基準

- ジョギングを開始するための基準としては，患部の疼痛や腫脹がないこと，片脚ホッピング動作が可能であること，バランス能力に問題がないことなどを指標としている．バランス能力の評価の1つとしてY-balance testを実施しており，受傷前に測定していたベースラインまで回復していることを基準としている．

4 Phase 1（6〜7週）

- Phase 1では，歩行時の痛みや異常動作が改善したことを確認し，速歩・ジョギングへと移行する．速歩・ジョギングは直線でのみ実施し，方向転換時には減速して行うように注意する．急激な走行距離の増加は，患部や他の部位へのストレスとなるため，段階的に走行距離が増加するように管理する．
- ランニング時の外側荷重を改善するため，ランニングフォームを意識した運動療法を行う（図10）．外側荷重の修正，体幹を含めた姿勢制御

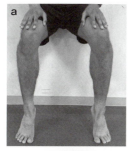
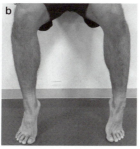
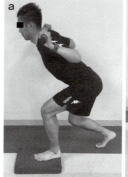
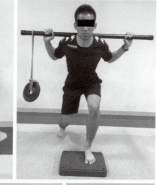
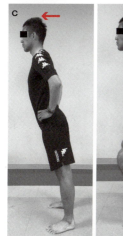
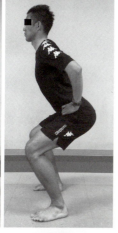
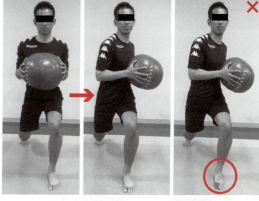
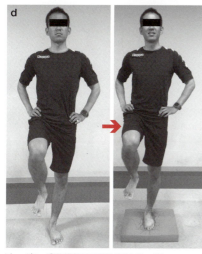
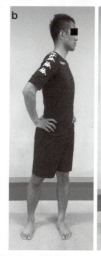
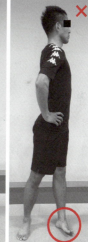

図8 ジョギング準備期の運動療法の一例
a：スクワット姿勢でのカーフレイズ
b：外側荷重とならないように注意して実施する．
c：同一支持基底面内での運動例
d：支持基底面を変化させる運動例

図9 ジョギング準備期の運動療法の一例
a：負荷を上げた同一支持基底面内運動例
b：回旋動作の注意点

（腰椎屈曲位とならないことなど）も注意して運動療法を実施する．また次の phase 2 でのア ジリティ動作の準備として，外側荷重下での片脚スクワット動作も導入する．

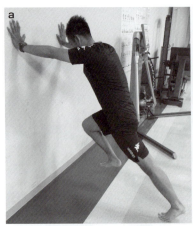
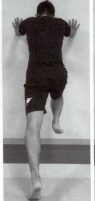
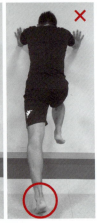
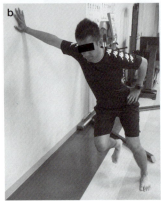
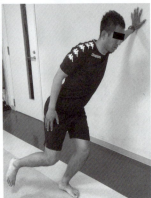

図10 アスリハPhase1での運動療法の一例
a：ランニング動作を意識した運動療法．外側荷重にならないように注意して行う．
b：アジリティ動作を意識した運動療法の一例．まず，患側を外側に着いた状態から行い，次に内側に着いた状態で行う．

5 Phase 2（8〜10週）

- Phase 2では，ジョギングから加速走，アジリティ動作へと移行する．
- 加速走のレベルは60％程度の走行速度から70, 80, 90, 100％へと強度を上げていく．また目標速度に到達するまでの加速距離，目標速度から停止するまでの減速距離を徐々に短くし，加速や減速時の負荷を高めていく（図11）．
- アジリティ動作は，前後方向の動作から開始し，角度をつけた方向転換，左右方向への切り返し，180°ターン動作へと段階的に進める．その際，まずは健側を軸脚としてストップ動作，ターン動作の確認を行い，その後患側での動作を実施する．

6 Phase 3（11〜12週）

- Phase 3ではこれまで行ってきた動作を複合させ，競技特性に特化した動作練習を実施する．
- サッカーの場合では，キック動作，対人動作（アクション，リアクション）などを実施する．特にキック動作では，患側を軸脚とした際に外側荷重となる選手が多いため，キックの距離や強度を注意しながら進めていく．
- 競技復帰の基準としては，グラウンドでのリハビリテーション実施時に疼痛や腫脹がないこと，single leg hop testにおいて健患比90％以上であることとする．

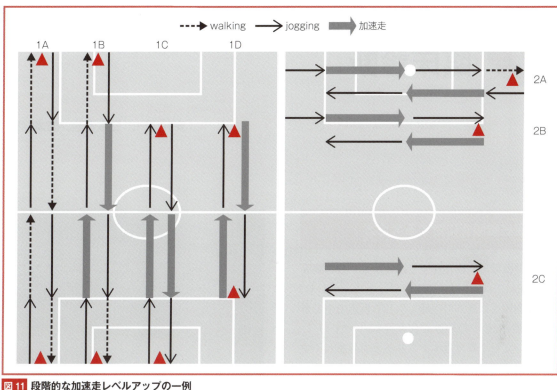

図11 段階的な加速走レベルアップの一例

3 その他に留意すべきこと

- 本項では，手術後の第5中足骨疲労骨折のリハビリテーションについて解説した．リハビリテーションでは「何を行うのか(what)」ということが注目される傾向にあるが，本来は対象者の状態を理解したうえで「何のために，なぜ(why)」，「どのように(how)」ということを考察し，リハビリテーションを提供することが重要である．
- 第5中足骨疲労骨折の発生には多因子が関与しており，介入可能なものと困難なものとがある．介入可能な危険因子としては，前述した外側荷重や可動域などのほかに栄養面や練習環境，用具などが知られている[4]．具体的には，25-hydroxyビタミンDの不足[5]やサッカーにおける人工芝でのトレーニングやスパイクの形状の影響などが示唆されており，魚やレバーなどビタミンDを多く含む食事内容の指導やランニングシューズや人工芝用スパイクなど練習内容や環境に応じたシューズの選択，インソールの使用など，多角的に介入していくことが第5中足骨疲労骨折のリハビリテーションおよび予防において重要である．

■ 文　献

1) Glasgow, P et al：Optimal loading：key variables and mechanisms. Br J Sports Med 49：278-279, 2015
2) 小林　匠ほか：足関節背屈可動性障害．足部・足関節理学療法マネジメント，メジカルビュー社，東京，36-53, 2018
3) Saita, Y et al：Range limitation in hip internal rotation and fifth metatarsal stress fractures (Jones fracture) in professional football players. Knee Surg Sports Traumatol Arthrosc 25：1-7, 2017
4) 齋田良知ほか：第5中足骨疲労骨折(Jones骨折)の予防．別冊整形外科 73：24-28, 2018
5) Shimasaki, Y et al：Evaluating the risk of a fifth metatarsal stress fracture by measuring the serum 25-hydroxyvitamin D levels. Foot Ankle Int 37：307-311, 2016

5 足底腱膜炎の発症メカニズムと臨床診断

安井洋一, 三木慎也, 宮本 亘

1 足底腱膜炎に対する考え方

- 足底腱膜は足底に存在する踵と足趾を結ぶ腱膜である[1].
- 足底腱膜炎は踵部の疼痛を生じる疾患の中で最も頻度が高く40〜60歳代が発症しやすい[2]. また, 走行を繰り返すアスリートも罹患しやすい[3].
- 踵の足底内側部(図1)に疼痛がある, 同部位の疼痛は起床後の第1歩目に強くなる, が典型的な症状である[4].
- 病因は, 足底腱膜の変性である[5〜7].
- 診断は, 病歴と身体所見に基づき行う[4].
- 保存療法(非手術療法)により9割の症例は数ヵ月で疼痛が消失する[5]. 手術療法の適応は, 6ヵ月間の保存療法で効果を得られない症例である[8].

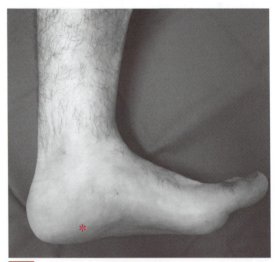

図1 足底腱膜炎の典型的な疼痛部位(＊)

2 発症メカニズム

- 足底腱膜は, 踵と趾を結ぶ足底の腱膜で, 足部の縦アーチを維持する役割があり, 歩行時の推進力に貢献している[1].
- 足底腱膜は, 3種類の線維束(内側, 中間, 外側)に分かれており, その大部分が踵骨結節に付着する. 末梢では各足趾の末節骨に停止する[1].
- 歩行時のstance phaseからtoe-off phaseにかけて足底腱膜には徐々に緊張がかかり, 足底の内側縦アーチが高く硬くなる(図2). このメカニズムにより, 足部は硬いレバーアームになり, 前進時の推進力が得られる[9].
- 病因は, 足底腱膜の炎症と捉えられていたが, 近年, 腱膜の変性であることが組織学的検討により明らかにされた[5〜7]. 変性による組織脆弱性のために軽微な外力で腱膜(特に内足足底腱膜)に微小断裂が生じ疼痛が起きる. 足底腱膜炎の英語表記は, plantar fasciitis とされていたが, 近年, 変性を意味する fasciosis が徐々に普及している.
- 発症危険因子は, 腱膜への機械的刺激を強くす

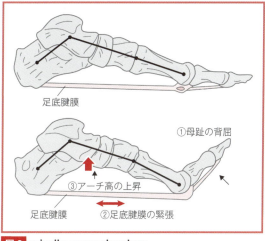

図2 windlass mechanism
足は，足趾背屈に伴う足底腱膜の緊張により，内側縦アーチは高くなる windlass mechanism を有する．歩行時の toe off 時に，足は windlass mechanism より硬くなり推進力を担うレバーアームになる．

表1 足底腱膜炎の発症危険因子

内的因子	外的因子
肥満	不適切な運動負荷
扁平足	不適切な靴による歩行
凹足	長時間の立位
回内足	長時間の歩行
足関節背屈制限	硬い地面/床
腓腹筋のタイトネス	裸足

表2 鑑別診断

神経	骨	軟部組織
足根管症候群	踵骨骨折	足底線維腫
絞扼性神経障害	踵骨疲労骨折	アキレス腱症
糖尿病性神経障害	Sever 病	アキレス腱付着部症
		後脛骨筋腱不全症
		踵骨脂肪体萎縮

るもので，内的因子と外的因子に大別されている[10〜12]．内的因子には，肥満，扁平足，凹足，足関節背屈制限，腓腹筋のタイトネスなどがある．外的因子は，不適切な運動負荷，不適切な靴による歩行，長時間の立位や歩行などである（表1）．

- 好発年齢は40〜60歳であるが，アスリートでは若年者にも発症する[3]．性別が発症頻度に与える影響は結論に至っていない[13〜15]．

3 臨床診断

- 足底腱膜炎は踵部に生じる疾患で最も発生頻度が高い．
- 足底腱膜炎の鑑別診断は，踵骨骨折，絞扼性神経障害，足底線維腫，アキレス腱付着部症などである（表2）[16]．
- 典型的な症状は，踵の足底内側部（図1）の疼痛である．この疼痛は，起床時の1歩目に強く，長時間の立位や歩行によっても悪化する．疼痛が踵全体，アキレス腱付着部，足関節後内側，中足部，前足部などにある場合は他疾患を疑う．

- 問診では，通常の医療面接と同様に，主訴，病歴，既往歴，併存症の有無を聴取する．加えて，疼痛の位置と性状，疼痛を増悪させる動作を問診する．この際，運動の内容とレベル，体重増加の有無，生活背景，運動の種類と内容や靴についても尋ねる．
- 身体検査では，扁平足，凹足，外反足などの足部の形態異常の有無を把握する．また，靴の足底部の磨り減りの程度も観察する．次いで，疼痛部位の腫脹，皮膚の色調，発赤の有無を視診する．
- 触診では，圧痛の有無とその局在を確認する．典型例では踵骨足底内側部に圧痛がある（図1）．同部位から足底に放散痛がある場合は絞扼性神経障害を疑う．加えて，足関節可動域，足部の柔軟性，腓腹筋のタイトネス[17]（図3）も評価する．
- 単純X線検査は足底腱膜炎に対する診断的意義が乏しい．そのため，単純X検査は，保存療法を数ヵ月行っても症状の改善を得られない症例や医療面接，身体検査で他疾患を疑った症例などに対して行う[4]．
- 単純X線検査で，踵骨に骨棘を有する症例が

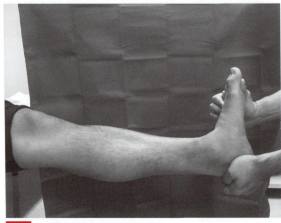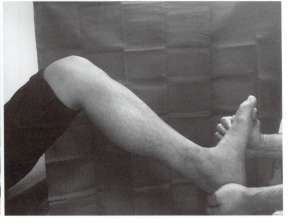

図3 Silfverskiöld test
Silfverskiöld test は腓腹筋のタイトネスを評価する方法である．検者は，距骨下関節とショパール関節が動かないように両手で後足部と中足部を保持し，膝屈曲0°と90°で足関節の最大背屈角度を測定する．膝伸展位と屈曲位で足関節背屈角度が10°以上の差がある場合，腓腹筋のタイトネスがあると判断する．

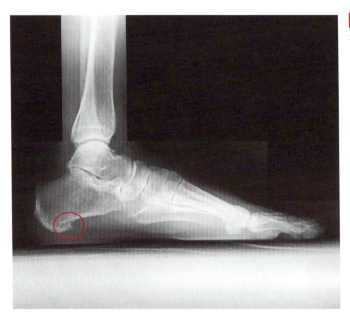

図4 踵骨に骨棘を有する症例
足部単純X線側面像で，踵に骨棘（○）がある．

ある（図4）．しかし，踵部の疼痛が全くない症例にも骨棘があるため，骨棘の有無は足底腱膜炎の診断に関係しないと考えられている[4]．
- 超音波検査（図5），MRIは，非侵襲的検査であるが，単純X線検査同様に，足底腱膜炎に対する診断的意義が乏しい[4]．保存療法を数ヵ月行っても症状の改善を得られない例や医療面接，身体検査で他疾患を疑った症例などに対して行う[4]．

4 治療方針

- 足底腱膜炎の症例の約9割は，保存療法により数ヵ月以内で症状が軽快する[5]．
- 保存療法には，安静，消炎鎮痛薬内服，運動量の調整，減量，足底装具，靴の工夫，理学療法，患部へのステロイド注射，体外衝撃波などがある．

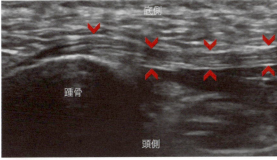 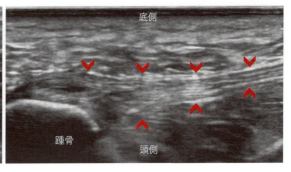

図5 足底腱膜
足底腱膜に対する超音波長軸像を示す．正常例(左)に比べて足底腱膜例(右)では，腱膜が厚い．超音波はリアルタイムで足底腱膜の状態を確認できる簡便な検査であるが，エビデンスが不十分であるため，診断のゴールドスタンダードにはなっていない[4]．

- 足底腱膜炎は変性により生じているため，消炎鎮痛薬の効果はあまり期待できない[4]．
- ステロイド注射は即効性を期待でき，その効果は数週間持続する[18]．一方で，約10％の症例は足底腱膜の断裂を生じる[19]．また，脂肪組織の萎縮や末梢神経障害などの合併症もあり[19]，足底腱膜の断裂は扁平足の要因になるため，ステロイド注射はその治療効果と副作用を吟味して使用する．
- 手術療法の適応は，6ヵ月の保存療法で治療効果を得られない症例である[4]．手術では，内側足底腱膜を切離する．従来は，数cmの切開創から足底腱膜を切離していたが，近年では病変部の切離をより低侵襲で行える内視鏡手術が徐々に普及している[8]．

■ 文　献

1) Wearing, SC et al：The pathomechanics of plantar fasciitis. Sports Med 36：585-611，2006
2) Riddle, DL et al：Volume of ambulatory care visits and patterns of care for patients diagnosed with plantar fasciitis：a national study of medical doctors. Foot Ankle Int 25：303-310，2004
3) Di Caprio, F et al：Foot and lower limb diseases in runners：assessment of risk factors. J Sports Sci Med 9：587-596，2010
4) Schneider, HP et al：American College of Foot and Ankle Surgeons Clinical Consensus Statement：Diagnosis and treatment of adult acquired infracalcaneal heel pain. J Foot Ankle Surg 57：370-381，2018
5) Schepsis, AA et al：Plantar fasciitis：etiology, treatment, surgical results, and review of the literature. Clin Orthop Relat Res 266：185-196，1991
6) Snider, MP et al：Plantar fascia release for chronic plantar fasciitis in runners. Am J Sports Med 11：215-219，1983
7) Lemont, H et al：Plantar fasciitis：a degenerative process (fasciosis) without inflammation. J Am Podiatr Med Assoc 93：234-237，2003
8) Miyamoto, W et al：Endoscopic plantar fascia release via a suprafascial approach is effective for intractable plantar fasciitis. Knee Surg Sports Traumatol Arthrosc 2017
9) Flanigan, RM et al：The influence of foot position on stretching of the plantar fascia. Foot Ankle Int 28：815-822，2007
10) Young, C：In the clinic. Plantar fasciitis. Ann Intern Med, 156 (1 Pt 1)：ITC1-1, ITC1-2, ITC1-3, ITC1-4, ITC1-5, ITC1-6, ITC1-7, ITC1-8, ITC1-9, ITC1-10, ITC1-11, ITC1-12, ITC1-13, ITC1-14, ITC1-15，2012
11) Dyck, DD Jr et al：Plantar fasciitis. Clin J Sport Med 14：305-309，2004
12) Thomas, JL et al：American College of Foot and Ankle Surgeons heel pain committee. The diagnosis and treatment of heel pain：a clinical practice guideline-revision 2010. J Foot Ankle Surg 49 (3 Suppl)：S1-19，2010
13) Riddle, DL et al：Risk factors for plantar fasciitis：a matched case-control study. J Bone Joint Surg Am 85-A：872-877，2003
14) Irving, DB et al：Factors associated with chronic plantar heel pain：a systematic review. J Sci Med Sport 9：11-24，2006
15) Davis, PF et al：Painful heel syndrome：results of nonoperative treatment. Foot Ankle Int 15：531-535，1994
16) Goff, JD et al：Diagnosis and treatment of plantar fasciitis. Am Fam Physician 84：676-682，2011
17) Nakale, NT et al：Association between plantar fasciitis and isolated gastrocnemius Tightness. Foot Ankle Int 39：271-277，2018
18) David, JA et al：Injected corticosteroids for treating plantar heel pain in adults. Cochrane Database Syst Rev 6：CD009348，2017
19) Acevedo, JI et al：Complications of plantar fascia rupture associated with corticosteroid injection. Foot Ankle Int 19：91-97，1998

Ⅶ 足部のスポーツ障害とそのリハビリテーション

6 足底腱膜炎のリハビリテーション

大桃結花

1 足底腱膜炎のリハビリテーションの流れ

- 足底腱膜炎は，保存療法で 80〜90％は軽快するといわれており[1]，リハビリテーション（以下リハビリ）が重要な疾患である．近年衝撃波や血管内治療の効果の有用性が実証され，臨床で広く用いられてきている．そのため手術に至る難治例は少なくなってきているが，リハビリの役割は変わっていない．
- 陸上競技者における足底腱膜炎の発症は少なくない．発症の内的要因は，レクリエーションレベルでは BMI や扁平足との関連が強いが，競技者では関連はないとされており，高身長，回外足，凹足，内反膝が関連するといわれている[2]．また，外的要因として週間トレーニング日数や走行距離があげられているが，走速度が障害に起因する[3]ともいわれており，短距離や中距離選手にも起こり得ること，また競技種目にかかわらず走速度を上げる時期は注意が必要である．そのため，リハビリでも専門的な走トレーニングを開始する時期は初期症状を見逃さないことが大切である．
- 足底腱膜炎のリハビリについてはさまざまな研究がされているが，一定の見解が得られているものはストレッチのみである[4]．そのため，スタンダードなプロトコルは存在しない．
- 筆者は損傷タイプの見極めおよび病期の判断，障害につながる走動作の改善が重要であると考える．それは損傷タイプによって患部へのアプローチ方法は異なるからである．また治癒過程において症状が再燃しやすい原因は2つある．1つ目は病期の判断が難しく見誤りやすいこと，2つ目は疼痛を誘発した走動作が改善されておらず，同部位に再び負荷がかかることである．
- リハビリの大まかな流れと判断基準を表1に示す．初期の疼痛は運動後の踵部痛であるが，経過が長くなると起床時痛や走行開始時の疼痛も生じる．さらに進行すると運動時痛が出現し，特に走速度が高いほど痛みは強くなる．

2 走動作における疼痛相と考えられるメカニカルストレス

- 走動作は support phase と recovery phase に分けられる[5]．さらに support phase は3つの phase に分けられ，足底の一部が地面に接地した時を foot strike，足部で体重を支持し踵が地面から離れるまでを mid-support，足趾が地面から離れるまでを take off という（図1）．
- 走動作における疼痛は support phase 中，どの phase でも起こる（表2）．そのため足底腱膜へかかるメカニカルストレスは1つではなく，それぞれに対応することが求められる．
- support phase の足部の役割は，足部を柔らかくし衝撃吸収することと，足部を硬くし前方推進力の一助となることであり，相反する作用を使い分ける必要がある．

表1 リハビリの流れと判断基準

	判断基準	患部に対するアプローチ	体力要素
急性期 （安静治癒期）	圧痛・荷重時痛 エコー：肥厚，低エコー像，fibrillar pattern	炎症・筋柔軟性・アライメント・ROM・患部外要素の改善 足部機能の獲得	プール，バイク
機能回復期（前半）	圧痛・荷重時痛↓ エコー：fibrillar pattern 消失	他関節を含めた ex	バイクインターバル （ミドル）
機能回復期（後半）	圧痛軽度，荷重時痛消失 エコー：低エコー像残存	衝撃系 ex，筋力強化	jog バイクインターバル
復帰期	エコー：低エコー像域減少	走動作に特化した ex	専門的な走練習

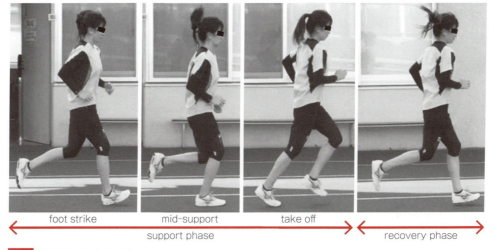

図1 走動作の位相（右脚）

表2 走動作とメカニカルストレス

疼痛相	疼痛の原因	損傷部位
foot strike〜mid-support	a）衝撃による疼痛 b）足部沈み込み→伸張ストレス→疼痛 c）足部沈み込めず→衝撃吸収できず→足底腱膜への負荷↑	踵骨付着部
mid-support〜take off	d）蹴りだし（足趾背屈）→伸張ストレス→疼痛	腱実質，踵骨付着部

1 foot strike phase

- 接地は踵接地と後・中・前足部接地がある．接地方法と有病率の関係は報告されていない．前足部接地の場合，足関節底屈角度が大きければ joint play の関係で足関節安定性が低下し，背屈角度が大きければ足底腱膜への伸張ストレスが増大する．

- foot strike phase の足部の役割は，主に衝撃を受け止め，荷重を中〜前足部へスムーズに移動させることである．踵接地する場合は，距骨下関節軽度回外で足部剛性を作り前方へ重心を移動し，その後すぐ距骨下関節軽度回内することで足部柔軟性を作り衝撃吸収する．踵接地しない場合は距骨下関節軽度回内の衝撃吸収相から始まる．

- この phase の疼痛は，衝撃吸収がうまくできていないことが原因である．そのメカニズムは足底腱膜の機能低下により応力分散できていない場合[6]と，距骨下関節軽度回内による足部柔軟性ができず足部剛性が保たれたまま荷重する場合の2つのパターンがある．
- 動作分析では，前額面上で距骨下関節の回内外や内外転，遊脚側の骨盤の高さを観察する．内外転は水平面上の動きであるが，臨床では上方からみることは難しいため，前額面上でつま先や膝蓋骨の方向で判断する．また，接地時遊脚側の骨盤は軽度挙上することが正常であり，骨盤下制は立脚側の knee-in や距骨下関節回内を誘発しやすい．

2 mid-support phase

- 足部の役割は，適度な沈み込みによる衝撃吸収と前方移動である．
- この phase で起こる疼痛は，足部が過度に沈み込むことで足底腱膜に伸張ストレスがかかり生じている場合と，距骨下関節回外により足部の剛性が保たれたまま沈み込まず，衝撃吸収ができず疼痛を誘発している場合がある．
- 動作分析は，前額面上で足部が過度に沈み込むことによる距骨下関節過回内や外転，あるいは距骨下関節回外や内転を観察する．また，体幹側屈や遊脚側の骨盤下制が生じていないかみていく．矢状面上では，下腿前傾・足関節背屈や骨盤が足の上にあるか，遊脚側の膝が立脚側の膝とほぼ同じ位置まで戻っているか確認する．膝の戻りが遅いと骨盤が遊脚側に回旋している可能性が高く，立脚下肢の回旋を引き起こす．

3 mid-support〜take off phase

- 足部の役割は，体重の前方移動に伴い足部剛性を作り，take off phase で蹴りだす際に前方推進力の一助となることである．足部剛性は，踵が浮くことで足趾が伸展位となりウィンドラス機構が働くこと，また距骨下関節を軽度回外させることでつくられる．
- 足底筋群や下腿三頭筋，足趾屈筋群にタイトネスがあり足趾伸展や足関節背屈可動域制限があると，前方へ荷重し足趾伸展位となった際に，足底腱膜への伸張ストレスが増加し疼痛を誘発する．
- 動作分析は，前額面上では距骨下関節軽度回外がみられるか，矢状面上では足関節背屈不足による足趾への移動が速すぎないか，横アーチでの push ではなく足趾による蹴り出し優位になっていないか観ていく．矢状面上でのこれらの動作は足底腱膜への過負荷を引き起こす．

3 評価

- まず，足部の状態の把握が重要である．静的アライメントや可動性，筋機能や動的アライメントの観察により，タイプや病期を見極める．近年リハビリやスポーツ現場でも超音波診断装置（以下エコー）が設置されていることも多く，病期の判断に有効である．また，骨盤や股関節，胸椎など上位関節からの影響や走動作を評価できると，全体像が見え再発防止に役立つ．

1 静的アライメント・足部形態

- The foot posture index は回内足・回外足を評価する信頼性の高い評価方法である[7]．
- アーチの評価はアーチ高とアーチ高比の2種類あり，どちらも信頼性と妥当性について肯定的な報告が多いが，アーチ高比の方が検者内信頼性が高い．
- The peek-a-boo heel sign[8] で距骨下関節やショパール関節のアライメント評価が可能である．

2 非荷重位での可動性

- 拘縮がある場合，可変的なものか判断するために行う．
- 距腿関節は背屈制限がないかチェックする．短距離選手の走動作において，接地中の足関節底背屈角度変化が小さいほど疾走速度が速くなると報告されており[9]，接地中は足関節固定が求められる．そのため，足関節底背屈可動域が広がることは選手やコーチから好まれない．よって，必要な背屈可動域を理解し，問題となる制限か判断することが重要である．
- support phase中，短距離選手は足関節背屈0〜5°で接地し，その後最大10〜20°まで背屈する[9]．長距離選手の接地角度は短距離選手と同様であるが，最大背屈角度は25°程であり[10]，この範囲の可動域は最低限必要である．
- 距骨下関節，中足趾節関節，ショパール関節やリスフラン関節，楔状骨などの可動性も確認できるとアライメント改善に有効である．
- 下腿・大腿の回旋や骨盤の前後傾・前後方回旋を確認することで上位関節との関係が理解できる．

3 柔軟性テスト

- Coleman lock test[8]はアーチの柔軟性や中・後足部の可動性を評価できる．
- 関連している筋に対し，3〜15秒等尺性収縮をさせた後にリラックスさせ，可動域が改善する場合は筋性の可動域制限があると判断できる．

4 ウィンドラス機構検査

- 母趾伸展テストで評価する．検者が第1中足趾節関節を他動的に背屈させるもので，その際の内側縦アーチの挙動を確認する．内側縦アーチの挙動がみられない場合や遅延がみられた場合は，ウィンドラス機構がうまく働いていない．

5 筋機能検査と運動連鎖・平衡反応[11]

- 関節は連動（運動連鎖）しているため上位関節のアライメントや動きを評価することで，距骨下関節からの上行性の運動連鎖か骨盤などからの下行性の運動連鎖か，平衡反応なのか理解しやすくなる[11]．2）〜4）の動作を観る際，他関節との関係をチェックする．

1）内在筋機能

- 内在筋の評価方法を図2に示す．内外側縦アーチ，踵の三点でバランスよく踏めているか確認する．肢位は椅子座位か立位で行う．はじめに足部〜足関節を良肢位に誘導し，その位置で保持させる．トレーナーが内側縦アーチを浮かせる方向に抵抗を与えると，距骨下関節を回内しながら内側縦アーチを踏もうとする動作やknee-inがみられることがある．また，内側縦アーチの抵抗を保持したまま，外側縦アーチを浮かせる方向に抵抗を与えると内側縦アーチが浮いたり，knee-outする動きがみられる．

2）heel raise

- 内在筋と外在筋機能による足部や足関節の動的アライメントを評価する．両脚，片脚，遊脚股関節屈曲90°での歩行を観ていくことで，走動作の立脚中期〜後期の状態を想定することができる．

3）片脚立位

- 荷重位置，左右・前後方向への動揺の有無，バランスのとり方等をチェックする．

4）片脚スクワット（以下SQ），front step

- 片脚SQの深さは，走動作の立脚相における最大膝関節屈曲角度（約40°[10]）で評価する．その際，膝や股関節等の他関節と足部機能の関係をみる．front stepは，衝撃を受けた時の下肢機能をみる．動的アライメントや下肢の使い方を知ることで，走動作と結び付けて考える材料

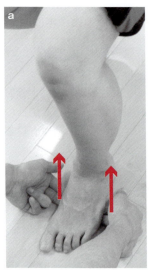
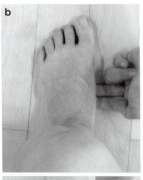
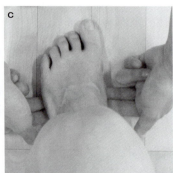
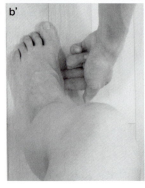
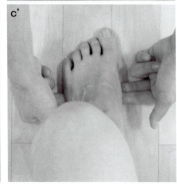

図2 内在筋機能評価
a：全体像．矢印はトレーナーが与える抵抗の方向．
b：はじめにトレーナーは内側縦アーチを浮かす抵抗を与える．選手には抵抗に抗してもらう．
c：次にトレーナーは内外側縦アーチを浮かす抵抗を与える．選手には抵抗に抗してもらう．
b'，c'：内在筋が機能していないと knee-in や knee-out がみられることがある

となる．

5）大腰筋，大殿筋等股関節周囲筋

- 大殿筋や大腰筋，ハムストリングスのように，走行中主に力発揮をする筋力だけでなく，バランスに関係する中殿筋や内転筋群，微調整をする外旋筋群の筋力，腹圧や腹斜筋など体幹の筋力を評価する必要がある．
- 大殿筋や大腰筋に weakness があると，適切に地面から反発が得られないため，足部で蹴ることで前へ移動するようになり，足底や下腿筋群が過負荷になっている場合がある．

6 走動作

- 疼痛のある時期は逃避動作となり本来の動作と異なるため，無理に実施する必要はない．怪我する以前の動画があれば，チェックすることで選手本来の動きを把握しやすい．走練習を開始した時は必ずチェックし，再発しそうな動きがないか見ていく．
- 走行中の足部の動きについてはさまざまな報告があり，歩行ほどコンセンサスは得られていない．
- 前額面と矢状面から動作を観察する．それぞれの phase で足底腱膜にストレスのかかる動きがないか確認する．

7 急性期のタイプ分け

- これらの評価をもとに，急性期のタイプを見極める．タイプは大きく4つあり，機能低下タイプ，overuse 回内足タイプ，overuse 内側縦アーチ上昇型タイプ，overuse 外側縦アーチ低

表3 タイプごとの初期アプローチ

type	初期アプローチ
機能低下	・物理療法：炎症改善，疼痛緩和，治癒促進 ・リアライメント：距骨下関節回内・外転の改善，後足部回内の改善 ・可動性：距腿関節背屈，中足趾節関節背屈，ショパール関節回外・内転，第1リスフラン関節，下腿・大腿外旋 ・筋タイトネス：下腿三頭筋，長母趾屈筋，長趾屈筋 ・足部機能：内在筋機能の獲得
overuse 回内足	・物理療法：炎症改善，疼痛緩和，治癒促進 ・リアライメント：距骨下関節回内・外転の改善，後足部回内の改善 ・可動性：距腿関節背屈，中足趾節関節背屈，ショパール関節回外・内転，第1リスフラン関節，下腿・大腿外旋 ・筋疲労：母趾外転筋，内側縦アーチ ・足部機能：内在筋機能の獲得（過負荷に注意）
overuse 内側縦アーチ上昇型	・物理療法：炎症改善，疼痛緩和，治癒促進 ・リアライメント：距骨下関節回外・内転の改善，後足部回外の改善 ・可動性：距腿関節背屈，第1リスフラン関節背屈，第4・5リスフラン関節底屈，下腿・大腿内旋 ・筋タイトネス：母趾外転筋，短趾屈筋，前脛骨筋，後脛骨筋，長母趾屈筋，長趾屈筋，下腿三頭筋 ・足部機能：内在筋機能の獲得（過負荷に注意）
overuse 外側縦アーチ低下型	・物理療法：炎症改善，疼痛緩和，治癒促進 ・リアライメント：距骨下関節回外・内転の改善，後足部回外の改善 ・可動性：距腿関節背屈，第1リスフラン関節背屈，第4・5リスフラン関節底屈，下腿・大腿内旋 ・筋タイトネス：長短腓骨筋，小趾外転筋 ・足部機能：内在筋機能の獲得

下型タイプがある．詳細なアライメントや筋のタイトネスについては表3を参考にする．

- mid-support phase で内側縦アーチが過度に沈み込むもののうち，内在筋がうまく働いていないものを機能低下タイプ，内在筋疲労によりうまく働いていないものを overuse 回内足タイプとした．これらは静止アライメントでは距骨下関節回内や外転していることが多く，足部内在筋の柔軟性等でどちらのタイプか判断できる．
- overuse 内側縦アーチ上昇型，overuse 外側縦アーチ低下型は，どちらも静止アライメントでは距骨下関節回外や内転がみられることが多く，筋のタイトネス等で判断する．

4 病期ごとのリハビリテーション

1 急性期

- 急性期は患部の炎症や疼痛の改善が重要となる．物理療法やアライメント改善による負荷の軽減，患部の保護（局所の安静）を行うことで軽快する．
- この時期は荷重負荷がかけられないため，プールや自転車で体力の維持や体重増加を避けることも大切である．
- 足部内在筋や外在筋のストレッチ，夜間のナイトスプリングによるストレッチが有用との報告が多数ある．
- この時期の判断基準として，圧痛や荷重時痛に加え，エコーを用いると踵骨付着部の肥厚や低エコー像，fibrillar pattern が観られる[12]．
- 運動療法では，臥位や椅子座位，両脚でのエクササイズなど，疼痛に合わせて荷重負荷量を調整する．
- 足底腱膜炎の原因因子は機能低下によるものと overuse によるものがあり，評価の7で記載したように大きく4つのタイプに分かれる．これらのタイプごとに初期の患部へのアプローチが異なる（表3）．

1）機能低下タイプ

- 足部内在筋のトレーニングをすぐに開始することが重要である．はじめは鏡などで視覚を利用し，本人が自身の足部のポジションを理解しやすいよう工夫する．
- 内在筋がうまく働いていない場合，外在筋で代償していることが多く，下腿三頭筋や足趾屈筋群の緊張が高くなりやすい．下腿三頭筋は足底腱膜へ膜連結しており[13]，タイトネスになると足底腱膜への伸張ストレスが増大するとともに，足関節背屈制限の一因となる．そのためこれらの筋へのアプローチも行う．
- 足関節背屈可動域が低下している場合，エクササイズを開始する前に必要可動域を獲得しなければならない．足関節背屈制限の原因として，下腿三頭筋等のタイトネスという筋の問題と，距骨の前方あるいは前内方偏移というアライメント異常の問題がある．距骨のアライメント不良に対しては距骨後方グライドなどの徒手操作が必要である．
- 後脛骨筋の機能不全や後足部回内アライメントでの下腿三頭筋の収縮で距骨下関節回内を助長する[7]ことも知られており，これらの要因があるか確認する．
- 内在筋のトレーニングでは，外在筋優位とならないよう注意が必要である．そのため，足趾を強く屈曲させるなどの外在筋が働きやすいトレーニングから始めない方が良い．内在筋が疲労により働かなくなった場合は補助としてアーチ保持に有効に働くが，まずは内在筋の機能を獲得することが重要である．
- 内在筋を優位に働かせるポイントは，内側縦アーチ，外側縦アーチ，横アーチを足部良肢位で固定的に働かせることである．足底機能が働いているかは，母趾球・小趾球よりやや踵側の部分と踵の3点に対する荷重のバランスによって確認できる．足部が地面に接地しているすべてのエクササイズで，この3点荷重を確認する．
- 内在筋機能を獲得したら，他関節との運動や，外在筋と共同して機能するよう進めていく．立位動作では，足部の荷重位置が内側や外側，つま先や踵よりにならないよう注意する．荷重位置は舟状骨外側1/2あたりが安定しやすい．

2）overuse 回内足タイプ

- 最初に内在筋の疲労に対するアプローチが大切である．それを実施しつつ，足部内在筋の機能再獲得を行う．
- 内在筋疲労（特に母趾外転筋）により内在筋が働かないと舟状骨粗面が降下[14]し，距骨下関節回内位となるため，筋疲労を改善しつつ，アライメント不良がある場合はアプローチする．
- 機能の再獲得の手順は機能低下タイプと同様であるが，初期の頃は過負荷にならないよう注意する．

3）overuse 内側縦アーチ上昇型タイプ

- はじめにこのアライメントを引き起こしている筋のタイトネスやアライメントの改善が重要である．
- 内在筋がタイトとなりハイアーチになると衝撃吸収能が低下する．
- 内側縦アーチ上昇型の回外足になる原因は，後脛骨筋や長趾屈筋，下腿三頭筋など外在筋のタイトネスによる場合と，母趾外転筋や短趾屈筋など内在筋のタイトネスによる場合がある．
- 長年のタイトネスによる筋拘縮や隣接組織との癒着に対して，衝撃波が有用である．
- このアライメントを長く呈している場合は，外在筋との協調運動の再学習が必要である．後脛骨筋や長趾屈筋，下腿三頭筋等の過活動や腓骨筋群の筋収縮タイミング遅延等がみられることがある．

4）overuse 外側縦アーチ低下型タイプ

- 外側縦アーチ低下型の回外足になる原因は，外側荷重による影響と，腓骨筋群や小趾外転筋のタイトネスによる場合がある．
- 外側荷重による影響が強いため，荷重エクササイズで足部の荷重位置を修正する．

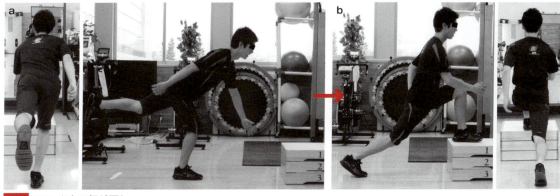

図3　RDLからの振り戻し
a：start position：体幹と遊脚下肢が床に対して45〜90°前傾していく．
b：end position：遊脚をできるだけ速く振り戻し，段の上に荷重する．

- 腓骨筋群のタイトネスによる影響もある．
- アライメントの改善には，立方骨挙上がkeyとなる．タオルを巻いたものやペンを立方骨の下に入れ，つま先と膝の方向をそろえながらフロントランジをすることで，立方骨挙上しながら下腿や股関節のアライメント改善を行う．正常化すると立方骨にペンが当たらなくなるため，踏んだ時の感触で選手が自分の足部の状態を知ることも可能であり，セルフチェックにも役立つ．

2 機能回復期（前半）

- 足部機能は，3点荷重が習得できたら段階的に負荷を上げながら，積極的に他関節との関係を作っていく．段差を用いたカーフレイズを行い，足底腱膜や内在筋が伸縮性のある組織となるようにする．また，歩行で重心移動に合わせた足部機能を獲得していく．
- 運動療法では片脚のエクササイズを開始する．はじめはmid-support phaseにおける問題へのアプローチを重点的に行う．安定したポジションを獲得するために，遊脚足を軽く後ろに着いた状態での片脚SQや片脚SQポジションでの遊脚のstep, step upなどを行う．足部の重心位置を含めた良肢位が無理なくとれるようになったら，下肢関節の動きを伴ったエクササイズや上半身の動き等で負荷を増やしていく．
- エクササイズをみる際は，mid-support phaseの注意点である距骨下関節過回内外が起きていないか，下腿前傾や足関節背屈がスムーズにできているか，遊脚骨盤下制や体幹側屈が生じていないかなどを確認していく．
- mid-supportへのアプローチと並行して，take off phaseへのアプローチも少しずつ行っていく．バーを使用したつま先歩行で足関節を含めた下肢のポジションを学習させる．安定したら，徐々にバーをなくし，前方へ安定して動けるようになるまで負荷量に気をつけながら進めていく．
- mid-supportやtake off phaseでの問題点が改善されてきたら，これらのphaseを繋げるためにRDLからの振り戻し（図3）などを行う．
- 復帰へ向け，バイクを利用したインターバルトレーニングを開始する．低酸素室を利用すると，常酸素と同じ強度の運動でも筋はより酸素飽和度が低下した状態となるため，常酸素ではかけられない負荷をかけることができ有用である．
- この時期の判断基準として，疼痛が軽減し，エコーではfibrillar patternの消失が確認できる[12]．

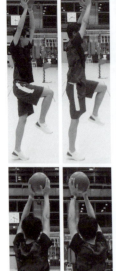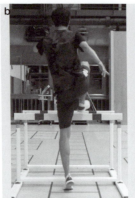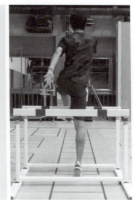

図4 走りを意識した片脚立位エクササイズ
a：片脚立位胸椎回旋
b：ハードルまたぎ
右つま先立ち：正常
左つま先立ち：距骨下関節過回外

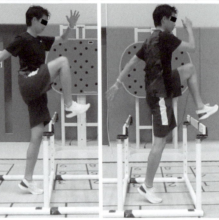

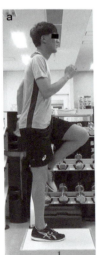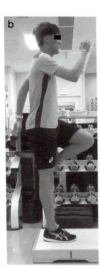

図5 stair up
10〜20cmの段差を使用し，段に足部が接地した瞬間に膝と骨盤をできるだけ速く乗り込ませる．
a：足部の上に膝・骨盤が乗れている．
b：下腿がやや後傾しており，膝・骨盤が足部よりやや後方にある．

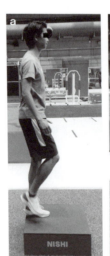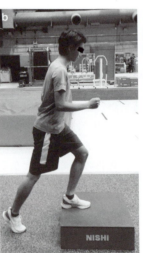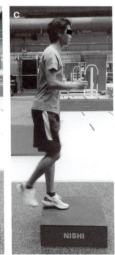

図6 反力をもらうエクササイズ（右脚）
a：10cm台に立つ．
b：片脚を後ろで接地する．その際，できるだけ強く一瞬だけ地面に力を加える．
c：力を抜くと自然と脚が戻ってくる．
一番反力をもらえるポジションを探しながら行う．力を加えた後抜くことも大切である．

3 機能回復期（後半）

- この時期になると荷重時痛はほぼ消失し，圧痛のみやや残存する．エコーでは低エコー域の残存が確認される[12]．
- 運動療法を積極的に行いながら，少しずつjogを開始する時期となる．
- 片脚の荷重エクササイズなどで動的アライメントの改善が確認できたら，腕振りやカーブ走を意識した胸椎回旋でのエクササイズ（図4a），ハードルまたぎ（図4b）などで上部体幹の動きも含めた走動作の準備を行っていく．
- 衝撃系のエクササイズを開始し，問題なく可能であればjogを開始する．衝撃系のエクササイズでは，foot strike～mid-supportの問題点にアプローチする．front stepやstair up（図5）などを行う．距骨下関節過回内外が起きていないか，下腿の前傾や骨盤の乗り込み遅延がないか，遊脚骨盤下制や膝の戻りが遅れていないかなどを確認する．
- 足関節～足部が良い状態であるにもかかわらず，接地時，距骨下関節回外・内転がみられることがある．その場合は，股関節外旋筋のweaknessや収縮タイミング遅延が原因のことがある．立位で外旋筋に刺激を入れてから行うと自然と修正されやすい．
- take off phaseにおける蹴り出しが強い選手は，地面を蹴るのではなく，地面から反力をもらう接地に変えていく．多くの短距離や跳躍選手はうまくできているが，長距離選手は苦手なことが多い．ただし走動作にアプローチする際は，本人やコーチとよく相談することが重要である．横アーチで反力をもらうエクササイズ（図6）やドリルで感覚をつかんでもらう．
- 筋力強化のためにウエイトトレーニングなどのストレングストレーニング（jumpなし）を段階的に取り入れていく．
- バイクを利用したインターバルトレーニングを継続して行う．ミドルパワーだけでなくハイパワーなども実施し，復帰へ向け呼吸器系の負荷を上げていく．
- 走動作で不良動作がないか，走負荷によるアライメントの崩れがないかを常に確認し，再発予防にも積極的に取り組む時期となる．

4 復帰期

- この時期になると圧痛は消失し，エコーでも低エコー像が軽減してくる[12]．
- 走負荷（時間，強度）によるアライメントの崩れや不良動作の有無を確認しながらより専門的な走練習を再開していく．走速度の急激な上昇や初期症状に気をつけながら進めていく．

■ 文献

1) Davis, PF et al：Painful heel syndrome：results of nonoperative treatment. Foot & AnkleInternational 15：531-535，1994
2) Di Caprio, F et al：Foot and lower limb disease in runners：assessment of risk factors. J Sports Sci Med 9：587-596，2010
3) Tisdel, CL：Heel pain. Orthopaedic Knowledge Update：Foot and Ankle 3, Richardson, EG et al eds, American Academy of Orthopaedic Surgeons, Rosemont, IL, 113-119, 2003
4) 木村 佑：Plantar heel pain. 足部スポーツ障害治療の科学的基礎，NAP，東京，120-129，2012
5) Slocum, DB et al：Biomechanics of distance running. J Am Med Assoc 205：721-728，1968
6) 工藤慎太郎：足底腱膜炎. 運動器疾患の「なぜ？」がわかる臨床解剖学, 医学書院, 東京, 179-187, 2012
7) Smyth, NA et al：Adult-acquired flatfoot deformity. Eur J Orthop Surg Traumatol 27（4）：433-439，2017
8) 谷口達也ほか：足部アーチの低下障害（ハイアーチ）. 足部・足関節理学療法マネジメント, メジカルビュー社, 東京, 134-152, 2018
9) 伊藤 章ほか：100m中間疾走局面における疾走動作と速度との関係. 体育研 43：260-273，1998
10) 丹治史弥ほか：高強度走行中のランニングフォームと経済性. ランニング学研究 27：21-35，2016
11) 建内宏重：股関節と下肢運動連鎖. 臨スポーツ医 30：205-209，2013
12) 河原勝博ほか：足底腱膜炎. 臨スポーツ医 31：623-627，2014
13) Stecco, C et al：Plantar fascia anatomy and its relationship with Achilles tendon and paratenon. J Anat 223：665-676，2013
14) Headlee, DL et al：Fatigue of the plantar intrinsic foot muscles increases navicular drop. J Electromyogr Kinesiol 18：420-425，2008

女性アスリートに対するアプローチ

VIII 女性アスリートに対するアプローチ

1 女性アスリート特有の障害

能瀬さやか

1 女性アスリートの三主徴／スポーツにおける相対的なエネルギー不足

- アメリカスポーツ医学会（American College of Sports Medicine：ACSM）では，摂食障害の有無によらない LEA（low energy availability），無月経，骨粗鬆症を女性アスリートの三主徴（female athlete triad：Triad）と定義している（図1-a）[1]．また，2014年に国際オリンピック委員会（International Olympic Committee：IOC）では Relative Energy Deficiency in Sport（RED-S）の概念を提唱し，スポーツにおける相対的なエネルギー不足は，発育・発達や代謝，精神面，心血管系，骨など，全身へ悪影響を与えパフォーマンス低下をもたらすとし「運動によるエネルギー消費量に見合ったエネルギー摂取量」の重要性について警鐘を鳴らしている（図1-b）[2,3]．RED-S は，男性アスリートも含む Triad の範囲を超えた概念である．しかし，男性アスリートやパラアスリートにおいては，RED-S による身体やパフォーマンスへの影響についてのデータは少なく，今後更なる調査が必要である．

2 女性アスリートの三主徴と疲労骨折

- 疲労骨折のリスク因子のうち，最も影響を与える因子はトレーニング量が多いことや強度が高いことであり，疲労骨折は overuse による障害の代表例である[4]．そのほかのリスク因子として，ホルモン異常や技術面，アライメント異常，障害の既往，低骨量などさまざまな因子が挙げられ，予防に向けては多方面からの取り組みが必要である．これらのリスク因子に加え，女性アスリートでは Triad も疲労骨折のリスク因子であることが明らかになっている[4,5,6]．
- 我々の調査においても Triad を有する女性アスリートでは疲労骨折のリスクが高く，20代と比較し10代でよりリスクは高い結果となった[6]．また，10代のアスリートにおける疲労骨折のリスクは無月経12.9倍，低骨量4.5倍，LEA 1.1倍だった[6]．女性アスリートにおいて Triad に対する医学的介入は障害予防の点でも重要となる[5]．

3 日本人アスリートの無月経の現状

- 日本人アスリート2,321名，コントロール（非アスリート）515名の計2,836名（20.3 ± 3.1歳）を対象に，月経状況について実施した調査結果を下記に示す[7]．

1）競技レベル別にみた無月経の頻度

- 上記対象者のうち，アスリート2,259名，コントロール490名（92名未記入）に対し，競技レベル別に無月経の頻度について調査を実施した[7]．無月経と月経不順を合わせた月経周期異常の割合は，日本代表レベル38.0％，全国

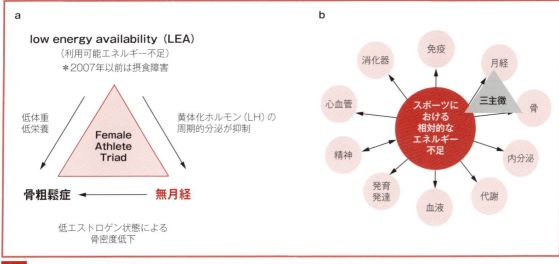

図1 Triad と RED-S
a：Triad（アメリカスポーツ医学会）
（文献1）より引用）
b：RED-S（国際オリンピック委員会）
（文献3）より引用）

大会レベル40.7％，地方大会レベル43.3％，その他のレベル39.6％，コントロール42.2％であり，月経周期異常の割合は各群間で差は認められなかった．この結果より，月経周期異常に対する介入は，競技レベルを問わず必要であることが明らかになった（**図2**）[7]．

2）10歳代の無月経の頻度

- 年代別にみた月経周期異常の頻度に関する調査では，高校生の女子選手140名中，無月経13.6％，月経不順33.6％と，全体の約4割で月経周期異常が認められた[7]．

3）BMI別にみた無月経の頻度

- 上記アスリートのうち1,264名を対象にBMI17.5未満，17.5～18.5，18.6～25，26以上の4群に分け，無月経の頻度について比較を行った．この結果，BMI18.5未満のアスリートでは，BMI18.5以上のアスリートと比較し有意に無月経の頻度が高い結果となった[7]．

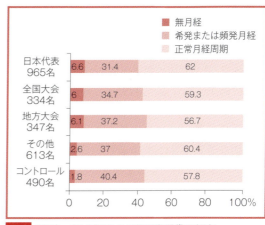

図2 競技レベル別にみた月経周期異常の頻度
（文献7）より引用）

4）競技特性別にみた無月経の頻度

- 競技特性別に無月経の頻度をみると，陸上長距離やトライアスロンなどの持久系競技の11.6％，新体操や体操などの審美系競技の16.7％で無月経が認められた（**図3**）[7]．これらの競技は慢性的に低体重を求められる競技であり，エネルギーバランスと月経周期異常の関連が推測できる．

327

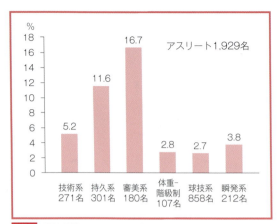

図3 競技特性別にみた無月経の頻度
（文献7）より引用改変）

も骨密度の低下を認めるが，無月経の新体操選手では，腰椎の骨密度の低下がみられないケースを多く経験する．これは，陸上長距離選手では，低エストロゲン状態に加え低体重による骨密度低下がみられるが，新体操選手では低エストロゲン状態にあっても競技特性上ジャンプ動作による腰椎への荷重負荷が加わることで低エストロゲン状態による骨密度低下が相殺されていることが考えられる．このようなアスリートでは，非荷重部位である橈骨の骨密度を測定すると低下しているケースがあり，競技・種目特性を踏まえた骨密度の測定部位の決定と評価が必要である．

4 低骨量／骨粗鬆症の関連因子

- 女性の最大骨量獲得時期は20歳頃であり，50歳頃に閉経を迎えるとエストロゲンの低下により骨密度は急激に低下する．今回，最大骨量獲得後の20歳以上のアスリート210名を対象に低骨量/骨粗鬆症の関連因子について検討した．この結果，低骨量/骨粗鬆症と最も関連がある因子として「10歳代で1年以上無月経を経験していること」と「BMIが低いこと」が挙げられ，適切な骨量獲得には10歳代からの低エストロゲンの予防と適切な体重が重要な因子であることが明らかになった[8]．また，図4に示すように10歳代で1年以上無月経を経験しているアスリートでは，月経周期が正常なアスリートと比較し骨密度が低い結果となった[8]．

5 競技別にみた無月経の有無による骨密度の違い

- 前述のように，無月経群では月経周期正常群と比較し骨密度の低下がみられる．しかし，無月経の頻度が高い競技の代表例である陸上長距離や新体操選手の骨密度を比較してみると，無月経の陸上長距離選手では全身どの部位において

6 日本人アスリートの疲労骨折の現状

1) 性差

- 疲労骨折の頻度について，海外の報告では男性1～3％，女性10～12％と，女性アスリートに多くみられることが報告されている[9]．本邦のアスリートにおいて，国立スポーツ科学センターでトップ選手を対象に行った調査では，男性2.5％，女性3.6％だった[10]．また，筆者が日本人の女性トップ選手683名，47種目を対象に行った調査では，疲労骨折の頻度は11.7％だった[11]．

2) 競技レベル別にみた疲労骨折の頻度

- これまで，トップ選手を対象としたものや競技別の報告は散見されるものの，競技レベル別に疲労骨折の頻度を検討した報告はない．このため，疲労骨折は競技レベルが高い選手特有の疾患と捉えられがちである．大学生の女性アスリート2,321名，コントロール（非アスリート）515名の計2,836名（20.3±3.1歳）を対象に，疲労骨折の現状について調査を実施した．この結果，疲労骨折の頻度は，日本代表レベル14.8％，全国大会レベル23.0％，地方大会レベル20.7％，その他のレベル17.5％であり，

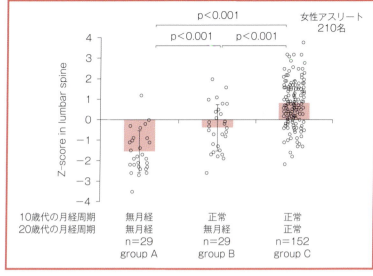

図4 10歳代の月経周期別にみた腰椎骨密度
（文献8）より引用）

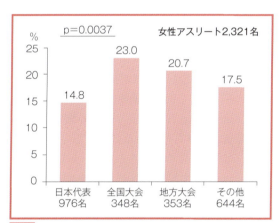

図5 競技レベル別にみた疲労骨折既往の頻度
（文献7）より引用）

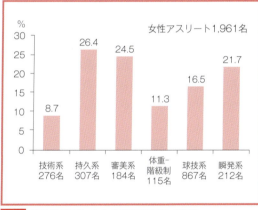

図6 競技特性別にみた疲労骨折既往の頻度
（文献7）より引用改変）

日本代表レベルと比較し全国大会レベルでは有意に疲労骨折の頻度が高かった（p = 0.0037）（図5）[7]．

3）競技特性別にみた疲労骨折の頻度

- 競技特性別に女性アスリート1,961名を対象とし，疲労骨折経験者の頻度について調査を行った結果，技術系8.7％，持久系26.4％，審美系24.5％，体重−階級制11.3％，球技系16.5％，瞬発系21.7％と（図6），持久系，審美系，瞬発系競技の順に高かった．

4）競技レベル別にみた疲労骨折の好発年齢

- 疲労骨折の既往がある女性アスリート延べ421件に対し，疲労骨折時の年齢を競技レベル別に調査した結果を図7に示す．疲労骨折時の好発年齢は，どの競技レベルにおいても16～17歳と高校時に多くみられている結果が明らかとなった[7]．今回の調査では，これらの疲労骨折症例がTriadに関連するものであるかは調査

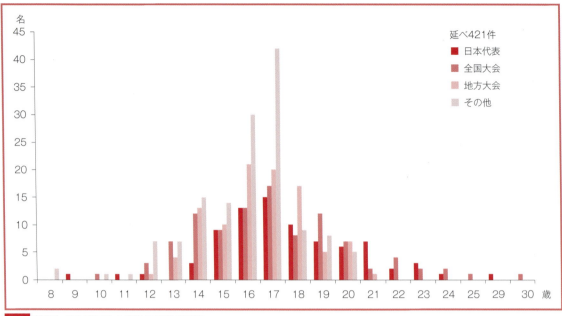

図7 競技レベル別にみた疲労骨折時の年齢
（文献6）より引用）

を行っていないが，これらの選手のうちTriadを抱える選手がいる場合は，Triadへの介入が疲労骨折の予防につながる可能性がある．

5）BMI別にみた頻度

- アスリート1,264名，コントロール493名を対象とした調査では，BMI 18.5以上のアスリートと比較しBMI 18.5未満のアスリートで疲労骨折の頻度が有意に高かった[7]．今回のデータは，調査時のBMIであり，正確には疲労骨折時のBMIではないが，痩せつまりLEAのアスリートで疲労骨折の発生頻度が高いことを示唆する結果となった．

7 女性アスリートの三主徴の診断

1）LEA

- Triadの起点であるLEAは，（食事からのエネルギー摂取量）−（運動によるエネルギー消費量）が1日除脂肪量1kg当たり30 kcal未満と定義され，このLEAの状態が長期間続くことにより，主に排卵を促す下垂体からの黄体化ホルモン（Luteinizing Hormone：LH）の周期的分泌が抑制され無月経となることが想定されている[1,12]．このため，女性アスリートでは男性アスリートと比較し，月経周期異常を通じてLEAに気づきやすい．もともと月経周期や排卵が規則的だったアスリートがLEAの状態になると，黄体機能不全，無排卵，希発月経を経て無月経となる[5]．このため，普段から基礎体温を測定することはLEAの早期発見につながる．例えば，低温期と高温期の二相性の正常な基礎体温のアスリートがLEAの状態になると，高温期が短縮し，この時点でLEAが改善されなければ無排卵により高温期がみられず低温期のみを示す．しかし，実際の診療においては，エネルギー摂取量や消費量を測定することは現実的ではなく，ACSMやIOCでは下記の状態にあるアスリートはLEAの状態であるとし，BMIや標準体重を用いてLEAのスクリーニングを行っている[1〜3]．

図8 アスリートの低骨量/骨粗鬆症の診断基準

(文献13, 14) より引用)

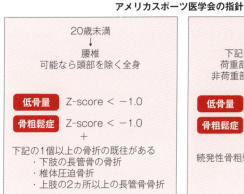

① 成人：BMI 17.5以下
② 思春期：標準体重の85％以下
③ 1ヵ月以内の体重減少が10％以上

2) 無月経

- 日本人女性の平均初経年齢は12.3歳，アスリートでは12.9歳であるが，15歳になっても初経が発来しない場合や3ヵ月以上月経が停止した続発性無月経の状態では，精査が必要であり婦人科受診の対象となる．無月経の原因がLEAかを適切に評価することは，その後の治療方針に大きく影響するため，妊娠の除外とともに，内診，超音波検査後，LH，FSH，エストラジオール，PRL，テストステロン，TSH，f-T_4を測定し原因を検索する[13,14]．LEAによる無月経の特徴は，LHを優位としたゴナドトロピン分泌の低下であり，LEAに対し医学的介入を行う際，このLH値を観察しLEAが改善されているかを評価する．

3) 骨密度の測定と診断基準

- 下記に当てはまるアスリートは，骨密度を測定する[13,14]．
  ① LEAの女性アスリート
    ・成人：BMI 17.5以下
    ・思春期：標準体重の85％以下
    ・1ヵ月以内の体重減少が10％以上

  ② 1年以上，無月経のアスリート
- アスリートの低骨量/骨粗鬆症の診断基準は，ACSMの指針に準じており，ACSMでは20歳未満と20歳以上で推奨する骨密度の測定部位や診断基準を変えている[1]．診断の際はDual energy X-ray Absorptiometry（2重エネルギーX線吸収測定法：DXA法）を用いるが[4]，その評価の際は，国際的には，YAM（Young Adult Mean）値ではなく同年代との比較であるZ-scoreを用いる[1]．アスリートの低骨量/骨粗鬆症の診断基準を図8に示す．

8 女性アスリートの三主徴の治療

1 LEAによる無月経の治療

- 無月経で婦人科を受診すると，ホルモン製剤を投与され体重が増加するというイメージをもつアスリートや指導者は多い．無月経のアスリートへホルモン製剤を投与するか否かについては，無月経の原因によって異なる．無月経の原因がLEAである場合は，ホルモン療法が第一選択ではなく，低用量ピルなどのホルモン療法は推奨されていない．

1）非薬物療法
- LEA の大原則は，運動によるエネルギー消費量を減らす，かつ（または）食事からのエネルギー摂取量を増やすことである[1〜3,13,14]．LEA による無月経のアスリートでは，月経周期正常群と比較し，炭水化物の摂取量が少ないことが明らかになっている[15]．日本では，LEA の改善についての具体的な指針がなく，現在公認スポーツ栄養士と作成中である．以下に ACSM と IOC の LEA 改善のための指針を紹介する[1,16]．

  《ACSM の指針》
  ① 最近減少した体重を回復させる
  ② 月経が正常に来ていた体重まで回復させる
  ③ 成人では BMI18.5 以上，思春期では標準体重の 90％以上にする
  ④ 1 日 200〜600 kcal エネルギー摂取量を追加する
  （エネルギー消費量が 2,000 kcal/日以上の場合）など

- IOC では，LEA の改善策として，最近のエネルギー摂取量に 300〜600 kcal のエネルギー摂取量を追加するという指針を出している[2]．トップ選手では公認スポーツ栄養士や栄養士による食事指導を受けられるが，多くのアスリートは専門家による指導を受けることができない．このため，例えばこの IOC の指針を参考に，炭水化物を中心に 1 日 300〜600 kcal を食事や補食等でエネルギー摂取量を増やすよう指導を行う．しかし，エネルギー摂取量を増加させることには限界があり，同時に運動によるエネルギー消費量を減らすことも LEA の改善には重要である．

- また，低骨量/骨粗鬆症のアスリートにおいて LEA の改善は骨代謝の不均衡が改善されるため重要な治療となる．しかし，骨密度の点からは，LEA が改善しても体重増加がみられなければ骨密度の増加につながるケースは少ない．骨密度の増加を期待できる方法の 1 つとして，体重や筋量の増加が挙げられ，われわれの調査においても体重と腰椎の骨密度には相関があった[8]．体重増加を推奨する際，脂肪量の増加をイメージするアスリートは多いが，筋量と骨密度にも正の相関があることから，体重増加という表現を用いず筋量増加を勧めることで医学的介入につながりやすいケースもある．しかし，陸上長距離選手に代表されるように体重増加がパフォーマンス低下につながると考えられている競技では，競技生活中の著明な体重増加は難しく後述の薬物療法を考慮する．

2）薬物療法
- 前述の非薬物療法による LEA の改善を行っても LH の改善や月経が再開しない場合，また，低骨量/骨粗鬆症のアスリートでは競技特性を考慮し，エストロゲン製剤によるホルモン療法を併用するケースがあるが，この場合も LEA の改善を継続して行うことを忘れてはならない．エストロゲン製剤によるホルモン療法は，精神面や血管内皮機能など，低エストロゲン状態による全身への悪影響を回避する目的もあるが，骨の点からはエストロゲン製剤の投与が骨密度増加に寄与するかについては明らかになっていない．女性ホルモンであるエストロゲンによるホルモン療法を行う際，LEA が原因の場合は IOC などの指針においても低用量ピルの投与は推奨されておらず[1,3]，体重やコンディションへの影響が少ない経皮エストラジオール製剤を第一選択とする[3,13]．経口エストロゲン投与は，肝臓での骨芽細胞の分化に必要な IGF-1（insulin-like growth factor-1）を抑制するが，経皮投与では IGF-1 では抑制されない，という点から経口投与は骨密度の増加や疲労骨折の減少の点では有効ではないとし経皮投与が推奨されている[1〜3,13]．しかし，初経発来遅発例も含め，介入時期や投与量，投与経路についてもエビデンスはなく保険適用の問題は残る．実際にホルモン療法を行う際の薬剤の選択であるが，更年期障害に対し使用される経皮エストラジオール製剤を用いている．パッチ剤やジェル

剤があるが，発汗の多いアスリートにはパッチ剤は好まれないことが多い．これらの薬剤は，エストラジオール値を数値化でき，連日投与を行いながら，試合や練習日程を考慮しプロゲスチン製剤の経口投与により約3ヵ月に1回を目安に周期的な消退出血を起こしている[16]．ただし，プロゲスチン製剤服用時にだるさや眠気を訴えるアスリートもみられるため，競技日程などを十分考慮したうえでの投与スケジュールが重要である．また，消退出血がみられると安心し喜ぶアスリートは多いが，この治療は定期的な消退出血を起こすことが目的ではなく，エストロゲンを補充している期間が重要であることをアスリートや指導者に認識されることも重要である．

■ 文　献

1) De Souza, MJ et al：Female Athlete Triad Coalition Consensus Statement on Treatment and Return to Play of the Female Athlete Triad：1st International Conference held in San Francisco, California, May 2012 and 2nd International Conference held in Indianapolis, Indiana, May 2013. Br J Sports Med 48：289，2014
2) Mountjoy, M et al：The IOC consensus statement：beyond the Female Athlete Triad Relative Energy Deficiency in Sport(RED-S). Br J Sports Med 48：491-497，2014
3) Mountjoy, M et al：IOC consensus statement on relative energy deficiency in sport(RED-S)：2018 update. Br J Sports Med 52：687-697，2018
4) Barrack, MT et al：Higher incidence of bone stress injuries with increasing female athlete triad-related risk factors：a prospective multisite study of exercising girls and women. Am J Sports Med 42：949-958，2014
5) Mallinson, RJ et al：Current perspectives on the etiology and manifestation of the "silent" component of the Female Athlete Triad. Int J Womens Health 6：451-467，2014
6) Nose-Ogura S et al：Risk factors of stress fractures due to female athlete triad：Differences in teen and twenties. Scandinavian Journal of Medicine & Science in Sports 29(10)：1501-1510，2019
7) 大須賀　穣ほか：アスリートの月経周期異常の現状と無月経に影響を与える因子の検討．平成27年度 日本医療研究開発機構 女性の健康の包括的支援実用化研究事業 若年女性のスポーツ障害の解析とその予防と治療，4-15，2016
8) Nose-Ogura, S et al：Low bone mineral density in elite female athletes with a history of secondary amenorrhea in their teens. Clin J Sport Med doi：10.1097/JSM.0000000000000571，2018
9) Kline, AD et al：Stress fractures in female army recruits：implications of bone density, calcium intake, and exercise. J Am Coll Nutr 17：128-135，1998
10) 半谷美夏：スポーツ外傷・障害予防の最新情報．臨スポーツ医 32：560-565，2015
11) 能瀬さやかほか：女性トップアスリートにおける無月経と疲労骨折の検討．日臨スポーツ医会誌 22：67-74，2014
12) Loucks, AB et al：Luteinizing hormone pulsatility is disrupted at a threshold of energy availability in regularly menstruating women. J Clin Endocrinol Metab 88：297-311，2003
13) Nose-Ogura, S et al：Management of the female athlete triad. J Obstet Gynaecol Res 44：1007-1014，2018
14) 産婦人科診療ガイドライン，女性アスリートのヘルスケアに関する管理指針 2017
15) 小清水孝子：産婦人科医による「エネルギー不足」改善にむけての栄養指導法の提案．平成27年度 日本医療研究開発機構 女性の健康の包括的支援実用化研究事業 若年女性のスポーツ障害の解析とその予防と治療 68：16-24，2016
16) 能瀬さやかほか：Health Management for Female Athletes Ver. 3. スポーツ庁委託事業「女性アスリートの育成・支援プロジェクト　女性アスリートの戦略的強化に向けた調査研究」，2018

VIII 女性アスリートに対するアプローチ

2 女性アスリートに対する競技現場でのアプローチ

平井晴子

1 女性アスリートの身体的特徴

1 静的アライメントの性差

- 解剖学的配列の違いにより骨格筋の構造や，筋力，運動機能に性差が認められる．女性は男性に比べて関節弛緩性が高い傾向にあり，外力に対して脆弱である点から靱帯損傷や脱臼などの危険因子となる．
- 下肢アライメントの不良は外傷・障害にかかわる内的要因であり，これに他の内的要因や外的要因，受傷を誘発したプレーなど複数の条件が重なることで外傷・障害が起こる[1]．骨盤前傾角，大腿骨前捻，Qアングル，脛骨大腿角，反張膝は女性で有意に大きい[2]．

2 動的アライメントの性差

- 動作中のアライメントは性差があることは多くの人が知っており，外傷や障害のリスクファクターとなるといわれている．動的アライメントは構造的な要因よりも神経筋コントロールによって影響を受ける[2,3]．
- 女性は男性に比べて，着地やカッティングなどの動作の際に膝関節を動的に安定させるための神経筋コントロールが不得意な傾向にある[4]．例えば，膝の屈曲角度が浅い，膝関節の外反角度が大きい，大腿四頭筋支配でありハムストリングスの筋活動が弱い，などがあげられる[5]．

3 トレーナビリティ

- 女性の平均筋力は男性の63.5％であり，上半身は43〜63％，下半身は25％弱いとされている[6]．しかし，体格差や除脂肪体重を鑑みると，相対的筋力の性差は顕著ではない．
- 女性もトレーニングによる筋肥大効果を期待できるが，筋肥大に影響を与えていると考えられている性ホルモン（テストステロン）濃度は男性に比べて少ないことから，筋肥大の程度は大きくないといわれている．
- 最大酸素摂取量（$\dot{V}O_2max$）における性差は，身体構造や遺伝的差異によるものであるが，女性アスリートでも除脂肪体重の増加，インターバルトレーニングによって$\dot{V}O_2max$を増加させることが可能である．またこれらのトレーニングはアスレティックリハビリテーション中であっても，患部へ負担をかけずに健常部トレーニングとして導入することが可能である．

4 ウェイトコントロール

- 一般的に女性は男性に比べて体脂肪が高い傾向にある．女性の場合，必須脂肪といわれる乳房，臀部，大腿部につくものがあり，思春期以降に体脂肪率が上昇することは妊娠や出産にかかわる身体を作るために必要なものである．貯蔵脂肪の絶対値を比較すると男女差はないといわれている．
- アスレティックリハビリテーション中は受傷前

に比べて総身体活動量が落ちやすく，体脂肪をため込む傾向にあるため，食事内容やサプリメント内容を調整する．患部に負担がかからない強度での有酸素運動を行うなど，食事から摂取するエネルギー量と消費するエネルギー量のバランスをとることが必要となる．

2 女性アスリートと月経周期

- トレーニングやコンディショニング方法は男女同一条件で実施されているが，女性ホルモン（エストロゲン，プロゲステロン）の変動が運動時生理反応に影響を与えると考えられており，女性アスリートの三主徴やスポーツ障害の予防のためにも月経周期を考慮すべきである[7]．
- 月経周期は，月経期，卵胞期，排卵期，黄体期に分かれている．月経期や黄体期は腹痛，頭痛，不定愁訴を訴えるなど主観的なコンディション悪化がみられやすく，また月経終了後数日または月経終了直後にコンディションが良好であることが多い[8]．トレーニング内容や強度を月経周期によって調整することで，効率的にトレーニング効果を獲得できる可能性がある．また月経困難症や月経前症候群に対して早期に適切な治療を行いコンディションを悪化させないため，選手自身だけではなく指導者やアスレティックトレーナーが月経周期やコンディション変動を把握するべきである．
- 手帳やアプリなどを活用して月経周期を管理し，自身の身体と向き合う機会を与える．記録と振り返りの繰り返しによりコンディショニングへの意識を変えていくことが，パフォーマンス向上につながる．

3 女性アスリートの神経筋コントロール

- 女性は筋力やパワーで男性に劣るとされており，またリスクの高い動作が多いことがスポーツ外傷の要因となりうる．例えば，片脚着地において，女性は着地の瞬間に急激に膝関節が屈曲・外反，股関節が内転することや，ハムストリングス/大腿四頭筋比が有意に低いことが報告されている[9,10]．また女性は前方ホップ時に外側ハムストリングスに比べ内側ハムストリングスの筋活動が少ないとされている[11]．包括的な神経筋コントロールトレーニングによってこれらの能力を向上させることが可能であり，また衝撃吸収能力や動的関節安定性，筋バランス，機能的バイオメカニクスを改善させることもできる[12]．

1 下肢のリハビリテーション

- 再受傷を予防するためには正しい動作取得をさせる必要がある．カッティングや着地動作で①股関節や膝関節を十分に屈曲させる，②knee-inを防ぐ，③体幹を中心に保ち適度に前傾させる，ことが復帰後のパフォーマンス向上につながり，また女性に多いとされる膝前十字靱帯損傷を予防するために特に重要である．
- 女性はカッティングや着地動作における衝撃吸収時に大殿筋よりも大腿四頭筋が優位になる傾向が強いため，膝関節に前方剪断力が増す．荷重時に股関節伸展筋群（大殿筋，ハムストリングス）を使って"地面を押し返す"感覚を養う（図1, 2）．
- 自体重をコントロールする，もしくはそれ以上の筋力を発揮すること，低い姿勢を継続する筋力を向上させる．筆者の場合，正しい姿勢で片脚フルスクワットが10回できること，を競技復帰の条件の一つとしている（図3, 4）．
- 重心位置を保つため，また四肢の動きを促進させるための体幹トレーニングでは，プランクなどのキープ系だけではなく，四肢の運動に対する体幹固定のエクササイズも実施する（図5, 6）．
- 固有受容感覚トレーニングにおいては，初期はツール（バランスディスク，バランスマットなど）を使い，強度を上げていくごとに体位や負

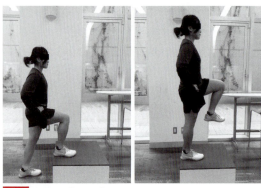

図1　ステップアップ
足底全体でboxを押し，股関節伸展によってステップに上がる．

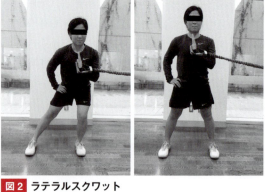

図2　ラテラルスクワット
チューブで体幹へ前額面方向へのストレスを与えながら股関節伸展(体幹は中間位を保つ)．

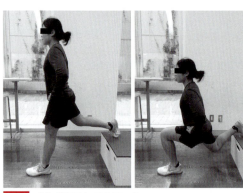

図3　ブルガリアンスクワット
体幹やや前傾，深い膝関節屈曲から足底全体で地面を押して立ち上がる．

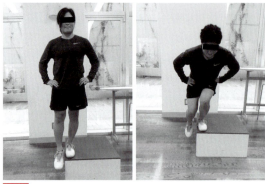

図4　シングルレッグスクワット
体幹側屈，膝関節外反に注意しながら可能な限り膝屈曲．

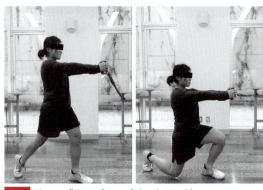

図5　チューブキープ＋スプリットランジ
チューブで体幹に水平面ストレスをかけながら実施(体幹は中間位を保つ)．

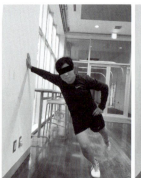

図6　ラテラルウォールドリル
体幹は中間位を保ちながら股関節周囲筋(特に外転筋群)をトレーニング．ラテラル方向への切り返しを意識．

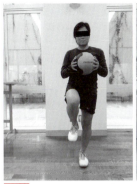 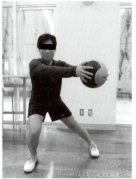

図7 モンスターランジ
足関節内反捻挫の受傷機転に多い，内反方向へのストレス．

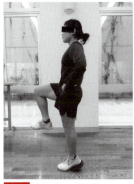 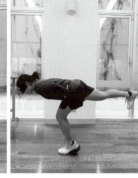

図8 前足部T字バランス
競技中の接地に類似(前足部での地面蹴り出し)した形でのバランストレーニング．

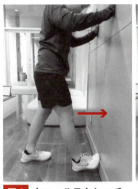 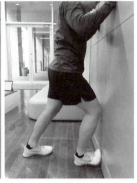

図9 ウォールストレッチ
足関節背屈位を保ったまま膝関節を前・内反・外反方向へ，壁に向かって近づけたり遠ざけたりを繰り返す．

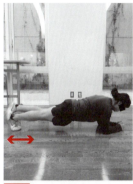 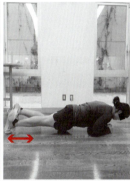

図10 プランクソウ
片脚に体重をかけ，体幹をアクティベートさせた状態で足関節の自動底背屈を繰り返す．

荷のかけ方で難易度や強度を増加させる．また競技環境に近い形での実施を心がける(**図7，8**)．
- 足関節の可動性(特に背屈)が不足していると，着地や減速動作時の下肢の衝撃吸収機構として機能せず，膝関節や股関節にストレスがかかる(**図9，10**)．
- 反射性トレーニング(reactive neuromuscular training：RNT)で固有受容反応を刺激し動作の質を向上させる[13](**図11**)．
- 3つの関節(股関節，膝関節，足関節)の適切なアライメントおよび衝撃吸収を用いて正しい着地姿勢をとる(**図12，13**)．

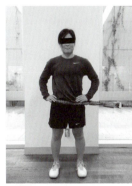 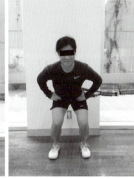

図11 スクワット＋腰チューブ
スクワット時に左下肢へ荷重が偏る場合のコレクティブエクササイズ(チューブで左方向へストレスをかける)．
※片脚荷重時に股関節内旋，膝関節外反傾向にある場合，チューブで膝関節外反方向にストレスをかける．

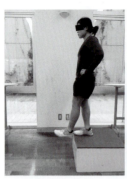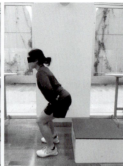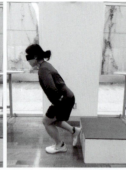

図12 box drop
両足で着地（中央図）もしくは片脚で着地（右図）する際に，十分な3関節の屈曲角度を確保する．

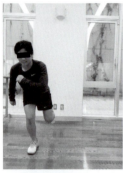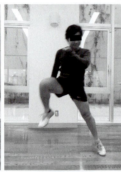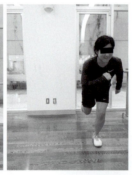

図13 ラテラルジャンプ
十分な3関節の屈曲角度を確保する．

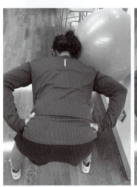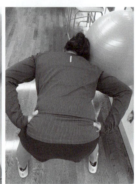 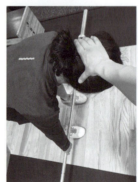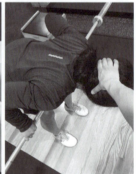

図14 壁バランスボールプッシュ
体幹の中間位を保ったまま頚椎の側屈に抵抗を加える．

図15 ベントオーバーロウ＋頚椎伸展
頚椎屈曲方向にストレスをかける．

2 上肢のリハビリテーション

- 体幹，上肢と頚椎の協調性：女性は首が長い，なで肩（円背）が多く頚部の安定性に劣り，また頚部周囲筋の筋力が弱いため頭頚部の外傷が多い傾向にある．図14, 15 はコンタクトシチュエーションでの体幹，頚椎筋力発揮をイメージしたエクササイズの例．

- 固有受容感覚トレーニング（図16, 17）．
- 肩甲骨は上腕骨骨頭を支持し，また筋の起始部としての役割を果たすため胸郭上での安定性が重要である（図18, 19）．
- コンタクトスポーツにおいては，コンタクトによって転倒した際に頭部や頚部へ直接衝撃が加わり損傷することがあり，また地面への手のつき方によっては肩関節脱臼や手関節骨折などが

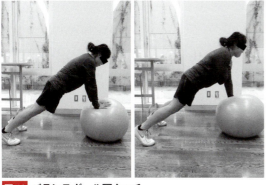
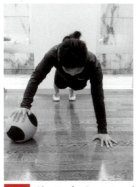

図16 バランスボール肩タッチ
体幹の中間位を保ちながら，不安定な基底面上で上肢に軸圧をかける．

図17 ボールプッシュアップ
ボールを転がして左右交互に実施．

図18 ブラックバーンY（左上），T1（右上），T2（左下），コブラ（右下）
肩甲骨を"寄せて"上肢を挙上する．

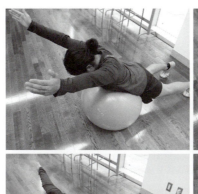
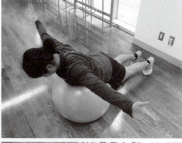
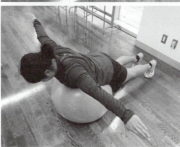
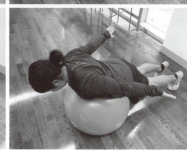

図19 肩甲骨プッシュアップ
地面を押す力を利用して肩甲骨の内転外転を繰り返す．

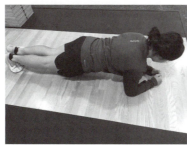
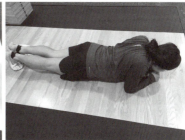

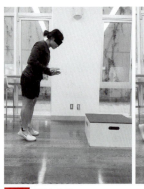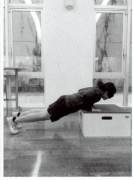

図20 受け止め
スタートポジションでの手の位置を変えることで強度調整が可能．

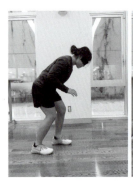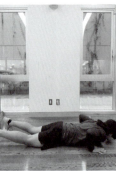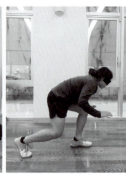

図21 ダウンアップ
ラグビーで多く行われる動作（コンタクトシチュエーションで倒れてから立ち上がる場面を想定）．

起こりうる．正しい姿勢でのコンタクト動作はもちろんのことであるが，転倒時の受け身の取り方や姿勢保持，安定した起き上がり動作を習得する（図20, 21）．

■文献

1) 竹村雅裕ほか：アライメントからみたスポーツ傷害と理学療法．理学療法 32：388-393, 2015
2) Nguyen, AD et al：Identifying relationships among lower extremity alignment characteristics. J Athl Train 44：511-518, 2009
3) Harty, CM et al：Intertask comparison of frontal plane knee position and moment in female athletes during three distinct movement tasks. Scand J Med Sci Sports 21：98-105, 2009
4) Besier, TF et al：Anticipatory effects on knee joint loading during running and cutting maneuvers. Med Sci Sports Exerc 33：1176-1181, 2001
5) Malinzak, RA et al：A comparison of knee joint motion patterns between men and women in selected athletic tasks. Clin Biomech 16：438-445, 2001
6) Wilmore, JH et al：Body composition in sport and exercise：directions for future research. Med Sci Sports Exerc 15：21-31, 1983
7) 中村真理子：女性アスリートのコンディション評価．日臨スポーツ医会誌 19：199-202, 2011
8) 土肥美智子：女性アスリートの特徴と課題．女性心身医 22：141-144, 2017
9) 小笠原一生ほか：片脚着地時に見られた下肢kinematicsの性差．体力科学 55：403-412, 2006
10) 齊藤 明ほか：片脚着地時の体幹肢位が膝関節角度と筋活動に及ぼす影響—男女間の比較—．理療科 29：955-959, 2014
11) Palmieri-Smith, RM et al：Association of quadriceps and hamstrings cocontraction patterns with knee joint loading. J Athl Train 44：256-263, 2009
12) Myer, GD et al：Neuromuscular training improves performance and lower extremity biomechanics in female athletes. J Strength Cond Res 19：51-60, 2005
13) Cook, G et al：Reactive neuromuscular training for the anterior cruciate ligament-deficient knee：a case report. J Athl Train 34：194-201, 1999

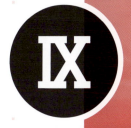

成長期アスリートに対するアプローチ

IX 成長期アスリートに対するアプローチ

1 成長期アスリートのスポーツ外傷・障害

武冨修治

1 成長期の特徴

- 小児期，成長期のアスリートを診るためには成長期の特徴を理解する必要がある．骨端部や成人より厚い関節軟骨は力学的に脆弱であり，障害を受けやすい．また，成長のピークには，加速度的な骨の長軸方向への成長が起こり，軟部組織の成長が追いつかず，相対的に筋・腱や関節包の相対的な柔軟性低下が生じる．この時期にスポーツによる繰り返しの負荷が加わると，オーバーユースによる障害を起こすことになる．下肢のアライメントが成長に伴い変化することもこの時期の特徴である．同じような負荷を受けても成長時期により障害を受けやすい部位が異なる（図1）．膝伸展機構のオーバーユースを例に挙げると，10歳ころはSinding-Larsen-Johansson病，11～13歳ころにはOsgood-Schlatter病，骨端線が閉鎖した時期より膝蓋骨疲労骨折や膝蓋腱炎が発症しやすくなる[1]．本項では成長期アスリート診療における注意点および成長期に頻度の高いスポーツ障害・外傷の診断と治療について述べる．

2 成長期アスリート診療で注目すべきこと

- 成長の段階により障害を受けやすい部位が異なるため，選手の成長段階を把握することが必要である．成長期の選手のチームを担当する場合は，月1回くらい身長測定を行い記録しておくとよい．また，成長期の障害と筋のタイトネスの関係は非常に強いため，診察の際は，必ず筋のタイトネスを確認する．特に，腸腰筋，大腿四頭筋，ハムストリング，腓腹筋の柔軟性のチェックは必須である（図2）．成長期だけに限ったことではないが，スポーツ障害においては，動的アライメントの不良や筋のタイトネス，筋力のアンバランスが原因であることが多い．アライメント異常を診る際には，1つの関節だけに注目するのではなく，下肢であれば体幹，骨盤から足部まで下肢全体をみる必要があるし，上肢であっても足部や下肢全体，体幹，骨盤や肩甲帯などにも目を配る．また練習環境（サーフェースや時間，内容，靴など）が原因のこともある．練習時間や投球動作のあるスポーツでは投球数などの把握も重要である．

3 成長期のスポーツ障害

- 「痛いなら休む，痛くなくなるまで休む」ではなく，的確な診断と病態の把握により必要な治療・アプローチをすることが重要である．その競技種目に多い障害の部位と好発する年齢，痛みの性質から正しい診断をつける．その診断に基づき，外科的治療が必要かどうか？ 競技を続けながら治療できるのか？ それとも競技を中止し一時的な局所の安静が必要なのか？ を判断する．スポーツ障害の治療の目的は的確な

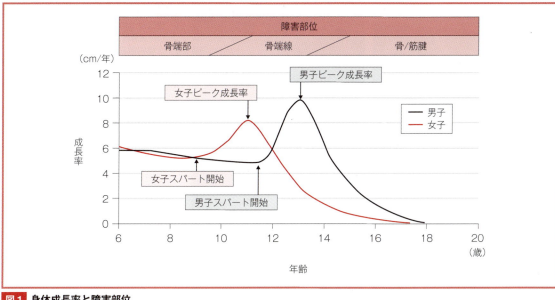

図1 身体成長率と障害部位
(文献2) より引用改変

診断のもと，できるだけ速やかな復帰をすることと再発の予防である．根本的な要因を改善することを忘れてはならない．成長期のスポーツ障害では治療の遅れにより後に変形や後遺症を残すこともあり，早期発見のための診察や検査を行い，必要に応じて保護者，指導者，トレーナーと協力して治療を行う．

- 基本的な保存療法の流れは障害によらずおおよそ同じである．急性期には局所の安静を保ち，炎症と腫脹の軽減につとめる．この時期には痛みの範囲内でのストレッチを行う．成長期では障害に対する知識が未熟であるため，この時期にアイシングの方法や正しいストレッチの仕方を指導する．どのような動作で痛みが出るのかを自分で認識できるように指導することも復帰や再発時に早く自覚するために必要なことである．

- 急性期の炎症が消退したら積極的なリハビリテーションを開始する．歩行，スクワット，レッグランジのような単純な動作を確認し，例えば膝が内に入ったり，膝とつま先の向きがバラバラだったりというような悪い動作を矯正す

る．ストレッチ痛が消失し，罹患関節の可動域が回復したら，下肢であればランニングやジャンプ，上肢でいえばシャドーピッチングのような単純な動作を開始し，次いでステップ動作やダッシュなどを行う．抵抗時痛が消失し，周囲の筋の出力が十分であれば，リハビリテーションは最終段階である．サーキットトレーニングや球技ではボールを使った応用的な動きを行う．リハビリテーションの過程で筋のタイトネスや痛みが悪化すればリハビリテーションの段階を1段階戻すことを考慮する．特に身長が1ヵ月に1cm前後伸びているような場合は筋のタイトネスが起こりやすく，注意を要する．動きに問題がなく，圧痛がほぼ消失すれば練習に完全合流できると考えてよい．経過の中で定期的に診察・検査を行い，組織の状態を確認する．タイトネスや動的アライメント不良が残存すれば，骨端など力学的脆弱性を有する成長期の選手は容易に再発すること忘れてはならない．

- 筆者は原則として成長期の選手にはステロイドの局所注射は行っていない．痛みや炎症を早期にとるよりも，自分の体と向き合う時間を作り，

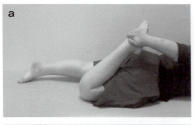
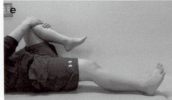
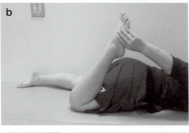
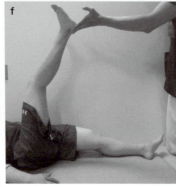
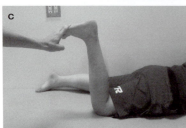
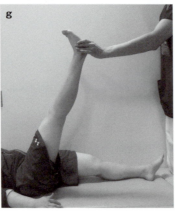
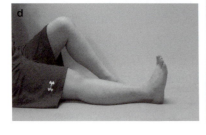

図2 筋の柔軟性のチェック
a：伏臥位での大腿四頭筋の柔軟性チェック（膝屈曲角度または踵殿距離を測定する），b：大腿四頭筋のタイトネスによる尻上がり現象，c：ヒラメ筋の柔軟性チェック（膝屈曲位で足関節背屈角度を測定する），d：腓腹筋の柔軟性チェック（膝伸展位で足関節背屈角度を測定する），e：対側の膝を抱えることで，腸腰筋の柔軟性をチェックする（股関節の屈曲角度を測定する），f, g：ハムストリングの柔軟性チェック（股関節90°屈曲位での膝屈曲角度(f)，または膝伸展位での股関節屈曲角度(g)を測定する．

ストレッチやアイシング，セルフケアの重要性を十分理解してもらうこともこの時期の選手に必要なことと考えている．growth spurt の時期が過ぎ，身長の伸びの終了した選手は成人と同じ扱いでよい．以下，成長期のアスリートに多いスポーツ障害について簡潔に解説する．

1 骨端部の障害

1) Osgood-Schlatter 病
- 大腿四頭筋の牽引力が力学的に脆弱な脛骨粗面の骨端部に繰り返し働くことで生じる骨端症であり，10～14歳の男子に好発する[3]．発症早期に局所を安静にできれば，早期復帰，再発予防ができるが，痛みを我慢しながらスポーツを継続すると脛骨粗面部に小骨片（ossicle）を形成し，難治化するため，発症初期に運動制限が必要である．大腿四頭筋のタイトネスを改善することが重要である[4]（図3）．

2) Sinding-Larsen-Johansson 病
- Osgood-Schlatter 病より少し早い10歳前後に好発し，スポーツ動作での膝蓋骨の下極の痛みを生じる．大腿四頭筋のタイトネスを改善させ

る．Osgood-Schlatter 病と比べ，スポーツを中止させることで早期（3～4 週）に治癒する．

3） Sever 病
- 骨端線閉鎖前の踵骨骨端部に跳躍や着地またアキレス腱の牽引のストレスが繰り返し働くことで生じる頻度の高い骨端症であり，9～13 歳ころの男子選手に好発する．体格が大きい選手に発症しやすく，回内足や足関節背屈がかたいこともリスク因子である[5, 6]．アイシング，アキレス腱のストレッチを行い，ヒールカップやアーチサポートなどを使用し，保存的に治療する．

4） 有痛性外脛骨
- 舟状骨の内側後方にみられる後脛骨筋付着部の副骨障害である．成長期に相対的な後脛骨筋のタイトネスが起こることや回内扁平足が一因である．打撲や捻挫を契機に症状が出ることもある．ストレッチ，足底板の使用，足関節周囲のバランストレーニングなどの保存療法でほとんどが対処可能であるが，骨片切除や骨接合術などの手術を要する場合もある．

5） リトルリーグ肩
- 10～15 歳の成長期に繰り返しの投球によるストレスが加わることで，力学的に弱い上腕骨近位骨端線が離開することが病態である．健側と X 線像を比較する必要がある（図 4）．投球禁止により予後は良好であるが，離開が明らかな場合，2～3 ヵ月の投球禁止を要する．リトルリーグ肩の発症には，肩関節だけの要因でなく，下肢，体幹の柔軟性や動き，投球技術なども関わっており，全身のコンディショニングを要する．

6） 野球肘
- 成長期の投球肘関節障害は大きく内側型と外側型とに分けられる．内側型は内側上顆の骨端部・骨端線の障害が多く，尺側側副靱帯や前腕屈筋群の牽引力によって生じる．一方，外側型

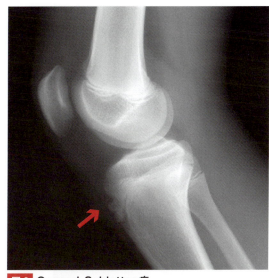

図 3 Osgood-Schlatter 病
単純 X 線側面像：形成された ossicle（矢印）．

は上腕骨小頭などへの圧迫・剪断力を原因として生じ，上腕骨小頭の離断性骨軟骨炎が代表的である．上腕三頭筋の牽引力および肘頭窩との衝突による肘頭の骨端線離開や骨端線癒合不全を生じることもある．いずれも初期であれば保存療法で治癒するのに対し，大きな転位を生じたり，離断性骨軟骨炎の病期が進行すれば手術を要することもあるため，早期発見し，投球を中止，治療を開始することが重要である．多すぎる投球数，他の関節の可動域低下や肘下がりの投球フォームなども改善する必要がある．

7） 分裂膝蓋骨
- 発育過程において外側支帯を介する外側広筋や腸脛靱帯の牽引力，膝蓋骨外側面にかかる曲げ応力により骨化核の癒合不全が起こり，分裂膝蓋骨を発症すると考えられている．無症候性の場合も多いが，有痛性分裂膝蓋骨では運動時や運動後の痛みがある．特に骨の成長に伴い大腿四頭筋が相対的にタイトになりやすい成長期に痛みを起こすことが多い．治療の原則は保存

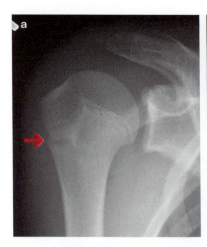
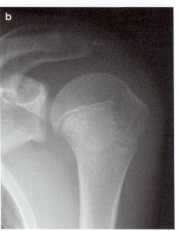

図4 リトルリーグ肩の単純X線像（右）
右肩関節(a)の骨端線が左肩関節(b)に比べわずかに離開している（矢印）．

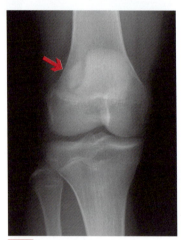

図5 分裂膝蓋骨の単純X線像
膝蓋骨近位外側に分裂した骨片が確認できる（矢印）．

療法であるが，難治性の場合，手術療法を行う（図5）．

2 疲労骨折などのオーバーユース障害

1）疲労骨折

- 疲労骨折は10歳代前半から発生し，男女とも16歳にピークがある[7]．骨折ではあるが，外傷というよりはオーバーユースによるスポーツ障害の要素が大きい．第1肋骨，尺骨肘頭，仙骨，恥骨下枝，大腿骨頸部，大腿骨骨幹部，脛骨内側顆，膝蓋骨，脛骨骨幹部，腓骨，足関節内果，踵骨，足舟状骨，中足骨などに好発する（図6）．痛みは徐々に出現する場合も，急激に起こる場合もある．下肢のアライメント不良や不適切な靴の選択，固いサーフェースが原因となっていれば，改善するよう指導が必要な場合もある．ほとんどの疲労骨折は保存治療の適応だが，大腿骨頸部，脛骨跳躍型，第5中足骨近位部，足舟状骨の一部は手術を要する[8]．

2）シンスプリント

- シンスプリントは成長期の代表的なスポーツ障害の1つである．脛骨遠位1/3の内側に痛みを生じ，ヒラメ筋や後脛骨筋の過収縮やタイトネスも一因である．硬いサーフェースを走行するなどの環境要因もある．局所のRICE処置，ヒラメ筋のストレッチ，膝周囲筋や腓骨筋，下腿三頭筋の筋力強化，足底板の使用などの保存療法を行う．脛骨疾走型疲労骨折との鑑別がしばしば問題となるが，シンスプリントでは幅の広い腫脹と圧痛があり，ヒラメ筋のストレッチ痛があるのに対し，疲労骨折では圧痛がピンポイントであることが多い．

3 腰椎のスポーツ障害

- 成長期のスポーツ選手の腰痛の原因としては腰

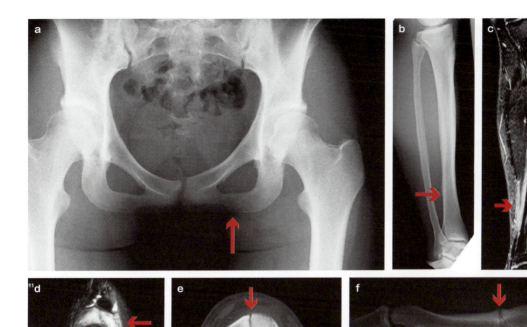

図6 さまざまな疲労骨折
a：女子陸上選手に多い恥骨下枝疲労骨折（矢印）の単純X線像，b：脛骨疾走型疲労骨折の単純X線像（矢印），c：bと同じ選手のMRIでは髄内輝度変化に加え，軟部組織の浮腫も見られる（矢印），d：足舟状骨疲労骨折のMRI，舟状骨全体が高信号を呈してる，e：同じ選手のCT像では骨折線がはっきり確認できる（矢印），f：サッカー選手に多い第5中足骨近位部疲労骨折（いわゆるJones骨折）の単純X線像（矢印）．

椎分離症や腰椎終板障害の頻度が高く，特に前者が多い．腰部の後屈および回旋での痛みを生じる．単純X線像で分離像が確認できる段階ではかなり病期が進行している．単純X線像で変化のない初期の段階で運動制限を行い，骨性の修復が可能である時期に治療を開始することが重要である．腰椎の後屈や回旋で痛みがあればMRIを撮像し，分離症の前段階であるstress reactionや初期分離のうちに治療を開始する．MRIはSTIR (short tau inversion recovery) 像が初期変化をとらえるのに有効であり，骨癒合判定にはCTが有用である（図7）．股関節など他関節の硬さや下肢の筋のタイトネスが原因となっていることもあり，全身の状態にも目を向ける必要がある．

4 離断性骨軟骨炎

- 膝関節，肘関節に好発し，股関節や足関節にもまれに生じる．病因は諸説あるが，成長期の離断性骨軟骨炎は，力学的に弱く厚い軟骨や軟骨下骨に繰り返しの剪断力や圧迫力が加わることも要因の1つと考えられる．早期に発見，治療を開始することで手術を避け，保存的に治療が可能となる．頻度の高い大腿骨内側顆や上腕骨小頭の病変は単純X線正面像では診断しにくいことも多く，膝関節ではRosenberg撮影，肘関節でも肘関節軽度屈曲位での撮影が有用である．疑いがあればMRIを撮像する．遊離期にはロッキングを主訴とすることもある．大腿骨外側顆の離断性骨軟骨炎は外側円板状半月との関連が指摘されている．

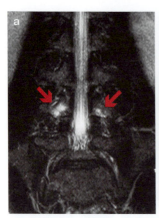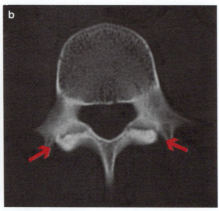

図7 腰椎分離症のMRIおよびCT画像
a：初期分離のMRI冠状断像，両側L4にSTIR像で高信号がある（矢印），b：CT軸位断で癒合傾向が確認できる（矢印）．

5 筋腱の炎症・障害

1) ジャンパー膝
- 膝伸展機構のオーバーユースであるジャンパー膝は骨端線閉鎖後に好発する．膝蓋腱炎と大腿四頭筋腱炎がある．運動後のアイシング，大腿四頭筋のタイトネスの改善および遠心性収縮のトレーニングを行う．下肢のアライメント異常があればフォームの矯正，足底板の使用なども必要となる．難治例では変性した腱の切除や体外衝撃波による治療も行われている．

2) 腸脛靱帯炎
- 緊張した腸脛靱帯が膝屈伸時に大腿骨外側上顆を乗り越える際の摩擦で炎症を起こし，走行の増加で出現する膝外側痛が特徴的である．腸脛靱帯は過緊張しており，股関節外転筋力は低下していることが多い．腸脛靱帯の過緊張をやわらげるためのストレッチ，アライメント異常改善のための足底板の使用，中殿筋力訓練などを行う．

3) 鵞足炎
- 縫工筋，薄筋，半腱様筋の腱付着部炎または滑液包炎であり，症状は運動時や運動後の膝内側痛である．治療はストレッチが中心となるが，膝外反（X脚）や過回内足また下腿の外旋など下肢のアライメント異常が原因となっていることがあり，この場合，足底板の使用やフォームの矯正などを行う．

4) アキレス腱（周囲）炎
- アキレス腱の腱症またはパラテノンの炎症である．治療はストレッチ，下腿三頭筋の遠心性収縮のトレーニングが中心となるが，回内足，扁平足など下肢のアライメント異常が原因となっていることがあり，この場合，足底板の使用やフォームの矯正などを行う．

4 成長期スポーツ外傷

- 成長期は力学的脆弱性のため靱帯や腱実質よりも骨端線や靱帯，腱付着部の骨軟骨を損傷することが多い．骨端線の損傷を放置すると成長障害や変形が生じることがあり，その診断と治療には細心の注意が必要である．明らかな受傷機転のあるスポーツ外傷では単純X線検査は必須である．また成長期でもより若年の場合，裂離骨片の大部分が軟骨であることも多く，単純X線検査のみでは見逃しやすいため注意を要する．治療の基本は解剖学的整復であり，適切な治療により骨癒合が得られた後も成長障害や変形に対し注意深い経過観察が必要である．本項

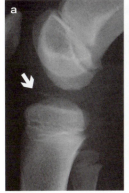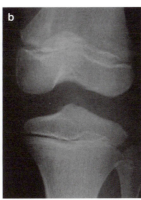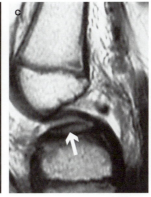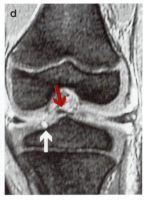

図8 前十字靱帯付着部裂離骨折の画像所見
単純X線膝関節側面像(a)で薄い裂離骨片が確認できるが，正面像(b)でははっきりしない．MRI矢状断像(c)では後十字靱帯が二重に見えるような像(矢印)を呈している．MRI冠状断像(d)では骨成分(色矢印)は小さいものの，軟骨の亀裂(白矢印)が見えており，軟骨を含む骨軟骨片は大きいことがわかる．

では見逃しやすく，成長期のアスリートに特徴的なスポーツ外傷について簡潔に解説する．

1 骨折

1）前十字靱帯付着部裂離骨折（顆間隆起骨折）

- 受傷機転や臨床症状は成人の前十字靱帯損傷と同様である．単純X線撮影は必須であるが，特に10歳未満の場合骨片は非常に薄く，また顆間に存在するためわかりにくく見逃しやすい[9]．見逃すと膝の不安定性を残すだけでなく，変形癒合により可動域制限（特に伸展制限）を残すため，受傷早期に確実に診断し，治療を行うことが重要である．前十字靱帯損傷を疑う受傷機転に加え，診察上Lachmanテストに左右差があれば疑いの目を持って検査を行う．単純X線像上異常所見がはっきりしなくとも不安定性の所見があればCTまたはMRIを撮像する（図8）．骨片の転位があれば全身麻酔下に膝関節を完全伸展することで整復を行う．転位のない場合や整復が得られた場合は保存療法を行い，徒手整復不能例や診断まで時間がかかった場合は関節鏡下に整復内固定を行う．骨端線が残存している場合，鏡視下にpull-out固定を行うことが多く，この際は骨端線を損傷しないよう

に注意を要する．

2）足関節周囲裂離骨折

- 小児期・成長期では足関節捻挫と思っても，靱帯付着部の裂離骨折であることが少なくない．骨軟骨の裂離骨折を放置すると，後に大きくなった骨片による副骨障害を生じることもあり，受傷時に適切な診断をすることが重要である．単純X線検査では通常の足関節2方向や4方向に加え，足関節底屈位で足関節を近位から撮影すると外果の裂離骨片を描出しやすくなる[10]．（図9）．超音波診断装置も有効である．裂離骨折があれば年齢に応じて2〜6週の外固定を行う．

3）骨盤裂離骨折

- 13〜15歳ころに好発する．受傷機転が疾走やキック動作であり，肉ばなれと誤診されることも多く注意を要する．上前腸骨棘または下前腸骨棘に多いが，腸骨や坐骨結節の裂離骨折もまれではない．裂離骨片の描出は単純X線検査では困難な例も多く，疑った場合は単純X線像で裂離がはっきりしなくてもCTまたはMRIが必要である（図10）．原則，保存療法を行うが，2cm以上の転位がある場合は手術適

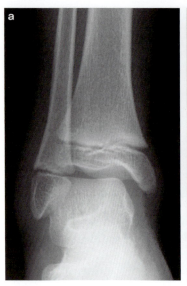
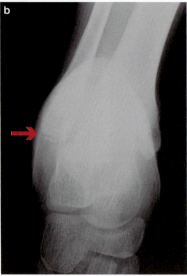

図9 足関節外果裂離骨折の単純X線像
通常の足関節正面像(a)では明らかでなかった外果の裂離骨折(矢印)が足関節底屈位で撮影する(b)ことで描出できる．

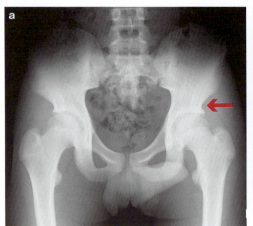
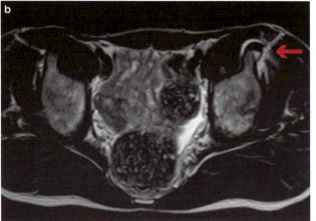

図10 下前腸骨棘裂離骨折の画像所見
通常の骨盤や股関節の単純X線正面像(a)で骨折は明らかではない(矢印)．MRI軸位断(b)では下前腸骨棘が裂離骨折しているのがわかる(矢印)．

応である[11]．

2 反復性膝蓋骨（亜）脱臼

● 膝蓋骨が膝蓋大腿関節から逸脱した状態であり，ほとんどが外側脱臼である．アライメント異常や形態異常，全身弛緩性などの先天的・解剖学的素因に外傷性の要因が加わり発症する．Q角などのアライメント異常や全身の関節弛緩性も

評価する．MRIで内側膝蓋大腿靱帯（MPFL），軟骨損傷，骨挫傷などを評価する．初回脱臼後は原則として保存療法を行う．脱臼予防また膝伸展機構の回復に重要な大腿四頭筋（特に内側広筋）の筋力訓練を行う．膝蓋骨脱臼予防の装具を併用することが多い．保存療法を行っても脱臼を繰り返す場合，手術療法を行う．脱臼予防に重要な靱帯である内側膝蓋大腿靱帯再建術に加え，外側解離などの近位リアライメントや

脱臼の素因によっては脛骨粗面の内方移行術などの遠位リアライメントなどを追加する．

3 半月板損傷

- 成長期に問題となる半月板の障害の多くは外側円板状半月板損傷である．円板状半月では中枢側の線維配列が，正常半月と異なり，損傷しやすい．捻りや立ち上がり，着地後に症状が出現することもあるが，明らかな外傷歴がないことも多い．痛みは膝外側にあり，伸展制限，軋音，クリックなどを伴うことが多い．また伸展強制時痛も診断に役立つ所見である．スポーツの障害となる膝痛の持続，伸展制限，関節水症の持続，離断性骨軟骨炎の合併があれば手術を要することが多い．一方，損傷していない円板状半月は無症候性であることも多く，その際は，経過観察する．症候性または損傷した円板状半月には従来，亜全摘術が行われてきた．亜全摘術の臨床成績はそれほど悪くないものの，画像上，高率に関節症性変化をきたすことが知られ，近年は円板状半月を正常半月に近い幅・形状に形成しつつ，不安定な断裂部を修復する術式を行う．

■ 文 献

1) 武冨修治：スポーツ障害・外傷．セイフティエンジニアリング 186：9-14, 2017
2) 乳幼児身体発育評価マニュアル，国立保健医療科学院, 67. https://www.niph.go.jp/soshiki/07shougai/hatsuiku/index.files/katsuyou.pdf
3) Nakase, J et al：Precise risk factors for Osgood-Schlatter disease. Arch Orthop Trauma Surg 135：1277-1281, 2015
4) 武冨修治：スポーツ損傷・障害による痛み 運動器の痛み．プライマリケア 膝・大腿部の痛み，菊地臣一編，南江堂，東京, 201-208, 2012
5) James, AM et al：Factors associated with pain severity in children with calcaneal apophysitis (Sever disease). J Pediatr 167：455-459, 2015
6) Scharfbillig RW et al：Sever's disease：a prospective study of risk factors. Am Podiatric Med Assoc 101：133-145, 2011
7) 内山英司：疲労骨折の疫学．臨スポーツ医 20（臨時増刊）：92-98, 2003
8) 武冨修治ほか：第5中足骨基部疲労骨折に対する圧迫調整固定用スクリューを用いた手術成績．日臨スポーツ医会誌 17：535-541, 2009
9) Chotel, F et al：The difficult diagnosis of cartilaginous tibial eminence fractures in young children. Knee Surg Sports Traumatol Arthrosc 22：1511-1516, 2014
10) Haraguchi, N et al：Avulsion fracture of the lateral ankle ligament complex in severe inversion injury：incidence and clinical outcome. Am J Sports Med 35：1144-1152, 2007
11) Schuett, DJ et al：Pelvic apophyseal avulsion fractures：a retrospective review of 228 cases. J Pediatr Orthop 35：617-623, 2015

Ⅸ 成長期アスリートに対するアプローチ

2 成長期アスリートに対する競技現場でのアプローチ：少年野球

能勢康史

1 少年野球の環境と指導者育成

● 障害予防は個体・練習・環境などの要因から考える必要があるが，少年期（小・中学生）の障害予防で話題になるのは，試合数や投球数の過多など環境要因である．小学生の野球チームでは年間100試合以上，1日3試合というチームもあり，投手と捕手といった投球機会が多い選手が障害を有していることからも[1]，試合過多が障害の要因になることは間違いない．また，野球チームに所属しない親の意見の多くは「練習や試合時の親の当番（週6日練習など拘束時間が長い），指導者の姿勢（子供への罵声）」の二つに集約される．これらの問題を解決するためには適正な指導が行われているモデルチームが不可欠で，この情報共有こそ子供の体を守るためには重要になる（NPO法人野球共育塾ホームページ参照）．適正指導者の条件だが「勝つことより大切なものがある」という理念のもと，子供の未来を考え「①多様な運動経験を積ませる，②シーズン制の採用，③試合数・投球数制限，④野球検診の受診」などを行っていることがあげられる．なかでもシーズン制（冬季は野球以外の活動）を採用し多様な運動経験を積ませることは，少年期にしか培われない基礎的運動能力を育むことにつながる．雪国で育ったプロ野球選手のなかには少年期にスキーに親しんだことで，「体幹筋力が高校以降で活躍する基礎になった」という選手もいる．障害の観点では上腕骨小頭離断性骨軟骨炎の投球制限期間に上肢を負担の少ないスポーツに親しむことは，障害をプラスに転化することにも役立つ．さらに，勝つことより楽しむことを優先させることで，小学では中学，中学では高校での継続率が高くなることも適正指導者の条件といえる．このような考えで子供に向き合う指導者は地域での信頼も厚く，自チームだけではなく，子供の未来を考えた社会活動も実践している．スポーツのみならず多様な経験を積ませることで，子供の豊かな感性を育む少年野球の指導者育成の施策は野球界の喫緊の課題といえる．

2 適正投球数

● 適正投球数は個人により異なるという前提で投手の投球数の目安について述べる．投手の試合での役割は試合をつくることであり，そのためにはコントロールの安定が必要になる．コントロール安定のためには同じ動作でリリースポイントを一定にする必要があるが，一定以上の投球数が必要になる．投球動作が安定していれば身体機能は低下しないが，動作が不安定であれば身体機能は低下する．これは筆者が野球現場で経験したことで，試合で150球のピッチング後でも身体機能が低下しない投手がいる一方で，50球の投球後に身体機能が低下している投手もいる．機能低下がなければ翌日のピッチングのパフォーマンスは高く障害のリスクも低いが，

機能低下を呈していれば翌日の投球パフォーマンスは低下し障害のリスクも高くなる．

- 2005年の臨床スポーツ医学会[2]の提言では「小学生1日50球以内，試合を含め週200球以内，中学生1日70球以内，試合を含め週350球以内，高校生1日100球以内，試合を含め週500球以内」としている．2014年にメジャーリーグ（MLB）とアメリカ野球連盟は「ピッチャーの投球数ガイドライン」を発表しており，MLBのサイトでも年齢における球数制限数が記載されている[3]．7〜8歳であれば1日の投球数の上限は50球で，50球投げた場合は中2日の休息が必要とし，ガイドラインでは適切な投球数と休息の関係を年齢ごとに示している．アメリカのガイドラインは日本での試合の投球イニング数（小学生5回，中学生7回，高校生9回）×10球＋30球の投球数であり，投手の試合での投球数とほぼ一致するので妥当な設定といえる．注目すべきは投球数ごとに回復時間を設定している点で，投球数が増えれば回復時間が必要であることを理解するには有用な指標である．しかし，回復時間は個体差があるためすべての選手に当てはめることは困難である．そこで，**図1，2，5，8**に示すセルフチェックの内容を決めて，いつもとの違いを確認し「正常＝回復」と考えるのは一つの指標になる．これらの日本，アメリカの投球数の指標はいずれも医学的根拠はない．

3 年代別障害予防の考えとセルフケアの必要性

- 障害予防は年代により課題が異なるが，前提は暦年齢ではなく生物学的年齢（主に骨年齢）が重要で，骨年齢を骨端線閉鎖前後により分けて考える必要がある．骨年齢により障害される部位は異なるが，骨端線閉鎖前では骨軟骨で，骨端線閉鎖後では軟部組織の比率が高くなる．また，練習環境や練習負荷は中学生までと高校生以降では大きく異なるため中学生までと高校生以降を分けて考える必要がある．日本の野球選手の約95％が高校野球で硬式野球を終えるため，高校で活躍するために何が必要かを考えることが大事で，そのひとつが骨軟骨障害の予防である．したがって，骨端線閉鎖前（特に小学生）の選手に関しては痛みや可動域制限などの異常がみられた場合は無理をせずに投球を休むのがよい．骨端線が閉鎖した高校生以降については，競技復帰に長期間を要する病態以外ならチーム事情などを考慮したうえで，痛みとつきあいながらプレーを継続するという選択肢もある．

- 投球障害の予防のためには「自分のからだと対話し，いつもとの違いに気づく」ことが大切で，そのためには投球に必要な身体機能を反映させたセルフケア（チェック＋コンディショニング）の内容が必要になる[4]．セルフケアの内容を知る手がかりは，投球肩肘障害の選手にみられる身体機能低下に共通する特徴を整理すると分かりやすい．これらを前提にしたうえでセルフケアの内容を決めるが，「①動作の安定につながる，②選手が自分で簡単にチェック可能で分かりやすい，③コンディショニングをしながらチェックが可能」であることが望ましい．

- 高校生以上の選手では個々の野球動作の特性を考慮したうえで，自分に必要なセルフケアの内容を決め主体的に取り組むのが，コンディショニング教育のゴールとなる．ゴールに至る過程の小学生では肘の骨軟骨障害の予防が重要なので，圧痛，肘屈曲・伸展時痛，外反ストレス痛の三つのセルフチェックを行うのがよい．同じ内容を継続して行うことで「いつもとの違いに気づき」体との対話が可能になる．セルフケアのポイントはチェックとコンディショニングを組み合わせることだが，コンディショニングの前後にチェックを行うと効果判定が可能になる．

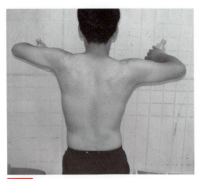

図1 テイクバックのチェック（ペットボトル）

テイクバックと同じ動きで行い，肘が適切なトップポジションまで上がるかチェックする（写真の右肘は上がり切っていない）．

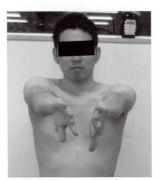

図2 肩内旋可動域のチェック

両方の小指がつくかどうかチェック（写真は右側の制限がある）．

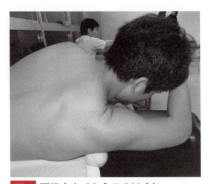

図3 肩後方タイトネスのほぐし

肩後方の硬くなった部位にボールを当て体を動かしてほぐす．

4 肩のセルフチェックとコンディショニング（主に高校生以上）

- 投球動作ではテイクバックの動きが悪化するとその後の投球相の動きに悪影響を及ぼし肩肘障害の要因になるので，テイクバックの動きをチェックすることは重要である．テイクバックの動き悪化の要因は肩後方タイトネス（肩内旋制限），広背筋タイトネス（肩外転制限），胸郭開大制限なので，これらのチェックが必要になる．はじめにテイクバックの動きのチェックだが，これはペットボトルを用いて行うが，飲み口を上にした状態で把持することで，自然にテイクバックと同じ肩内旋・前腕回内運動になる（図1）．肩の機能が正常な場合はトップポジションまでスムーズに肘が上がるが，機能低下により適切な高さのトップポジションまで上がらずに上腕骨頭を前に突き出すなどの代償運動がみられる．テイクバックの肩内旋・前腕回内運動を学習するためにもペットボトルを用いてのテイクバックのエクササイズは有効である（主に小学生）．次は肩後方タイトネスだが，このチェックは肩内旋可動域制限の有無と肩の挙上などの代償運動を確認しながら両手の小指が付くかどうかのチェックを行う（図2）．肩後方タイトネスのアプローチは硬くなった圧痛部位である小円筋とその周辺を挙上位で，地面にある硬式テニスボールに肩後方の圧痛部位を圧迫してほぐす方法は有効である（図3）．テイクバックの動きを制限するもう一つの要因は，肩甲骨下端の広背筋のタイトネスで，これは肩甲骨の動きの悪化にもつながる．広背筋タイトネスのチェックは肩甲骨アライメントをみると分かり，肩峰と肩甲骨下角の位置を比較すると投球側が下がっているが，これは広背筋タイトネスによるものである．広背筋のストレッチングは広背筋と殿筋の筋膜連結（後斜系）を考慮し[5]，投球側の広背筋とステップ脚側（右投げの左臀部）の殿筋を同時に伸ばすのがポイントである（図4）．このストレッチングにより肩甲骨アライメントが改善されることは多い．また，広背筋タイトネスがみられる場合は，肋間が硬くなり胸郭の開大が不十分なので，バットを用いて胸郭開大のストレッチングも併せて行う（図5）．胸郭開大機能の改善は肩甲骨の正常な動きやスムーズなテイクバックの動きにもつながるので，肩後方，広背筋と併せて最初にアプローチすべきポイントである．

- 最後に肩の筋力だが，リリースからフォロースルーで「肩後方の壁」として機能する肩外転・外旋筋力は投球負荷上昇により低下するため重要なチェック項目になる．肩外旋筋力のチェッ

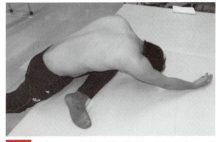
図4 広背筋・殿筋（後斜系）のストレッチング
投球側の広背筋とステップ脚側の殿筋を一緒に伸ばす．

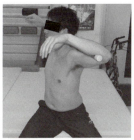
図5 胸郭開大のチェックとストレッチング
バットを担ぎ骨盤を動かさずに体幹を回旋し肋間を開く．

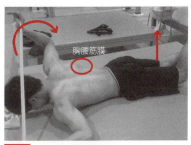
図6 肩外旋（胸腰筋膜）エクササイズ
胸腰筋膜の収縮を高めるため，殿筋（股関節伸展）と肩外旋筋群を連動（後斜系）．

クは腹臥位の投球肢位で行うが，外旋運動時に着目するのが胸腰筋膜の収縮で，これが低下すると棘下筋や小円筋の負担が増して後方タイトネスなどの機能低下を引き起こす．そのため肩甲骨下角の胸腰筋膜の収縮を触診しながら外旋筋力の発揮を確認する．反対側の殿筋を収縮させて（後斜系）外旋運動を行うと胸腰筋膜が収縮し，外旋筋力が高まることから，外旋筋と殿筋を連動させたエクササイズは有効である（図6）．肩の外転筋力のチェックは Drop arm test の要領で90°外転位で前腕遠位に抵抗を加えて，水平外転方向に動かしていくが，これは主に三角筋後部線維の筋力をみている．水平内転位では力発揮ができるが，水平外転位では力発揮が不十分なことが多いため「後方の壁」をつくるためにも，肩外転90°を保持した状態で肩水平外転方向に動かすエクササイズは重要である（図7）．また，投球負荷上昇によりエキセントリック筋力と筋持久力の低下がみられるので，これらのエクササイズが必要になる．エキセントリック筋力は徒手的に負荷をかけて行うが，回数が増えても（20回以上）力発揮を維持できる状態を保持できるようエクササイズを工夫する必要がある．

5 肘のチェックとコンディショニング（主に小学生〜中学生）

● 小・中学生期（骨端線閉鎖前）の障害では軟骨障害が多く，肩より肘の比率が高いので肘の骨軟骨障害の予防法を考える必要があり，セルフチェックは以下の3つで確認する[6]．1つめは圧痛で骨の痛みなのか，筋肉の痛みなのか違いを確認する．2つめは肘の可動域で，これは目線の高さで動きをチェックするが，目線の高さで行うことで微妙な違いを確認できる（図8-a）．3つめは外反ストレスで疼痛誘発として行うが，バットを用いて投球動作の最大外旋位で肘の痛みの有無についてチェックする（図8-b）．同じ痛みでも骨（主に内側上顆）と筋肉（主に回内筋）では意味が違うが，この違いを判別することが重要のため，3つのチェックでどの部位の痛みなのかを把握する．骨端線閉鎖前の子供の体は骨軟骨障害のリスクがあるので，3つのチェックで異常がみられた場合は投球を休んだ方がよい．特に肘屈曲伸展時痛がある場合は無理して投げることは避けるべきである．上腕骨小頭障害原因は投球による負荷だけではないが，内側部障害については投球数との相関があることから[1]，投球数への配慮も必要になる．この3つチェックは整形外科医が肘の診察のときに行う身体所見のチェック項目でもあ

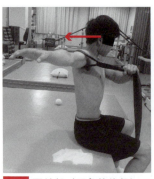
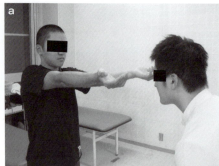
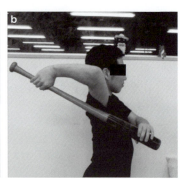

図7 肩外転（三角筋後部）エクササイズ
肩水平内転位から肩甲骨を引き寄せ後方（肩水平外転）に動かし，三角筋後部を収縮．

図8 肘のチェック
a：肘屈曲・伸展可動域．目の高さで見る．
b：肘外反ストレス．肘内側の痛みの有無を確認．

り，投げる前後に行うといつもとの違いを把握できる．

● 投球障害肘の要因の一つに内側防御機能の低下があるが，これは前腕屈筋タイトネスによる，ボールを握るために必要な筋群の機能低下に起因する．前腕屈筋群の硬さで着目するのが浅・深指屈筋で，この筋が硬くなるとボールの指へのかかりが悪くなるが，これは投球障害肘の前兆でもある．浅・深指屈筋が硬くなると指を中手指節間関節から伸展した際に近位指節間関節が屈曲した状態となる．そのため，前腕屈筋群のストレッチングは主に浅・深指屈筋を伸ばすが近位指節間関節を伸展させてストレッチングを行う（図9）．

6 運動経験の必要性と姿勢づくりのトレーニング

● 高校入学時の野球選手をみた時に運動経験の乏しさに驚くが，特に逆立ちや手押し車など上肢と体幹を連動させることができない選手や股関節の硬い選手が多い．このような現状を改善し，野球選手として成長していくためには幼少期の多用な運動経験により基礎的運動能力を養う必要がある．野球センスを身につけるには動きの学習が必要で，いろいろな動きを模倣することが野球センスの土台となるが，逆立ちやマット運動が満足にできない選手は野球センスが劣る傾向にある．野球の基本動作は目で見て正しい動きとは何かを理解し，その動きを身体で表現するが，運動経験が不足すると身体表現の能力が劣るため，動作の基本を身に着けるのが難しくなる．このようなことから，幼少期は遊びや種々のスポーツを経験し，脳を活性化することが大切で特に幼少期に臨界期となる神経系の運動はこの時期に経験が不足すると後では身につかない．

● 主に小学生から中学生（高校以上の選手にも必要）に取り組んでもらいたい姿勢づくり（骨盤を立て胸郭を開く）の全身連動のトレーニングはブリッジ，四股・開脚，逆立ち・手押し車である．これらのトレーニングは上部体幹のしなりや股関節の使い方など野球動作の基本を身に着けるために役立つ．トップレベル投手の絶対条件として肩甲胸郭の柔軟性があるが，その指標となるのがブリッジである．ブリッジは**図10**のようにパートナーに胸郭開大・胸椎伸展を誘導してもらうと動きが改善できる（**図10**）．四股と開脚は股関節の柔軟性の指標だが，野球動作に必要な「骨盤を立てる」姿勢づくりのための基本運動が四股で，**図11**の挙上位スクワットではどの部位の柔軟性が優れているか

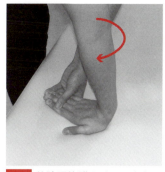

図9 前腕屈筋群のチェックとストレッチング

前腕を回外し，指が曲がらぬよう母指で押さえて伸ばす．

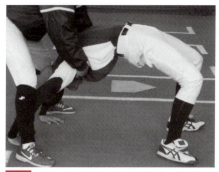

図10 ブリッジ（胸郭・胸椎柔軟性の指標）

パートナーが肩甲骨下角を引き上げ胸郭開大・胸椎伸展．

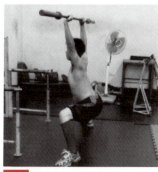

図11 挙上位四股スクワット（股関節・肩甲胸郭の柔軟性の指標）

シャフト（中学生以下はバット）を挙上し四股姿勢をつくり，スクワットを繰り返す．

（劣っているか）を評価でき，トレーニングの指標づくりとなる．小学生では骨盤を立てることが難しく，悪い姿勢（骨盤後傾・円背）となることが多いため，野球動作の基本となる姿勢づくりのためにも四股や開脚で「骨盤を立てる」動きを習慣化する必要がある．逆立ちや手押し車などの運動は体幹の安定の土台となり，投球負荷に耐える上半身の力を養い，肩肘が投球負荷に耐えるためにも必要である．

おわりに

- 子供の夢を奪わないためにも障害予防が必要であることは間違いないが，障害予防だけを考えるのではなく，選手の成長をトータルで考える必要がある．心と体の強化と障害予防のバランスを考え，選手の健全な育成を考え大人が責任をもって子どもの未来のために向き合うことが大切であると考える．

■ 文　献

1) 松浦哲也ほか：少年野球の肘関節痛発症に関する前向き調査—危険因子の検討とガイドラインの検証—．日整会スポーツ会誌 32：242-247，2012
2) 日本臨床スポーツ医学会誌，Vol.13 Suppl. 242, 2005
3) MLBサイト http://m.mlb.com/pitchsmart/pitching-guidelines（2018年9月閲覧）
4) 能勢康史：投球障害予防のためのセルフチェックとエクササイズ．野球の医学，菅谷啓之ほか編，文光堂，東京，46-51, 2017
5) 松下松雄訳：アナトミートレイン，医学書院，東京，39, 2009
6) 木田圭重ほか：少年野球指導者・選手に対する教育研修による投球障害発生抑制効果．日整外スポーツ医会誌 36：124-129, 2016

IX 成長期アスリートに対するアプローチ

3 成長期アスリートに対する競技現場でのアプローチ：サッカージュニアユース

原田 尭

1 育成年代の特徴

● 育成年代の特徴は身体的および精神的な発育発達段階でありアスリートとしての基礎を作る段階であるということである．身体的な側面から考えるとグロース・スパート[※1]と重なるため骨の成長に伴い相対的な筋肉のタイトネスが生じることが多い．それに伴い動作協調性の一時的な低下や関節の動きに制限が生じてくることを経験する．同様の理由で成人とは違った成長期特有の障害が増加するため個々の成長段階を観察しながら柔軟性や身体的機能を確認していく必要があるように考える．精神的な部分で成長に伴い不安定になることも見受けられる．学校での友人関係に敏感になったり，親との関わり方に距離を置くようになったり，指導に対しても言うことを素直に聞けない時や，自分勝手な行動をしてしまうこともあるように感じるが，大人になるために必要な過程と捉えて厳しくも，根気強く丁寧に接していくことが大切だと考える．障害予防への取り組みや日々の活動を通じて身体的な発育発達を促すと同時に，コミュニケーション能力や問題解決力，そしてアスリートとしての自己管理能力を養うことを目標としている．

[※1]グロース・スパート：成長期の身長と体重の増加が著しい時期．

2 育成年代の障害に対するアスレティックリハビリテーション

1 Osgood-Schlatter病のリハビリテーション

● Osgood-Schlatter病（図1）は育成年代で多く発生する障害である．発症した場合は症状に応じてリハビリテーションを行っている．チームドクターの診察によって確定診断を受けてリハビリテーション内容が決まることになる．リハビリテーションを進める際には，①単純X線画像，②脛骨粗面の圧痛，③HBD[※2]時の硬さと疼痛，④片脚スクワット時の疼痛，⑤片脚連続ジャンプ時の疼痛，⑥NRS[※3]の確認を行いながらリハビリテーションを進めていく．ジョギング動作を始める時は③，④，⑤の症状消失を条件にしている．②は他の項目に比べて消失に時間を要する傾向にある．⑥はNRS 0〜2程度だとリハビリテーションの量や強度を向上させていくことが可能なことが多い．ジョギングの継続時間を増やしながら片脚スクワットと片脚連続ジャンプのフォーム改善と安定化を目指す．この2つの動作が改善しないと再発を繰り返す選手が多いと考える．復帰までにはスプリント動作，ストップ動作，ステップ動作，ボー

[※2]HBD：heel buttock distanceの略．踵と臀部の距離から大腿部前面の硬さを評価．
[※3]NRS：numerical rating scaleの略．最大の痛みを10，無痛を0と設定して1〜10の11段階で主観的点数をつけることで状態を評価する方法．

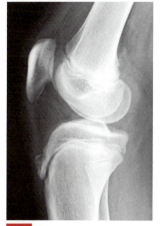
図1 Osgood-Schlatter病 単純X線画像

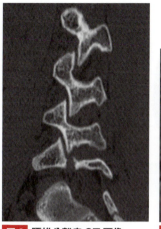
図2 腰椎分離症CT画像

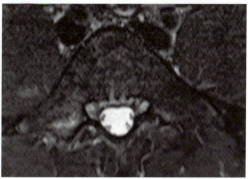
図3 腰椎分離症MRI画像

ルスキル動作，サッカーに準じた動作，ランニング動作などでの有酸素運動を実施して症状の再発がないことと①～⑥の項目で運動を中止すべき所見がないことを確認して復帰することにしている．経過の傾向としては早期に対応できて単純X線像で小骨片がなければ2～3週間で復帰することが多い．対応の遅れや痛みを我慢してプレー継続していると復帰までに4～8週間程度要することがある．小骨片があるとさらに多くの時間を要することが多い．Osgood-Schlatter病は休む障害ではないと考えている選手や保護者もいることがあるが，長期のリハビリテーションが必要な障害になってしまう場合や二次的な障害を発生してしまうこともあるためしっかりと治すことが大切である．

2 腰椎分離症のリハビリテーション

●腰椎分離症（図2，3）も育成年代で多く発生する障害であり筋膜性腰痛として見過ごされることも多い．Osgood-Schlatter病と同様にチームドクターによる診察にて確定診断を受けることになるが，病態の把握が重要である．病態によって予後やリハビリテーションの内容に大きな違いが生じてくる．①前屈の柔軟性，②Kemp test時の腰痛の有無※4，③分離部の限局した圧痛，④単純X線像，⑤MRI，⑥CTを撮影し選手の骨年齢ステージの確認，分離部の確定，骨癒合の可能性の有無を確認したうえで治療方針を確定する．骨癒合が期待できない状況であれば①の改善，②，③の症状消失を確認しながら患部にメカニカルストレス（腰部伸展・回旋ストレス）が集中しないように機能的なリハビリテーションを行いながら復帰を目指す．復帰までに4～12週間を要することが多い．骨癒合を期待する場合は硬性コルセットを作成し患部にストレスがかからない環境を確保した中で症状消失とMRI，CTにて骨癒合を確認しながら機能的リハビリテーションを進めていく．この場合，復帰までに4～6ヵ月を要することが多い．腰椎分離症の直接的原因は運動時に腰部に伸展・回旋ストレスが集中してしまうことにある．そのためクロスモーション（図4）での上肢，下肢の柔軟性と協調性を確保すること，ランニング動作時において股関節伸展機能と胸椎～肩甲帯の回旋機能（図5）を協調して発揮できるようにすることで腰部にストレスが集中しないような動作を獲得することが重要だと考える．育成年代の腰椎分離症を放置するとすべ

※4 Kemp test：立位にて腰部伸展，回旋動作を行い腰椎椎弓の関節突起間部にストレスをかけることで症状を誘発するテスト．

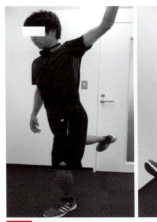
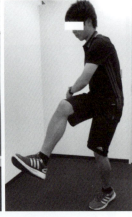

図4 クロスモーション
上肢と下肢を対角線上でダイナミックに動かす軸足の安定性や上肢～体幹～下肢の柔軟性と協調性が重要である．

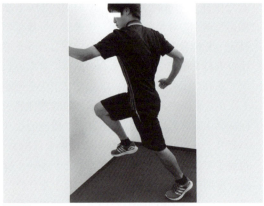

図5 走動作時の股関節と肩甲帯の協調
立脚脚の股関節伸展と肩甲帯／胸椎の回旋機能を協調させることで効率よく前方への推進力を発揮することが重要である．

り症に移行するリスクや，成人になっても慢性的な腰痛を抱える可能性があるため，骨癒合が期待できる場合は時間をかけて治していくように取り組んでいる．

3 障害予防アプローチ

1 メディカルスタッフによるアプローチ

1）保護者との連携

● 育成年代は未成年であり保護者との連携も重要である．現場での怪我や整形外科的疾患だけではなく内科的疾患など服薬の必要な疾患を罹患している選手も少なくない．そのためメディカルチェックシート（図6）というものを配布して保護者の同意のもと定期的に受診する必要のある基礎疾患や食物アレルギーの有無，内科的・整形外科的既往歴，予防接種の有無などの聴取を行う．これらは，事前に把握するべき事案を保護者，スタッフ間で共有することを目的とし，有事の際に選手の異変に対応しやすくなる．具体的にはアレルギーなどで避けている食物がある選手がいる場合は遠征先での食事を事前に把握し選手と一緒に確認することも必要になってくる．大人とは違い遠征時の環境や季節の変化など些細な刺激で体調の変化を引き起こすことがあることを念頭におきながら対応できるように準備する必要がある．

2）ドクターとの連携

● 週に1度の頻度でチームドクターによる診察を実施している．怪我をしてしまった選手や何らかの問題を抱えている選手が定期的に診察を受ける機会を設けている．トレーナーからの現場での状況を報告し障害評価や経過確認を行う．また，再発予防のための機能評価もあわせて行っている．さまざまな評価のなかでも特に体幹～股関節の機能評価を重視しており機能改善の指標としている（図7）．PMテスト[1]（図7-①）は股関節屈曲に伴い骨盤が後傾回旋していくことを徒手的に評価している．体幹機能低下があると股関節屈曲をしても骨盤が連動して動かないことが多い．図7-②～⑧の徒手的評価は関節の肢位を限定して徒手抵抗をかけた際に肢位を保持することができるかどうかを評価している．股関節の求心位を保ちながら体幹と協調して力を発揮することが求められる．障害の治癒が進んでいない場合や肩甲帯や体幹，股関節機能が低下していると抵抗に耐えることができないことが多い．障害評価と機能評価を同時に行うことで再発予防につながるだけではなく

図6 メディカルチェックシート

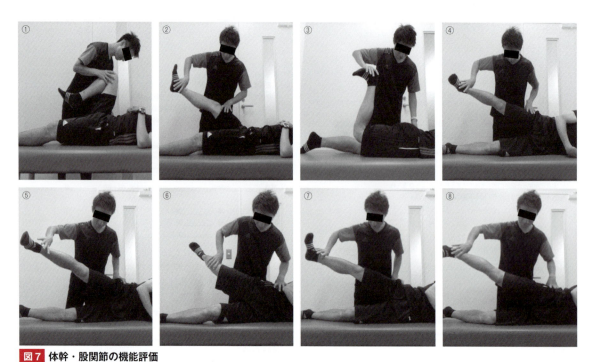

図7 体幹・股関節の機能評価
①PMテスト，②active SLR，③股関節伸展，④股関節外転（中間位），⑤股関節外転（屈曲位），⑥股関節外転（伸展位），⑦股関節外転（中間/外旋位），⑧股関節外転（中間/内旋位）

3）トレーナーによるメディカルチェック

- 成長期に特有な障害は多数あるが，前述のとおりOsgood-Schlatter病と腰椎分離症は発生頻度が高い．発見の遅れやアプローチの遅れが病態を悪化させ治癒に数ヵ月から半年間を要することもあるため予防・早期発見しなければならない障害である．そのため，これらの障害の特徴的な臨床所見や関与が考えられる柔軟性や動作を確認することで対応している（図8）．例えばOsgood-Schlatter病は成長期における骨成長と運動時のメカニカルストレスにより脛骨粗面の疼痛が主訴となるため，①脛骨粗面の圧痛，②HBD時の疼痛の有無と距離の確認，③片脚スクワット時の疼痛と動作の安定性を確認する．腰椎分離症は腰椎，骨盤，股関節の柔軟性不足や動作時の患部へのメカニカルストレスにより腰部の伸展時痛が主訴となるため，④前屈時の疼痛の有無と柔軟性の確認，⑤腰部伸展時の疼痛の有無，⑥Kemp test時の疼痛の有無を確認する．評価項目の陽性に応じて前述の診察や機能評価，また，後述の成長段階の把握や予防エクササイズ，ストレングストレーニングによる予防アプローチを行う．

4 チームで行う障害予防

1 予防エクササイズ

- 障害予防アプローチとして予防エクササイズ（図9）を実施している．年代ごとに内容に違いはあるが，練習場に着いた選手から各々実施し10〜15分で終わるようにしている．柔軟性獲得や各関節の安定性獲得を目的にしている．

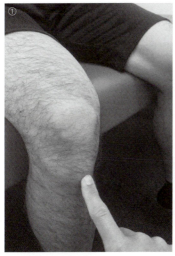 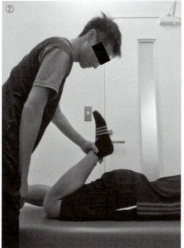 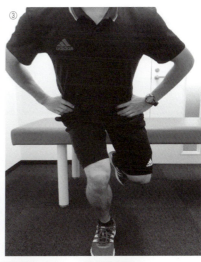
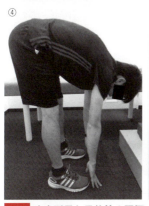 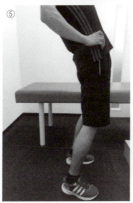 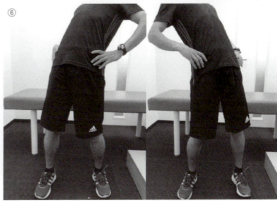

図8 臨床所見と柔軟性の評価
①脛骨粗面の圧痛，②HBD時の疼痛と柔軟，③片足スクワット時の疼痛および動作の安定性，④前屈時の疼痛と柔軟性，⑤腰部伸展時痛の有無，⑥Kemp test時の疼痛の有無

2 ウォームアップ・クールダウン

- 多くのチームが障害予防としてウォームアップに取り組んでいるが，われわれも同様で筋温の上昇や動作の準備，強度の漸進性などの基本的原則を考慮しながらも育成年代ということで動作の習熟や巧緻性の向上も目的にしている．年代ごとに内容に違いはあるものの基本として考えているのは，①上肢と下肢の連動したスプリント動作（前方への加速），②ストップ動作（減速），③ラテラルステップ（横方向への加速および方向転換），④クロスステップ（横方向への加速および方向転換），⑤クロスモーション（上肢・下肢の交差性の動き）の動作が入るようにいている（図10）．これらはサッカーを構成する基本的動作であり，これらの動作がスムーズに行えるようになることで障害予防になると考える．クールダウンでは練習終了後に数分間のジョギングと全身のストレッチを行っている．

3 ストレングス

- 育成年代といえども，現代サッカーではハードワークの中で高い技術を発揮することが求められており，パフォーマンスを発揮できない選手

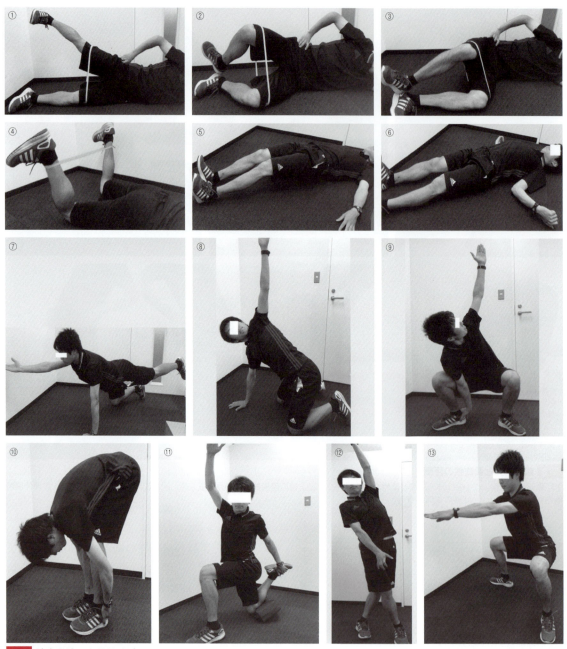

図9 障害予防エクササイズ

①中殿筋エクササイズ　股関節中間位で外転，②閉鎖筋エクササイズ　膝90°で開排動作，③閉鎖筋エクササイズ　膝90°/股関節90°で開排動作，④小殿筋エクササイズ　膝90°で股関節内旋動作，⑤スパインブリッジ　膝軽度屈曲位でヒップリフトを行いハムストリングスにエキセントリックな負荷を与える，⑥チェストアップ　チンインしながら肩甲骨内転して背部の筋群を活性化する，⑦バード・ドッグ　ハンド/ニーポジションで対角の手足を上げながら深呼吸を行うことで体幹の深層筋を活性化する，⑧チェストローテーション　ハンド/ニーポジションから片腕を天井に向かってリーチング動作．胸椎回旋と肩甲帯可動域拡大を促す，⑨スクワット・ローテーション　スクワットポジションから片腕を天井に向かってリーチング動作，体幹と股関節の可動域拡大を促す，⑩ジャックナイフストレッチ　手で踵を保持しながら殿部を天井に向かって突き上げる，同時に膝を伸ばしながらハムストリングスをストレッチ，⑪クワドストレッチ　対側の足を持ち大腿前面をストレッチしながら体幹を回旋することで腹部のストレッチも行う，⑫クロスリーチング　脚を交差しながら手を上下にリーチングすることで大腿外側と体側のストレッチを行う，⑬ワイドスクワット　脚を開きながらスクワットを行うことで股関節可動域拡大と下肢筋群の活性化を促す．

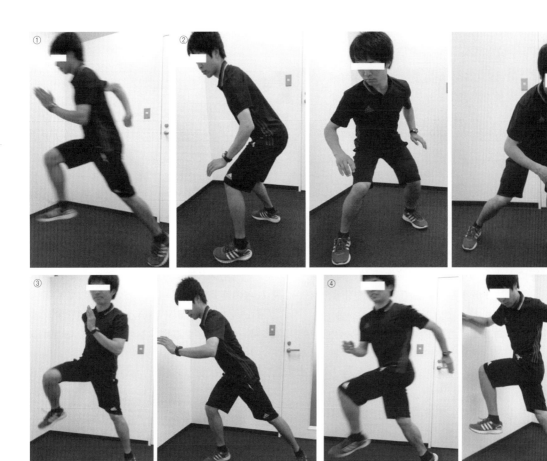
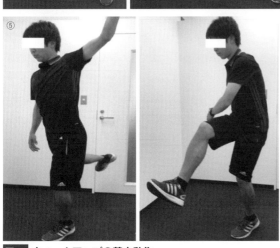

図10 ウォームアップの基本動作
①スプリント動作(上肢と下肢が連動したスプリント),②ストップ動作(各方向での減速動作),③ラテラルステップ(横方向への加速)(横方向への方向転換),④クロスステップ(横方向への加速)(横方向への方向転換),⑤クロスモーション(キック時の上肢と下肢が連動した動作)

は次のステージに進むのが難しいという現実がある．また，体力に乏しい選手は運動強度に耐えられずに障害のリスクが高まってしまう可能性がある．成長を阻害するリスクにならないように注意しながらパフォーマンス向上や身体的発達を促す目的でストレングストレーニング（図11）を実施している．自体重を利用して30分程度の筋力トレーニングを週に2回実施することを基本としている．内容は年代や習熟度によって種目の変更や制限を設けているが，上半身・体幹・下半身の3つに分類しフォームが安定することを心がけながら2〜3セット行っている．特に下半身の中でも股関節機能（ヒップヒンジ※5）をしっかりと動員してスクワット動作やランジ動作を行うことを大事にしている．股関節機能が向上することで膝関節や腰部へのストレスが軽減しOsgood-Schlatter病や腰椎分離症の予防にもつながると考えている．また上肢・体幹もトレーニングすることで，全身のバランスと上肢〜体幹〜下肢の協調性が向上することで動作がよりスムーズになると考えている．

5 セルフで行う障害予防

1 身長・体重測定

● 毎練習前後に体重を計ることで体重の増減を確認し選手自身が把握する．体重の増減が大きな選手は水分摂取や食事・睡眠などの生活習慣を振り返り改善していく必要がある．また定期的に身長を測定することで身長と体重の増加傾向を把握することが可能になりグロース・スパートを予想することが可能になる（図12）．障害発生のリスク増大や身体機能の変化が起きる可能性があるためそれぞれの身体変化に目を向ける必要がある．

※5 ヒップヒンジ：股関節を蝶番のように動かすことで身体の後方筋群を活動させる動き．

2 セルフケア

● 育成年代のうちにセルフケアの習慣や方法を身につけさせることは，育成年代にかかわるメディカルスタッフであるトレーナーの重要な役割の1つである．われわれメディカルスタッフが選手達と直接接する時間はチームでのトレーニング時間とその前後を合わせても1日3時間程度しかない．それ以外の1日のほとんどの時間は選手が自らで過ごし方を決めていることになる．パフォーマンス向上や怪我をしないというのはそれらの時間の過ごし方の結果と言っても過言ではない．トレーナーがいなければ何をすればよいのか，何をするべきなのかわからないということでは望んでいる結果を得ることは難しい．学校や塾，移動などで忙しい時間を過ごす中で有効に時間を活用していくことは大変重要になってくる．1つの例としてすべての選手にアイスバッグ・バンテージ・チューブを購入してもらっている（図13）．アイスバッグとバンテージでアイシングと圧迫をセルフで行えるようにすることで活動外でもケアが可能となる．またチューブがあれば自宅や遠征先でもエクササイズを実施することができるため自己管理を促すためのツールとなる．予防のエクササイズやストレングスエクササイズ，ウォームアップ，クールダウンのストレッチはすべて選手個人で実施できるようにしているため体の状況に応じて自らで必要なアプローチを選んでいけるような選手にならなければならない．

6 育成年代の課題 —食事・睡眠・休養—

● 発育発達の基本となるのは栄養と休養であり，しっかり食べてしっかり寝ることが重要である．しかしクラブチームの活動ではさまざまな地域から選手が集まるため自宅・学校・練習場の移

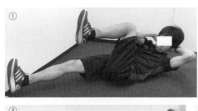
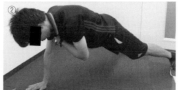
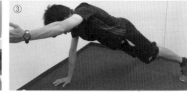
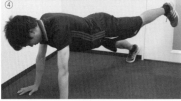
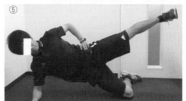
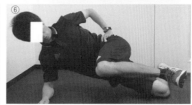
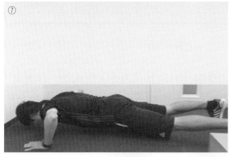
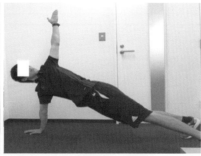
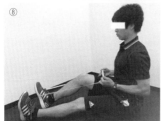
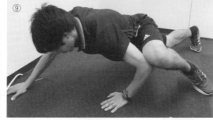
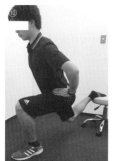
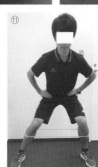
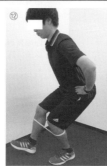
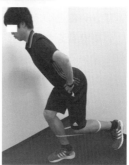
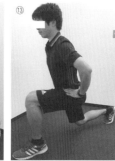

図11 自体重でのストレングストレーニング

①クロス腹筋,②ショルダータップ,③アームリフト,④レッグリフト,⑤サイドキープ+アブダクション,⑥サイドキープ+フレクション,⑦プッシュアップ+ローテーション,⑧チューブロウイング,⑨クロコダイルウォーク,⑩ブルガリアンスクワット,⑪チューブサイドウォーク,⑫チューブ前後スクワット,⑬ランジウォーク

図12 身長・体重測定

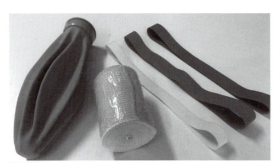

図13 アイスバッグ，バンテージ，チューブ

日々の学業への取り組みなど，本人，保護者，チームの継続した努力と良い習慣の構築が大変重要になってくる．質の高いトレーニングをすることと同じくらい落ち着いた休息も大切である．グラウンド外での自己管理をできるようにするためにも改めて育成年代というのは基礎を作る大切な時期であると考えている．

動に伴い勉強時間の確保が難しくなる選手や，帰宅時間が遅くなる選手がいるという課題がある．練習終了後にチームで夕食を食べて帰るなどのアプローチは実施しているが，それ以外の朝食や昼食，間食を含めたトータルの栄養面や

■ 文　献
1) 藤井康成ほか：骨盤の運動性と下肢運動連鎖．臨スポーツ医 30：247-254，2013
2) 中村千秋編：ファンクショナルトレーニング―機能向上と障害予防のためのパフォーマンストレーニング．文光堂，東京，2010
3) 臨床スポーツ医学編集委員会編：スポーツ外傷・障害の理学診断．理学療法ガイド，第2版，文光堂，東京，2015

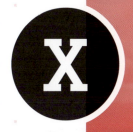

X

リハビリテーションにおける
アプローチの臨床実践

X リハビリテーションにおけるアプローチの臨床実践

1 水中運動療法を用いたアプローチ

土屋篤生

1 理論的背景

1 水中運動療法の歴史的背景

- 水中での治療法や運動療法は主にリハビリテーションの領域において長く研究されてきた．1911年にはthe Orthopaedic Hospital in Los Angelesの創始者であるDr. Charles Leroy Lowmanが脳性麻痺患者に対する水浴療法を開始したとされている．その後，水治療法やプールでのトリートメントに関するリサーチや文献が増加したことにより情報が豊富になってきており，科学的な基礎に基づいた介入が行いやすくなっている[1]．現在ではアスリートのリカバリーやリハビリテーション期間における有効な有酸素トレーニングとしても広く利用することが可能である．

2 水中におけるバイオメカニクス的・生理学的特性

- 水中運動療法を行う上では水中におけるバイオメカニクス的・生理学的特性をよく理解することが必要である．陸上と異なる水中の特性が身体に与える影響を十分理解したうえで効果的かつ安全なプログラミングを行うべきである．

1）比重

- ヒトの比重は水よりやや小さく，特に女性は男性に比べて密度が低く水に浮きやすい．筋・骨をはじめとした除脂肪成分の比重は約1.1である一方で，脂肪成分の比重は約0.9とされており[2,3]，体脂肪率の差は体の"浮きやすさ"の重要なファクターとなる．体脂肪率は性差・競技間差が大きいことを理解しておく必要がある．

2）静水圧

- 静止した水中では物体に対して深さに比例した圧力が加わる．そのため下肢，特に足部〜下腿に対しては相対的に大きな圧力が加わるため浮腫の改善などにも有効となる．

3）浮力

- 浮力は身体の浸水している部分の体積（＝浸かっている深さ）によって変化する．身体のどの部分まで浸水させるかにより免荷率は以下のように対応変化する[1]．
- 恥骨結合：40％⇒臍部：50％⇒剣状突起：60％⇒肩：85％
- この特性を活かすことで体幹，下肢関節への負担を軽減しながら症例によってはより早期から歩動作，走動作などを実施することができる．

4）抵抗

- 水は空気と比べて800倍以上の密度があるため[1]，水中での流体抵抗も空気中より800倍以上大きくなる．流体抵抗力は物体の速度の2乗に比例するため，水中においては素早い動作を行うほどに抵抗がより大きくなる．この特性を活かすことで歩行などの軽運動に対しても陸

上よりも大きな負荷を筋系・心肺系に掛けることができる．また，動作中の下肢などに生じる慣性力に対して水自体の抵抗が強くかかるため陸上ではブレーキ役を担う遠心性収縮が比較的避けやすい．

3 水中運動療法のアスレティックリハビリテーションへの適用

- アスレティックリハビリテーションにおいては可及的早期から有酸素トレーニングを行い，心肺機能の低下を防ぐことが効率的な復帰計画において欠かせない．水中運動では水の特性を活かした多様なトレーニングバリエーションにより陸上におけるバイクやジョギングなどでの有酸素トレーニングが禁止されている時期にもトレーニングを行うことができる．
- 水中では姿勢の変化や補助具の利用などでトレーニング自体のバリエーションもつけやすい．単調になりがちなアスレティックリハビリテーション初期～中期の有酸素トレーニングをバリエーション豊かに行うことはアスリートにとって身体面はもちろん心理面においても有益となり得る．
- 水中における運動は動作自体の習熟度に差が出やすく運動強度も動作のスキルレベルに影響を受けることが報告されており[4]，選手個々に応じたプログラミングが重要となる．

2 アスレティックリハビリテーションにおける水中運動療法の実際

1 準備

1）水温の確認

- 水は空気に比して熱伝達能力が約25倍と非常に高いため，想定されるエクササイズ強度に合わせて水温を設定することは効率的なトレーニングにおいて重要となる．強度の低い，いわゆる典型的なアクアセラピーでは33.5～35.5℃が適温とされており，一般的なプールの水温よりやや高めである一方で，強度の高いエクササイズにおいては26～29.5℃が適温とされており一般的な公営プールの水温と一致する．またリラクセーションを狙ったアプローチの場合には不感温度帯といわれる36℃前後の水温が推奨されている[1]．

2）トレーニング補助具の利用（図1，2）

- トレーニング補助具を利用することで水中における浮力・抵抗をより強調することができ，トレーニングバリエーションを大きく拡大させることができる．
- フロートベルトは体幹部に巻き付けることにより浮き具としての機能を果たす．浮力が身体重心付近に作用するため水中で脱力して浮くことができ，上下肢をフリーに使ったトレーニングを行うことが可能である．
- プルブイは大腿部に挟んだ状態で下肢を浮かせておくことができる浮き具である．一般的なプールなどで利用可能なケースも多く，下肢の動作が禁忌である症例においてもアスレティックリハビリテーション早期から上肢のみでのスイムが可能となる．
- 浮力をサポートするこれらの補助具はその器具自体の"大きさ＝体積"により得られる浮力が変わる．体格やその選手の運動レベルなどにより最適なものを選択することが望ましい．
- アクアダンベル/バーベルは水中で押す・引くなどのストレングストレーニングを行う際などに用いる．陸上では重力に対して挙上することが求められるが，水中では水の抵抗があるため立位でも負荷を掛けた運動を行うことが可能である．またその際には発揮する力の反力に対して体幹部を中心とした筋群が体全体を安定させるために強く働く必要がある．この特性を利用することで陸上よりも軽負荷で，かつ全身性の運動を行うことができる．
- ビート板は上肢の運動制限がある状況でも下肢だけのスイムを行う際などに利用する．多くのプールで貸し出しされており使用頻度は高い．

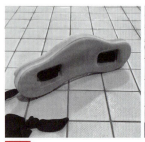 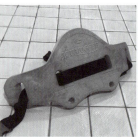 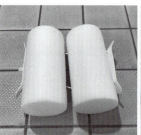 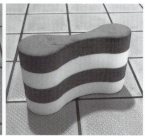

図1 トレーニング補助具（フロートベルト，プルブイ）

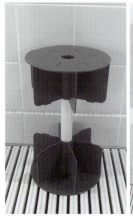 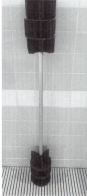 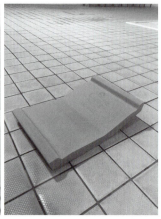

図2 トレーニング補助具（アクアダンベル/バーベル，ビート板）

2 トレーニングの実際

- 水中での運動療法を適用する際には障害の回復状況やリスク管理について医師らとともに十分な管理を行ったうえで，以下のようなトレーニングバリエーションの中から症例にあったプログラミングを行う．

1）水中ウォーキング（図3）

- 水中でのウォーキングは下肢に対して負荷が小さく陸上におけるアスレティックリハビリテーションよりも早期に実施することができる．またランジ動作や腿上げ動作，レッグスイング動作などを行うことで体幹への負荷も高めることができるため全身協調運動としても有用である．

2）プルブイを用いた基本スイム（図4）

- プルブイを利用することによって下肢の運動を最小限にしたスイムができ，早期から患部を安静にした状態で全身性の有酸素トレーニングを行うことが可能となる．さまざまな泳法を実施することができるが，プルブイを用いても下肢関節の運動は完全には制限されないため，リスク管理をしっかりと選手本人に説明したうえで装着下での段階的な下肢運動を管理する必要がある．

3）フロートベルトを用いたアクアスプリント（図5）

- 水中ではフロートベルトを用いることで足を床面につけず免荷状態でスプリント動作を行うことができる．筋の動員パターンなどは陸上と水中で異なるという報告もみられるが，循環器系に対するトレーニング効果を比較すると陸上でのランニングと水中でのランニングにおいて同等の効果を認めると報告されている[4]．
- 身長高よりも深いような水深のプール（deep water）を利用して完全に水中に浮いた状態での実施が推奨されるが，現実的にはそのような

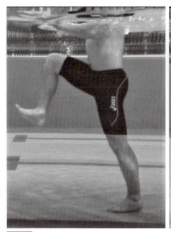
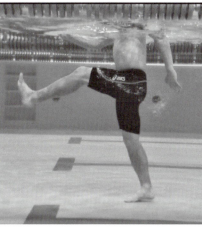
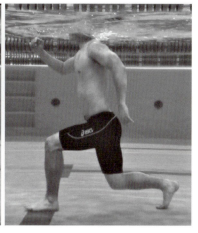

図3 水中ウォーキング

図4 プルブイを用いたスイム

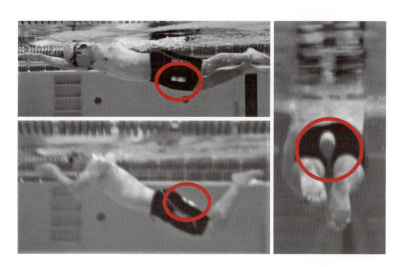

施設でのトレーニングを行うことは多くの選手にとって困難である．そこで水深の低い一般プール（shallow water）でも体を前傾させて行うことで，荷重を回避したスプリント動作を行うことができる．

4) フロートベルトを用いた上肢のロウイング（図6）
- 下肢を使わずにバーなどを両手で持ち漕ぐ動作を行う．この際に推進力は非常に小さいため運動強度は距離ではなく時間でコントロールするべきである．基本泳法に比べて上肢の運動のピッチを高めやすく運動強度を上げやすい．

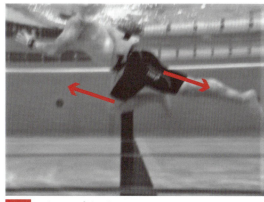

図5 アクアスプリント

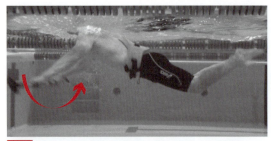

図6　フロートベルトを用いた上肢のロウイング運動

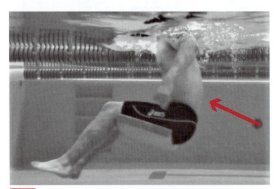

図7　ビート板に座った状態での上肢パドリング

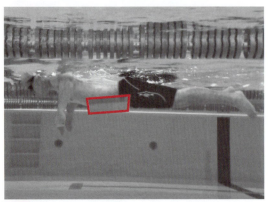

図8　腹部にビート板を置いた状態でのスイム

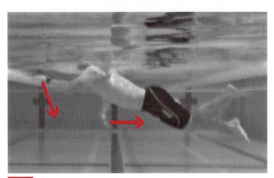

図9　犬かき

5）アクアダンベル/バーベルを使ったトレーニング

- 上肢を中心としたさまざまなエクササイズが可能である．いずれの運動を行う際にも体幹の動揺が起きないように固定させる意識を高く保つことが必要となる．

6）ビート板を使った応用トレーニング

- 両手で持つことで上肢の動きを避けて下肢の推進力のみのスイムが行える．
- 上肢のアスレティックリハビリテーションなどでは片手で持つことで健側のみでのスイムを安定して行うことができる．
- ビート板に座った状態での上肢パドリングを行うなどの応用もできる（図7）．より水平方向のプルの負荷を意識した運動になりやすく，全身のバランス感覚も刺激できる．
- 腹部にビート板を置いた状態でのスイムは体幹部の安定性を意識した状態での運動が行える（図8）．
- ビート板を持つ肢位は上肢内旋挙上位となるため肩峰下インピンジメント障害などの症例では疼痛を再燃させるリスクがあることに注意する必要がある．

7）犬かき（図9）

- 肩関節の障害などにおいてはクロールや平泳ぎの動きは負担が大きくなる．いわゆる犬かき運動では上肢の可動範囲が体の前面で収まるため肩関節に掛かる負担を小さくすることができる．

8）プールサイドを利用した運動/ジャンプ

- プールサイドにもたれかかり足を床面から浮かせた状態でのニーリフト運動やプールサイドをつかんだ状態でのバタ足運動（図10）などは下肢関節への負担を掛けずにスプリント動作やスイムに近い運動を行える．それぞれ単純な運動であるためピッチを上げやすくトレーニング強度を高めるのに有用である．またこれらのエクササイズは泳力に影響を受けづらいため，スイムが苦手な選手でも運動強度をコントロールし

図10 ニーリフト，バタ足運動

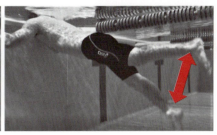

やすい．
- 水中でのジャンプ運動は抵抗と浮力を利用し，負荷が小さくかつ強度の高い運動となりやすい．陸上と水中でのプライオメトリックトレーニングの効果を検討した研究ではその効果の間に大きな差がないだけでなく，より少ない遅発性筋痛の発生，関節負荷の減少などメリットが大きいと報告されている[5]．

3 トレーニング強度調整の工夫

- 水中運動においては以下のような変数を用いてトレーニング強度を調整できる．

1）距離，レスト時間の管理
- 基本的な泳法を用いる際などは1日の総泳距離を強度の目安として考えることができる．また1回の泳距離を25m/50m/75m/100mなどとバリエーションをつけることやレスト時間を管理することで生理学的要求も変化させることができる．
- 泳力は選手によって大きく異なることがあるため一概に距離と強度を結びつけることは難しく選手ごとに設定を行うことが理想的である．

2）サーキットトレーニング
- 泳力に不安がある場合やスイムだけでは強度が少ない場合には，アクアダンベル/バーベルなどによる水中でのレジスタンストレーニングやバタ足運動，ジャンプ動作などスイム以外の運動と組み合わせることで強度を高めることができる．

3）息継ぎ回数の管理
- 25mクロールなどで息継ぎ回数を管理することは間接的にスピードを管理することにもつながり，また低酸素環境下での運動となるため生理学的な負荷が高くなる．

4）脈拍のモニタリング
- 耐水性の心拍管理デバイスなどを用いてトレーニング中の脈拍を管理することができる．このデータを用いてレスト時間を決定することも有用である．

■ 文　献

1) Bruce, BE：Aquatic therapy：scientific foundations and clinical rehabilitation applications. PM R 1：859-872, 2009 http://dx.doi.org/10.1016/j.pmrj.2009.05.017.
2) Urbanchek, MG et al：Specific force deficit in skeletal muscles of old rats is partially explained by the existence of denervated muscle fibers. J Gerontol A Biol Sci Med Sci 56：B191-197, 2001
3) Fridlyand, LE et al：Reactive species and early manifestation of insulin resistance in type 2 diabetes. Diabetes Obes Metab 8：136-145, 2006
4) Thein, JM et al：Aquatic-based rehabilitation and training for the elite athlete. J Orthop Sports Phys Ther 27：32-41, 1998
5) Robinson, LE et al：The effects of land vs. aquatic plyometrics on power, torque, velocity, and muscle soreness in women. J Strength Cond Res 18：84-91, 2004

X リハビリテーションにおけるアプローチの臨床実践

2 セラピーボールやロールを用いたアプローチ

磯 あすか

1 理論的背景

1 ツールを利用した姿勢に対するアプローチ

- セラピーボール（以下，ボール）を使用した運動は，1960年頃から神経発達学的治療の理学療法分野で用いられ，円柱状の発泡スチロール（以下，ロール）や空気の入ったディスク（以下，ディスク）も補助具として使用されてきた．これらの方法はヨーロッパからアメリカに広がり，治療分野だけでなく健康増進やスポーツ分野でも発展している．スイスボールやエクササイズボールと呼ばれる大きなボールの使用は，その丸みと弾力性を利用して運動コントロールを改善する，感覚運動系を刺激する，使用者の動機付けになる，などが利点とされている[1]．またロールやディスク，不安定板などを使用した運動も，位置覚を利用し自然な平衡反応を出現させる，振動刺激によって適切な脊柱の安定性が得られる，協調性が向上する，とされている[2,3]．
- ツールを用いて対象者の姿勢や日常生活動作，競技動作を評価し，姿勢や動作戦略の適正化を図る方法は非常に有用である．
- ボールやロールの上では，身体重心とツールの回転中心がずれると身体重心の方向に回転が起こる[4]．ディスク上では，体重が強くかかった部分のへこみが大きくなる．この物理的な特徴を利用して体節同士の位置を無意識に調整して姿勢を保つことがトレーニングとなり，結果として適切な姿勢・動作戦略が得られる．

1）前額面の姿勢の修正
- ロール上の臥位姿勢では，円柱の頂点が後頭部・脊柱・仙骨に接するため正中感覚が得られやすく，胸椎を伸展し胸郭を挙上して胸郭の拡張性が改善すると考えられている[3]．肩甲帯の筋群もリラックスするためストレッチもより効果的に行える（図1）．
- 臥位姿勢における四肢の運動によって腹横筋や多裂筋などの体幹深層筋の活動が増し，さらに体幹の安定化につながることがわかっている．

2）矢状面の姿勢の修正
- ロールの円柱の頂点に足関節のやや前方が位置するように立位を保つと，重心線がそろい骨盤の前方偏移や上半身の後傾など矢状面での姿勢の偏移が修正されやすい．さらにツール上で動作を行うと，重心（足圧中心）位置を自覚しやすくなり重心線がより整うことが多い．
- ディスクやマット上の立位では，足底面を床と平行にして姿勢保持や動作を行う．強く踏んでいる部分は他の部分よりもへこみが大きくなり，この部分が足圧の高い位置すなわち身体重心があると考えてよい（図2）．中間位での運動は筋活動の偏りを少なくすることに役立つ．
- ツール上での立位保持とスクワットを行った結果を示す（図3）．運動後は骨盤の前方偏移と上半身の後傾が軽減しているのがわかる．

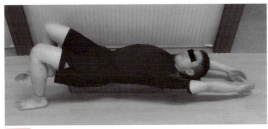

図1 ロール上背臥位でのストレッチ
胸椎の伸展や肩甲帯のリラクセーションが促されるため，上肢屈曲のストレッチが効果的に行える．

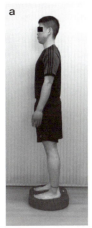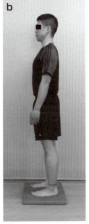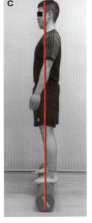

図2 ツール上での立位姿勢保持
a：ディスク（エアロステップ®），b：マット，c：ロール
ディスクやマットは表面のへこみが水平であれば重心はほぼ重心線上にある．部分的にへこみの大きい部分があれば重心の偏移があると判断する．ロールでは，円柱の頂点に重心線があれば安定する．写真では対象者は円柱の頂点よりも後ろに接地している．

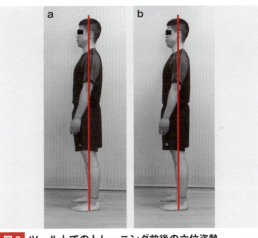

図3 ツール上でのトレーニング前後の立位姿勢
a：トレーニング前
b：トレーニング後
トレーニング後は骨盤の前方偏移と体幹の後傾が改善している．

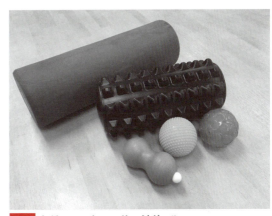

図4 各種ロールとマッサージボール
広い範囲や表層に対しては平坦なロールや柔らかい素材を使用する．狭い範囲や深層に対してはボールや突起のあるもの，硬い素材を使用するとよい．

2 ツールを利用した柔軟性に対するアプローチ

- ツールを用いた柔軟性改善のための方法は，術後の理学療法だけでなくウォーミングアップや健康維持，日常の疲労回復などの目的で用いられている．以下，直接の圧迫およびリリースによる柔軟性の改善と，運動の結果得られる間接的な柔軟性の改善について紹介する．

1）直接的な柔軟性改善アプローチ

- マッサージボールやロールなど（図4）を柔軟性の低下した部位の下に置き，自重で圧迫してツールを転がすように動かす．この結果皮膚や皮下組織が滑走しやすくなる．筋・筋膜への圧迫ストレッチになると考えられている．
- 厚手のゴムバンド（フロスバンド®）を直接肌の上に巻き，バンドを介して徒手的に皮膚・皮下組織を動かす方法もある．これは軟部組織内に存在する膜のコラーゲン線維の走行や伸張性を適正化するといわれている．強くバンドを巻き

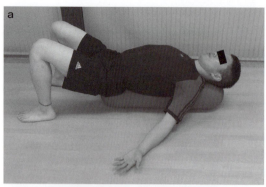

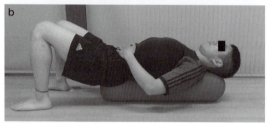

図5 ロール上背臥位姿勢の保持
a：上肢と足底を接地して姿勢を保持する．
b：姿勢が安定したら，上肢の支持をなくす．

付けることで関節や筋のアライメントが修正され，筋収縮が行いやすくなった例も多く経験する．関節周囲の固有感覚にも刺激が増しているものと推測される．

2）間接的な柔軟性改善アプローチ

- ボールやロールを転がしながらストレッチをすると，その回転によって運動方向の誘導ができ，関節運動がより大きくなってストレッチの範囲が広くなる．
- 呼吸時の胸郭の動きが小さい部位にウレタンボールや柔らかいやや小さめのボール（レドンドボール®）を当てる方法では，触刺激によって動かす部位が明確になり，圧迫により胸郭の動きが大きくなる．
- 前述の姿勢の改善や体幹の安定化によっても筋活動が適正化され，局所的に緊張が高かった部位がリラックスして結果的に柔軟性が改善することも多い．

2 アスレティックリハビリテーションの進め方

- 準備や環境設定を行い，以下の順で段階的にプログラムを進めていく．a．評価（姿勢，動作，局所の状態），b．部分的なアプローチ（リラクセーション，リリース，深層筋の活性化と分離運動，部分的な強化），c．全身へのアプローチ（姿勢保持，動作課題），d．全身へのアプローチ（複合運動，高難度の運動，強化），e．再評価

1 姿勢に対するアプローチの実際

1）前額面の姿勢の修正

- ロール上で膝を立てた臥位姿勢を取る．頭部・脊柱・骨盤の正中線が一列に並ぶようにし，左右の足底と上肢を接地してゆっくりと呼吸をする．安定したら両手を腹部にのせて足底接地のみとし，さらに可能であれば足幅を狭くする（図5）．支持基底面が狭くなると左右への揺れが大きくなるが，下肢で支えるよりも上半身で調整するようにすると，体幹の安定性が高まる．
- 背臥位姿勢を保ったまま片側の下肢を挙上し，数秒静止してからもとに戻す．続いて片側の上肢を挙上し数秒静止してから元に戻す（図6）．呼気に動きを合わせると体幹深層筋の活動をさらに促すため安定しやすい．全身の左右への移動や脊柱の屈曲伸展ができるだけ起こらないように注意する．
- ハーフカットのロール上に座り坐骨を円柱の頂点に位置するように骨盤の傾斜を調整し，骨盤の真上に胸郭と頭部を位置させると矢状面で重心線が整う（図7）．さらに左右の坐骨に均等に荷重し，上半身を正中に位置させることで前額面の姿勢も正中化されやすい．

2）矢状面の姿勢の修正

- ロール上に両脚をやや開いて立ち，ロールの頂点が足関節のやや前に位置するようにバランス

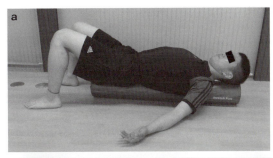
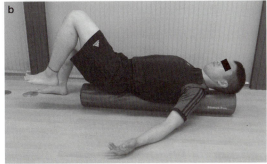
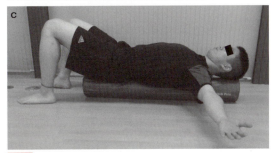

図6 ロール上背臥位での動作
a：開始姿勢
b：左下肢挙上（股関節屈曲）
c：左上肢挙上（肩関節外転）

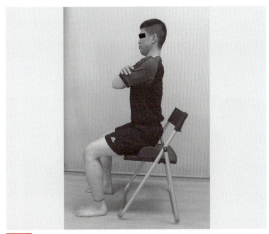

図7 ハーフカットのロール上座位
半円の頂点に坐骨で支持すると骨盤が中間位となり、姿勢を自覚しやすい．

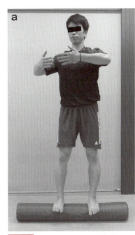
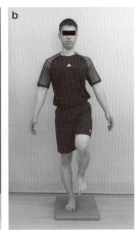

図8 ツール上での動作
a：ローラー上立位の軸回旋動作．矢状面で中間位を保って左右に軸回旋を行う．
b：マット上片脚立位．片脚立位では、矢状面と前額面両方の姿勢調整が必要となる．

をとる．足趾や足関節で踏ん張らず、骨盤や上半身を足関節の真上にのせるように調整すると、重心線がそろって骨盤の前方偏移や上半身の後傾など矢状面での姿勢の偏移が修正されやすい．続いて、ハーフスクワットや立位での左右への重心移動、軸回旋動作（図8-a）も行う．

● ディスクやマット上の立位姿勢の保持では、足底面を床と平行に保って姿勢保持や動作を行う．スクワット、立位での左右への重心移動、軸回旋動作、片脚立位（図8-b）などを行う．基本的にはツール表面を水平に保って動作を行う．上半身や上肢はリラックスしておき、体幹は中間位を保つ（図9）．重心位置を足関節のやや前方で保つと足趾や足関節で強く支えずに体幹を中間位にして動作を行いやすい．バリエーションとして、膝ACL損傷後や腰痛がある場合など重心を前方へ誘導したい場合はつま先側がややへこむように、膝PCL損傷後など重心を後方へ誘導したい場合にはやや踵側がへこむよう指示するとよい．重心位置をコントロールする際にどの関節をより動かすのかは対象者や目的

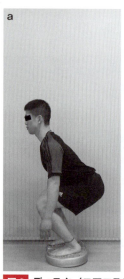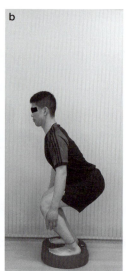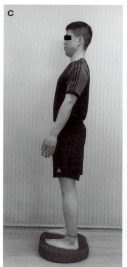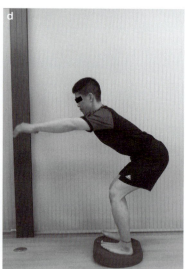

図9 ディスク（エアロステップ®）上の姿勢と重心位置
a：前方重心
b：中間位
c：後方重心
d：後方重心で上肢を挙上したバランス反応
姿勢から重心位置は推察が可能だが，足底のディスクへの接地面からも判断ができる．

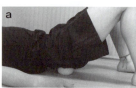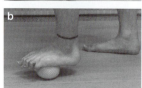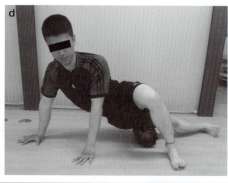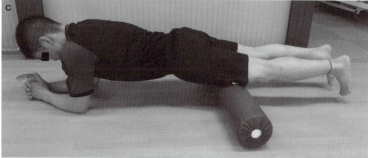

図10 マッサージボールとロールを用いた直接的な圧迫リリース
a：殿部のリリース（ボール）
b：足底のリリース（ボール）
c：大腿前面のリリース（ロール）
d：大腿前面のリリース（ロール）
自重で圧をかけながら前後，左右に動いてリリースを行う．

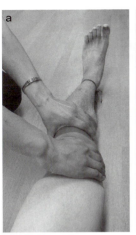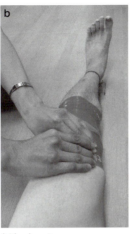

図11 バンドを用いたモビライゼーション
a：内外旋方向へ
b：長軸方向へ
バンドを介して軟部組織を滑らせるようにやや強めに各方向へ動かす．

によって異なる[5]．

2 柔軟性に対するアプローチの実際

1）直接的なアプローチ

- マッサージボールやロールなどを利用したリリースでは，ツールを転がすように動かすことで皮膚や皮下組織が滑走しやすくなる（図10）．硬いツールを用いて長時間マッサージをすると痛みを伴い軟部組織を損傷する場合もあるため，直接的な圧迫リリースは運動前の準備あるいは運動後の循環改善に利用する．1〜2分または10回，など時間や回数を設定して行うように注意する．
- フロスバンド®のテクニックでは，バンドを強めに巻いて圧迫し，徒手的に皮膚・皮下組織を動かしてから（図11），自動運動と荷重位での運動（図12）を行う．すべて回数は10回程度とし，2分以内にバンドを除去して循環を戻す．その後自動運動と荷重位での運動をさらに10回程度行う．必要に応じてこの過程を数回繰り返す．皮膚表面に赤みや軽度の皮下出血が残ることがあるので対象者に十分に説明をしておく．

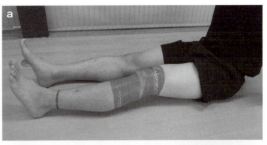
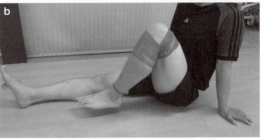
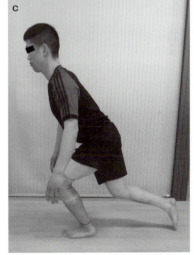

図12 バンド装着下での自動運動と荷重位トレーニング
a：バンドを遠位から近位に向かって膝関節をまたいで巻く．
b：モビライゼーション（図11）の後，自動で膝屈伸を行う．
c：荷重位での動作（片脚スクワット）

2）間接的なアプローチ

- 呼吸時に胸郭や腹部の動きが小さい部位に柔らかいボール（レドンドボール®）を当てて深呼吸をする，体幹の回旋を行うなど，ツールの圧を利用して可動域を拡げることができる（図13）．小さなウレタンボールを肋間に置いて臥位をとり，胸郭の動きを誘導する方法もある[6]．
- ボールに上半身の腹側を密着させてリラックス

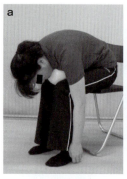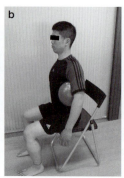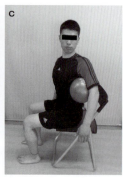

図13 ボールの圧を利用したリラクセーション
a：大腿と体幹でボールを挟み，大きく息を吸って胸郭の拡大をはかる．
b：胸郭と上肢の間にボールを挟み，ボールの当たっている部分を広げるように息を吸う．上肢は内転させずにリラックスしておく．
c：ボールを転がしながら脊柱を回旋させる．胸郭を広げながら回旋の可動域を広げる．

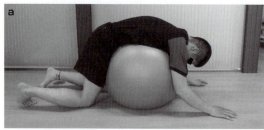
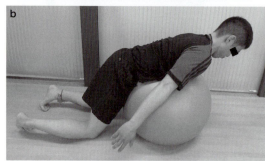
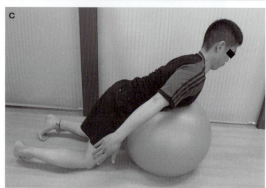

図14 ボール上リラクセーションから体幹トレーニング
a：ボールに体の腹側を密着させてリラックスする．
b：息を吐きながら脊柱を中間位まで伸展させる．
c：可能な場合には，脊柱をさらに伸展させ，上肢も外旋しながら伸展する．腰椎の過伸展に注意する．

し深呼吸をする．リラックスしたら呼気に合わせて脊柱を中間位まで伸展させて数秒間静止し，元の姿勢に戻る．体幹深層筋や脊柱起立筋群，広背筋の収縮・弛緩の繰り返しによって強化とリラクセーションが行える（図14）．

- ボール上に座り足を肩幅に開いて接地する．股関節と膝関節は90°程度曲がるような高さにボールを設定する．骨盤前傾と腰椎伸展ではボールを後方へ転がし，骨盤後傾と腰椎屈曲ではボールを前方へ転がす．体側のストレッチでは上肢を挙上しながら反対側へ倒し，上肢挙上側の坐骨に荷重をかける（図15）．ボールを転がしながら動くことで，よりストレッチされる．

3 ツール選択の工夫および禁忌と注意点

- ツールと運動の選択：使用者の身体状況とリハビリテーションの目的によって肢位と運動の種類を決める．ツールの選択は形状・反力（硬さ）・回転のしやすさ，表面の加工などを考慮する．ツールの硬さは，転がりを少なく安定させたい場合は柔らかいものか空気を少なめに設定する．転がりやすく反力を強くしたい場合には硬いものか空気を多めに設定する．

- 正しい運動を行うことが目的であり，負荷量や回数よりも動きの質を重視する．姿勢が自力で保てない場合には補助をつける．不安定な面の上での極端な負荷は危険なだけでなく，筋活動と筋出力が減少することが示されているため避

図15 ボール上での骨盤前後傾運動とストレッチ

a：骨盤前傾と腰椎の伸展
b：骨盤後傾と腰椎屈曲
ボールを前後に転がしながら動きを学習する．
c：体側のストレッチ．上肢は斜め上方向に伸ばすようにする．
ボールを横に転がしながら上肢挙上側の坐骨で支持するとさらにストレッチされる．

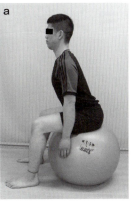
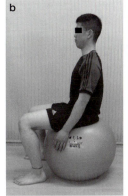
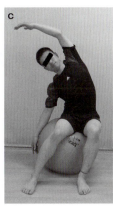

けるべきである．

- 禁忌は以下のとおりである．運動によるめまい，吐き気，耳鳴りなどの症状，ツール上で姿勢保持ができず転倒の危険がある場合，重度の感覚障害，重度の骨粗鬆症，治癒していない傷や炎症の局所，皮膚炎や皮膚の感染症，妊娠や出産直後など．フロスバンドテクニックの禁忌は，上記に加えて糖尿病，末梢血管障害，静脈瘤・静脈炎，ラテックスアレルギーなどがある．ツールの乗り降りの際には転倒に十分に注意をし，症状によっては医師の指示の下で安全にトレーニングを行うのが望ましい．

■ 文 献

1) Carriere, B：スイスボール，富田昌夫監訳，Springer-Verlag Tokyo，2003
2) Page, P et al：11章 感覚運動トレーニング．ヤンダアプローチ - マッスルインバランスに対する評価と治療，小倉秀子監訳，三輪書店，東京，169-185，2013
3) Klein-Vogelbach, S et al：クラインフォーゲルバッハのリハビリテーション 機能的運動療法，野澤絵奈訳，Springer Japan，2010
4) 平沼憲治ほか監修：コアセラピーの理論と実践，講談社，東京，2011
5) 磯 あすか：スクワット動作の観察と評価 矢状面に着目して．新ブラッシュアップ理学療法，ヒューマンプレス，神奈川，2018
6) 柿崎藤泰：胸郭運動システムの再建法，第2版，ヒューマンプレス，神奈川，2017

X リハビリテーションにおけるアプローチの臨床実践

3 サスペンションを用いたアプローチ

小泉圭介

1 理論的背景

1 サスペンションを用いたアプローチの現在

- わが国においては，戦後長きにわたり，整形外科分野においてオーバーヘッドフレーム・重錘・滑車を利用した懸垂式スリングを用いた運動療法が実施されてきた．その後，1990年代後半にノルディックスリングがノルウェーから導入され，主に理学療法や高齢者に対する筋力トレーニングに利用されている[1]．また，2000年代後半にはアメリカからサスペンショントレーニングが導入され，トレーニングツールとして一般に実施されている．
- 現在も，主にリハビリテーションの分野において「スリングセラピー」が行われる一方，トレーニング分野では「サスペンショントレーニング」が行われている．しかし，それぞれ使用する道具の使い方や調節方法が異なるものの，いずれの場合もサスペンションの特性を利用して実施するという基本的な考え方は共通している．本項では，使用する用具に関わらず，サスペンションを用いる利点を概説し，スポーツ分野におけるその代表的な使用例を紹介する．

2 サスペンションを用いるトレーニング上の利点

- サスペンション（図1）による身体へ及ぼす負荷の特徴は次の3点と考えられる．

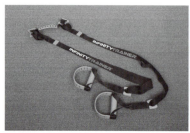
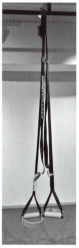

図1 サスペンション

1）牽引

- 「吊るす」作用が身体に加わることで，まず免荷効果が生じる．下肢や上肢，体幹を懸垂することでそれぞれの部位の重量を免荷し，筋活動を抑制しながら動かすことが可能となる．すなわち，水中での浮きに近い感覚を陸上にいながら再現できる．
- また，「ぶら下がる」作用により牽引ストレスが発生し，筋・軟部組織に対する強度の高いストレッチ効果が期待できる．特に背側の筋群は伸展作用を有するため，上肢牽引からのいわゆる引く動作が筋力トレーニングとしては有効であり，牽引環境を設定することで有効なトレーニングが可能となる．

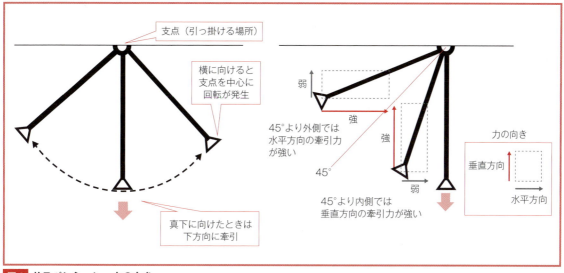

図2 サスペンション 力の向き

図3 サスペンションストレッチ
a：広背筋-胸腰筋膜-大殿筋ストレッチ
b：肋間筋ストレッチ
c：殿筋群ストレッチ
d：フルアークストレッチ

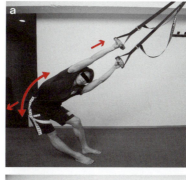 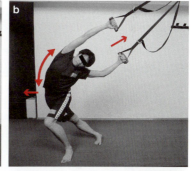
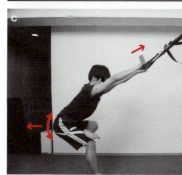 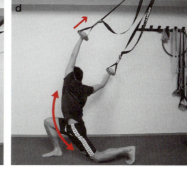

2）角度

- 角度を変化させることにより，負荷の方向と強度を変えることが可能になる．サスペンションは支点を中心に円運動を生じる（図2）．支点の真下で指示する場合は重力方向と同じ位置となるが，斜めに牽引するとその角度に応じて水平分力と垂直分力が発生し，それぞれ45°を境に大小が変換する．このベクトルが運動負荷となるため，角度を利用してさまざまな方向と強度が設定可能になる．

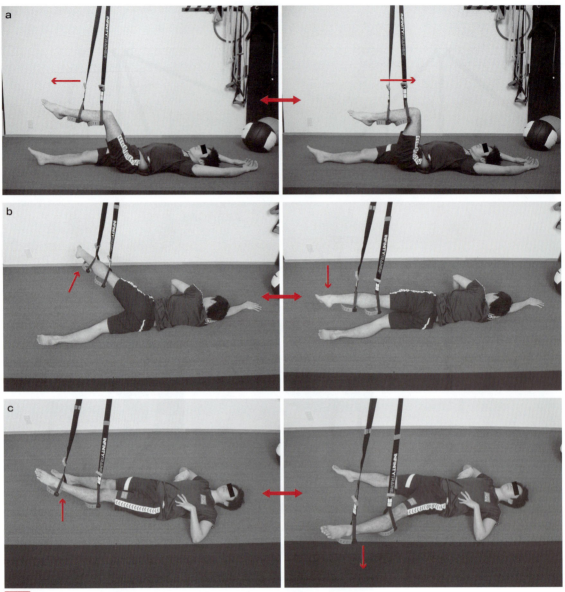

図4 サスペンションを用いた股関節単関節筋へのアプローチ例
a：腸腰筋 activation
b：股関節スイング（前後）
c：股関節スイング（内外）

3）不安定性

- サスペンションの支点は上方に1ヵ所のみであり，運動時にはグラグラした不安定性が生じる．この不安定性による外乱刺激が，特に関節周囲の深部筋に作用することで動的安定性向上が期待できる．

4）注意点

- サスペンションを用いたトレーニングでは，特に負荷調整が重要になる．牽引効果・不安定効果いずれにおいても支点が離れすぎることにより過負荷が生じる可能性が高い．また不安定性に慣れていない時期は急激な負荷が生じる可能

図5 サスペンションフロントブリッジ
a：基本姿勢
b：スイング上下
c：スイング内外

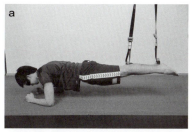
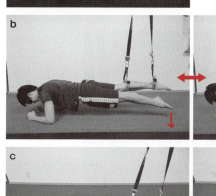
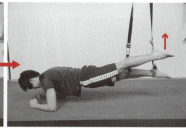
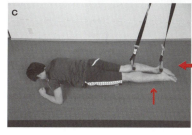
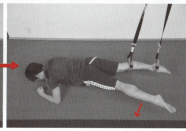

性や転倒のリスクがあるため実施には注意を要する．

2 サスペンショントレーニングの実際

1 サスペンショントレーニング実施上の注意点

1）支点（サスペンションを取り付ける場所）
- サスペンションは，柱や天井のフックなどしっかりした場所に巻き付け固定する．固定が不十分な場合，トレーニング中にサスペンションがずれて危険であるため，体重を預けても動かない場所にしっかり巻き付ける．
- 回転系の動作を行う場合は関節中心の直上に支点が位置すると最も動かしやすくなり（図4），スタビライゼーション系の場合は力点が支点の直下に位置すると最も安定する（図5）．

2）力点ないしは作用点（手足を固定する場所）
- 多くのサスペンショントレーニング用具には手で持つ部分（ハンドルやグリップと呼ばれる）や足を入れる部分（クレードルやカフと呼ばれる）がある．販売されている商品によって構成はさまざまであるが，下肢の例のように仮に2ヵ所カフがある場合には，1ヵ所を近位牽引とすることでより牽引部の安定性が増し多関節筋の緊張緩和に効果が期待できる．

2 サスペンションを用いたトレーニング例

1）サスペンションストレッチ
- サスペンションの牽引力を利用することにより，セルフストレッチの強度が上がり効果的に実施することが可能になる．特に，広背筋や胸腰筋膜などは上肢の牽引ストレスを加えることが有効と考えられる．しかし，急激な牽引は過負荷

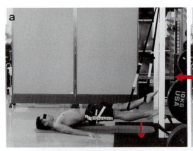
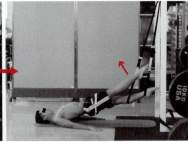

図6 サスペンションバックブリッジ
a：スイング上下
b：スイング内外

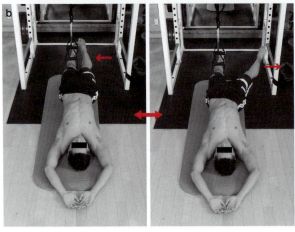

になる恐れもあり，ゆっくりと注意深く負荷をかけることを心掛けなければならない．
- サスペンションストレッチの例（図3a～d）

2）単関節筋アプローチ
- サスペンションを用いて上下肢を懸垂し，免荷状態で運動する．この時，多関節筋の緊張を緩めたまま積極的な動員を抑制しながら動かすことで，単関節筋の活動を活性化することが可能になると考えられる．本項では下肢の懸垂単関節運動を例に挙げているが，股関節屈曲時に前面の詰まり感を訴える場合や，腸脛靱帯の短縮による中殿筋収縮困難が認められる場合に効果が期待される．このほか，体幹部を懸垂し深部体幹筋による脊柱の分節的な安定性を促す方法も推奨されている[2]．
- サスペンションを用いた股関節単関節筋へのアプローチ例（図4a～c）

3）スタビライゼーション系アプローチ
- 一般的にフロアエクササイズとして行われるスタビライゼーショントレーニングについては，サスペンションの特徴である不安定性を利用して強度を高めることが可能である．体幹部を固定し上下肢を動かすことに加え，サスペンションが揺れることによる外乱刺激への対応が求められることから，体幹筋による反応の敏捷性向上が期待される．
- サスペンションフロントブリッジ（図5a～c）
- サスペンションバックブリッジ（図6a，b）
- サスペンションインサイドブリッジ（図7）
- サスペンションを用いた上肢・体幹連動トレーニング（図8a～c）

4）全身へのアプローチ
- 自重負荷のトレーニングでは下半身ないしは上半身のみの負荷となる場合が多いが，サスペンションを利用することで，上半身に牽引ストレ

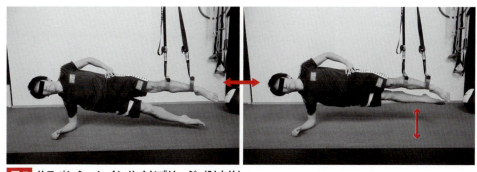

図7 サスペンションインサイドブリッジ（肘立位）

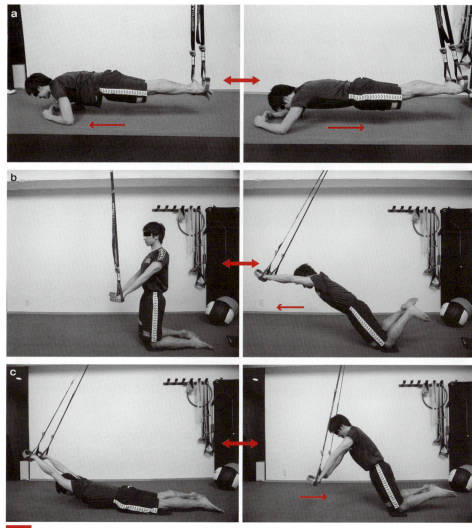

図8 サスペンションを用いた上肢・体幹連動トレーニング
a：フロントブリッジ（スライド前後）
b：アームレイズ
c：プルアップ

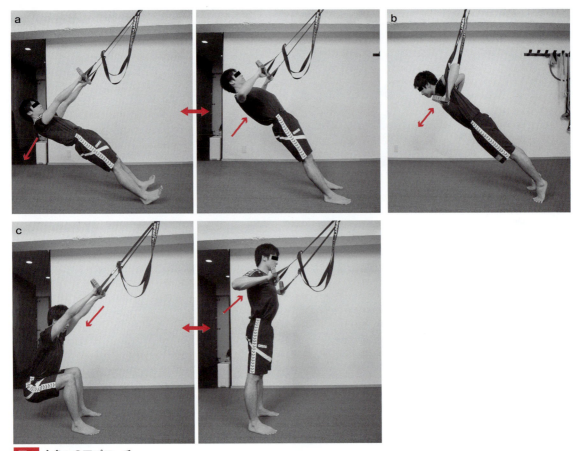

図9 全身へのアプローチ
a：バックプルアップ(40°)
b：立位プッシュアップ
c：プル＆スクワット

スをかけた状態で体幹筋の緊張を維持したまま下半身を動かすといった，全身に対して同時に負荷をかけることから機能的なトレーニングが可能となる（図9a～e）．

■ 文　献

1) 中島雅美：スリングエクササイズセラピー，南江堂，東京，2-6，2004
2) 多米一矢：脊柱起立筋群（表在筋），胸郭運動のシステム再建法，柿崎藤泰ほか編，三輪書店，東京，126-133，2016

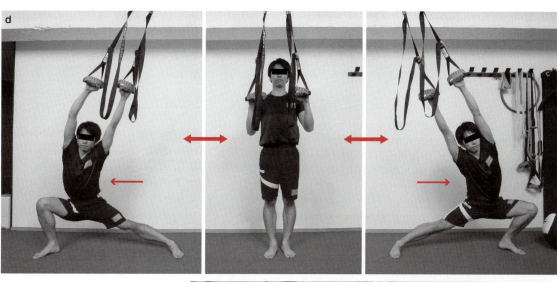
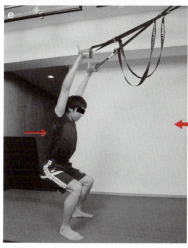
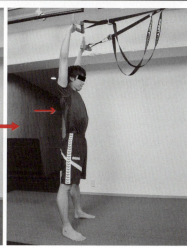

図9（つづき）
d：プル&サイドスクワット
e：オーバーヘッドスクワット

X リハビリテーションにおけるアプローチの臨床実践

4 PNFを用いたアプローチ

杉山ちなみ

1 理論的背景

- PNFとは，proprioceptive neuromuscular facilitationの略語であり，日本語では，固有受容性神経筋促通手技と訳す．PNFは，"生体組織を動かすことにより，人体に存在する感覚受容器を刺激し，神経・筋などの働きを高め，身体機能を向上させる方法"と定義されている．
- PNFは，1940年代に医師であり神経生理学者であるハーマン・カバット（Herman Kabat）氏と，理学療法士のマーガレット・ノット（Margaret Knott）女史によって開発・発展された手法および考え方である．
- 本来，PNFは脳血管障害などによる神経障害，筋力低下，協調性の障害などの改善，または日常生活に必要な機能を引き出し獲得するための運動療法の一つであるが，スポーツ選手のアスレティック・リハビリテーションやコンディショニング法としても利用されている．PNFは"ストレッチングの方法"としても利用されるが，コンセプト（概念）であり，治療哲学であることを理解する必要がある．
- PNFの基盤（PNF foundation）は，1. philosophy（治療の考え方），2. basic principles（基本的原理）と 3. procedures（手段），そして 4. techniques（テクニック）に分けられる（表1）．

1 治療の考え方

- 健側や身体の強い部分を利用して，患側や弱い部分を刺激し，機能を高めるポジティブアプローチ，パフォーマンスにつながる評価と治療を行う機能的アプローチ，患部だけをみるのではなく身体全体を観察し障害の根源を探し出すアプローチなどが，PNFにおける治療の考え方である．アスレティックリハビリテーションにおいても，このPNFの考え方を用いて，選手が現場に復帰するという目的に適した方法で，トレーニングを組み立てていくことができる．

2 基本的原理

- 身体のいたるところに，さまざまな感覚受容器があり，そのうち，外部受容性刺激として"触覚刺激""聴覚刺激""視覚刺激"，そして固有感覚刺激である"最適な抵抗""圧縮と牽引""伸張刺激"を利用して，筋肉や関節を動かしやすくすることがPNFの基本的な原理である．
- 接触刺激の例として，接触している皮膚下の筋肉は収縮を起こしやすいため，筋収縮を起こしたい部位に接触するようにする．
- 大きな声で"力を入れて""頑張って！"と指示を出すと，筋肉は収縮しやすく，優しい静かな声で"ゆっくり力を抜きましょう"と指示を出すと，筋肉は弛緩しやすいため，施術者は声を使い分けることで，聴覚刺激を利用するとよい．
- また，目から入る情報が視覚刺激となり，運動

表1 PNFの基盤（PNF foundation）

philosophy
1. ポジティブ・アプローチ
2. 機能的アプローチ
3. 選手（患者）の全体像をとらえる
4. 集中トレーニングにより潜在能力を探る
5. 運動コントロールと運動学習の原理を利用する

basic principles
外受容性刺激
1. 触覚刺激
2. 聴覚刺激
3. 視覚刺激

固有感覚刺激
4. 最適な抵抗
5. 牽引と圧縮
6. 伸張刺激

techniques
1. リズミック・イニシエーション
2. コンビネーション・オブ・アイソトニクス
3. リピーティッド・ストレッチ・フロム・ビギニング・オブ・レンジ
4. リピーティッド・ストレッチ・スルー・レンジ
5. レプリケーション
6. ダイナミック・リバーサル
7. スタビライジング・リバーサル
8. リズミック・スタビリゼーション
9. ホールド・リラックス
10. コントラクト・リラックス

procedures
正常なタイミング
パターン
放散・強化
ボディメカニクス

PNF foundation
PNFの基盤となる考え方
原理・手段そしてテクニック

（文献9）より引用）

を理解，認識することができ，ときに安心感を得られる．

- 筋には筋紡錘，腱にはゴルジ腱器官，関節（靱帯）には位置覚のセンサー，内耳には三半規管があり，これらをまとめて固有受容器という．これらの固有受容器に，抵抗・圧縮・牽引などの刺激が加わることで，筋の働きを正常化する．

3 手段

- PNFを用いたアスレティックリハビリテーションを行うに当たり，以下の3点を理解しておく必要がある．

1）パターン

- 身体は対角線的・螺旋的な運動を必要とした構造になっているため，下肢パターン，上肢パターン，肩甲骨パターン，骨盤パターンなど，決まった運動パターンを使うことで効率の良い筋の働きを導き出すことができる．
- 正常なタイミング：パターンを行う場合，四肢運動における正常な筋連鎖運動は，遠位要素筋群から始まり，回旋を伴い，近位要素筋群に向

かうことで，運動をさらに強化することができる．つまり，遠位の運動要素をしっかりと働かせることにより近位の運動要素が働きやすくなる．

2）放散

- さまざまな形で身体に受けた刺激によって起こる反応が，身体のあらゆる部位に広がっていく現象であり，放散を利用して必要な機能的動作を導き出すことができる．

3）ボディメカニクス

- トレーナーの施術位置や身体の使い方が，選手の反応に影響を及ぼす．したがって，対角線的運動を促通する際には，トレーナー自身もその対角線上に位置することで運動をコントロールしやすくなる．

4 テクニック

- PNFテクニックとは，人間の身体の構造や原理を利用し，身体活動における諸問題を解決するために考案された手法である．テクニックの

表2 PNFテクニックの名称と目的

テクニック	目的
リズミック・イニシエーション	・運動開始能力の改善 ・運動の学習 ・運動の正常化 ・協調性の改善 ・運動感覚の改善
コンビネーション・オブ・アイソトニックス	・自動運動のコントロール ・協調性の改善 ・自動運動域の拡大 ・機能的トレーニングの獲得
リピーティド・ストレッチ・フロム・ビギニング・オブ・レンジ リピーティド・ストレッチ・スルー・レンジ	・運動開始能力の促通 ・自動運動域の拡大 ・筋能力の増大 ・目的とする運動方向への誘導
レプリケーション	・運動感覚を刺激し，運動の目的とする位置感覚を教える
ダイナミック・リバーサル	・自動運動の拡大 ・筋力の強化 ・協調性の改善
スタビライジング・リバーサル	・安定性の強化 ・筋力の強化 ・協調性の改善
リズミック・スタビリゼーション	・自動・他動運動域の拡大 ・筋力増強 ・安定性の強化 ・バランスの促進 ・協調性の改善 ・痛みの軽減
ホールド・リラックス	・自動（および他動）運動域の拡大 ・拮抗筋群のリラクセーションと自動的ストレッチング ・痛みに対応し，軽減
コントラクト・リラックス	・他動（および自動）運動域の拡大 ・拮抗筋群のリラクセーションと自動的ストレッチング

名称と目的をまとめたものが**表2**である．選手の機能的目的に合ったテクニックを選び，利用することが大切である．

2 アスレティックリハビリテーションにおけるPNFの応用

- 感覚受容器の中でも特に固有受容器である筋や関節のレセプターに適切な刺激を加え，筋活動を正常かつ適切に高めることができるため，PNFはスポーツのパフォーマンス向上およびアスレティックリハビリテーションに活用できる．

（PNFでは，接触刺激が大切なため，トレーナーはできる限り選手の皮膚に直接接触することを心がける．特に，下肢のパターンでは，急を要さない限り，選手にソックスを脱いでもらうようにする．）
- スポーツ現場で利用できるPNFの概念を用いたトレーニング法を以下に紹介する．

1 肩甲骨の動きの再学習

- 姿勢が悪かったり，体幹が正しく使えない選手の多くは，肩甲骨の動きを修得していないことが多い．肩甲骨のパターンを修得あるいは再学

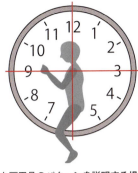

図1 パターンとグループ

習するには，リズミック・イニシエーションを用いると良い．パターン(**図1**)は，トレーナーだけではなく，選手にも理解しておいてもらうと，施術がスムーズに行える．

1）テクニック：リズミック・イニシエーション(図2-a〜d)

①**他動**(図2-a, b)：選手に目的とする肩甲骨の動きを覚えてもらうために，トレーナーが肩全体を覆うように保持し，"まず，私が動かします"と指示し，他動で肩甲骨(ここでは前方挙上)の運動範囲を教える．

②**介助**(図2-a, b)：トレーナーが介助しながら，"一緒に肩甲骨を少し動かしてください"と指示し，選手自身にも肩甲骨を動かしてもらう．

③**抵抗運動**(図2-c, d)：トレーナーが適度な抵抗をかけ(ここでは肩峰に"1時"の方向から)，抵抗の方向に肩甲骨を動かすように選手に指示する．

④**自動**：最後に，選手自身が目的とする肩甲骨の動きを学習したかを確認するため，選手に自動で動いてもらう．

2）パターン：肩甲骨パターン(図1-a)

①**前方挙上**(図2-c, d)：トレーナーは"7時"の位置に立ち，肩峰に抵抗をかけ，"肩を鼻の方に持ち上げて"あるいは"11時の方向に肩を持ち上げて"と指示し，前方挙上を促す．

②**後方下制**(図2-e, f)：トレーナーは"1時"の位置に立ち，肩甲骨下角周辺に手を当て，"肩をお尻の方へ下げて"あるいは"7時の方向に肩甲骨を動かして"と指示し，後方下制を促す．

③**後方挙上**(図2-g, h)：トレーナーは"5時"の位置に立ち，選手の肩峰と肩甲棘周辺に両手を重ね，"肩を後頭部の方に持ち上げて"あるいは"11時の方向に肩を持ち上げて"と指示し，後方挙上を促す．

④**前方下制**(図2-i, j)：トレーナーは"11時"の位置に立ち，選手の肩甲骨外側縁と烏口突起周辺を両手で挟み込み，"肩をへその方に引き下げて"あるいは"5時の方に肩を動かして"と指示し，前方下制を促す．

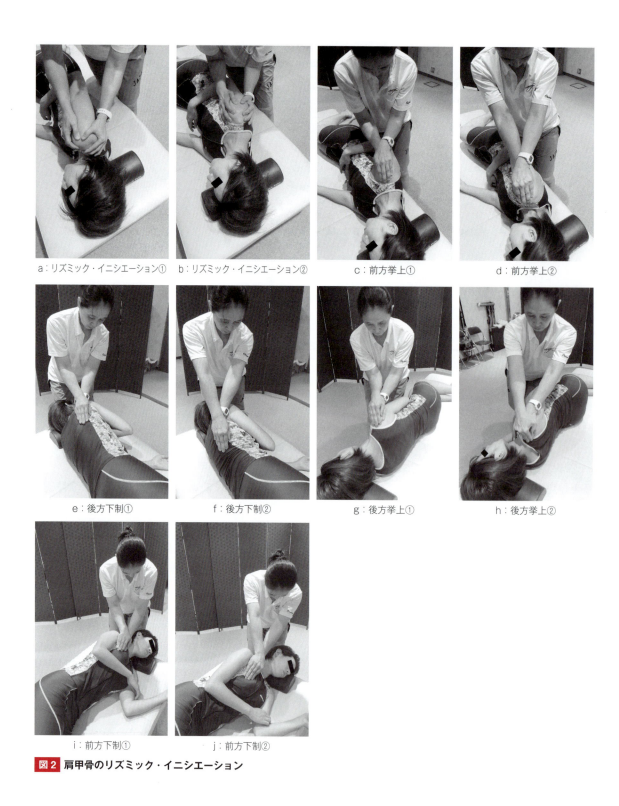

図2 肩甲骨のリズミック・イニシエーション

＊左肩甲骨の場合は，図1-b を参照．

2　ハムストリングスの柔軟性改善

- ランニングやジャンプ動作を繰り返す選手の多くは，ハムストリングスに多大な負荷がかかるにもかかわらず，クールダウン時に十分なストレッチングをしなかったり，股関節屈曲可動域が十分でない状態で運動に参加してしまう．その結果として，ハムストリングスの筋けいれんを起こしたり，肉ばなれ（筋断裂）を起こすことが多い．また，ハムストリングスのストレッチングの仕方にも問題があり，膝関節の伸展ばかりを気にしすぎて，膝窩のオーバーストレッチになっていることが多い．
- コントラクト・リラックスあるいはホールド・リラックス・テクニックを用いて，下肢のパターンによるハムストリングスのストレッチングを行うことで，質の高いストレッチングを行うことができる．

1）テクニック：コントラクト・リラックスとホールド・リラックス

- コントラクト・リラックスは筋の最大収縮後の最大弛緩の理論を利用したテクニックで，筋に痛みがない場合に適応される．筋緊張のある拮抗筋群に随意的に短縮性筋収縮を起こさせ，それを保持する．その後，拮抗筋のリラクセーションを待ち，次いで他動および自動運動を起こさせることにより，拮抗筋のストレッチを行う．
- ホールド・リラックスは，筋に痛みがある場合に適応されるテクニックである．直接的方法では，コントラクト・リラックスと同様，筋の最大収縮後の最大弛緩の理論を利用して拮抗筋のストレッチを行うが，指示の仕方が，"押して" ではなく，"止まって" となり，等尺性筋収縮をさせる．間接的方法では，相反神経支配の理論を利用する．拮抗筋群に筋緊張あるいは痛みがある場合，動筋群に随意的に等尺性筋収縮を起こさせ，それを保持する．その後，ゆっくり力を緩めさせ，拮抗筋のリラクセーションを待ち，次いで他動および自動運動をさせる．
- アメリカンフットボールや相撲など，身体が大きく筋力の強い選手に対しては，ホールド・リラックスを用いることで，トレーナーが筋収縮をコントロールしやすくすることも可能である．

2）パターン：下肢パターン（図1-c，図3-a）

- 選手に SLR（straight-leg raising）を自動で行ってもらい，股関節の屈曲可動域およびハムストリングスの柔軟性を確認する．また，ハムストリングスの痛みの有無や痛みの出る角度もチェックする（図1-c，赤ライン）

3）下肢パターン①（図3-b, c）：選手がSLRで到達した股関節屈曲位で，トレーナーは外側ハムストリングスと足底に手を当て，股関節外転および内旋方向より逆側の肩に向かって抵抗をかける．コントラクト・リラックスでは，トレーナーが "壁（静）" になり，選手に "脚を押し下げて" の動的指示を，また，ホールド・リラックスでは，選手が "壁（静）" になり，"動かないで" と静的指示を出す．5～7秒を目安とし，抵抗を加え，適度なハムストリングスの筋収縮を促す．その後，"リラックスしてください" と指示を出し，ハムストリングスが弛緩するのを待つ．痛みがないことを確認して，トレーナーは選手の内側広筋と足部内側に手を当て，自動あるいは介助で屈曲－内転－外旋方向に下肢の挙上を促すことで，新しい股関節屈曲可動域を獲得する．

4）下肢パターン②（図3-d, e）：選手がSLRで到達した股関節屈曲位（図1-c，黒ライン）で，トレーナーは内側ハムストリングスと足底に手を当て，股関節内転および外旋方向より同側の肩の頭一つ分外側に向かって抵抗をかける．コントラクト・リラックスでは，トレーナーが "壁（静）" になり，選手に "脚を押し下げて" の動的

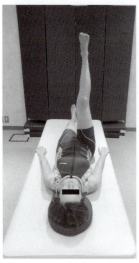
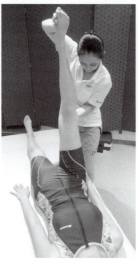
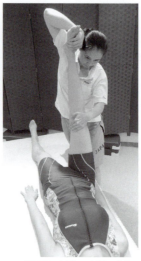

図3 ハムストリングスのコントラクト・リラックス&ホールド・リラックス

a：SLR　　b：股関節　伸展－外転－内旋　　c：股関節　屈曲－内転－外旋

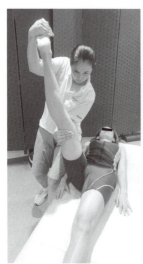
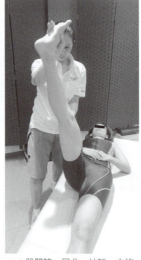

d：股関節　伸展－内転－外旋　　e：股関節　屈曲－外転－内旋

指示を，また，ホールド・リラックスでは，選手が"壁（静）"になり，"動かないで"と静的指示を出す．5～7秒を目安とし，抵抗を加え，適度なハムストリングスの筋収縮を促す．その後，"リラックスしてください"と指示を出し，ハムストリングスが弛緩するのを待つ．痛みがないことを確認して，トレーナーは選手の外側広筋と足部外側に手を当て，自動あるいは介助で屈曲－外転－内旋方向に下肢の挙上を促すことで，新しい股関節屈曲可動域を獲得する．

3 大殿筋の筋力強化

● スクワットポジションや股関節屈曲位での動作が多い選手は，股関節伸展が出づらく，腸腰筋の短縮が起こる場合が多く，大殿筋の筋力低下や，股関節伸展をハムストリングスに頼っていることが原因とも考えられる．大殿筋の筋力強化の方法として，ブリッジングを利用したコンビネーション・オブ・アイソトニックスを使うとよい．

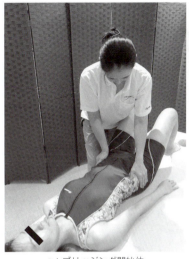 a：ブリッジング開始位
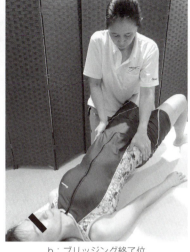 b：ブリッジング終了位
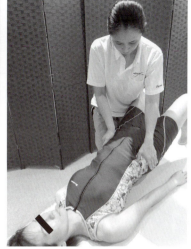 c：ブリッジング中間位

図4 大殿筋のコンビネーション・オブ・アイソトニックス

1）テクニック：コンビネーション・オブ・アイソトニックス
- コンビネーション・オブ・アイソトニックスは，筋収縮形態のうち，求心性あるいは短縮性（コンセントリック），遠心性あるいは伸張性（エキセントリック）筋収縮を繰り返すことで，筋の出力方法を変化させながら筋肉を使用することで，スポーツ動作に近い，実践的な筋力強化の方法として考えられる．特に，筋力の弱い角度がある場合や，スポーツ特性で特に股関節を安定させたい角度がある場合，その角度で"止まって"と合図を入れることで，さらに大殿筋を促通することができる．

2）トレーニング方法：ブリッジング（図4）
- 選手は背臥位で股関節と膝関節を屈曲し，ブリッジングの準備をする．
- トレーナーは選手の横に位置し，両手を上前腸骨棘周辺に当て，選手に骨盤を押し上げるように指示する．"押し上げて"は，大殿筋の短縮性筋収縮を促す．"ゆっくりお尻を下げて"の指示で，大殿筋の伸張性筋収縮を促す．選手の筋力や運動の理解力の程度によって，トレーナーは上前腸骨棘周辺への抵抗の強さを変える．
- 短縮性と伸張性筋収縮の間に"止まって"の指示をはさみ，選手の筋力が弱い角度や，スポーツ特性で必要な股関節角度での筋収縮を促すようにする．

■文献
1) 福林 徹編：アスレティックリハビリテーションガイド，文光堂，東京，2008
2) 市川繁之：PNFの理論とスポーツ障害への応用．臨スポーツ医（臨時増刊）31：370-376，2014
3) 市川繁之：PNF理論とその臨床応用について．作業ジャーナル 47：638-644，2013
4) 市川繁之：徒手療法 スポーツ選手に対するPNF．臨スポーツ医 30：1137-1143，2013
5) 市川繁之：PNFによるストレッチング．からだの科学 245：51-60，2005
6) Adler SS：PNF in Practice：An Illustrated Guide, Second, revised edition, Springer, Berlin, 2003
7) （財）日本体育協会：アスレティックトレーナーテキストⅡ，2002
8) 市川繁之：スポーツ外傷後のリハビリテーション 運動療法―PNFを中心に 総合リハビリテーション 29：543-548，2001
9) Ichikawa S：International PNF Association, Recognized PNF course handout, 2013
10) Susanne Hedin, 市川繁之監訳：PNF 基本的手技と機能的訓練，原著第2版，医歯薬出版，2012

X リハビリテーションにおけるアプローチの臨床実践

5 筋膜リリースを用いたアプローチ

竹井 仁

1 理論的背景

1）筋膜リリースの定義

- 筋膜リリースの目的は，筋膜のねじれを元に戻し，筋と筋の間もしくは筋と他の構成物の間の可動性や伸張性を改善し，筋やその他の構造物が正常に機能できるように回復することにある．
- 筋膜リリースのような治療手技は従来からオステオパシーの領域でも行われてきたが，本項で述べる筋膜リリース（myofascial release）は，John F. Barnes らによって体系づけられてきた技術で，全身の膜組織を対象として，単に筋膜を伸張するだけではなく，筋膜のねじれをリリースする（解きほぐす）技術である[1~5]．
- その手技に協調中心（centre of coordination：CC）を取り入れ，筋膜配列を加味した理論と手技が Takei concept である．このことによって，筋膜リリースは，さらに効果的な手技となる．

2）筋膜の機能異常

- 筋膜はさまざまな原因で変性する（**表1**）．外傷，廃用，循環不全による運動不足，反復運動，長期間にわたる不良姿勢などは，膠原線維束のねじれによって筋膜に高密度化を生じさせ，最終的に脱水が生じて基質を硬くゲル状にしてしまう．また，過用や持続的筋収縮によるヒアルロン酸の凝集も筋膜の滑りを制限する要因となる[6~8]．
- 筋膜機能異常は，①筋膜の高密度化，②基質のゲル化，③ヒアルロン酸の凝集化である．筋膜機能異常は，筋膜とその深部にある筋組織などすべての組織で滑り合う性質や運動性を低下させ，抗重力姿勢の保持や円滑で機能的・効率的な運動を制限する．

- 筋膜は，浅筋膜・深筋膜（腱膜筋膜）・筋外膜・筋周膜・筋内膜からなる（**図1**）．浅筋膜は皮下組織にあり，深筋膜は筋を覆い，全身を14通りの配列で繋げる．筋外膜は筋を覆う薄い膜で，筋束を覆う筋周膜と，筋線維を覆う筋内膜に連続している．筋外膜から深筋膜には筋線維が入り込み，14通りの配列に沿って関節を越えて筋を連結していく（**図2**）．

- 筋外膜・筋周膜・筋内膜が連続組織のため，筋内膜に付着する筋紡錘の働きが過剰となり，α運動ニューロンの興奮性が高まる．さらに，筋線維の滑りが悪くなることで，柔軟性と筋出力

表1 筋膜の変性の原因

機械的	急性：捻挫・骨折・直接的な外傷 慢性：過用・姿勢・作業・スポーツ
物理的	温度：熱・寒冷・風・湿度 精神的緊張：苦悶・葛藤・うつ
化学的	栄養：過多・アンバランス・中毒 内分泌：ホルモン
感染	代謝
固定	コラーゲン線維間の異常な小網の発生 コラーゲン交代力学（合成と分解）の変性 新しいコラーゲン線維の分裂 より少ない水とグリコサミノグリカン（glycos-aminoglycan：GAGs）による無定形物質の量と質の変動

が低下する．

- 筋紡錘が筋内膜で発揮するすべての牽引は筋外膜で同時に収束する．最も単純な筋膜単位において，牽引は同じ筋に沿って中間点に収束する．さらに，多数の異なる筋の運動単位によって形成されているような複雑な筋膜単位でさえ，これらの力が収束する点は統一される．この，筋力のベクトルが収束する筋外膜上の明確な点を協調中心（centre of coordination：CC）と呼ぶ．
- また，1つの平面ではない対角線上の複合運動方式（前方-外方，前方-内方，後方-外方，後方-内方）における，2つの隣接した筋膜単位からのベクトルが収束する点が，融合中心（centre of fusion：CF）である．
- 身体分節は，上肢として肩甲骨（sc）・上腕（hu）・肘（cu）・手根（ca）・手指（di），体幹として頭部（cp）・頸部（cl）・胸郭（th）・腰部（lu）・骨盤（pv），下肢として股（cx）・膝（ge）・距骨（ta）・足趾（pe）の14身体分節に分けられる．分節の省略語はラテン語で表記する[6,7]（**表2**）．
- この分節をつなぐCCの配列が6通り，CFの配列が8通りあることから，14通りの配列のいずれかに問題が生じることになる．
- CCの配列は，前方運動配列：antemotion（AN），後方運動配列：retromotion（RE），内方運動配列：mediomotion（ME），外方運動配列 lateromotion（LA），内旋運動配列 intrarotation（IR），外旋運動配列：extrarotation（ER）の6通りである（**図3**）．
- CFの配列は，AN-LA，AN-ME，RE-LA，RE-MEの対角線と螺旋がそれぞれ4通りである（**図4, 5**）[6,7]．
- 筋外膜と筋周膜・筋内膜の波状コラーゲン線維は腱となり，腱が関節の機械的受容器や侵害受容器を刺激することで，患者は関節周囲に痛みを感じることになる．患者が痛みを感じたり認知する領域を認知中心（centre of perception：CP）という．これは関節の問題ではなく，筋膜の問題だという認識がセラピストには重要となる．

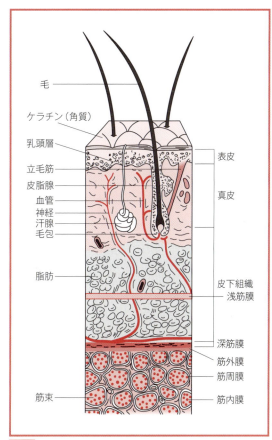

図1 浅筋膜・深筋膜・筋外膜・筋周膜・筋内膜

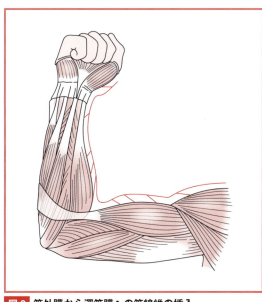

図2 筋外膜から深筋膜への筋線維の挿入

表2 体節とそれらの省略語を示すのに用いられる用語

日本語省略語	ラテン語省略語	ラテン語	英語	相当するもの
手指	DI	Digiti	fingers	手根骨間および指節間関節，手の骨間筋
手根	CA	Carpus	wrist	橈骨手根関節，橈側手根伸筋と尺側手根伸筋
肘	CU	Cubitus	elbow	肘関節，上腕筋膜，上腕二頭筋，上腕三頭筋，腕橈骨筋
上腕	HU	Humerus	shoulder	肩甲上腕関節，三角筋，上腕二頭筋，棘上筋
肩甲骨	SC	Scapula	scapula	肩甲胸郭および鎖骨の関節，僧帽筋，前鋸筋，菱形筋
頭部	CP	Caput	head	頭蓋骨と顎関節，眼の筋，側頭筋
頸部	CL	Collum	neck	頸椎，頸部筋膜，頸腸肋筋
胸郭	TH	Thorax	thorax	胸椎，胸肋関節，胸腸肋筋，胸筋
腰部	LU	Lumbi	lumbar	腰椎，筋膜，腰腸肋筋，腹直筋
骨盤	PV	Pelvi	pelvis	仙腸関節，恥骨結合，殿筋，腹斜筋，腹直筋
股	CX	Coxa	thigh	股関節，大腿，内閉鎖筋，恥骨筋，梨状筋
膝	GE	Genu	knee	膝関節，大腿筋膜，大腿四頭筋，大腿二頭筋
距骨	TA	Talus	ankle	足関節（距腿関節），下腿筋膜，腓腹筋，脛骨筋
足趾	PE	Pes	foot	足根骨間および趾節間関節，筋膜，足の骨間筋

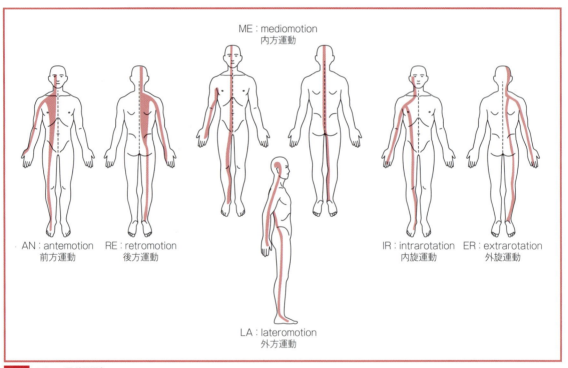

図3 CCの運動配列

● この筋膜機能異常を治療すると，筋・筋膜痛の緩和，筋出力・柔軟性・運動麻痺の改善が生じ，運動パフォーマンスと日常生活活動が改善することになる．

3）治療方法

● 筋膜機能異常に対する治療としては，間接的治療にマッスルペインリリーフ（muscle pain relief）があるが，直接的治療には，筋膜リリース

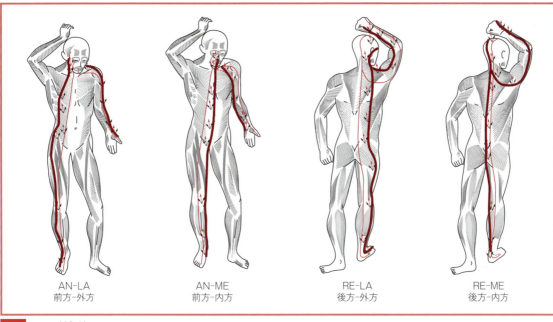

AN-LA	AN-ME	RE-LA	RE-ME
前方-外方	前方-内方	後方-外方	後方-内方

図4 CFの対角線

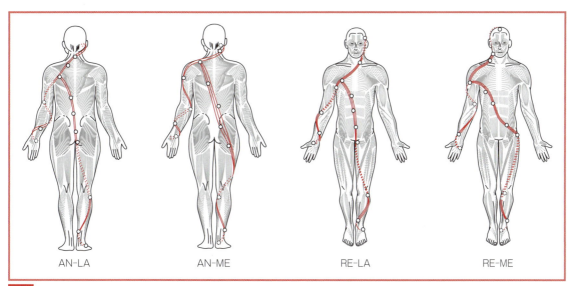

AN-LA　AN-ME　RE-LA　RE-ME

図5 CFの螺旋

（myofascial release）と筋膜マニピュレーション（fascial manipulation®：FM）がある[9]（**表3**）．

● 一般的評価は，現在の疼痛，随伴性疼痛，既往歴に関しての詳細な問診，アライメントの評価，運動時の可動域，筋力，異常感覚，触診による疼痛部位の確認である．そして，運動検証（自動運動，他動運動，ストレッチング，抵抗運動）で，疼痛，ROM 制限，筋力低下があるかを評価し，CC と CF の触診検証と合わせて，分節と配列を評価していく．

● 治療の際には，動筋と拮抗筋とのバランスをと

表3　筋膜機能異常に対する治療手技

手技	概要
マッスルペインリリーフ muscle pain relief	strain-counterstrainを筋膜配列に沿った筋筋膜治療として，竹井がオリジナルに発展させた技術．筋力のベクトルが収束する筋外膜上の協調中心（centre of coordination：CC）の痛みに対して，他動的に最も痛みが少ない楽な姿勢をとらせて，筋紡錘を他動的に短縮させ，不適切な固有受容器活動を減少もしくは抑制し，痛みを軽減する．
筋膜リリース myofascial release	全身の膜組織を対象として，単なる膜の伸張ではなく，膜のねじれをリリース（解きほぐす）し，基質の粘稠度を変化させ筋・筋膜のバランスを整える．CCと筋膜配列の考えでさらに効果が上がる．
筋膜マニピュレーション fascial manipulation®	CCと，幾つかの筋膜の単位の力が収束するより幅広い領域または点としての融合中心（centre of fusion：CF）を治療対象とする．高密度化したCCに対しては，筋膜配列に沿って評価と治療を行う．各CCに対して十分な時間の摩擦を与え，基質の粘稠性を修正する．動筋と拮抗筋のバランスも考慮する．CFは，複合的な運動の協調に関与する．筋膜対角線と筋膜螺旋に沿って評価と治療を行う．CCより圧を少なめにして，摩擦の滑りを増やす．

ることも忘れてはいけない．
- 本項では，筋膜リリースについて取り上げる．

4）リリースとは

- 筋膜リリース，特に深筋膜リリースの目的は，高密度化した交差性のコラーゲン線維とエラスチン線維のリリースと，筋膜の基質（細胞間物質）の粘稠度をゲル状からゾル状に変化させることにある．コラーゲン要素による障壁は，無理な力での強制はできない．その代わりに，穏やかな持続した伸張・圧力により，粘稠度すなわち基質の密度が変化し，コラーゲン線維の制限がリリースされ，組織の長さに変化が生じる．
- まず，深筋膜へ圧を到達させる．そのまま，筋膜制限の部位へ穏やかな伸張を加えると，線維の複合体に対する最初の伸張によって，まず弾性要素が引きのばされる．伸張を加えている手が，膠原要素による強靭な障壁で止まるまで，弾性要素はゴムあるいはスプリング様にゆっくりと引っ張られる．しかしエラスチン線維には形態記憶性があるため，ここで伸張をやめると，弾性で元の長さに戻ってしまう．膠原要素による障壁は，無理な力で強制することはできないが，持続的に伸張を加えておくことで，エラスチン線維のもつ粘弾性によって，徐々にコラーゲン線維に伸張が生じる[10]．そして，エラスチン線維が組織に本来の形態と柔軟性を取り戻させ，適切な生体力学的アライメントを骨格に取り戻す．
- コラーゲン線維による障壁は，無理な力での強制はできない．高い負荷（速く，圧力を適用した）よりも低い負荷（穏やかな圧力）の方が粘稠度に対しては効果が高い[1]．
- 90秒から3分（長くて5分）の穏やかな持続した伸張と圧力により，粘稠度すなわち基質の密度が変化し，コラーゲン線維の制限がリリースされ，組織の長さに変化が生じる．

5）リリース時の注意点

- リリースが生じると，多くの患者は感情に変化が生じ情緒のリリース（somatoemotional release）を経験することがある．情緒的ストレスが身体に緊張を生じさせるように，身体的ストレスは情緒面での緊張を作り出す．筋膜組織が身体的緊張から解放されると，情緒的にも解放される[1,11,12]．

6）筋膜リリースのゴール

- 筋膜リリースのゴールは，筋膜制限を解除し，バランスのとれた姿勢において筋骨格系全体の身体平衡を元に戻すことである．構造的にバランスのとれた姿勢を獲得すれば，重心線が正常になり筋骨格系全体の左右対称の機能が達成されるようになる．筋膜制限に適用された穏やかな伸張は，熱（影響を受けた領域に血流量を増やす血管運動神経の反応）を引き出し，リンパ

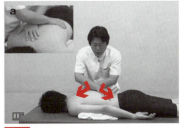 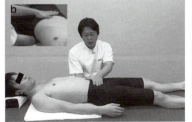 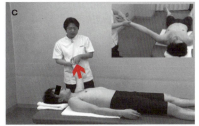

図6 筋膜リリースの基本的な3手技
a：長軸方向リリース
b：横断面リリース
c：pull (traction)

ドレナージを改善し，筋膜組織を再編成し，そして最も重要である軟部組織固有感覚の感覚機構をリセットする[1, 11, 12]．
- この活動により，中枢神経系（古い疼痛パターンを引き出すことなく正常の機能的な関節可動域を可能にする）を再プログラミングすることになる[13]．
- 最終的には最適な機能とパフォーマンスを最少のエネルギー量で達成できることを目標とする．
- 筋膜リリースは，穏やかな手技なので，さまざまな症状や徴候に対して適用可能である．一方，全身的な禁忌には，悪性腫瘍・癌，動脈瘤，急性期のリウマチ様関節炎，全身あるいは局所感染などがあり，局所的な禁忌には，血腫，開放創，縫合部，治癒過程にある骨折部位などがある．

2 治療の実際

- 筋膜リリースの基本的な3手技は，①長軸方向リリース，②横断面リリース，③pull (traction) からなる（図6）．長軸方向リリースは，筋膜配列を考慮して，CCを挟み込むように，穏やかに筋膜に圧を加えながら伸張し，エラスチン線維の制限を感じたところで持続的に伸張を維持し，コラーゲン線維の制限を解除して筋膜をリリースする．
- 横断面リリースは，深筋膜と腹背のコネクションを感じながら，横断面の筋膜をリリースする．
- 上肢pullまたは下肢pullは，筋膜を遠位方向にリリースしながら，上肢または下肢をさまざまな方向に無理なく動かす手技である．治療の最終調整として用いることが多い．
- リリースの際には，治療者自身がリラックスし，治療者の手掌あるいは指腹が，患者の皮膚と一体となることが大切である．
- 皮膚のたるみがなくなり，深筋膜までの圧力を加えたまま，深筋膜を伸張する．リリースを開始すると，まず弾性要素がスプリング様にゆっくりと引っ張られる．引き続き，90秒から3分（長くて5分）圧を維持すると，膠原要素がリリースされて，バターが溶けるように組織が軟らかくなる．圧は徐々に深部に及ぶ．技術の上達に応じて時間は短縮する．リリースが成功すると，エラスチン線維のエラスチンが組織に本来の形態と柔軟性を取り戻させることになる．

3 アスレティックリハビリテーションプログラムの進め方

- ここでは，棒高跳び選手に対して実施した，治療手技を紹介する．

1）患者紹介

男性．現在36歳．棒高跳び選手．
診断名：2015年5月～右アキレス腱損傷，部分断裂．

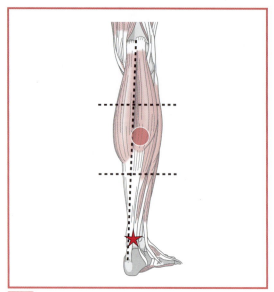

図7 右 RE-TA の CC（●）と CP（★）

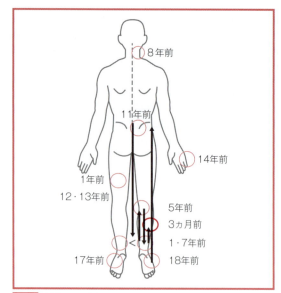

図8 既往歴〜現病歴

疼痛部位：両側（右＞左）RE-TA の痛み（図7）[6]，3ヵ月間継続，朝の第一歩で痛む．
随伴症状：左 RE-GE の痛み，1年前から．
既往歴（図8）：

 1年前 左ハムストリングス肉離れ，下腿三頭筋肉離れ左2回・右1回
 5年前 右膝内側側副靱帯損傷
 7年前 アキレス腱炎　右＞左
 8年前 右頸椎ヘルニア（C5/6）
 11年前 右腰椎ヘルニア（L5/S1）
 12・13年前 左ハムストリングス肉離れ
 14年前 右第5指剥離骨折
 17年前 左足関節内反捻挫
 18年前 右足関節内反捻挫

2）評価
- 棒高跳びは，左下肢伸展位で踏み切り，右下肢は屈曲させていく．その際の右下腿の痛みが現在の痛みである．
- 18年前の右足関節捻挫から右腰椎ヘルニア，右アキレス腱炎，右膝内側側副靱帯損傷，右下腿三頭筋肉離れとつながり，現在の右 RE-TA の痛みが生じていると推測できる．

- 運動検証では，右の RE-TA に痛みと底屈制限が出現．触診検証では，矢状面の右 AN-PE，TA，GE，CX，RE-CX に疼痛．前額面の右 ME-PE，TA，GE，LA-PV に疼痛．また，CF の RE-ME 対角線の PE，TA，GE，CX に疼痛．よって，RE-ME 対角線を治療対象とした．

3）治療
- 初回は4点の治療を行った．主症状の右の RE-ME-TA を挟み込むように，右の RE-ME-PE，RE-ME-CX，RE-ME-GE を先に治療した．この時点で，右の RE-TA の運動検証と，RE 領域の他の下肢分節の運動検証も改善した．さらに，右 RE-ME-TA の治療によって，全面での運動検証も改善し，良好な結果となった．
- 2回目の治療では，遊脚相でみられる右 RE-LA-PE から LU までの螺旋と，立脚相でみられる左 AN-LA-PE から LU までの螺旋を治療した．右下肢は棒高跳び時に屈曲し，左下肢は伸展して踏み切るため，その動きの改善を目的とした．
- その後の治療では，右の CC の RE 配列の治療

も加えた．最終的には，右 RE-LA-PE からの螺旋と左 AN-LA-PE からの螺旋の治療にて，筋膜バランスを整え，結果も良好となり，棒高跳びの記録も向上した．オリンピックでも日本人初の入賞を果たし，本人は今後も記録に挑戦していくとのことである．

4）考察

- 現在の痛みだけに目を奪われては駄目で，随伴症状や既往歴から現在の痛みへのつながりを推測する必要がある．そしてどの面が問題か，どの分節が問題かの仮説を立てる必要がある．その仮説を検証するために，運動検証と触診検証を実施して，治療方法を検討していく．治療には，動筋と拮抗筋のバランスを取ることが必要となる．今回は螺旋の治療であったため，右 RE-LA-PE，AN-ME-TA，RE-LA-GE，AN-ME-CX というように，筋膜螺旋そのものが動筋と拮抗筋のバランスを取りながら治療していたことになる．
- もしも，CC の場合には，下肢の動筋，例えば RE-PE，TA，GE，CX，PV，LU を治療したら，AN の拮抗筋の再触診を行う．治療前は拮抗筋の CC に 5 個あった痛みが，動筋の治療後に 3 個くらいに減ってくる．動筋：拮抗筋＝2：1 程度の比率に収まるので，そこで残った拮抗筋の CC を治療することになる．筋膜対角線も同様である．筋膜螺旋のみが，その経路自体で，動筋と拮抗筋を交互にたどることになる．
- 治療後は，以下の 4 点に注意が必要である．① 2～3 日は治療したポイントが炎症によって痛む可能性がある（抗炎症薬入りの湿布を貼ったり，薬を飲むことは避けないと，正しい炎症反応を止めることになる），②症状が悪化する可能性がある（まれに選んだ面が間違っていた時など），③他の分節に新しい/古い症状が出現することがある（スポーツ選手は特にそうで，昔の怪我を他の分節や動きで代償して新たなフォーム作りをしているので，現在の症状を改善したら，昔の症状が現れることがある），④ 48～72 時間は，肉体的疲労やストレス，試合を避ける（スポーツ選手は特にこれを守らせる必要がある．またはシーズンオフに集中的な治療が必要となる）．
- 治療に関しては，実際には筋膜マニピュレーションを行うことが多いが，翌日試合がある場合などは筋膜リリースで調整することもある．
- 筋膜に対する徒手的アプローチも幾つかあるので，これらを講習会で学び，自分の技術にしていっていただきたい．

■文献

1) Barnes, JF：Myofascial Release, Rehabilitation Services Inc, Pennsylvania, 1990
2) 竹井 仁：筋膜リリース．系統別・治療手技の展開，第 3 版，奈良 勲ほか編，協同医書出版，東京，138-158，2014
3) 竹井 仁：マイオフェイシャルリリース（筋膜リリース）．アドバンス版図解理学療法技術ガイド，細田多穂ほか編，文光堂，東京，709-729，2005
4) 竹井 仁：myofascial release（筋膜リリース）によるアプローチの概要．マニピュレーション 15：14-20，2000
5) Ward, RC：Myofascial release concepts. Rational Manual Therapies, Basmajian, JV et al ed, Williams & Wilkins, Baltimore, 223-241, 1993
6) 竹井 仁：筋膜マニピュレーション理論編，医歯薬出版，東京，2011
7) 竹井 仁：筋膜マニピュレーション実践編，医歯薬出版，東京，2011
8) 竹井 仁：筋膜マニピュレーション．臨床思考を踏まえる理学療法プラクティス 新人・若手理学療法士のための最近知見の臨床応用ガイダンス 筋・骨格系理学療法，嶋田智明ほか編，文光堂，東京，46-60，2013
9) 竹井 仁：筋膜に対するアプローチの展開．系統別・治療手技の展開，第 3 版，奈良 勲ほか編，協同医書出版，東京，113-125，2014
10) Twomley L et al：Flexion, creep, dysfunction and hysteresis in the lumbar vertebral column. Spine 7：116-122, 1982
11) Swenson C：Craniosacral therapy. Course taken in Minneapolis, The Upledger Institute Inc, 1995
12) Upledger, JE：Craniosacral therapy Ⅱ. Eastland Press, Seattle, 1987
13) Barnes, JF et al：The body is a self-correcting mechanism. Physical Therapy Forum, July 8：8-9, 1987

X リハビリテーションにおけるアプローチの臨床実践

6 ファンクショナルトレーニングを用いたアプローチ

鈴木　岳

1 理論的背景

- 1990年代後半より世界各国で「ファンクショナルトレーニング」という表現によって，機能改善・向上のためのトレーニング，「動き」のトレーニングが着目されてきた．
- ファンクショナルトレーニングに関する機器も開発されるようになり，アスリートだけでなく，多くの一般の人々にも身近な存在となっている．
- 動きに着目するがあまり，スポーツ動作に似た，複雑かつダイナミックな動作＝ファンクショナルトレーニングといったような認識をされることもあった．
- ファンクショナルトレーニングは，ファンクショナル（機能的）な体を作るためのトレーニングであるので，トレーニング指導者が，アスリートの機能改善・向上を目的としたトレーニングをしていれば，そのすべてがファンクショナルトレーニングとなる．逆に，どんなに多くのファンクショナルトレーニング機器を用いてトレーニング指導をしていても，そこに機能改善・向上のための意義や目的が明示されていなければ，それはファンクショナルトレーニングとはいえない．
- 昨今では，ファンクショナルトレーニングの考え方が見直され，クラシックなストレングストレーニングを機能面から考慮し，見た目のダイナミックな動作に惑わされないエビデンスに基づくエクササイズにてファンクショナルトレーニングが実施されるようになってきた．
- ファンクショナルトレーニングとは，新しく見出されたトレーニング方法ではなく，運動によってアスリートの体の機能を改善・向上するためのトレーニング"理論"である．つまり，「ファンクショナルトレーニング」というトレーニングの方法論ではなく「ファンクショナルトレーニング理論」といった原理原則に基づく考え方である．
- アスリートの身体の機能を改善・向上するためには，まず，現在の機能の把握なしに成果を出すことはできない．つまり，機能評価が必要である．機能を評価するためには，アスリート自身が動作を行う中からのみ判断できるので，「動作評価」が必要である．
- ファンクショナルトレーニングの定義は，動作評価に基づく機能改善・向上のための段階的トレーニングといえる．

2 障害後のリハビリテーションにおけるファンクショナルトレーニング

- アスリートの障害からの復帰において重要になってくるのが，再発予防である．障害を起こした患部への治療やリハビリテーションは必須であることは当然であるが，特に慢性障害に関しては，スポーツ動作において痛みを誘発させている原因を見つけ出し，そこにアプローチをすることが必要であり，そのアプローチこそ障害の根本的な改善となる．

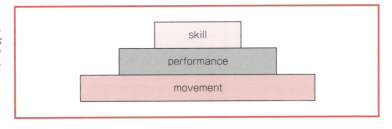

図1 理想的なパフォーマンスピラミッド
正しい動作の習得(movement)が土台となって初めて，その上にあるストレングス，パワー，スピードのためのトレーニング(performance)が最上階にある skill につながる．

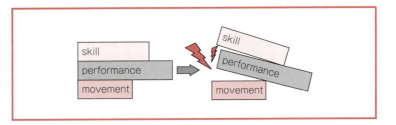

図2 パフォーマンスピラミッドの崩壊
movement の土台がないと，その上の performance をどんなに向上させても，ピラミッドは崩壊し skill には結びつかない．

- 「腰痛の原因は腰にない」といったように，痛みを誘発させている原因の部位は，患部以外のその他の関節の機能不全によることが多い．
- スポーツ障害においてアスリートが求めることは，再発予防である．そのためには，患部の治療だけでは達成できず，痛みを発生させた患部外の部位の機能改善が必須である．その部位は，痛みがなく機能不全を起こしていることがほとんどなので，トレーニングが必要となり，機能改善が目的であることから痛みを生み出した患部外の部位への直接的なファンクショナルトレーニングを行わなければならない．
- スポーツ障害からの復帰にはアスリートの体全体の機能改善が必須となることから，患部の痛みが改善し，痛みを発生させた他の部位の機能が改善した後，患部の関節と患部外の関節の動きを統合させた正しい動作パターンの習得を行うべきである．つまり，患部外への直接的なトレーニングの次は，全身で行う統合的なファンクショナルトレーニングが必要となる．
- 痛みを発生させた患部外の部位を発見するには，患部の評価以外に体全体の機能評価が必要となる．そして，評価によって導き出された機能不全の部位をファンクショナルトレーニングによって改善が必要となる．

3 パフォーマンス向上におけるファンクショナルトレーニング

- スポーツ動作を模倣したような動作でのトレーニングをファンクショナルトレーニングとイメージさせることもあった．大道芸のような，過剰なダイナミック動作がファンクショナルトレーニングと表現されることもあったが，一つ一つの動作を機能解剖学的な理解なしにはアスリートの機能（ファンクション）は向上することはない．
- スクワット，デットリフトなどの以前から実施されているクラシックなストレングストレーニングも，トレーニングを実施するアスリートの機能を考えてアプローチすれば素晴らしいファンクショナルトレーニングとなる．クリーンやジャークといったようなクイックリフトは，機能的な関節動作なしでは成し得ない動作であるので，ファンクショナルトレーニングの集大成ともいえる．
- また，Gray Cook によって提唱されたパフォーマンスピラミッドにもあるように（**図1, 2**），

パフォーマンス向上の前提には，正しい動作の習得が必要である．各関節が適切な機能を持ち，その関節同士が統合し正しい動作パターンを習得した上で行うパフォーマンストレーニングが，本来アスリートがトレーニングを実施する目的である競技技術（スキル）の向上につながるのである．
- パフォーマンス向上のためのトレーニングにおいて，すべての局面で行われるすべてのトレーニングがファンクショナルトレーニングでなければならない．

4 ファンクショナルトレーニング理論

- 機能改善・向上のためのトレーニングを実施するうえで重要となる要素として，まず「重力」の理解と活用が必要である．重力は，性別，年齢に関係なく地球上どこにいても平等にかかる人間への負荷であり，この負荷を避けることはできないので，われわれはこの負荷に抵抗しながら姿勢を維持するための無意識な筋活動が正常に働く必要がある．
- 立位によって動作をするうえで，関節を動かす際に作動する筋は，関節を動かすための筋だけではなく，その動かす関節を含めたすべての関節を重力上で安定させるための筋，つまり，「姿勢」を安定させるための筋も同時に活動している．
- 例えば，頚椎の回旋においても，立位での回旋と仰臥位での回旋では活動する筋の量も異なれば，動作としての難易度も異なる．立位での頚椎の回旋時は，回旋筋が活動すると同時に，頚椎を含めた，立位の姿勢を安定させるための筋が同時に作動する．一方，仰臥位での頚椎の回旋では，姿勢制御するための筋は活動させることなく，頚椎回旋筋のみの活動だけでよい．
- これらの違いを認識したうえで，関節の機能不全の改善を行う際には，エクササイズ時の姿勢を考慮する必要がある．また，エクササイズの難易度は段階的に上げる必要があり，症状に

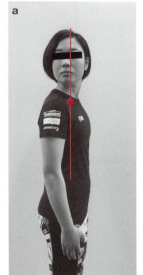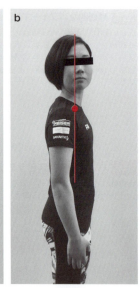

図3 ステップ1：selective functional movement assessment（SFMA）による頚椎回旋の動作評価

a：正常な立位での頚椎回旋（80°）：鎖骨の中点から引かれる垂線より，顎と鼻が背中側に位置する
b：機能不全がある頚椎回旋：顎と鼻が鎖骨の中点より前方に位置する

よっては重力を免荷したポジションからスタートし，最終的には立位において，姿勢支持筋と協働させた全身の関節運動を行わなくてはならない．
- ファンクショナル（機能的）な動作の獲得には，movementが基盤となることは上記（図1）でも説明したが，そのmovementは関節のmobilityとstabilityの存在から生まれる．mobilityとは「関節の可動性」であり，stabilityは「安定性」である．すべての関節に適切なmobilityとstabilityの双方が存在することから，Gary Grayは"mostability"という造語をつくった．
- stabilityは「固定」ではなく「安定」であるので，適切なmobility（可動性）の中でmotion under control（動作をコントロールする）という表現が適切である．つまり，mobilityとstabilityの双方に問題があれば，まず初めにmobilityの改善が必要となる．
- ファンクショナルトレーニングによるアスレ

図4 ステップ2:mobilityの獲得（頚椎周りのストレッチ）
a：屈曲
b：側屈
c：回旋

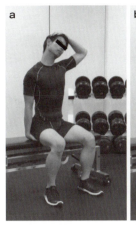
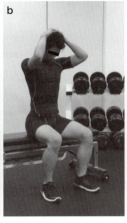
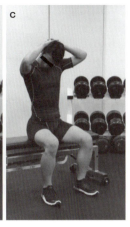

ティックリハビリテーションは，上記のように各関節のmostabilityの改善と適切な関節動作を統合させる動作パターンの獲得が可能であるが，これらを獲得するためには，機能不全を起こしている関節はどこか？ 不良な動作パターンはあるか？ をチェックする動作評価がまず初めに必要である．

- 機能的な動作を獲得するためには：

  ステップ1．動作評価を行い，動作パターン不良とmostability不全となった関節を見つけ出す．

  ステップ2．各関節ごとのmobilityを獲得する．

  ステップ3．mobilityを獲得した関節のstabilityを獲得**する．

  **stabilityの獲得には，姿勢支持筋を免荷した状態から始め，その関節のみのmostabilityを獲得する．

  ステップ4．姿勢支持筋を活動させながら，機能不全であった関節を可動させmostabilityを獲得する．

  ステップ5．立位にて，さらに負荷を加えて，より難易度の高い環境で各関節を機能させた統合的なトレーニングを行う．

- 段階的ファンクショナルトレーニング：機能評価によって，機能不全のある関節を見出し，動作パターンの不良を発見したら，上記，ステップ2，3，4，5の順でファンクショナルトレーニングを行う（図3〜8）．

おわりに

- ファンクショナルトレーニング理論にて行う段階的トレーニングは，再受傷および受傷の予防につながることから，アスリートにおける受傷後のリハビリテーションとパフォーマンス向上のためのトレーニングへの橋渡しの役割を果たす．アスリートが常にベストなコンディションを維持し，向上するためには，自身のコンディションを把握し，そのコンディションを常にベストに維持できるようアプローチしなければならない．つまり，アスリート自身も競技をするうえでの体の機能を理解しておく必要がある．コーチにおいても，技術面のサポートをする際に，体の機能の理解なしには最善のコーチングはできないはずである．トレーナーにおいては，受傷したアスリートの根本的な復帰を考えたら，患部の治療やリハビリテーションだけでなく体全体の機能を改善するためのトレーニングの知識も必要となる．そういった意味でも，ファンクショナルトレーニング理論は，アスリートのコンディショニングサポートにおいて必須なものといえるだろう．

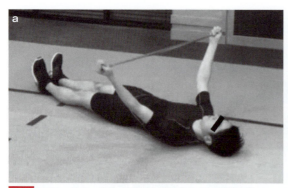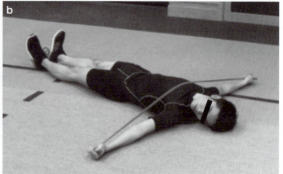

図5 ステップ3：姿勢支持筋の活動なしでの頚椎回旋のstabilityの獲得
a：仰向けになり，両手を前方にして長めのチューブを持つ．
b：チューブを伸ばし，肩関節を水平外転，肩甲骨を内転させる．胸郭を正常な位置にて安定させ，その後，頚椎を回旋させる．最終可動域まで回旋し，その場で腹式深呼吸を行う．肩がすくまないように注意する．

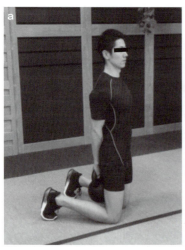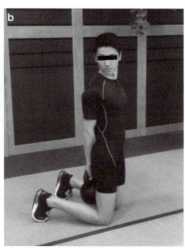

図6 ステップ4：姿勢支持筋を協働させた状態での頚椎回旋のstabilityの獲得
a：両膝立ちになり，体の後ろで重りを持ち，正しい姿勢を維持させる．腰が反らないように，肩がすくまないように注意．
b：正しい姿勢を維持しながら，頚椎を回旋させる．最終可動域まで回旋し，その場で腹式深呼吸を行う．

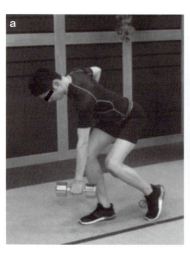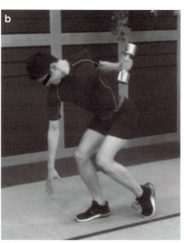

図7 ステップ5：頚椎回旋を無意識に行わせる統合的動作（ストレングストレーニング）
a：片手（左手）にダンベルを持ち，片足（右足）を前に出し，前足（右足）に全体重をかけて，上半身を約45°傾ける．
b：ローイング動作を行い，ダンベルを引き上げる．胸椎回旋を十分に行う．その時に目線を前方一点に定め，頭を固定させる．負荷を加えた全身動作による胸椎回旋に伴う，頚椎の回旋のトレーニング．負荷を加えた動作においても頚椎を正常に機能させる．

図8 ステップ5：頚椎回旋を無意識に行わせる統合的動作（パワートレーニング）

a：ケーブルを上半身に巻きつけて水平面上の負荷を作り出す．スクワットのポジションを取る．

b：股関節，脊柱を回旋させながらスクワット動作を行う．その時に目線を前方一点に定め，頭を固定させる．スピードとパワーに着目した全身動作による胸椎回旋に伴う，頚椎の回旋のトレーニング．頚椎の機能改善の最終段階．素早い動作においても頚椎を正常に機能させるところまでアプローチすることが根本的な機能改善．

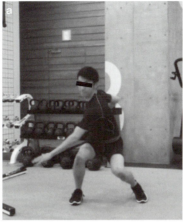 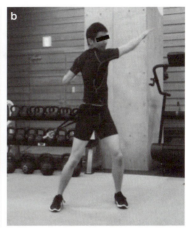

■ 参考文献

1) Clark, MA：NASM Essentials of Sports Performance Training, 2010
2) Gray, GW：Total Body Functional Profile, 2001
3) Cook, G et al：Movement 2010

X リハビリテーションにおけるアプローチの臨床実践

7 競技現場での物理療法の応用アプローチ

高橋佐江子

1 理論的背景

- 物理療法の意義は、物理的なエネルギーを加えることにより、徒手療法や運動療法による刺激で得ることの難しい効果を得られることである。物理的なエネルギーの種類は、電気、熱、超音波、電磁波（赤外線やレーザー光）、衝撃波などであり、得られる効果は、炎症改善、治癒促進、疼痛緩和、循環の変化、軟部組織の伸張性の拡大、筋収縮の促通などである。選手の評価に基づき、最も効果の高い物理的エネルギーを選択することができれば、復帰を早めるだけでなく、コンディショニングにも有効な手段の一つとなり得る（図1-a, 1-b）。同じ電気エネルギーでも、使用するプロトコルや機器により効果は異なる。例えば、図2は微弱電流機器の波形だが、機器や使用するプロトコルにより波形が異なり、効果もそれに応じて変わることから、評価に基づいた適切な機器やプロトコルの選択が重要となる。
- 物理療法は物理的エネルギーを加えることのできる機器や環境がないと実施はむずかしい。しかし近年は機能を限定し、価格を抑えた持ち運び可能な機器も数多く販売され始めており、ニーズに合わせて機器を導入しやすくなってきている（図3）。
- 以下に、競技現場における、外傷の急性期、ア

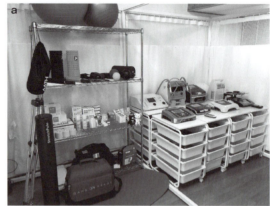
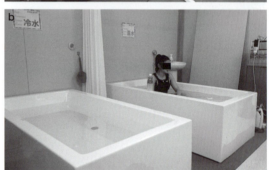

図1 平昌オリンピックハイパフォーマンスサポートセンターでの使用例
a：各種物理療法機器
b：交代浴

スレティックリハビリテーション、コンディショニングで用いられている物理療法の応用アプローチ例を紹介する。

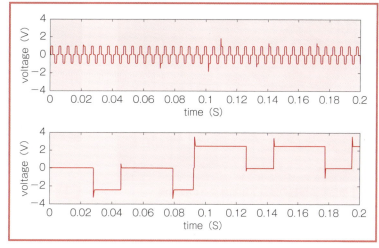

図2 微弱電流機器の波形
上：携帯型微弱電流機器の PAIN モードの電圧
下：上とは異なる微弱電流機器の痛みに対する通電時の波形
パルス長，パルスの高さの違いだけでなく，下の機器は1回ごとにオーバーシュートがみられる．

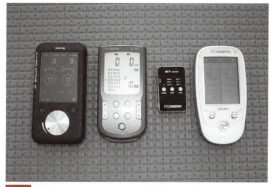

図3 携帯型で持ち運びが容易な機器の例

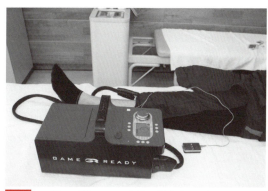

図4 アイシングシステムと微弱電流機器を併用した物理療法の例
部位ごとにアイシングシステムのカフを付け替えることにより，身体各部位の冷却が可能である．

2 競技現場における応用アプローチ例

1 急性期の物理療法：組織損傷直後の RICE —アイシングシステムと微弱電流の併用

- 組織損傷後の応急処置である RICE を効果的に実施する方法として，アイシングシステム（持続的冷却機器）を用いる方法がある．冷却機器のなかには，温度や圧力，実施時間を調整可能なものもあり，凍傷の危険性を抑え，安全にかつ効果的な圧迫・冷却効果を期待できる．圧迫・冷却しながら微弱電流を合わせて用いることで，組織の早期修復と治癒促進効果も期待できる（図4）[1,2]．

2 疼痛緩和，浮腫の軽減，治癒促進を目的とした物理療法

- 疼痛の緩和や治癒を促進させる物理療法として，微弱電流機器，超音波やラジオ波のパルスが有効である．急性期と慢性期でモードや出力を適宜変えて行う．

1）筋や腱実質部

- 損傷を受けた部位の治癒促進や疼痛抑制を目的

415

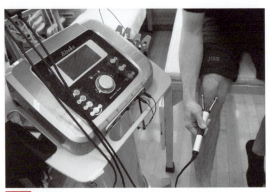

図5 微弱電流機器の膝蓋下脂肪体炎への使用例
20Hzで3分実施後80Hzで7分間実施.

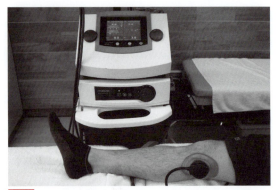

図6 膝靱帯損傷後の中周波とその後の微弱電流使用例
周波数200Hzの中周波の後,周波数200Hz出力50μAで微弱電流を流す.膝関節裂隙に吸引パッドの導子が位置するようにセッティングする.

に,超音波をDUTYは5～20%,出力を0.1～0.2W/cm²程度にし,微弱電流とのコンビネーション治療を行う.ラジオ波を用いる場合は低出力(浅部は5～15%,深部は20%程度)で行うと超音波と同じような効果を得ることができる.患部をピンポイントで狙うには微弱電流のプローブ型電極を用いるとより効果的である(図5).

2)腱や靱帯の付着部

- 腱や靱帯の付着部周囲の疼痛の軽減や浮腫の改善を狙う場合,超音波のパルスに高電圧パルス電流や微弱電流をコンビネーションさせると効果が高まる.超音波プローブの当てかたは固定法を用い,数分ごとにターゲットとする部位や当てる角度を変え,さらに筋の収縮弛緩を繰り返すことでより効果を高めることが期待できる.

3)靱帯損傷や関節

- 表層に近い部位は中周波,深部までエネルギーを伝えたい場合は高電圧パルス電流を用いた後,微弱電流を流すとより効果が高い(図6).

4)創傷や末梢神経障害

- 創傷部に対する疼痛緩和や治癒促進,末梢神経障害による神経の活動性低下や支配領域の筋力低下,疼痛,感覚鈍麻に対応する際に,レーザー光線を実施することで改善の可能性がある.レーザーは指向性があり,より限局した部位を深部まで狙うことができる.

3 軟部組織の伸張性改善

1)広範囲の伸張性改善

- 血流量の増加,伸張性の改善,筋緊張の低下,血流量の増加効果を目的として,お湯を使った温熱療法を用いる場合,1,200ppm程度の炭酸ガスがお湯に溶けている炭酸泉を用いると,通常の温浴よりも血液循環が増加し,深部までの温熱効果が長時間にわたり得られやすくなる.

- 熱を利用しない方法として,ゴムシート電極を使用し,微弱電流を流すと,筋緊張が軽減し,組織の柔軟性を改善させる効果が期待できる.徒手療法の際にこの方法を合わせて利用すると筋緊張の緩和や硬結の改善が得られる[3](図7).

2)腱・靱帯・関節包・筋

- 筋腱など特定の軟部組織を狙う際は,超音波やラジオ波がよく用いられる.超音波はコラーゲン含有量の多い部位の吸収率が高いことから,腱や靱帯,関節包などを温める際に利用する.

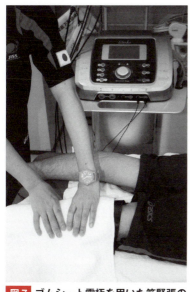

図7 ゴムシート電極を用いた筋緊張の軽減方法

600 μA, 0.3Hz. 電流が選手の身体に十分に伝わるよう，トレーナーはタオルを使用しゴムシートに直接触れないようにする．

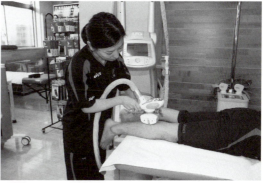

図8 ローラーの回転と陰圧により組織に機械的な刺激を与えることのできる機器

1～2 cm は 3MHz，5 cm 程度までは 1MHz で照射する．ラジオ波は電気抵抗が高い部位により熱が集まる特性があるので，筋硬結部位を狙いやすい．ラジオ波で深部を温める際はまず表層を温め，その後に深部のアプローチを行う．

3）皮膚表層

- SLD（高蛍光ダイオード）やLED（発光ダイオード）を用いた光線療法は，レーザーより拡散し広い範囲に照射することが可能であり，複数の波長を組み合わせたプローブを用いることで皮膚表層を温め，組織の柔軟性を高めることができる．赤外線は5～10 mm まで，赤色光は2～3 mm，青色光は1 mm までの表層の治療に適する[4]．図8のように皮膚表層を吸引しながらローラーが回転することで皮膚表層組織の滑走性を高めることができる機器もある．皮膚表層 fascia の架橋改善，術創の伸張性改善やその周囲の癒着の改善，血流増加が期待できる．

4 筋機能改善

- EMS（electrical muscle stimulation）は内側広筋斜走線維の筋刺激のために用いることが多いが，上腕三頭筋内側頭，僧帽筋下部などにも活用できる．電極部にセンサーが入っている機器では，収縮の動態を分析し，より適切な電気刺激になるよう電気刺激の強度設定を補助する機能がついているものもある（図9）．

5 治癒遅延例に対する物理療法

- 坐骨結節のハムストリングス共同腱の付着部周囲や足底腱膜炎など，慢性化した痛みや組織変性を伴う腱障害に対しては，エネルギー拡散型のショックウェーブ療法で効果がみられることがある．直接的な刺激でゲートコントロール理論に基づく痛みの軽減または，炎症反応再出現による組織修復過程の促進により効果があると考えられる[5]（図10）．

6 コンディショニング

- 数十Hzで前後左右上下に高速振動するプレートを利用してコンディショニングに生かす方法もある．筋力増強および筋収縮増強，バランス向上，骨密度の上昇，柔軟性の向上などの効果

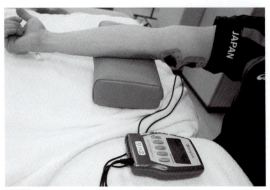

図9 EMSによる上腕三頭筋内側頭への電気刺激
肘関節に近い方の電極にセンサーがついている．

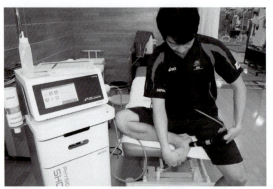

図10 足底腱膜炎に対する圧力波使用例
腱を伸張させながら当てるとより効果的である．

があると報告されている[6]．振動するプレート上でエクササイズやストレッチをすることで，神経系や固有受容器がより刺激されて効果が得られると思われる．アスレティックリハビリテーションの段階でダイナミックな素早い動きがまだ許可されていない時期に，神経系への刺激を狙うこともできる．実施時間など詳細なプロトコル設定に関しては研究の余地がある（図11）．

- お湯を利用したコンディショニング方法として，温浴があげられる．体温を1〜2℃上げることによりヒートショックプロテイン（HSP）が増え，パフォーマンスの向上や筋肉痛を軽減させる効果があるとされている[7]．通常のお湯ではなく炭酸泉を利用すると血管拡張作用により，低い温度や短時間でも加温効果が得やすい．

7 リカバリー

1）水治療法

- 暑熱環境下における運動直後の状態や炎症性の反応に対し皮膚温や体温を下げる際は，15℃程度の冷水に入る冷水浴が有効であるケースが多い．冷却による炎症反応の抑制と水圧による末梢の循環改善効果が得られる．水の中で座るのではなく，立位姿勢を取ることで，水圧の作用を最大限生かすことができる．
- 温度を下げることよりも，循環改善を狙うには，温水と冷水に交互に入る交代浴を行うことで，水圧による効果だけでなく，血管の収縮と拡張の繰り返しによる代謝産物の排出が促される[8]．温水に38〜40℃程度の炭酸泉を用いるとより温浴の効果を高めことができる（図1-b）．

2）メドマー

- 水の準備が難しい環境で，末梢の循環改善を図るには，空気圧を利用したメドマーを使用する．遠位から近位に連続的に圧をかけることで，特に飛行機などの長時間移動などによる下肢の浮腫，トレーニング後の下肢の疲労回復に効果がある．

3）電気療法

- 電流の周波数が高いとより閾値が高くなることを利用して中周波から高周波領域（4,000〜32,000Hz）まで周波数を変化させながら，感覚閾値以下の最大の強度で電気を流すと全身の筋緊張緩和や疲労回復につながることがある．筋量が多い選手に効果が見られることが多い（図12）．

4）クライオセラピー

- 液体窒素による超低温気流（−180〜−120℃）を用いる方法は，全身を冷却することで，肉体的な疲労状態からの早期回復を目指すものであ

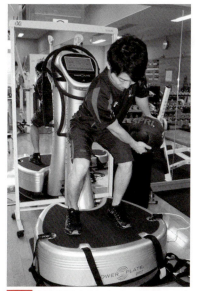

図11 振動刺激を用いたウッドチョップ

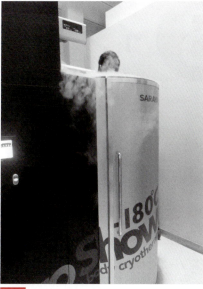

図13 カプセル式のクライオセラピー実施時の様子

服を脱ぎ，手袋や保護用の靴を履いて2～3分間，チャンバー内で身体をゆっくり回転させながら冷却する．

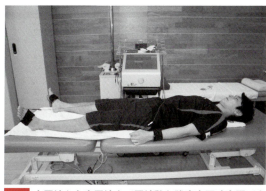

図12 中周波から高周波まで周波数と強度を同時変調できる機器による全身のリカバリー例

左右の手首と足首，頚部の計5ヵ所に電極をつけている．

る．2～3分の冷却により，炎症反応や疼痛の抑制，血管の二次拡張による疲労物質の除去，深部温の低下と副交感神経系の亢進によるリラクゼーション効果が期待できる．近年，睡眠の質が高まるとの報告もされている[9]（**図13**）．

■ 文 献

1) 松田直樹ほか：アスリートに必要なアイシングの方法．臨スポーツ医 32：506-511，2015
2) 増田雄一：メディカル・リハビリテーション．臨スポーツ医 34：804-808，2017
3) 山田幸一：微弱電流治療の実際．中部日本教育分科会，東京，30-43，2015
4) Opel, DR et al：Light-emitting diodes：a brief review and clinical experience．J Clin Aesthet Dermatol 8：36-44, 2015
5) 玉置龍也：スポーツ傷害に対する物理療法と運動療法の実践．理学療法学 43：116-119，2016
6) 岩下孝粋ほか：Whole-body vibration．整・災外 59：643-650，2016
7) 伊藤要子：ヒートショックプロテイン（HSP）とアスリートのコンディショニング．日臨スポーツ医会誌 22：111，2014
8) Hausswirth, C et al：Recovery for Performance in Sport, Institut National du Sport, de l'Expertise et de la Performance, INSEP, 191-202, 2013
9) Schaal, K et al：Whole-body cryostimulation limits overreacting in elite synchronized swimmers. Med Sci Sports Exerc 47：1416-1425，2015

X リハビリテーションにおけるアプローチの臨床実践

8 インソールを用いたアプローチ

財前知典

1 理論的背景

1) インソールとは
- インソールとは靴の中敷きに凹凸の形状を作製することにより身体運動の力学的非効率性やメカニカルストレスの軽減を目的としている.
- 病態,疼痛出現のメカニカルストレス,改善および補正したい動きなどが個々によって異なるため,その目的によってインソールの形状も変化する.
- 静的な足型採型に基づいて作製されるインソールでは,臨床効果が不十分であることが多い.

2) インソールのエビデンス
- インソールは変形性膝関節症[1]やリウマチ[2],腰痛[3],だけでなく Sever 病[4]などの成長期の骨端症やシンスプリントなどのスポーツ障害についての有用性が示されている[5].
- インソールの種類は多岐にわたり,内外側ウェッジや中足骨パッドなど部分的に処方するものや,ある程度の足部アーチをデザインした既製の製品,足部を計測することによって作製するものまで幅広く,それらすべてをインソールとして扱い,効果的であるか否かを論じることは困難である.
- 臨床では各足部アーチの高低が動作にどのような影響を及ぼすかを理解し,各疾患における動作中のメカニカルストレスを把握したうえで動作にあわせて足底板を作成していくことにより,一人一人に対して確実な結果を出すことが可能となる.

2 足部アーチ分類と歩行の関係

1) 足部アーチ分類
- 筆者が作製している入谷式足底板では足部アーチの基本分類として9つに分類し(図1),それぞれのアーチと動きの変化の関係性を明確にしている[6].

2) 内側縦アーチ(図1-①〜③)
- 内側縦アーチ中足骨部は1列(第1中足骨と内側楔状骨のユニット)と呼称され,歩行立脚中期以降の骨盤に作用する.
- 1列を背屈するようにアーチを高く処方すると骨盤の前内方への早期の移動が抑制され,1列が底屈するようにアーチを低く処方すると骨盤前内方への移動が早期に生じる[7].
- 1列は腸骨と関連するため,徒手誘導評価において歩行動作が腸骨前傾誘導で改善された場合は1列底屈,腸骨後傾誘導で改善された場合は1列背屈誘導を示唆している[7].
- 内側縦アーチ中足骨部の高さは足圧中心の誘導とも関連し,1列背屈で足圧中心は外方に移動しやすく,1列底屈誘導で足圧中心が内方に移動しやすい[7].
- 内側縦アーチ内側楔状骨・舟状骨部を高くすると立脚中期以降で母趾への荷重が増大すること

が多い．高くしすぎると母趾への荷重がスムーズに行われず，低く処方したほうが母趾への荷重がスムーズになることもあるので動作を詳細に観察する必要がある．

- 内側縦アーチ距骨載距突起部を高く処方すると距骨下関節（ST 関節）が回外し，同部の高さをなくすと ST 関節は回内する．ST 関節は仙骨の誘導と関連するため，歩行動作が仙骨前傾誘導で改善された場合は ST 関節回外，仙骨後傾誘導で改善された場合は ST 関節回内誘導を示唆している[7]．
- ST 関節回内誘導は立脚中期前半において身体重心の前方移動を生じやすく，ST 関節回外誘導で身体重心前方移動が遅延しやすい[7]．

3）外側縦アーチ（図1-④〜⑤）

- 外側縦アーチ第5中足骨部を高くすると，歩行推進期において対側への荷重引き継ぎを早める効果がある[8]．
- 外側縦アーチ踵骨・立方骨部を高く処方すると立脚中期前半の下肢外方移動が制御されるが，高く処方しすぎると後足部の外反を助長し，床反力が内側に移動する結果として下肢外方移動が増大することもある．
- 外側縦アーチ踵骨・立方骨部と内外側縦アーチ間隙部分，内側縦アーチ距骨載距突起部の形状と高低差を適切にすることによって下肢外方移動が制御され，側方への安定性が増大するだけでなく，歩行や走行時の推進期における前方推進力が効率的に発揮される．

4）横アーチ（図1-⑥〜⑧）

- 横アーチは内側リスフラン関節を基準として大きく機能が分かれ，内側リスフラン関節より前方部分の横アーチを高く処方すると立脚中期以降の身体前方移動が遅延し，低く処方すると身体前方移動が早期に生じる[6,9]．
- 内側リスフラン関節より後方部分の横アーチの高さを高く処方すると立脚中期までの身体前方移動が早期に生じ，低く処方すると身体前方移

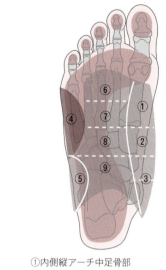

① 内側縦アーチ中足骨部
② 内側縦アーチ内側楔状骨・舟状骨部
③ 内側縦アーチ距骨載距突起部
④ 外側縦アーチ第5中足骨部
⑤ 外側縦アーチ踵骨・立方骨部
⑥ 中足骨レベル前方部分の横アーチ
⑦ 中足骨レベル後方部分の横アーチ
⑧ 楔状骨レベルの横アーチ
⑨ 内外側縦アーチ間隙部分

図1 入谷式足底板における足部の基本的アーチ分類
（文献6）より引用改変）

動が遅延する（図2）[8]．

- 中足骨レベル前方部分の横アーチは踵離地から立脚終期に関係し，適切な高さと形状は下肢の推進力を増大させる．
- 中足骨レベル前方部分の横アーチ形状は第2，第3，第4中足骨を挙上させるものと，第2，第3中足骨を挙上させるものがあり，まれに挙上させないほうが効率的な動きとなることもある[6]．
- 中足骨レベル前方部分の横アーチの高さを過度に高くすると，踵離地から立脚終期における下肢の前方移動の停滞がみられるか，その停滞に耐えられず早期に対側荷重するなどの前額面方向への過剰な移動がみられる．
- 中足骨レベル前方部分の横アーチの高さを過度に低くすると，踵離地から立脚終期における下肢の前方移動が早期に生じるか[9]，足部不安

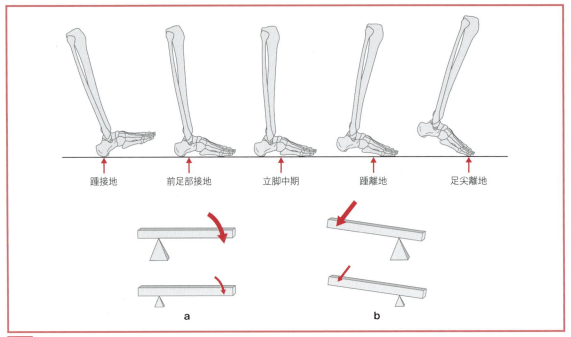

図2 歩行立脚相での足部の体重移動と横アーチの関係
足部の作用点は立脚相の時期によって異なる．横アーチ後足部レベルと楔状骨レベルの高さは前方移動を増大させ，低さは前方移動を抑制する(a)．横アーチ中足部レベルの高さは前方移動を抑制し，低さは前方移動を促す(b)．
(文献8)より引用改変)

定性により早期に対側荷重が生じる．
- 中足骨レベル後方部分の横アーチの高さを高くすると，踵離地が遅延し，低くすると踵離地が早期に生じる[9]．
- 中足骨レベル後方部分の横アーチの高さが高すぎても低すぎても，locomotorである下肢の上にpassengerである体幹が適切に位置せず，下肢の前方移動が速すぎて体幹が後方に位置する現象や下肢の前方移動が停滞することで体幹が早期に前方に移動してしまうなどの現象がみられる．
- 楔状骨レベルの横アーチの高さを高くすると立脚中期が早期に生じ，低くすると立脚中期が遅延する[9]．
- 楔状骨レベルの横アーチが高すぎても低すぎても，下肢の上に体幹が安定して乗らないという現象がみられ，動作効率性は減少する．
- 内外側縦アーチ間隙部分は後足部レベル横アーチとも呼ばれ，同部を高く処方すると初期接地から荷重応答期が早期に生じ，低くすると遅延する[9]．
- 内外側縦アーチ間隙部分が高すぎても低すぎても下肢の上に体幹が安定して乗らない現象がみられ，動作効率は低下する．

5) 横アーチと身体各分節の関係

- 足部は全体的に前後に伸びるアーチ形状を呈するため足部中央部はすべて横アーチと捉えることができる．
- 内側リスフラン関節を基準として足部の前方を高くすると床反力線が身体の前方を通過して身体に後方への回転モーメントを生じ(図3-a)，後方を高くすると床反力線が身体の後方を通過して身体に前方への回転モーメントを生じさせる(図3-b)．
- 内側リスフラン関節の基準線に近い足底部位は足部から位置的に近い下腿などの部位に作用し，内側リスフラン関節より遠い足底部位は足部か

図3 足部横アーチと身体回転モーメントの関係

内側リスフラン関節基準線より前方部分を高くすると床反力線が身体の前方を通過し，身体が後方に回転するモーメントが生じる（a）．内側リスフラン関節基準線よりも後方部分を高くすると床反力線が身体の後方を通過し，身体が前方に回転するモーメントが生じる（b）．

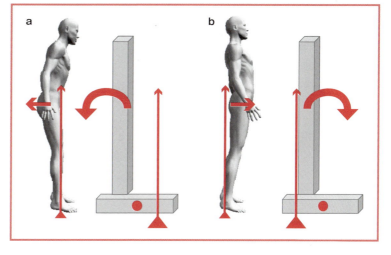

ら遠い頸部などの部位に作用する（**図4**）[7]．

- 下腿を前方に誘導したい場合は，内側リスフラン関節基準線のすぐ後方にある楔状骨レベル横アーチのラインにパッドを貼付し，後方に誘導したい場合は内側リスフラン関節基準線のすぐ前方にある中足骨レベル後方部分の横アーチラインにパッドを貼付する．
- 骨盤を前方に誘導したい場合は踵骨前方部分のラインにパッドを貼付し，骨盤を後方に誘導したい場合は中足骨頭部のラインにパッドを貼付する．
- 頸椎を前方に移動したい場合は内側リスフラン関節の基準線から最後方に位置する踵骨後方部分にパッドを貼付し，頸椎を後方に誘導したい場合は最前方に位置する第2中節骨部のラインにパッドを貼付する．

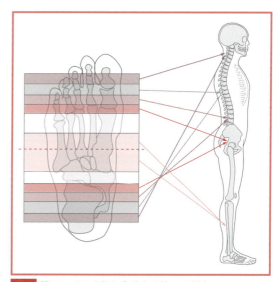

図4 横アーチの分類と身体各分節への対応

内側リスフラン水平ラインより前方にある横アーチは後方へ，後方にある横アーチは前方へ分節を移動させる．
（文献7）より引用改変）

3 メカニカルストレスとスポーツ障害

1）後方停滞によるスポーツ障害

- 骨盤の前方移動が遅延し，後方で停滞していると大殿筋やハムストリングス起始部の疼痛や肉離れが生じやすい[9,10]．
- 歩行や走行では足部接地直後から立脚中期までに骨盤の前方移動が停滞し，体幹は前方に移動するために体幹前傾制御（股関節屈曲制御）として大殿筋やハムストリングス起始部に収縮ストレスが過剰に生じる（**図5-a**）[9]．
- 骨盤を前方に誘導させるには骨盤を含む下肢を前方誘導するように内側リスフラン関節基準線より後方にパッドを貼付するか，体幹部を後方誘導するように基準線より前方部分で体幹部を後方に誘導させるパッドのどちらか，もしくは

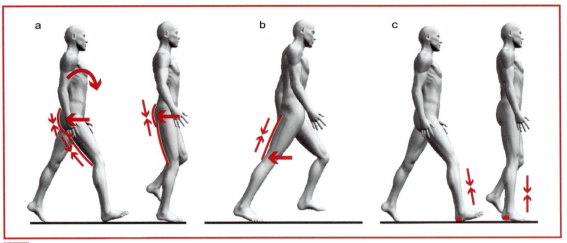

図5 後方停滞によるスポーツ障害
骨盤の前方移動が阻害され後方に停滞すると，体幹前傾（股関節屈曲）に対して股関節伸展筋が制御として過剰に働くことにより疼痛を生じる(a)．膝関節が後方で停滞すると膝関節伸展が増大し，その制御としてハムストリングスの停止部や膝関節後方構成体に過剰なストレスが生じる(b)．足圧中心が後方で停滞すると足関節底屈制御および脛骨前傾機能として足関節背屈筋が過剰に働くことにより疼痛が生じる(c)．

- 推進期に膝関節が後方で停滞すると膝関節が伸展（大腿骨遠位部後方と脛骨近位部前方）し，膝関節伸展制御としてハムストリングスの停止部や膝関節後方構成体に過剰なストレスが生じ膝関節後面痛の原因となりやすい（図5-b）．
- 足部接地直後から立脚中期に足圧中心が後方で停滞すると前脛骨筋が過剰に働き，前方コンパートメント症候群を生じる原因となる（図5-c）[11, 12]．

2) 早期前方移動によるスポーツ障害

- 骨盤の前方移動が早期に生じる場合は鼠径部痛や大腿直筋起始部の疼痛が生じやすい．
- 歩行や走行では立脚中期以降の推進期に骨盤の前方移動が早期に生じ，相対的に体幹が後方に位置するため，体幹後傾制御（股関節伸展制御）として大腿直筋に過剰な収縮ストレスが加わるとともに股関節前方構成体への負担も増大する（図6-a）[9, 10]．
- 骨盤を前方制動させるためには骨盤を含む下肢を後方に誘導するように内側リスフラン関節基準線より前方にパッドを貼付するか，体幹部を

前方誘導するように基準線より後方部分で体幹部を前方に誘導させるパッドのどちらか，もしくは両方が必要になる．

- 膝関節の前方移動が早期に生じると膝関節屈曲（大腿骨遠位部前方と脛骨近位部後方）し，膝関節屈曲制御として大腿四頭筋と膝関節伸展機構に過剰なメカニカルストレスが生じる（図6-b）．
- 膝関節伸展機構のメカニカルストレスが増大すると，膝蓋下脂肪体炎や膝蓋腱炎，Osgood-Schlatter病や膝蓋軟骨軟化症となりやすい．
- 立脚中期以降，早期に足圧中心が前方に移動すると下腿三頭筋などの足関節底屈筋が過剰に働き，下腿三頭筋の肉離れだけでなくアキレス腱炎やSever病の原因となる（図6-c）[11, 12]．

3) 外方移動増大によるスポーツ障害

- 骨盤の外方移動が増大すると骨盤外方移動制御として股関節外転筋群の過剰な収縮ストレスが生じることによる疼痛や弾撥股が生じる（図7-a）[9, 10]．
- 股関節外転筋群の疼痛の原因となる骨盤外方移動増大は，初期接地から立脚中期に生じること

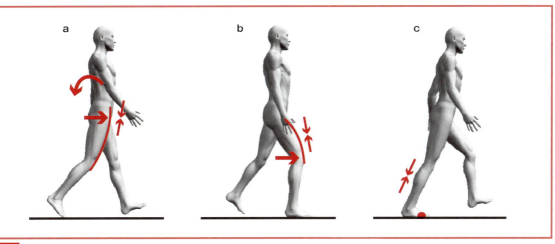

図6 早期前方移動によるスポーツ障害
骨盤の前方移動が早期に生じると，体幹後傾（股関節伸展）に対して股関節屈筋群が制御として過剰に働くことにより疼痛を生じる(a)．膝関節が早期に前方移動すると膝関節屈曲が増大し，膝関節屈曲制御として大腿四頭筋や膝関節伸展機構への過剰なストレスが生じる(b)．足圧中心が早期に前方移動すると下腿前傾制御および足関節底屈機能として足関節底屈筋が過剰に働くことにより疼痛が生じる(c)．

が多いが，大腿筋膜張筋は骨盤の前外方に位置しているために，推進期における骨盤外方移動と骨盤前方移動増大によって疼痛が生じることもある．

- 膝関節の外方移動（脛骨近位の外方移動）増大では膝関節内反が生じ，膝関節内反制御として腸脛靱帯に過剰な負担が加わり腸脛靱帯炎(runner's knee)の原因となる（図7-b）[9,10]．
- 骨盤や膝関節の外方移動増大が生じる原因はさまざまであり，立脚初期に外方移動が増大している場合は対側の問題であることも多い．
- 足圧中心外方移動では下腿の内方傾斜の回転モーメントが生じ，下腿内方傾斜制御として腓骨筋が過剰に働き，腓骨筋腱炎などの原因となる[12]．

4）内方移動増大によるスポーツ障害

- 骨盤の内方移動増大では骨盤内方移動制御として股関節内転筋群の過剰な収縮ストレスによって起始部である恥骨や坐骨の疼痛や内転筋の肉離れなどが生じる（図8-a）[9,10]．
- 歩行や走行における骨盤の内方移動増大は推進期に生じやすく，対側への荷重移動時期直前に

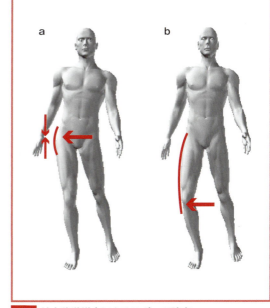

図7 外方移動増大によるスポーツ障害
骨盤外側方移動が増大すると，その制御作用として股関節外転筋群が過剰に働くことにより疼痛を生じる(a)．膝関節が外側方移動すると膝関節内反（脛骨近位が外方移動）により制動要素として腸脛靱帯に過剰な負担が生じ，腸脛靱帯炎などが生じる(b)．

起こることが多い．
- 膝関節の内方移動（脛骨近位の内方移動）増大

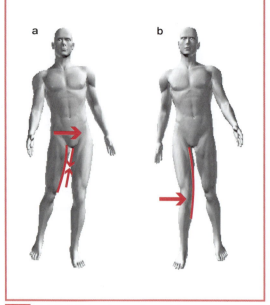

図8　内方移動増大によるスポーツ障害

骨盤内側方移動が増大すると,その制御作用として股関節内転筋群が過剰に働くことにより疼痛を生じる(a).膝関節が内側方移動すると膝関節外反(脛骨近位が内方移動)により制動要素として鵞足停止筋や内側側副靱帯に過剰な負担が加わり,鵞足炎や内側側副靱帯損傷の原因となる(b).

は膝関節外反を生じ,膝関節外反制御として鵞足停止筋や内側側副靱帯に過剰なストレスが加わるため,鵞足炎や内側側副靱帯損傷などの原因となる(図8-b)[9,10].

- 骨盤の内方移動増大は推進期に生じることが多いため,推進期に関与するアーチの調節を中心に行う必要があるが,膝関節の外反は全立脚相で生じるためさまざまな原因が考えられる.
- 足圧中心内方移動では下腿の外方傾斜の回転モーメントが生じ,下腿外方傾斜制御として後脛骨筋が過剰に働き,後脛骨筋炎などの原因となる[12].

5) 回旋によるスポーツ障害

- 下肢は外旋ストレスが多く,足部,膝関節,股関節のどの部位で生じても疼痛の原因となり得る.

4 調整で用いるパッド

1) 母趾屈伸誘導パッド

- 1列底屈誘導では第1趾(母趾)の中足指節関節(MP),指節間関節(IP)の屈曲誘導が良好であることを示唆しているため,母趾基節骨後方部分と母趾末節骨後方部分に0.5mm程度のパッドを貼付して母趾を屈曲アライメントに誘導すると推進期の機能性が高まる(図9-a).
- 1列背屈誘導では第1趾のMPとIPの伸展誘導が良好であることを示唆しているため,母趾基節骨前方部分と,母趾末節骨前方部分に高さ0.5mm程度のパッドを貼付して母趾を伸展アライメントに誘導すると推進期の機能性が高まる(図9-b).

2) 腸骨のインフレアとアウトフレアの誘導パッド

- 1列底屈誘導では腸骨のインフレア(上前腸骨棘内方移動)誘導が良好であるため,下肢の前方移動が良好であった場合は踵骨前方部分の横アーチレベルで第1趾と第2趾の間のラインに高さ0.5m程度のパッドを貼付すると骨盤の安定性が向上する(図9-c).
- 1列底屈誘導で下肢の後方誘導が良好であった場合は中足骨頭部分の横アーチレベルで第4趾と第5趾との間に高さ0.5mm程度のパッドを貼付すると,腸骨がインフレアに誘導され骨盤の安定性が向上する(図9-d).
- 1列背屈誘導では腸骨のアウトフレア(上後腸骨棘内方移動)誘導が良好であるため,下肢の前方移動が良好であった場合は踵骨前方部分の横アーチレベルで第4趾と第5趾の間のラインに高さ0.5mm程度のパッドを貼付すると骨盤の安定性が向上する(図9-e).
- 1列背屈誘導で下肢の後方誘導が良好であった場合は中足骨レベルで第1趾と第2趾の間に高さ0.5mm程度のパッドを貼付すると,腸骨がアウトフレアに誘導され骨盤の安定性が向上する(図9-f).

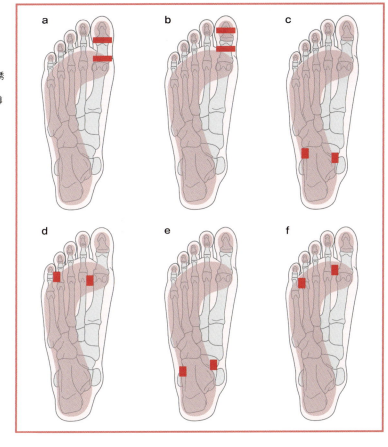

図9 調整パッド
a：母趾屈曲誘導パッド
b：母趾伸展誘導パッド
c：下肢前方誘導時の腸骨インフレア誘導
d：下肢後方誘導時の腸骨インフレア誘導
e：下肢前方誘導時の腸骨アウトフレア誘導
f：下肢後方誘導時の腸骨アウトフレア誘導

■ 文　献

1) Raaij, TM et al：Medial knee osteoarthritis treated by insoles or braces：a randomized trial. Clin Orthop Relat Res 468：1926-1932，2010
2) Cho, NS et al：Randomized controlled trial for clinical effects of varying types of insoles combined with specialized shoes in patients with rheumatoid arthritis of the foot. Clin Rehabil 23：512-521，2009
3) Shabat, ST et al：The effect of insoles on the incidence and severity of low back pain among workers whose job involves long-distance walking. Eur Spine J 14：546-550，2005
4) Perhamre, S et al：Sever's injury：treatment with insoles provides effective pain relief. Scand J Med Sic Sports 21：819-823，2011
5) Stephen, BT et al：The prevention of shin splints in sports：a systematic review of literature. Med Sci Sports Exerc 34：32-40，2002
6) 入谷　誠：筋・腱付着部損傷の治療―インソール―．MB Orthop 27（9）：65-70，2014
7) 入谷　誠：アキレス腱炎の予防とインソール．PT ジャーナル 50：467-480，2016
8) 入谷　誠：入谷式足底板―基礎編―，運動と医学の出版社，東京，21-112，2011
9) 入谷　誠：入谷式足底板の現在．Sportsmedicine 102：6-12，2008
10) 入谷　誠：下肢の障害に対する足底板療法―入谷式足底板―．愛知理療会誌 20：102-105，2008
11) 小関博久ほか：変形性足関節症．外来整形外科のための退行変性疾患の理学療法，小関博久編，医歯薬出版，東京，42-65，2010
12) 財前知典：膝・下腿骨骨折と足部・足関節機能．極める膝・下腿骨骨折の理学療法，斎藤秀之ほか編，文光堂，東京，248-259，2017

X リハビリテーションにおけるアプローチの臨床実践

9 テーピングを用いたアプローチ

前田　弘，菊島良介

1 理論的背景

- スポーツテーピングは指や手首，足などの関節に巻いて外傷・障害を受けやすい部位を補強し，その動きを制限することで外傷や傷害を予防し，再発を防ぐ目的で行われる．ギプスのように関節をガチガチに固めるのではなく，プレーに支障をきたさない範囲で，無理な力が加わっても捻挫を起こすような関節の動きを制限するものである．
- 一度ケガをすると，身体を動かすことによってまたケガをするのではないかという不安が残ることがある．そうなるとプレーに集中できないばかりか，本来持っている力も十分に発揮することはできない．しかし，テーピングをすると心理的な安心感が出てくるため，プレーに集中することができるようになる．
- ただし，過度の期待は禁物である．テーピングをしたからといってケガが治るわけではなく，絶対にケガをしないというわけでもない．テーピングすることで，ケガをせずに済むか，万が一ケガをしても軽度で済むようにするためのものであることを忘れてはならない．

1 テーピングの目的

- 外傷・障害の予防：競技特性によって，受傷しやすい部位が異なる．こうした部位を補強し，ケガの発生を予防することがある．
- 外傷・障害の再発予防：外傷・障害を起こした部位は，筋力・柔軟性・安定性が低下しているため，再発しやすくなっている．こうした部位を補強し，保護する効果がある．また，医療機関を受診するまでの応急処置としてテーピングを行う場合もある．
- 応急処置：医療機関を受診するまでの応急処置として行う場合もある．その場合，固定・圧迫を目的として行う．
- リハビリテーションの補助：機能回復において受傷部位を支持し，疼痛の緩和を目的として行う．

2 テーピングの効果

- 関節可動域の制限：本来の正常な関節運動を極端に制限せず，意図的に異常な動きを制限できる．
- 障害部位の補強：受傷によって弱くなった関節や筋肉，靱帯，腱などにテーピングすると，サポート（支持）となるため，その部位を補強することができる．
- 固定・圧迫：受傷した部位を固定してその部位の悪化を防いだり，全体的，部位的な圧迫をして内出血や腫脹を抑えることができる．
- 疼痛の緩和：受傷部位をサポートして，動揺による痛みを和らげる．
- 精神的な安心感：過去に受傷した経験があると，再受傷をしないか不安になるが，テーピングによりそうした不安感を取り除くことができる．
- フォームの矯正：悪いクセがついてしまって正

表1 テーピングの種類

	テーピングの特性比較
固定	・非伸縮性粘着タイプ
	素材自体に伸縮性がなく，強固な関節可動域制限，応急処置時の固定やアライメント強制をするときに用いる．通称，「ホワイトテープ」
可動制限	・伸縮性粘着タイプ
	伸縮性のある素材で作られており，関節可動域の大きい部位や柔軟性を必要とする部位に用いる．メーカーやタイプにより伸縮性が異なるので，目的に応じた選択が必要になる．通称，「エラスティックテープ」 <ハードタイプ>圧迫力・弾性力に優れ，身体の各部位にフィットし強い可動制限が可能 <ハンディーカットタイプ>ハードタイプより比較的薄く指先で簡単に切ることが可能．適度な可動制限があり，動きを優先した場合に選択
	・キネシオロジーテープ
	筋肉の伸縮率に近いテープで，筋肉の保護や動作のサポートという目的で使われる
保護	・アンダーラップ
	皮膚の保護のために巻くウレタン性で伸縮性のある非粘着性のテープ．粘着スプレーと併用するのが一般的であるが，アンダーラップを下地で巻くとテープ全体の固定力は弱まる

しい動作が出来ない場合，テーピングにより，関節運動を制限して正しい動作に導くことができる．徐々にテープを取り除いていき，最終的にはテープなしでも正しい動作ができるようにする．単に技術を覚えるだけでなく，その基礎ともなる正しい知識のもとに行うことが何よりも必要である．

2 テーピングの種類

● テーピングの種類（図1）とその特性比較を表1にまとめた．

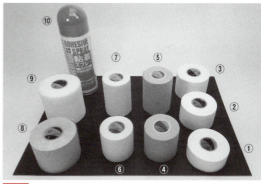

図1 テープの種類
①非伸縮テープ（12mm幅），②非伸縮テープ（19mm幅），③非伸縮テープ（38mm幅），④伸縮テープ（ハードタイプ，50mm幅），⑤伸縮テープ（ハードタイプ，75mm幅），⑥伸縮テープ（ハンディーカットタイプ，50mm幅），⑦伸縮テープ（ハンディーカットタイプ，75mm幅），⑧キネシオロジーテープ（50mm幅），⑨アンダーラップ，⑩粘着スプレー

3 注意事項

1）対象者の身体的特性の考慮

● 人により身体の形態は異なる．個々の体型に沿ってシワやたるみができないようスムーズにテーピングを行う．

2）対象となる競技特性の考慮

● 競技種目により運動動作，競技時間などは異なる．その競技動作を極端に制限することなく，そして長い時間競技する者に対しては，血行障害や疲労の問題を考慮してテーピングを行う．

3）グランドコンディションの考慮

● 屋外か屋内か，土か芝か全天候性か，晴れか雨か，といったグラウンドコンディショニングを考慮する．

4）部位に合ったテープの選択
- 関節可動域の制限や固定を目的とするとき，関節運動の大きい部位や柔軟性を必要とするときなど，目的に合ったテープを選択する．また，患部の状態により固定の強度を変える必要がある．個人の感覚（きつめを好むか，緩めを好むか）も考慮してテープ選択の決定をするとよい．

5）目的に合ったテーピング肢位の決定
- 制限したい関節運動や筋肉運動に応じた関節角度を目的に合わせ決定する．

6）テープの張力は一定に
- テープの張力の違いによるストレスポイントを作らないように注意する．循環障害，筋・腱障害を起こさないように十分気をつける．

7）巻き終わりの確認
- 巻き終わった後，必ず適切なテーピングであったかを確認し，適切でない場合は新たに巻き直す．強く巻きすぎて血行を妨げていないか，筋肉を締めつけていないか，目的にかなった制限ができているか，痛みはないか，などを確認する．
- 何か問題があれば必ず新たに巻き直す．

8）過信は禁物
- テーピングに頼りすぎてはいけない．適応する障害に対しては非常に良い効果を与えるが，すべての障害が適応するとは限らない．また，障害の予防や再発予防においては筋力トレーニングや関節や筋肉の柔軟性を高めることをまずは行うべきで，その補助としてテーピングを使用する．

9）禁忌
① 骨折の疑いがある場合
② 患部に腫れがある場合
③ 正常歩行できない場合
④ 皮膚の状態が悪い場合

4 テーピングを行う際の準備

1）対象部位にシェービング
- 対象部位の体毛を，カミソリや電気シェーバーできれいに剃り落とす．これはテープを除去する際の不快感を和らげるのと，固定力を増すことが目的である．

2）対象部位に粘着スプレーをかける
- アンダーラップの接着やテープの接着力を強化するために，粘着スプレーを部位にかける．スプレー方式のほか，粘着液を直接ハケで塗る方法もある．

3）ワセリンを塗ったカット綿を当てる
- 足の甲，アキレス腱部，膝窩部など，テープと皮膚間に好ましくない摩擦が生じる部位にワセリンを塗ったカット綿やガーゼを当て，摩擦を防止する．

4）アンダーラップを巻く
- 体毛のある部位やアレルギー反応のある者，または毎日テーピングする者に対して皮膚を保護する目的でアンダーラップを巻く．

5）洗浄，消毒を行う
- 対象部位が汚れている場合や，油または軟骨が付着している場合は，石けんやアルコールで洗浄する．また，外傷（裂傷，擦過傷）がある場合は，消毒して救急絆創膏などを貼る．

5 テーピングの実際

1 膝前十字靱帯（図2）

- 使用テープ：アンダーラップ・伸縮テープ75mm
- ①，②下腿部筋腹から大腿部中央までアンダー

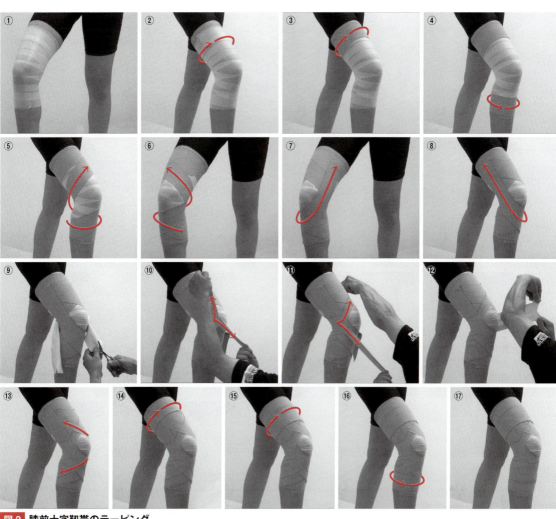

図2 膝前十字靱帯のテーピング

〈資料・画像提供〉ニチバン(株)バトルウィンドットコム
(公益財団法人日本サッカー協会スポーツ医学委員会編, コーチとプレーヤーのためのサッカー医学テキスト, 金原出版, 2011 参考)

ラップを巻く.
③大腿部にアンカーを巻く.
④下腿部にアンカーを巻く.
⑤下腿部の外側から膝窩部を通して, らせん状に大腿部の内側まで巻く.
⑥⑤と逆回りで下腿部の内側から, らせん状に大腿部の外側まで巻く.
⑦下腿の外側から膝蓋骨の下を通り, 大腿部の内側に引っ張り上げる.
⑧逆側も同様に貼る.
⑨伸縮テープを膝窩から両端を引っ張ってくる.
一端を裂く.
⑩一端を二股に裂いて膝蓋骨を囲むようにテープを沿わせて止める.
⑪もう一端も裂いて同様に貼る.
⑫膝蓋骨を囲むようにテープを沿わせて, 膝外側で止める.
⑬テープの端をアンカーで上から押さえて圧着する.
⑭同様にアンカーを巻く.
⑮下腿側も同様にアンカーを巻く.
⑯終了

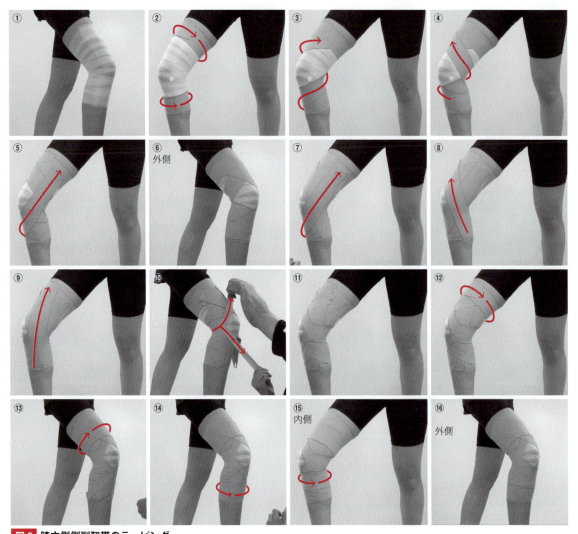

図3 膝内側側副靭帯のテーピング
〈資料・画像提供〉ニチバン(株)バトルウィンドットコム
(公益財団法人日本サッカー協会スポーツ医学委員会編,コーチとプレーヤーのためのサッカー医学テキスト,金原出版,2011 参考)

⑰完成

2 膝内側側副靭帯（図3）

- 使用テープ：アンダーラップ・伸縮テープ 75mm

① 下腿部筋腹から大腿部中央までアンダーラップを巻く．
② 大腿部・下腿部にアンカーを巻く．
③ 下腿外側から膝窩を通して，らせん状に大腿内側まで巻く．
④ ③と逆回りで下腿内側から，らせん状に大腿外側まで巻く．
⑤ 伸縮テープを下腿前面外側から大腿内側へ貼る．
⑥ 下腿の内側から膝蓋骨下部を通り，大腿部の内側に引っ張り上げる．
⑦ 伸縮テープを，下腿前面外側から大腿部の内側へ貼る．

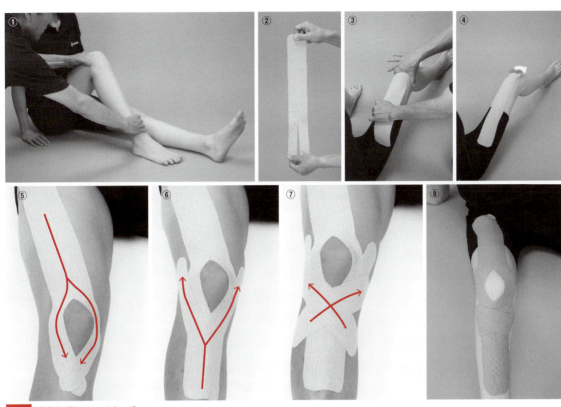

図4 膝蓋靱帯のテーピング
〈資料・画像提供〉ニチバン(株)バトルウィンドットコム
(公益財団法人日本サッカー協会スポーツ医学委員会編,コーチとプレーヤーのためのサッカー医学テキスト,金原出版,2011 参考)

⑧伸縮テープを,下腿前面内側から大腿部外側へ貼る.
⑨内側の靱帯を通るように上下のアンカーまで貼る.同様に3本を1セットとして,症状に合わせて2〜4セット重ね貼りする.
⑩一端を二股に裂いて膝蓋骨を囲むようにテープを沿わせて止める.
⑪もう一端も裂いて同様に貼る.
⑫Xサポートテープ,伸縮テープをしっかり止めるためにアンカーを巻く.
⑬同様にアンカーを巻く.
⑭下腿部側も同様にアンカーを巻く.
⑮完成(内側)
⑯完成(外側)

3 膝蓋靱帯(図4)

● 使用テープ:キネシオロジーテープ 50 mm・75 mm

①膝を曲げた状態でテーピングを巻く.膝の角度は,痛みの程度によって調節する.
②事前に75 mmのテープに切り込みを入れておく.
③大腿部を先に貼る.膝蓋骨上部を押さえながら,大腿部中央を通り股関節前面に向けて貼る.
④③の完成図
⑤残りの切り込み部分を膝を囲むようにして貼る.
⑥1本目より短めのテープに切り込みを入れ,下腿前面より上へ向けて膝を囲むようにして貼る.
⑦痛みのある部分を圧迫するように50 mmのテープをクロスして貼る.
⑧完成

4 足関節の内反捻挫予防＜基本＞（図5）

①アンダーラップ：足関節を90°に保った状態で，しわやねじれがないよう隙間なく巻く．
②アンカー1：脛の骨上からテーピングスタート．方向はやや斜め下に向かい，1周してスタートと重ねる．
③アンカー2：2本目は1本目の下半分または1/3重ねて1周させる．
④スターアップ1：まず1本目のアンカー上端から，踵に向かって巻き始める．内くるぶしの後ろ半分が隠れるよう，足裏に対して垂直方向にテープを巻く．踵の下を通して外側のアンカーまでテープを巻く．このとき，外側のアンカーに向かう際に強く引っ張る．
⑤スターアップ2：1本目のスターアップの上に5mm程度重なるように，1本目の前側から斜め下方向に向かってテープを巻く．踵の下で1本目とクロスして外側に向かって強く引っ張る．外側では2本目のスターアップは，1本目より下側にテープを出して巻く．
⑥スターアップ3：3本目は1本目の下に5mm程度重なるよう，斜め上方向に巻く．2本目と同様，踵の下でクロスさせ外側に向かって引っ張る．外側では3本目のスターアップは，1本目より上側にテープを出して巻く．
⑦ホースシュー：両側からスターアップを補強するテープ．アキレス腱がかかとの骨にくっついている部分に1本目のテープの中央を通して巻く．テープを巻く方向は，アキレス腱側の面に垂直になるように注意する．2本目，3本目は3分の1ずつ足関節の方向に向かって重ねて巻く．外側・内側ともにスターアップより2〜3cm出して巻く．
⑧サーキュラー：ホースシュー3本を巻き終えたら，1周巻くテープに切り替える．アンカーの位置まで1周ずつ切りながら巻く．ホースシュー同様，アキレス腱側の面に垂直になるように注意して巻く．
⑨フィギュアエイト1：足首に安定感を持たせるテープ．外側のくるぶしからスタートし，甲の上部（◆）にテープの中心を通して巻く．そのまま内側から足の裏を通し，外側へもっていく．
⑩フィギュアエイト2：甲の上部（◆）にテープの中心をクロスさせる．最後はアキレス腱を通ってスタート位置に戻り，テープを切ってとめる．
⑪完成（内側）
⑫完成（外側）

5 足関節の内反捻挫予防＜応用＞（図6）

①アンカー1：1．アンカーの1本目は，伸縮性のあるテープを使用する．皮膚に半分かけてやや強く1周巻く．
②アンカー2：2本目は，非伸縮テープを使用する．1本目のテープの下3分の1程度重ねて1周巻く．
③スターアップ：スターアップは＜基本＞と同様に3本巻く．
④ヒールロック1：アンカーの上でスターアップを仮止めし，伸縮テープでヒールロックをする．外側のくるぶしの上からスタートし，アキレス腱と踵を包むように巻く．
⑤ヒールロック2：踵の外側を固定するように強く引っ張りながら，甲の上部に向かって巻く．
⑥ヒールロック3：踵の内側を固定するように強く引っ張りながら，図のように巻く．
⑦ヒールロック4：最後は，足首の上まで巻き上げる．
⑧完成

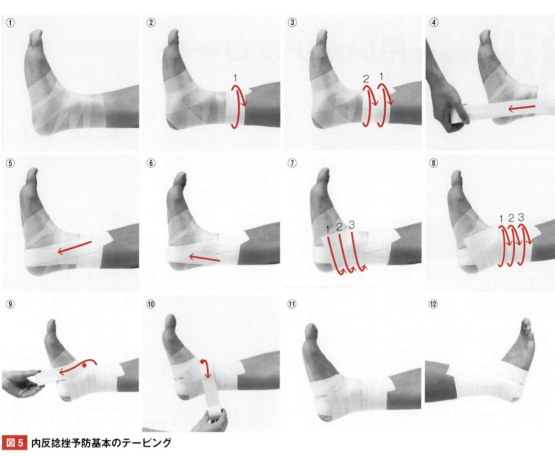

図5 内反捻挫予防基本のテーピング

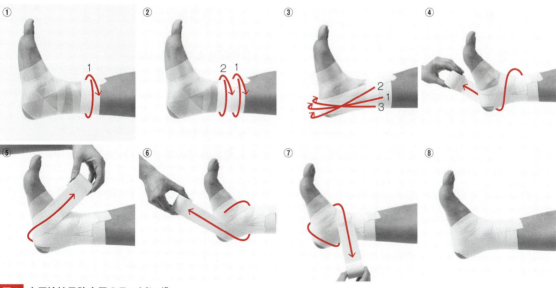

図6 内反捻挫予防応用のテーピング

X リハビリテーションにおけるアプローチの臨床実践

10 鍼を用いたアプローチ

藤本英樹, 溝口秀雪

1 理論的背景

1 鍼治療とは

- 日本では1940年代より, はり師, きゅう師, あん摩マッサージ指圧師および柔道整復師などの資格を有した者がトレーナーとしてスポーツの現場に携わってきた[1]. また, マッサージはいうまでもなく鍼治療もスポーツ選手にとって身近な治療となりつつある.
- 鍼治療は身体の体表から各種の鍼をもって刺激することにより, 生体の反応を利用する治療方法である.
- 日本の鍼治療で用いる鍼は, 直径が細い（直径0.20mm程度）ものを用いることが多く, 中国鍼や注射針などと比較して, 刺激感覚が少ないことが特徴である（図1）.
- スポーツ選手に対する鍼治療は, 鍼を生体内に刺入し, その刺入した鍼に電極を繋ぎ電気を流す低周波鍼通電療法の効果に関する報告が多い[2].
- スポーツ選手の訴えで, 安静時に疼痛はないが, 動きの姿位により疼痛が誘発されることがある. その際には, 疼痛が誘発される姿位を保持した状態で, 疼痛部位（筋や軟部組織）に鍼を刺入し動きの改善や疼痛緩和を目的とした鍼療法を用いることがある. この方法は患者の姿勢を保持させなくてはならずリスクを伴うことがあるので, 注意して行わなくてはならない.
- また, シールに小さな鍼が付いている円皮鍼（えんぴしん）や皮内鍼（ひないしん）は, 貼付した状態で運動することができ, 疲労や遅発性筋痛の予防・軽減を目的として手軽に用いることができる[3,4]（図2）. また, 近年では非侵襲式で鍼用の突起物がついている円皮鍼も用いられている.
- これらの方法は, スポーツ選手の状態に応じて鍼治療法を選択して行っている.

2 鍼治療の作用機序

- 鍼治療の作用は, 鎮痛, 循環の改善, 筋緊張の緩和などがあり, 生体内の作用機序が徐々に明らかとなってきている. そのなかでも, 鎮痛に関する作用機序の例を紹介する[5].

1) 内因性痛覚抑制機構

- 鍼治療による鎮痛効果は, 発現するまでの時間経過や, 刺激後にしばらく鎮痛効果が持続することから, 内因性オピオイドの関与が明らかになってきている.
- 低頻度の鍼通電療法は, 鎮痛効果が徐々に発現し, 治療後にも鎮痛効果が持続する. この効果は, ナロキソンにより拮抗する作用が得られることから, 内因性オピオイドを介することが推察されている.

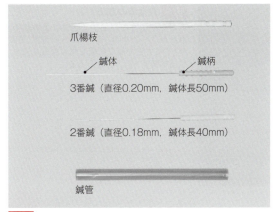

図1 鍼治療で用いるディスポーザブル鍼
日本の鍼治療で用いる鍼は，鍼管（しんかん）を用いて，鍼による痛みを軽減させる工夫が施されている．通常，スポーツ選手に用いる鍼は直径0.20mm程度である．

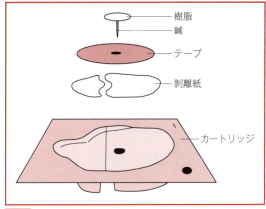

図2 円皮鍼（えんぴしん）
テープに小さな鍼（鍼体長0.6mm程度）が付いている円皮鍼は，皮膚に貼付した状態で運動することができる．

2) 下行性疼痛抑制機構

- 侵害受容器から入力されるインパルスによって中枢が痛みを感じる前に，そのインパルスを抑制しようとするフィードバック機構を下行性疼痛抑制機構という．
- 下行性疼痛抑制機構には，ノルアドレナリン系とセロトニン系があり，脊髄後角の侵害受容機構を抑制する．
- 鍼治療による鎮痛機構は，下行性疼痛抑制機構の賦活により生じると考えられる．

3) 脊髄分節性の機構

- 鍼通電療法による刺激は，触覚や鋭い痛みの伝達を担う伝達速度の速い有髄神経を介して脊髄後角内でのシナプス前抑制として，痛覚に対し抑制的に働く．
- 痛みが生じる部位をさすると痛みが和らぐことはよく経験されることである．

3 鍼治療による刺激方法

- 日本で用いられる鍼治療の鍼は，鍼管（しんかん）を使用することが多く，鍼先を刺入（切皮せっぴ）する際の痛みを軽減させる工夫がなされている．スポーツ選手に対する鍼治療に使用する鍼は，長さ40〜60mm，直径0.18〜0.20mmの単回使用ディスポーザブル鍼がよく用いられる．
- 鍼治療の治療部位は，一般的にはツボ（経穴）や経穴以外の反応点（阿是穴 あぜけつ）またはトリガーポイントに行うことが多いが，筋骨格系などのスポーツ外傷・障害に対しては，機能解剖に基づき，治療部位を選択することもある．
- 刺入方法は，鍼先の痛みが生じないように鍼管を用い，管の上に出た鍼の柄を柔らかく指腹で叩いて刺入し，鍼管をはずした後，真っすぐ目的の深さに鍼先を進めるか，斜めに刺入（しにゅう）することもある．
- 刺入の深さは，病態の部位によって異なるが，深部にある筋の疼痛の場合には，その部位に鍼を到達させ，鍼治療に関する独特のひびき感（得気）があると効果が得られやすい．
- その後，選手の感受性や病態に合わせて，鍼を刺入したまま10〜15分間留置する（置鍼術）方法や鍼に電極を繋ぎ電気を流す，鍼通電療法を行うこともある（図3）．
- 鍼通電療法は，スポーツ外傷・障害の病態部位（筋，神経，軟部組織）に鍼を刺入した後，症状に合わせて周波数を選択する．
- 鍼通電療法の周波数は，筋緊張緩和を目的とす

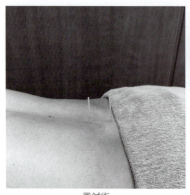
置鍼術

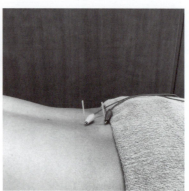
鍼通電療法

図3 鍼治療の方法
スポーツ選手の感受性や病態に合わせて，鍼を刺入したまま10～15分間留置（置鍼術）する方法や鍼に電極を繋ぎ電気を流す，鍼通電療法を行うこともある．

る場合には，1～3Hz，消炎・鎮痛を目的とする場合には，100Hzを用いるとよい．

2 スポーツ選手に対する鍼治療の実際

1 非特異的腰痛に対する鍼治療

- スポーツ選手の腰痛は，体幹の動きに伴い疼痛が誘発されることが多い．動きにより，前屈型，後屈型，回旋型，側屈型のタイプに分類し，鍼治療の方法を選択する[6]．
- 前屈型では，背部，腰部の最長筋，腸肋筋，大殿筋の筋緊張，圧痛部位や腸腰筋，仙腸関節の状態を確認し，鍼通電療法を行う．その際には，前屈時に生じる痛みの部位や動きも評価し，刺鍼のポイントを決定する．また，ハムストリングや肩甲骨周辺の筋の短縮や筋緊張，可動域を確認し，適宜治療を加える．
- 後屈型では，腰多裂筋，腰椎椎間関節由来の痛みにより生じていることが多いため，圧痛部位を考慮し，鍼通電療法を行う．椎間関節由来の腰痛に鍼治療を行うときに鍼を刺入し椎間関節へ到達すると刺鍼部や殿部へ鍼のひびき感（関連痛）が得られることがあり，その時には治療効果が高い．後屈型は鍼治療の直後効果として鎮痛や可動域の改善が得られることが多い．
- 側屈型では，体幹を左右に側屈させ左右差を確認する．側屈した方のつまり感が生じるか側屈した逆のストレッチ痛が生じるかで治療部位を選択する．つまる感覚がある場合には，腰椎に付着している深層筋にアプローチを行う．ストレッチ痛がある場合には，腰方形筋，大腿筋膜張筋の筋緊張，圧痛の状態を考慮し，鍼通電療法を行う．
- 回旋型では，腰椎に付着している深層筋，腰方形筋，殿筋（大殿筋，中殿筋，小殿筋），股関節の外旋筋群の状態を確認し，鍼通電療法を行う．股関節の内・外旋の左右差を評価し，鍼治療後は左右差が改善されているかを確認する．
- スポーツ選手の非特異的腰痛は，体幹機能不全により生じていることが多い．鍼治療は疼痛緩和や可動域改善を目的に行い，併用して体幹部のトレーニングを行う必要がある．

2 肉ばなれなど軟部組織の損傷に対する鍼治療

- スポーツ選手の肉ばなれに対して鍼治療を行う場合は，損傷部位の状態やストレッチ痛，収縮時痛，硬結の有無を確認し，受傷からの時期を考慮し，治療を進めていく．
- 損傷部位に熱感，腫脹がある場合，損傷部位に鍼を刺鍼するとズキズキとした痛みを伴うことがあるため，行わない方がよい．
- 肉ばなれに対して鍼治療を行う際に用いる鍼は，筋の大きさを考慮し，鍼の太さは，ステンレス

表1 非特異的腰痛（体幹部の機能不全による腰部障害）に対する鍼治療，トレーニングの進め方

	鍼治療	トレーニング
第1段階 疼痛 筋緊張が 強い場合	疼痛部位別に鍼通電療法 腰部：多裂筋，腸肋筋，腰方形筋 殿部：中殿筋，大殿筋 疼痛部位に応じて，腰椎の椎間関節，仙腸関節へ鍼を刺入しひびき感を得る	体幹の安定性の獲得 体幹深層筋を適切に働かせる ドローイン，ブレーシング （ローカル筋の活性化） スタビライゼーショントレーニング （上下肢の体幹トレーニング）
第2段階 肩甲骨や 股関節の 可動域制 限がある 場合	可動域制限に対する鍼治療 肩甲骨の動き：菱形筋，僧帽筋，小円筋 ハムストリングの短縮：大腿二頭筋，半腱・半膜様筋 大腿四頭筋の短縮：内・外側広筋，大腿直筋 股関節の内，外旋制限：中殿筋，小殿筋，内転筋 緊張がみられる筋に鍼を刺入し，ひびき感を得る	体幹に隣接する関節可動域の確保 胸郭，股関節のストレッチ，エクササイズ
第3段階 動きに伴 う疼痛が ある場合	疼痛姿勢での鍼治療 体幹の前屈・後屈・回旋時の疼痛が誘発される姿勢を取り，疼痛部へ鍼を刺入し，ひびき感を得る	競技復帰に向けたトレーニング 協調性エクササイズ （ローカル筋とグローバル筋を含めた運動） 競技復帰に向けて，腰椎に負荷のかからないフォームのアドバイス

鍼の0.20 mm（3番鍼），0.25 mm（5番鍼）で，長さは50 mm（1寸6分鍼）や60 mm（2寸鍼）を用いることが多い．

- 選手の感受性に合わせて，10～15分間留置する置鍼術や，鍼通電療法を行うこともある（**図3**）．
- 鍼治療の対象となるのは，筋，筋膜であり，筋緊張の緩和，鎮痛を目的に行う．その際には，鍼に電極を繋ぎ，電気を流す時は，筋収縮が得られる程度の強度で行う．
- 鍼治療は，損傷した筋に直接，刺激を与えることができる方法であるため，治療の直後効果も得られることが多い．特に損傷部位のストレッチ痛がある場合には，痛みの程度が軽減することが多い．
- 熱感，腫脹がある場合には，損傷部位に刺鍼せず，損傷部位周囲に弱刺激の鍼を行い，疼痛や熱感，腫脹の軽減を目的に鍼治療を行うことがある．
- 急性期を過ぎてからは，損傷部に硬結や圧痛が認められるときは，その部位と筋腹に鍼を刺入したのちに電極を繋ぎ，鍼通電療法を行うこともある．
- 鍼治療の効果として，ストレッチ痛を伴う筋の痛みや違和感に対しては，直後効果が現れやすい．特に，鍼治療後の可動域改善がみられることが多い．
- 肉ばなれに対する鍼治療は，復帰に向けたアスレティックリハビリテーションと併用して行い，再発防止に向けた取り組みは特に重要である．

3 アスレティックリハビリテーションと鍼治療の実践例

- スポーツ外傷・障害に対して鍼治療を行う際には，アスレティックリハビリテーションと併用して競技復帰に向けた取り組みを行わなくてはならない．これまで，スポーツ外傷・障害に対して，鍼治療とアスレティックリハビリテーションを併用した効果に関する報告は少ない[7]が，実践例について紹介する．

1 非特異的腰痛（体幹部機能不全による腰部障害）に対するアスレティックリハビリテーションと鍼治療の実践例

- Cook G[8]らは，各関節に求められる機能からmobility jointとstability jointに分類しており，可動性と固定性が求められる関節が隣接して存在しているとしている．

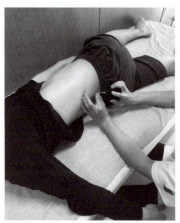

図4 腰痛（回旋型）に対する運動鍼

腰痛（回旋型）の方法を示す．第3段階で体幹部の動きに伴う疼痛がある場合には，体幹部の前屈，後屈，側屈，回旋の疼痛が誘発される姿勢を保持した状態で鍼のひびき感を得たのちに抜鍼する．

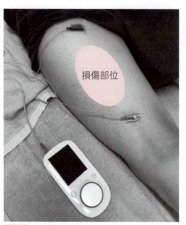

図5 急性期の肉ばなれ（ハムストリング）に対する微弱電流による鍼通電療法

鍼電極低周波治療器（picorina，セイリン社製）を用いて，損傷筋の起始部，停止部へ鍼を刺入し，微弱電流（周波数100Hz，パルス幅200μs，出力0.05mA）を流す．選手には電気の感覚はない程度の出力である．

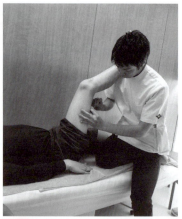

図6 肉ばなれ（ハムストリング）に対する運動鍼

ハムストリングの肉ばなれに対する運動鍼の例を示す．競技の動きに伴い，損傷部位の違和感が生じることがある．その際には，損傷部位のストレッチ痛を確認し，そのストレッチ痛が生じる姿位を保持したまま，鍼を刺入しひびき感を得たのちに抜鍼する．

- 体幹部の機能不全による腰部障害に対する鍼治療，トレーニングの進め方（**表1**）として，第1段階で疼痛，筋緊張が強い場合には，疼痛部位別に筋を特定し，鍼通電療法を行う．腰部では，多裂筋，腸肋筋，腰方形筋が治療のポイントとなる．殿部では，中殿筋，大殿筋の圧痛部が治療のポイントとなる．
- トレーニングは，体幹の安定性，体幹深層筋を適切に働かせるためのトレーニングを併せて行う．鍼による疼痛緩和と腰部の固定性を高めるトレーニングを並行して行う段階である．
- 第2段階で肩甲骨や股関節の可動域制限がある場合には，肩甲骨の動きの制限，ハムストリング・大腿四頭筋の短縮，股関節の内・外旋制限の原因となっている筋を同定し，可動域改善の目的で鍼治療を行う．
- トレーニングは，体幹に隣接する股関節，胸郭の可動域を確保するストレッチ，トレーニングを行う．鍼による股関節，肩甲骨周辺の筋緊張の緩和，可動域改善と可動性を高めるストレッチ，トレーニングを並行して行う段階である．
- 第3段階で動きに伴う疼痛がある場合には，体幹の前屈，後屈，側屈，回旋の疼痛が誘発される姿勢を保持した状態で，鍼治療を行うことがある（**図4**）．
- トレーニングは，競技復帰に向けたトレーニングを行う．協調性エクササイズ（ローカル筋とグローバル筋を含めた運動）や競技復帰に向けて腰椎に負担のかからないフォームをチームスタッフと共有する．鍼による疼痛姿位での疼痛緩和と競技復帰に向けたトレーニングを行う時期である．
- 非特異的腰痛に対して，鍼治療を行う際には，各段階に応じて，適切な部位や手技を選択する．

2 肉ばなれ（ハムストリング）に対するアスレティックリハビリテーションと鍼治療の実践例

- 肉ばなれに対する鍼治療を行う際には，受傷から競技復帰にかけてのアスレティックリハビリテーションの流れを考慮する必要がある（**表2**）．
- 鍼通電療法に用いる機器には，周波数，パルス幅，出力を調節できるものもあり，各復帰時期

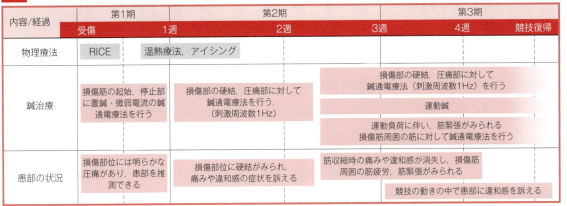

表2 肉ばなれの競技復帰における鍼治療計画

に応じて設定を決定する．
- 受傷直後の肉ばなれ損傷部位には明らかな圧痛がみられ，その損傷筋の起始部，停止部に微弱電流による鍼通電療法（周波数100Hz，パルス幅200μs，出力0.05mA）を行う（図5）．選手には電気の感覚はない程度の出力である．
- 急性期の肉ばなれの際には，損傷部位に刺鍼は行わない．損傷部位は，RICE処置や安静が必要である．
- 受傷から1週間経過後には，損傷部位の硬結が徐々に現れ，圧痛がある場合は，損傷部位の圧痛部と筋腹の2ヵ所に刺鍼し鍼通電療法を行う（周波数1Hz，パルス幅250μs，出力は筋収縮が確認でき，痛みが生じない程度）．
- 受傷から2～3週間の間には，動作時，筋収縮時の痛みや違和感が徐々に消失してくる．アスレティックリハビリテーションの負荷も強くなり，損傷筋周囲の筋の筋疲労，筋緊張がみられることがある．適宜，損傷筋と損傷筋周囲に対して，鍼通電療法を行う（周波数1Hz，パルス幅250μs，出力は筋収縮が確認でき，痛みが生じない程度）．
- 受傷から3～4週間の間には，競技の動きに伴い，損傷部位の違和感が生じることがある．ストレッチ痛の有無を確認し，適宜，ハムストリングの運動鍼（図6）を加える．
- 競技復帰直前や復帰してからも，損傷部位の違和感を訴える場合には，適宜，鍼治療や鍼通電療法などを行うとよい．
- 競技復帰直前には，競技特有の動きから損傷部位の違和感が出現することがある．
- 競技復帰の時期と損傷部位の状態を考慮し，鍼治療や鍼通電療法などの刺激を決定する．
- 競技復帰後にも再発防止を目的としたケアを行っていくことが重要となる．

■ 文　献

1) 溝口秀雪ほか：日本におけるトレーナーの変遷．東京有明医療大学雑誌2：37-44，2010
2) 宮本俊和ほか：スポーツ傷害に対する鍼治療—適応と限界—．大学スポーツ選手の腰痛に対する低周波鍼通電療法の効果．臨スポーツ医17：1073-1076，2000
3) 金子泰久ほか：トライアスロン後の筋肉痛に対する円皮鍼の効果．全日鍼灸会誌56：158-165，2006
4) 藤本英樹ほか：円皮鍼刺激が片脚立位の重心動揺に及ぼす影響　下腿部と体幹部との比較．東京有明医療大学雑誌8：1-7，2016
5) 川喜多健司：鍼灸刺激による鎮痛発現の機序—ポリモーダル受容器から脳内オピオイドまで—．別冊医学のあゆみ：現代西洋医学からみた東洋医学，今西二郎編，東京，医歯薬出版，92-95，2003
6) 藤本英樹：スポーツ領域の腰痛に対する評価と鍼灸手技療法：触察と手技を中心として．卒後鍼灸手技研究会31-37，2016
7) 藤本英樹ほか：大学テニス選手の足関節不安定症に対する鍼治療の1症例：アスレティックリハビリテーションと鍼治療の併用例．現代鍼灸学16：16-24，2016
8) Cook, G et al：Movement：Functional Movement Systems, On Target Publications, Aptos，2010
9) 溝口秀雪：スポーツにおけるはり治療の応用PartⅡ　スポーツ種目とはり治療3　サッカー．臨スポーツ医18：1371-1375，2001

X リハビリテーションにおけるアプローチの臨床実践

11 スポーツマッサージを用いたアプローチ

並木磨去光

1 理論的背景

- スポーツマッサージ（按摩・マッサージ・指圧なども含む）の効果として，血流の改善による筋緊張の緩和，疲労回復の促進，心理的な効果，鎮痛作用などさまざまな効果が期待できる．しかし，それぞれの効果に関して決定的なエビデンスが少ないのが現状である．
- 実際には，臨床上において長年培われた経験的な部分に頼るところが多く，その技術の習得には長年積み重ねた鍛錬と経験が必要である．しかし，近年では治療器（物理療法）の発達により，治療器や徒手理学療法を併用して技術的な不足を補えるようになっている．さらには，ファンクショナルトレーニング理論に基づいて，マッサージの施術と運動療法を併用することで，怪我の根本的な解決に繋がっている．

1 スポーツマッサージの目的とその場面

- スポーツマッサージは，心身の疲労回復を促し，筋緊張の緩和などを目的とし，パフォーマンス向上の一助として行われている．
- 陸上競技などでは多いが，レース当日の直前のウォーミングアップの流れで，障害予防として，精神的緊張緩和として，最善に準備をする上で利用される．ストレッチや運動療法などセルフコンディショニングの前に行われる．
- 練習前では，怪我の再発予防として，運動療法・物理療法を併用してスポーツマッサージを施術する．
- サッカーやバスケットボールなどハーフタイムがある競技や柔道・レスリング・卓球など1日に数試合をこなす競技などは，ストレッチを併用しながら，筋緊張を緩和させ疲労回復を促し，パフォーマンス低下を少しでも防ぐために施術する．
- 運動前に疲労による筋緊張を緩和させ，動きやすさを引き出させる．また，関節可動域が狭くなっている関節に対して，その要因となる筋が緊張しているケースが多く，ストレッチと併用しながら施術する．
- 試合の翌日のオフ日や長期のオフ期間では，心身の疲労回復，シーズン中に抱えていた怪我の治療などを目的としてスポーツマッサージを行う．
- ファンクショナルトレーニングのSFMAで指摘される関節のモビリティとスタビリティ不全では，脳から運動神経を通じて筋への命令機能が低下しており，筋が萎縮・緊張しているケースが多い．このケースでは運動療法で改善される．運動療法の前にその対処となる筋にスポーツマッサージを施術し，事前に筋緊張を緩和させ運動療法をやりやすい状態にする．

2 スポーツマッサージに期待される効果

1）筋緊張由来による関節可動域の改善

- 「マッサージの施術前後で有意に筋硬度は低下

した」という文献はある．
- 関節にかかわる筋またはそれに関連している筋が緊張している場合，その筋緊張によって関節可動域が狭くなっているケースが多い．
- また，術後の固定により筋が萎縮しており，関節可動域が狭くなるケースにも有効である．

2）筋の鎮静，筋のリラックス作用（疲労回復）
- さまざまな研究で神経筋の興奮を鎮静させる可能性があるといわれているが，明確には有用性は証明されていない．
- しかし，激しいトレーニングや試合の翌日には酷使した筋が興奮状態にある．それは力が入りにくい・痙攣しそう・筋が張っている（硬い）などの症状が現れて，その筋をコントロールしづらくなる状態である．このような時に，トップアスリートの現場では，古くから心地よい刺激のスポーツマッサージを幅広い競技の間で，また多くのトレーナーの間で実行されている．その効果として，興奮状態で固くなった筋は，緩んだ状態になる．この一連の流れを疲労回復という人が多い．
- 疲労とはさまざまな要素があり，運動中に産出される血中の乳酸・筋出力の変化・心因的な要因などがあるため，疲労度を客観的に評価することはむずかしい．スポーツマッサージでは，心地よい刺激（施術中の感覚と施術後の感覚）を与えることによって，施術中に眠る，施術後の当日はぐっすり睡眠できるという声が多く，経験的には深い睡眠による疲労回復の一助になっているという印象を持っている．
- マッサージが自律神経に作用するという説もあるが，これも明らかなエビデンスは存在しない．
- 激しい運動によって酷使された筋に対してスポーツマッサージの効果を述べたが，この酷使された筋に対してスポーツマッサージを施術する前に，筋に対してアイシングをすることでさらに効果が高まるといわれている．
- これは，アイシングの効果である血流の循環促進の効果を利用して，筋の血中に溜まっている乳酸を除去させるためである．

3）遅発性筋痛（DOMS）
- 運動24～72時間後に発症するといわれている遅発性筋痛は，筋が炎症を起こしている状態である．それに伴い関節可動域の制限・筋力の低下などの症状が起こる．これについても，DOMSに明らかな効果があるといわれるエビデンスはない．
- さらには，DOMSになっている部位への強刺激のマッサージや強い痛みが伴うストレッチは逆効果で，疼痛が増強してしまうケースがある．
- しかし，運動後のアイスバスの後に痛みが伴わない心地よい刺激のストレッチは，アスリートの間では多用されている．

4）治療効果（症状の改善）
- 筋・筋膜性の障害や筋損傷などの外傷においては，スポーツマッサージの手技を用いて患部の治癒促進，痛みの軽減，動作制限の改善が期待される．
- 例えば，器質的な問題が明らかにない腰痛の場合では，腰背部の脊柱起立筋の緊張が痛みの主な原因としてフォーカスされがちである．しかし，実際に脊柱起立筋の緊張をスポーツマッサージで緩和させても痛みの改善がみられないことがある．
- こういうケースでは，さまざまな要因が重なっていることが多く，腰部にかかわるまたは骨盤にかかわる筋の緊張や，股関節の動作にかかわる筋の緊張が痛みを引き起こす要因となっている症例を多くみかける．特に骨盤と股関節に関係する大腿筋膜張筋・大腿四頭筋，ハムストリングス，中殿筋，内転筋などの緊張を緩和することにより，関節可動域が改善され股関節の動作がスムーズになり，それに準じて骨盤の前後傾の動きもスムーズになり，脊柱起立筋・腰椎への負担を軽減させ，結果的には症状が改善される．
- また，筋損傷（いわゆる肉ばなれ，打撲）を受

傷して回復期に入ると，患部は瘢痕組織となり，その部分が硬くなる．このようなケースでは，物理療法（超音波治療器，低周波治療器，鍼など）と患部への負荷（徒手抵抗・荷重負荷・ゴムチューブ・ウェイト）を与えて血流促進を図り，そのうえでスポーツマッサージをすることで相乗効果が得られる．

2 スポーツマッサージの手技

1）軽擦法
- 手掌や手指を使い一定の圧力（さするイメージ）で，末梢から中枢に向かってさする．その時に部位と手は密着していることが望ましい．他の手技と併用することが多い（図1）．

2）揉捏法（じゅうねつほう）
- 揉み解す．筋を掴みながら揉む，手指・手掌で一定の圧力をかけながら，前後・輪状に動かして解す方法．筋の張り・緊張に有効．
- 母指揉捏（図2），両母指揉捏（図3），二指揉捏（図4），手根揉捏（図5），把握揉捏（図6）などがよく使われる．

3）圧迫法
- いわゆる押す．手指・肘を使って施術する部位（特に解したいところ）へ持続的または間欠的に圧迫する方法．局所的に硬くなっている部分に有効である．

4）強擦法
- 母指・手掌部などを使い，ここではオイルやクリームを用い，解したい部位へ圧迫しながら求心性に擦る（図7）．
- 上記の「圧迫法」は局所的な部分を解す時に適するが，広範囲を解す時は，「強擦法」の方が適している．

3 足関節疾患の後遺障害におけるスポーツマッサージの適応のタイプとその評価

1 足関節捻挫後の関節可動域改善目的のアプローチ

- ここでは足関節の捻挫に多い内反強制によって起こる外側靱帯の損傷後のアプローチについて説明する（関節内の器質的な問題はないという想定）．
- 問題となるのは，可動域制限が微妙に残ってしまうことである．それによって，リハビリテーション中期から開始される軽いジョギングレベルで問題なくても，スピードを上げたランニングやスプリント，アジリティなどのステップ動作で痛みを感じて跛行が起きてしまう．それが他の部位へ負担をかけてしまうことになり二次障害に繋がり，一時的にリハビリテーションを休止することになってしまう．
- 可動域制限で多くみられるのは背屈制限であり，受傷直後のシーネやギプス固定，歩行時の患部の痛みを避ける歩き方が原因とされている．
- 足関節背屈制限について：足関節背屈は距骨が後方に滑り込みながら行われる運動である．後方滑りが制限され，距腿関節の背屈運動が制限されているケースは少なくない．以下に距腿関節背屈制限および距骨の後方滑りが制限される因子および評価方法について述べる．
- 制限因子は1：骨性因子，2：筋腱性因子，3：結合組織性因子の3つに分類できる．

1）骨性因子
① 距骨の動きのメカニズム（図8）
- 通常，前距腓靱帯，前脛距靱帯の両靱帯は距腿関節の関節運動ガイドとしての役割を果たしている．これらの靱帯は内外側から距骨の過剰な前方移動を制御している．前距腓靱帯機能不全の場合，距骨は内旋を伴いながら前方に移動する．距腿関節背屈時には距骨は後方に滑り込むが，前内方に移動したままの背屈運動では後方への滑り込みが制限され，背屈制限が生じる．

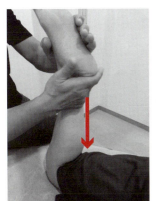

図1 軽擦法
手掌を密着させながら，求心性に軽くさするように数回繰り返す．

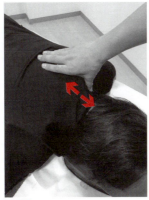

図2 揉捏法（母指揉捏）
母指全体に体重を載せ，前後に揉捏する．

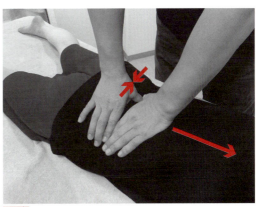

図3 揉捏法（両母指揉捏）
両母指に体重を載せ前後に揉捏しながら，求心性に移動させる．

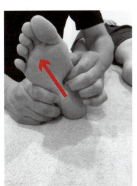

図4 揉捏法（二指揉捏）
示指と中指（示指が下）を重ねて解したい筋を示指で剥がすようにする．

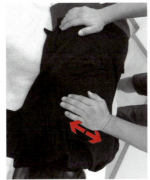

図5 揉捏法（手根揉捏）
右手は添えて，左手掌に体重を載せ，筋に圧を加えて前後に解す．

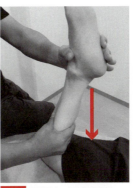

図6 揉捏法（把握揉捏）
母指球と母指，四指のMP関節とPIP関節で筋を包み込むように把握し，筋を剥がすようにする．

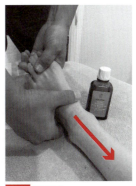

図7 強擦法
母指全体で圧迫しながら，オイルを使って求心性に滑らすようにする．

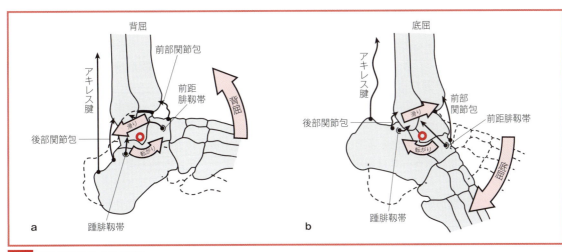

図8 距骨の動きのメカニズム
a：足関節背屈における距骨の後方滑りのメカニズム
b：足関節底屈における距骨の前方滑りのメカニズム

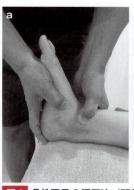
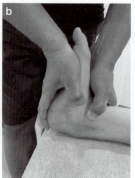
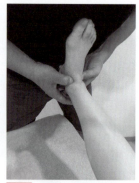

図9 骨性因子の評価法（距骨の滑り込み）
a：内顆と舟状骨を触知している状態．
b：内顆と舟状骨を触知しながら背屈させた状態．内顆と舟状骨の距離は縮まっている．

図10 骨性因子の評価法（背屈運動の有無）
距骨を内外側から触知したまま背屈している状態．

その際，関節前方に痛みや関節のつまり感を感じる．

② 評価方法
- 距腿関節背屈時の距骨後方滑りの有無：内果と舟状骨を触知しながら背屈し，両骨間の距離が縮まるか評価し，距離が縮まるようであれば距骨の滑り込みが起きていると評価できる（図9a，9b）．
- 距骨を内外側から触知したまま背屈し，内旋位に保持した背屈運動の有無を評価する（図10）．

2）筋腱性因子（図11）
- 距腿関節底背屈軸の後方に位置する筋腱の伸張性低下，滑走性低下はすべて背屈可動域制限の因子になる可能性がある．多関節筋の機能を利用し筋腱を伸張し，筋腱性因子を鑑別する（図12）．

① 長母趾屈筋（図13）
- 長母趾屈筋腱は距骨の後方内側を通過しており，距骨の後方移動を妨げるケースは臨床上少なくない．
- 肢位：腹臥位，膝関節屈曲位，足関節最大背屈位．
- 他動的に足関節最大背屈位させ，他動的に母趾伸展させる．その伸展角度の左右差を比較し評価する．この際に第1中足骨頭を固定し，windlass機構を抑制することで長母趾屈筋を伸長する（図14）．

② 腓腹筋
- 肢位：腹臥位，背臥位，膝関節伸展位．
- 膝関節を伸展することにより2関節筋である他動足関節背屈にて腓腹筋を伸長する．

③ ヒラメ筋
- 肢位：腹臥位，膝関節屈曲位，他動足趾屈曲．
- 他動的に足趾を屈曲することにより，足趾屈筋群が弛緩し，選択的にヒラメ筋を伸長する．

④ 長趾屈筋
- 長母趾屈筋と隣接しているために滑走性低下に陥ると長母趾屈筋の伸長性の低下の一因になりやすい．
- 肢位：腹臥位，膝関節屈曲位，足関節最大背屈位．
- 足関節最大背屈位から他動的に足趾を伸展させる．その際の足趾の伸展角度の左右差を比較し評価する．最大背屈位から足趾を伸展させることにより，足趾屈筋を選択的に伸長する．

⑤ 長・短腓骨筋
- 長趾屈筋と同様に，短腓骨筋は長母趾屈筋と隣接しているために滑走性低下に陥ると長母趾屈筋の伸長性の低下の一因になりやすい．
- 肢位：腹臥位，膝関節屈曲位，踵骨・足部回外位．

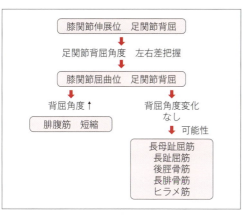
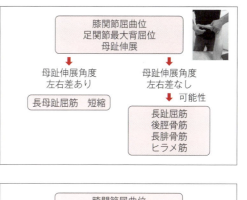
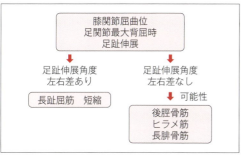
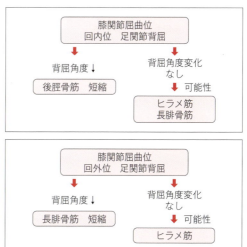

図11 足関節背屈制限　筋腱性因子の鑑別

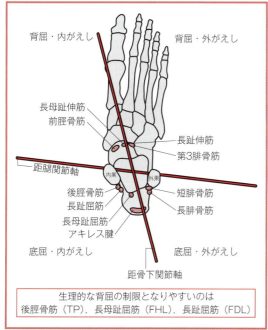

図12 足関節周囲筋の位置関係

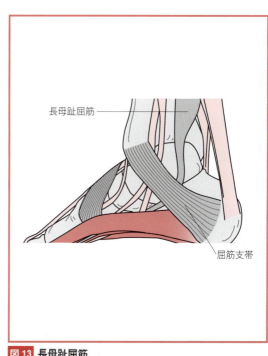

図13 長母趾屈筋

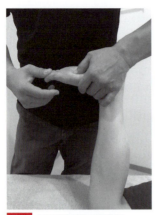

図14 長母趾屈筋の評価法
第1中足骨頭を固定している状態.

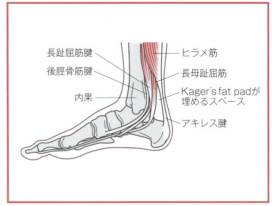

図15 Kager's fat pad が除かれた状態のアキレス腱深部構造

- 踵骨・足部を回外位から足関節を背屈させ，長腓骨筋を伸長する．回外位背屈と中間位背屈で左右差を比較し，評価する．

⑥ 後脛骨筋
- 肢位：腹臥位，膝関節屈曲位，踵骨・足部回内位．
- 踵骨・足部を回内位から足関節を背屈させる．回内位背屈と中間位背屈で左右差を比較し，評価する．

3) 結合組織性因子
- 距腿関節前方および後方に存在する結合組織の滑走性・滑動性不良を生じさせ，足関節背屈運動の制限因子となることが考えられる．

① 前方の制限因子
- 前方結合組織インピンジメント：距腿関節前方には背屈筋腱（前脛骨筋腱，長趾伸筋腱，長母趾伸筋腱）が通過している．背屈筋腱の浅層には上伸筋支帯が存在し，腱が過度に浮き上がらないように押さえつけられている．背屈筋腱の深層には前方関節包，pretalar fat pad が存在する．これらの前方組織は背屈時には前脛骨筋や長趾伸筋によって前上方に引き上げられ，距腿関節前方のスペースを確保し，インピンジメントを防ぐ役割があるとされている．
- 長期にわたる固定期間があり，前方インピンジメントを認める症例では前方結合組織の柔軟性や滑動性の改善が必要と考えられる．

② 後方の制限因子
- Kager's fat pad：アキレス腱深層と長母趾屈筋表層，踵骨近位部で作られる三角形のスペースには Kager's fat pad と呼ばれる脂肪組織があり，アキレス腱，長母趾屈筋の滑走性やアキレス腱付着部の圧縮力軽減を担っている．Kager's fat pad と長母趾屈筋，もしくは下腿三頭筋との滑走性の低下が生じることにより，長母趾屈筋の伸張性低下に陥り，結果として距腿関節後方のスペースが確保されずに距骨後方滑りが制限される（図15）．

4 足関節背屈制限における筋腱性因子に対するスポーツマッサージの実際

- ここでは，足関節背屈制限の筋腱性因子の中で特に多いとされる長母趾屈筋の短縮に対する施術を紹介する．
- 長母趾屈筋の短縮に対して単なる同部だけのアプローチでは改善は少ない．その理由として，長母趾屈筋が短縮しているということは，単なる歩行や軽いジョギングレベルで母趾球荷重が十分にされておらず，それによって周囲の筋が代償している可能性が高い．つまり，長母趾屈

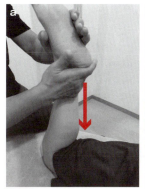
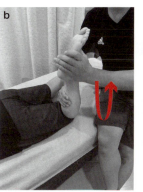

図16 下腿部の軽擦
a：手掌を密着させながら，求心性に軽くさするように数回繰り返す（左足の場合は，右手で腓腹筋内側・左手で腓腹筋外側）．
b：膝窩まで軽擦したら，そのまま踵まで戻る．それを左右各2～3回繰り返す．

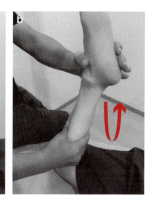

図17 腓腹筋の把握揉捏
a：アキレス腱から把握し左足の場合は，右手で腓腹筋内側・左手で腓腹筋外側を把握する．
b：膝窩まで把握したら，そのまま踵まで戻る．それを左右各2～3回繰り返す．

筋以外の筋が緊張しているケースが多くみられる．その筋は，ヒラメ筋，長趾屈筋，後脛骨筋，長腓骨筋である．
- また，複合的に結合組織因子が関与しているケースもあり，足底・足背部や下腿部（特に腓腹筋）の緊張を事前に緩めると，深層部へのアプローチが可能になる．
- マッサージの流れとして，1→2の流れ．
刺激量は，最初は少し痛いが気持ち良いと感じてもらう程度にして，施術直後や翌日の状態を確認して刺激量を調整する．
 1 腹臥位：下腿部→足底部
 2 仰臥位：足底部→足背部→足趾→長母趾屈筋と筋腱

1 腹臥位

1）下腿部
- 下腿部の軽擦（図16）→腓腹筋の把握揉捏（図17）→腓腹筋の手根揉捏（図18）→腓骨筋群への四指把握揉捏（図19）→後脛骨筋への四指把握揉捏（図20）→長母趾屈筋腱への二指揉捏（図21）→腓骨筋腱への二指揉捏（図22）
- 以上をそれぞれの部位で数回繰り返し，上記の順番で2～3セット繰り返す．

2）足底部
- 足底部の母指揉捏または両母指揉捏（図23）
- 母趾外転筋・小趾外転筋・短趾屈筋（足底筋膜）をターゲットにする．
- 図23は施術部位を示すために母指揉捏としているが，実際には両母指揉捏の方がやりやすい．各筋に対して2～3回繰り返す．

2 仰臥位

1）足底部
- 仰臥位で再度足底部の母指揉捏または両母指揉捏する．
- ターゲットは，母趾外転筋・小趾外転筋・短趾屈筋（足底筋膜）．各2～3回繰り返す．
- 図24は，母趾外転筋に対しての施術．図4も参照．

2）足背部
- 足背部の中足骨の骨間筋への母指揉捏（図25）．
- 小趾側（第4・5趾間）から始め，最後は第1・2趾間で終わる．各2～3回繰り返す．

3）足趾の回旋
- 前足部の軟部組織への刺激（図26）．

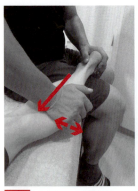
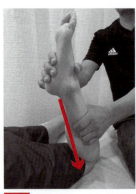
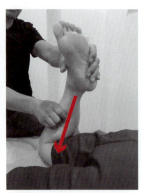
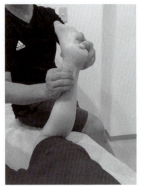

図18 腓腹筋の手根揉捏
手掌を密着させながら圧を加えて前後に解す．腓腹筋の内側と外側それぞれをアキレス腱筋腱移行部から膝窩に向かって解す．数回繰り返す．

図19 腓骨筋群への四指把握揉捏
左足であれば左手で外顆後方の腓骨筋腱部から始まり，四指の腹で引っ掛けるようにして腓骨頭まで筋を剥がすようなイメージで行う．数回繰り返す．

図20 後脛骨筋への四指把握揉捏
左足であれば右手で内顆後方から脛骨内縁の骨際に四指を可能な限り入れ，指先を引っ掛けるようにして筋を剥がすようなイメージで行う．数回繰り返す．

図21 長母趾屈筋腱への二指揉捏
二指揉捏は示指と中指を重ねる（示指が下）．長母趾屈筋腱を示指の先で骨から剥がすようなイメージで行う．

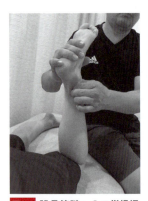
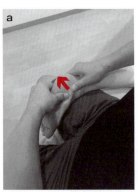

図22 腓骨筋腱への二指揉捏
二指揉捏は示指と中指を重ねる（示指が下）．腓骨筋腱を示指の先で骨から剥がすようなイメージで行う．

図23 足底部の母指揉捏または両母指揉捏
a：垂直圧をかけてから剥がす方向のイメージが矢印．
b：矢印の方向に移動させていく．

- 足趾間に手指を入れて，中足趾節関節を支点に左右にそれぞれ回旋させる．それによって前足部の軟部組織を刺激し，また中足骨足趾間も刺激され，足趾の動きの改善が期待される．

4）長母趾屈筋〜筋腱
- オイルやクリームなどの軟膏・ジェルなどにより，母指の腹や先端を使って少し痛みが生じる程度の刺激で施術する（図27）．

- 理想は，母趾の背屈が改善されることを目標とする．

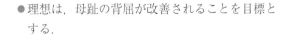 まとめと補足

- 足関節の背屈制限の要因を判別し，筋性因子であればスポーツマッサージで改善は期待できる．どの筋がメインファクターなのかを評価することで直接的な原因を解消することができる．

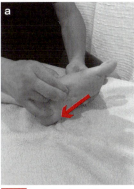
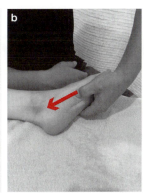
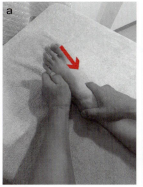
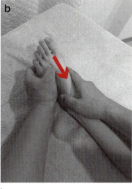

図24 足底部（母趾外転筋）
a：母趾外転筋の二指揉捏．矢印は進む方向．
b：母趾外転筋の母指揉捏．矢印は進む方向．

図25 足背部（中足骨の骨間筋）
a：第4・5趾間の母指揉捏．矢印は進む方向．
b：第3・4趾間の母指揉捏．矢印は進む方向．

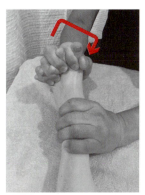
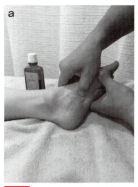

図26 前足部の軟部組織への刺激
手指を趾間に入れて左右に回旋させる．

図27 長母趾屈筋〜筋腱
a：オイルを使用して，母趾外転筋，長母趾屈筋をやや強めに圧迫しながら滑らせる．
b：足関節背屈位．母趾底屈の徒手抵抗をかけながら，施術する．
c：bと同様の肢位，徒手抵抗下で，筋腱移行部も同様に施術する．

- 背屈制限は改善できても，歩行やスクワットなどの基本動作に反映されなければ意味がない．そういうケースは非常に多く，モビライゼーションなどの関節へのアプローチや，日常生活動作や運動中の動作に反映させるためのエクササイズも並行して実施することが根本的な改善につながる．

■ 文　献

1) 林　典雄：運動療法のための運動器超音波機能解剖―拘縮治療との接点―，杉本勝正監，文光堂，東京，2015
2) 中宿伸哉：足関節における可動域改善の考え方とその方法．スポーツメディスン 23：32-39，2011
3) 工藤慎太郎：運動器疾患の「なぜ？」がわかる臨床解剖学，医学書院，東京，2012
4) 工藤慎太郎：運動機能障害の「なぜ？」がわかる評価戦略，医学書院，東京，2017
5) 鶴田　歩ほか：足関節背屈における可動域制限因子の検討．第49回日本理学療法学術大会抄録集 41 (suppl) No.2，1538，2014
6) 福林　徹監，溝口秀雪編：スポーツマッサージ―イラストと動画で読み解く機能解剖と手技の実際―．文光堂，東京，2006

X リハビリテーションにおけるアプローチの臨床実践

12 ピラティスを用いたアプローチ

桑原匠司

1 理論的背景

1）歴史的背景

- Joseph H. Pilates が約100年前に開発したメソッドはコントロロジーと呼ばれ，彼の死後に今のピラティスという呼称になった．当時はADLからアスリートレベルまでのリハビリテーション（アスレティックリハビリテーション）は少なく，コントロロジーは怪我をして競技やパフォーマンスに復帰できないダンサー達のアスレティックリハビリテーションとして認知されるようになった．
- コンディショニングやトレーニングとしてピラティスは世界中で注目された背景があるなか，レッスンとしてのピラティス，アートとしてのピラティス，メディカル系のピラティスと流派が分かれている．
- Joseph 氏は哲学的，そして経験的見地からピラティスを確立していったなか，主に理学療法士らがピラティスのエクササイズを運動療法として昇華しているのがメディカル系ピラティスやコンディショニング系ピラティスと呼ばれており，主に米国のクリニックではアマチュアからプロフェッショナルアスリートへのアスレティックリハビリテーションとして用いられている．

2）ピラティスの器具を用いる目的

- ピラティスにはいくつかの器具がある．主にはリフォーマー，キャデラック，チェア，バレル，リング，フォームローラー，マットなどである．
- リフォーマー，キャデラック，チェアは1本から7本のバネが用いられており，バレル，リング，チェア，そしてマットにはない．後者の4つの道具では主に重力への意識を持った指導をする．前者の3つはいろいろな方向へバネをかけることによって，重力を軽減するような負荷のかけ方や，重力を増すような負荷のかけ方，そして重力とは異なるさまざまな方向へ負荷をかけることができるため，重力とバネの負荷を掛けあわせた指導が可能である．よって，ピラティスのエクササイズの種類は800を超える．
- アスレティックリハビリテーションとしても，一般のリハビリテーションやコンディショニング方法としてもピラティスは十分なほど豊富なアプローチが可能である．
- 器具を使うことで，指導の時にモーターラーニングの獲得で重要なエクスターナルフォーカスを用いることができる．動き自体へ指示をするインターナルフォーカスと，動きの結果や環境に指示をするエクスターナルフォーカスとがあり，効果的な運動学習を獲得するにはエクスターナルフォーカスが有用である[1,2]．
- 怪我によって失われた患部とその影響を受けた周りの身体部位の動きの正常化は，アスレティックリハビリテーションでは，再発予防と

代償運動を逓減するという意味で大きな役割を果たす.
- ピラティスの運動強度や難易度を調整することによって，ピラティスのエクササイズは機能評価にもなる. アスレティックトレーナーとして重要視するべきは怪我の予防と再発である.
- 怪我をしやすい身体の動きでの疲労や微小損傷が累積されて起こる慢性障害や急性障害，その急性障害の再発や慢性障害の再発は，本人の気づかない間に身についた身体の動作エラーや代償運動によることも一因である.

3）病理運動と運動病理の概念

- 多くの怪我は患部に疼痛や炎症を伴う. 図1の左上にある疼痛・炎症から時計回りに示しているのが，受傷後に起こる神経学的にみた身体の変化である. これは病理運動概念と呼ばれている. 急性や慢性にかかわらず障害を負った後には正しくない動作パターンに陥ると考えられる. 例えば，怪我をすると患部は治癒を優先するため固定され安静に置かれる. そして，その機能をほとんど失う. その際に筋力も失われるため，可動域の確保と筋力トレーニングが行われる. 固有受容器への刺激も十分与えられて競技特性に基づいたアスレティックリハビリテーションもされる. しかし，失われた患部の機能と他の身体部位との連結を促す作業は実際に競技特性に伴った運動のみのため，間違った運動パターンを怪我によって学んでしまっている身体は再発を引き起こす可能性が大きい.
- 運動病理概念では，怪我を引き起こすような動作パターンは受傷前から存在し，その繰り返しにより主に慢性的な怪我を引き起こす概念である. ピラティスは身体の部位の連動を見極め，代償運動があれば発見し，そのまま修正エクササイズとしてピラティスエクササイズを行うことができる. 両方の概念からなる怪我の発生と再発を改善する運動療法である[4,5].

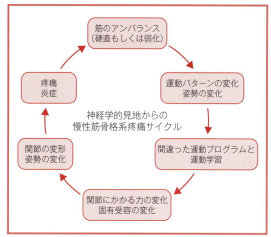

図1 病理運動概念からなる運動学習の変化を表した図
（文献3）より引用一部改変）

2 アスレティックリハビリテーションにおけるピラティスの実際

- 本項では，アスリートでよくみられる腰椎伸展時に痛みを伴う背部痛と脊柱管狭窄症に関してのアスレティックリハビリテーションのピラティスエクササイズを紹介する.

1）ニーストレッチ・ラウンドバック

- このエクササイズの目的は脊柱管狭窄症のアスリートに多い，股関節伸展時に腰椎を屈曲する身体の運動パターンを修正することが目的である. 同時に股関節伸展時に必要な腹筋群の収縮のタイミングなども学習することができる.
  1) リフォーマーのフットバーに両手を置き，四つ這いで両膝をつく. 体幹は伸張をしながら，腰椎を屈曲する（図2-a）.
  2) その屈曲が保てる範囲で，殿部を踵の方向へ近づける（図2-b）.
  3) なるべく肩関節での屈曲はしないようにしながら，股関節のみを伸展させる. 競技特性に応じて股関節の伸展角度を決めておくと良い（図2-c）.
- 回数：代償運動を起こさず，正しく5〜8回

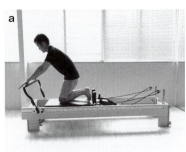 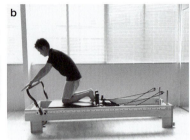 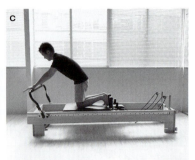

図2 ニーストレッチ・ラウンドバック

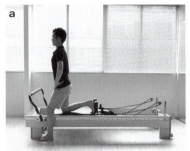 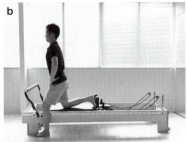 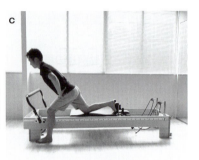

図3 イヴズランジ

2）イヴズランジ

- このエクササイズの目的は股関節伸展時に腰椎を屈曲する身体の運動パターンの修正，軸足においての股関節筋群，主に股関節伸展筋群の運動学習パターンの構築である．
  1) 降ろしている側の脚を軸足として，その脛を垂直にし，もう片方の脚はリフォーマーに乗せる．体重は軸足にかける（図3-a）．
  2) リフォーマーに乗せている股関節を伸展させ，伸展角度を維持する（図3-b）．
  3) 軸足の股関節の脛を垂直に維持したまま屈曲する（図3-c）．
- 回数：代償運動を起こさず，5～8回

3）イヴズランジ・ストレッチ

- このエクササイズの目的は股関節伸展時に腰椎を屈曲する身体の運動パターンの修正，ランニングやスプリント時の仙腸関節への負担軽減のための矢状軸での下肢のストレッチである．
  1) 両手でフットバーを肩幅に置き，その他はイヴズランジのように構える（図4-a）．
  2) リフォーマーに乗せている股関節を伸展させ，伸展角度を維持する（図4-b）．
  3) 軸足の膝を伸展し真っ直ぐにする（図4-c）．
  4) 軸足の足首を背屈させ，さらに脚を前後に開く（図4-d）．

4）ストマックマッサージ・フラットバック

- このエクササイズの目的は，股関節の屈曲と伸展時に腰椎を伸展する運動パターンをコントロールすること．正しいトリプルエクステンションをするために必要な下肢の筋群の調整をすることである．
  1) 後ろに両手をつき（図5-a），両足を図5-cのようにフットバーに置く．
  2) 上半身の姿勢を維持したまま（ニュートラルポジション）足首の底屈，膝の伸展，股関節の伸展を行う（図5-b）．

図4 イヴズランジ・ストレッチ

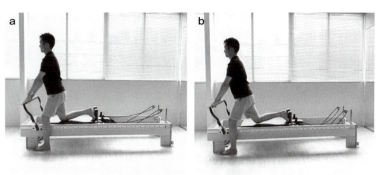
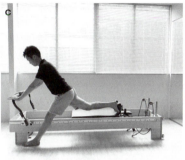
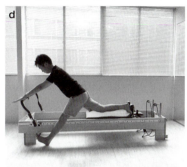

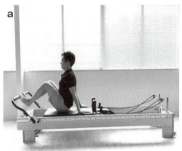
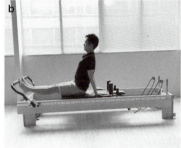
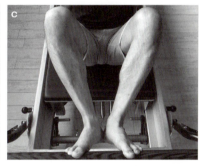

図5 ストマックマッサージ・フラットバック

■ 文　献

1) Benjaminse, A et al：ACL injury prevention, more effective with a different way of motor learning? Knee Surg Sports Traumatol Arthrosc 19：622-627，2011
2) Wulf, G et al：Directing attention to movement effects enhances learning：a review. Psychon Bull Rev 8：648-660，2001
3) Page, P et al：Assessment and Treatment of Muscle Imbalance：The Janda Approach, Human Kinetics, Champaign, IL, 44, 2010
4) Ruby, RC et al：Reforming Human Movement, Creating Space Independent Publishing Platform, Columbia, SC, 2017
5) 近　良明監，桑原匠司編：運動療法としてのピラティスメソッド，文光堂，東京，2017

455

X リハビリテーションにおけるアプローチの臨床実践

13 ヨガを用いたアプローチ

枝　伸彦，高尾美穂

1 理論的背景

1 ヨガとコンディショニングの概観

- アスリートの最大の目的は試合で最高のパフォーマンスを発揮することであり，そのためには良いコンディションを維持することが重要である．アスリートのコンディショニングでは，急性外傷や慢性障害，内科的疾患，心理状態の悪化などによるパフォーマンスやモチベーションの低下を予防することが重要な課題となっている．
- 現在，さまざまなコンディショニング法がアスリートに実践されているが，最近では特にヨガが注目を集めている．著名なアスリートやチームがヨガを活用していることも一因ではあるが，ヨガが特に注目されている理由としてはさまざまな身体能力・内科的因子・心理状態の改善などがあげられる．
- 近年のヨガは，「body-awareness」（からだへの気づき）や「mindfulness」（意図的にこの瞬間に意識を向け，価値判断なしにありのままを観察すること）といったキーワードのもとで，心身を制御することを目的として実施されている．これらは，アスリートにおいて身体操作性や集中力の向上，身体能力の不足部分の発見，バーンアウトの予防に役立つと期待されている．
- ヨガは，がんや心臓血管疾患，脳卒中，慢性閉塞性肺疾患などのさまざまな慢性疾患のケアやリハビリテーションプログラムとして実践されているが，目的に応じてプログラムを編集できることが大きな特徴である．アスリートにおいても，競技種目によって発生しやすいケガの種類や部位が異なることから，競技特性やケガの種類にあったヨガプログラムを策定することが可能である．

2 ヨガが有用な科学的根拠

- ヨガに関するこれまでの研究では，下記のようなさまざまな身体能力や内科的因子の向上が報告されている（**表1**）．
  1) 柔軟性
  2) バランス能力
  3) 筋力
  4) 肺機能
  5) 自律神経活動
  6) 免疫機能
  7) 認知機能
  8) 心理状態
- アスリートは日常的なトレーニングの実施によって，柔軟性・バランス能力・筋力・肺機能などの身体能力についてすでに高いレベルを有している．しかしながら，自律神経活動・免疫機能・認知機能・心理状態などの内科的因子は，高強度なトレーニングを継続しているほど，低いレベルにある危険性が考えられる．我々の先行研究では，90分間のヨガを実施したのちに，心理状態が改善し，唾液中の分泌型免疫グロブ

表1 ヨガによる身体能力・内科的因子の改善

項目	具体的な改善例
柔軟性	腰部・ハムストリングスの柔軟性の増加 足関節の柔軟性の増加 肩関節の柔軟性の増加 体幹の伸展・屈曲の柔軟性の増加
バランス能力	立位での前後・左右への重心動揺の低下 片脚立位の時間の増加 timed up and go test のスコア改善
筋力	握力の増加 肘関節伸展・屈曲や膝関節伸展の筋力の増加 膝関節屈曲の筋持久力の増加
肺機能	最大酸素摂取量の増加 肺活量の増加 努力性肺活量・1秒量・％肺活量・最大換気量の増加
自律神経活動	副交感神経活動(RMSSD, Ln HF)の亢進
免疫機能	分泌型免疫グロブリンAの増加 ヒトβディフェンシンの増加 ナチュラルキラー細胞活性,インターフェロンγの増加 慢性疾患における炎症性サイトカインの低下
認知機能	脳由来神経栄養因子(BDNF)の増加 オキシトシンの増加 セロトニンの増加
心理状態	α波の増加 コルチゾールの低下 バーンアウトの予防 心理質問紙の緊張-不安,抑うつ,怒り-敵意,疲労のスコア改善

リンAやヒトβディフェンシンが増加することを報告している[1,2].したがって,内科的因子の改善効果を示しているヨガをコンディショニングに取り入れることは,非常に有意義である.

● 一方で,高い身体能力を有するアスリートでも,ケガによって競技からの離脱が必要になった際には,身体能力が低下する可能性がある.一度低下した身体能力を無理なく改善させるためには,ヨガを取り入れたリハビリテーションが有用であると考えられる.

3 ヨガのリハビリテーションへの応用

1）急性外傷

● 急性外傷で入院中の患者を対象として,8週間のハタヨガを用いたリハビリテーションプログラムを実施した結果,通常のリハビリテーションプログラムを実施した群では有意な変化がみられなかったが,ヨガ実施群では腰部およびハムストリングスの柔軟性,握力,肺活量の有意な向上が認められた[3].

2）慢性障害

● 変形性関節症や慢性腰痛を有する患者を対象に4週間のヨガプログラムを実施した結果,歩行速度や歩行周期などの歩行能力が向上し,開眼・閉眼時の前後・左右への重心動揺がいずれも有意な改善を示した[4].

● 変形性膝関節症の患者を対象として,1週間のヨガプログラムを実施した結果,膝関節の伸展・屈曲角度が左右ともに有意に改善し,timed up and go test および sit-to-stand のスコア,握力が向上した[5].

● 慢性の頸部痛を有する患者を対象として,6週間のアイアンガーヨガを実施した結果,short

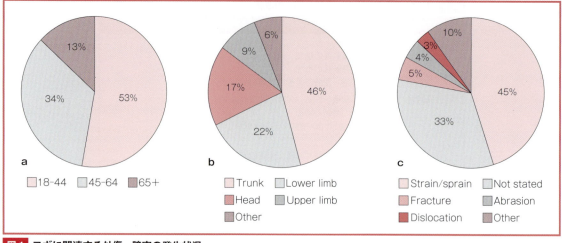

図1 ヨガに関連する外傷・障害の発生状況
a：外傷・障害が発生した年齢(歳)，b：外傷・障害発生部位，c：外傷・障害の内容
(文献11)より作成)

form-McGill pain questionnaire (SF-MPQ)，neck disability index (NDI)，Beck depression index (BDI) のスコアが有意に改善した[6]．
- 慢性の腰痛を有する患者を対象とした研究では，12週間のヨガプログラムを実施した結果，通常の治療を行った群と比較してRoland-Morris disability questionnaire (RMDQ)，pain self-efficacy questionnaire (PSEQ) のスコアが有意に改善したと報告されている[7]．

3) 内科的疾患

- 脳卒中患者を対象に8週間のヨガプログラムを実施した結果，頸部の回旋・側屈，ハムストリングス，股関節の屈曲における柔軟性が増大した[8]．
- 乳がん患者を対象とした研究では，6週間のヨガと有酸素運動を実施した群(ヨガ群)と6週間の有酸素運動のみを実施した群(運動群)を比較した結果，運動群よりもヨガ群のほうが握力，肩関節の外転力，6-Minute Walk Testのスコア，European organisation for research and treatment of cancer (EORTC) quality of life C30のスコア，fatigue severity scaleのスコアが有意に改善したことを報告している[9]．
- 慢性閉塞性肺疾患(chronic obstructive pulmonary disease：COPD)の患者を対象とした研究では，通常の治療に加えて6週間のヨガプログラムを実施した結果，St. George respiratory questionnaire の健康関連 quality of life (QOL) のスコア，肺活量，最大吸気圧，最大呼気圧が有意な改善を示した[10]．

2 ヨガを用いたコンディショニング・リハビリテーションの注意点

- アスリートのコンディショニングまたはリハビリテーションにヨガを活用する際には，ヨガによる急性外傷や慢性障害の発生および増悪に注意しなければならない．
- 2001～2014年までのアメリカにおける外傷・障害発生率を調査した研究では，ヨガに関連した外傷・障害で病院を受診したものは29,590件と報告されており，最も多かった部位は体幹部(46.6％)，最も多かった外傷・障害は筋挫傷/捻挫(45.0％)であった(図1)[11]．2014年の外傷・障害発生率では65歳以上の外傷・障害発生率が最も高くなっているが，2001～2014年までの外傷・障害発生数は18～44歳までが

15,729件と最も多くなっている．したがって，若年者においてもヨガに関連する外傷・障害の発生には十分注意する必要がある．
- 特にアスリートの特徴として，より高いパフォーマンスを目指す向上心が考えられ，ヨガのポーズ（アーサナ）においても，自身の限界を超えてチャレンジしようとすることがあり，急性外傷や慢性障害につながる危険性がある．難易度の高いポーズができるようになることが良いことではなく，自身に今不足している部分はどこか，動きの操作性が悪い部分はどこか，逆に良くなっている部分はどこかなど，自分の身体や内的な部分に意識を向け，現在のありのままの状態をまず受け入れることが重要である．その上で，自身の呼吸を意識しながら，正しい姿勢で自分のレベルやニーズに合ったヨガを実施していくことが大切である．
- アスリートのリハビリテーションの一環としてヨガを活用する際には，外傷・障害部位に過度な負担がかからないようにオーダーメイドでヨガプログラムを策定する必要がある．アスリートは現役でいられる期間が短いこともあり，ケガなどによって競技からの離脱が発生した場合には，身体能力の低下だけでなく，心理状態やモチベーションへの影響にも配慮しなければならない．ヨガを行うことによって，精神的に安定させネガティブな現状をまず受け入れること，そして，ヨガプログラムを少しずつステップアップさせることによって自信と目標を与え，復帰後には以前よりもさらにパフォーマンスアップした自分を鮮明にイメージできるように指導していく．ヨガは，身体能力の改善やメンタルケアの観点から，アスリートのリハビリテーションに有用であると期待されている．

（枝　伸彦）

3　ヨガを用いたコンディショニングの実際

- 現在，日本においてヨガに取り組む人口は約

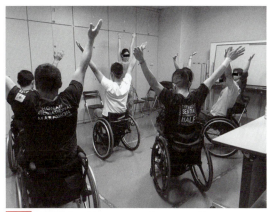

図2 慢性障害に対するメンテナンスのヨガ

700万人に達すると推計されている．アスリートにおいても，一般の方と同じように趣味や生活のリラクゼーション目的にヨガを取り入れている方はもちろんのこと，パフォーマンス向上やリカバリー，外傷の予防，メンタルトレーニング，集中力向上などの明確な目的を持ち，ヨガを練習メニューに取り入れるチームやアスリートが増加している．世界的にも，一般の方に対するヨガの効果効能についての学術的報告が増加する一方で，対象をアスリートに絞り込んだ報告が散見されるようになり，一般社団法人アスリートヨガ事務局ではさらに医科学的な研究を進めている．
- 本項ではこれまですでに実施し継続している以下の3つのケースについて，障がい者アスリートにおける慢性障害に対するメンテナンスとして定期的に実施しているケース，外傷予防目的に試合前や練習前にヨガを取り入れているケース，疲労からの早期回復を目的とした試合後にヨガを実施するケースの順にご紹介する．

1　慢性障害に対するメンテナンス目的にヨガを活用（図2）

- 対象：上肢・下肢障害のあるアスリート（車いす陸上・車いすテニス・ウィルチェアラグビー・チェアスキー）．
- 目的：不動部位や血流障害のあるアスリートを

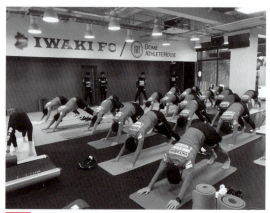

図3 ケガ予防のためのヨガ

対象に，トレーニングや試合後のリカバリー・障がいのない上半身，特に肩周りの可動域向上・麻痺や障害のある下半身の血流促進，下半身のうち運動制限のない可動部位の確保・残存機能の向上を目指す．
- 場所：室内トレーニングルーム
- 時間：オフシーズン・シーズン中1回90分間
- 内容：車椅子に乗った状態での上半身を使うヨガ，車椅子をおりてマットの上での下半身の慢性障害に対するメンテナンス目的のヨガを実施している．動きと呼吸を一致させたヨガにより，呼吸に意識を向けた上でのフィジカルトレーニングは障害のないアスリート同様，効果を感じたという声が多かった．特に，麻痺している下肢の筋肉や関節を敢えて使うポーズや動きを取り入れることで，慢性化していた下肢の浮腫みが明らかに改善した選手も多い．

バランス向上を目的とするポーズは，麻痺のある下肢や体幹部の代わりに麻痺の少ないもしくはない上肢を支えとして行い，残存機能の向上を図りつつ全身のバランス感覚を高めるトレーニングとして行っている．

2 外傷・障害予防プログラムの一環として試合や練習前にヨガを活用（図3）

- 対象：社会人サッカーチーム（いわきFC）
- 目的：長時間動き続けることと集中力を切らすことなく動くこと，またコンタクトプレーがあっても相手に当たり負けないフィジカル面を持つことを求められる選手に向け，関節可動域を確保することによって柔軟性を高め外傷・障害予防を目的とするほか，動作の俊敏性や巧緻性を高めること，呼吸法の練習によって試合中のメンタルをコントロールできることを目指す．
- 場所：室内トレーニングルーム
- 時間：試合前60分間
- 内容：サッカーでは特に下肢の外傷が多く，足関節捻挫や膝関節外傷・障害を念頭に下肢外傷・障害予防を目的としたプログラムを作成，実施した．サッカーに必要な下肢の基本的動作はじめ，さらにバランス力や俊敏性，巧緻性の確保を目的とした．

実際にはポーズの姿勢をいくつかのパターンで繰り返しながら呼吸に意識を向けるメンタルトレーニングのためのヨガを20分，体幹トレーニングに通ずるポーズの練習を20分，最後の20分は knee-in toe-out や knee-out toe-in など外傷・障害の受傷肢位となり得る誤った姿勢を修正しながらアクティブに動くヨガをウォームアップとして実施した．

競技種目によってはすでに種々の外傷・障害予防プログラムが提案されている．整形外科医，理学療法士らと連携し，受傷のメカニズムを考慮したヨガプログラムは，外傷・障害予防プログラムになり得ると考えている．

3 早期回復のためのメンテナンス（図4）

- 対象：大学体育会アメリカンフットボール部（法政大学 ORANGE）
- 目的：アメリカンフットボールは激しい身体接触が魅力のスポーツである一方で，重篤な外傷を引き起こす可能性も内在している．中でも膝関節，足関節の外傷はアメリカンフットボールにおける受傷頻度が特に高い[12]．また，オンシーズン中に試合翌日のリカバリーメニューとしてヨガを実施した．

- 場所：屋外グラウンド
- 時間：60分間
- 内容：全体の構成として下半身フィジカルリカバリーのポーズの割合を40％，呼吸法を用いたメンタルリラクゼーションが30％，サウンドとサイレンスを組み合わせた瞑想としてのマインドフルネスを20％，完全なる脱力の時間を10％とした．アメリカンフットボールの試合後においては特に，外傷とは診断されない程度だが下肢の痛みを感じている場合も少なくなく，疼痛の自覚が減少した選手も多い．

現在，高強度運動後の免疫状態低下に対する早期回復を目的としたヨガの効果について共同検討中であり，フィジカル面のみならず免疫状態における貢献も期待できる．

（高尾美穂）

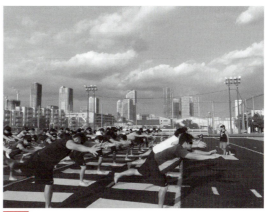

図4 早期回復のためのヨガ

文献

1) Eda, N et al：Effects of yoga exercise on salivary beta-defensin 2. Eur J Appl Physiol 113：2621-2627, 2013
2) Eda, N et al：Yoga stretching for improving salivary immune function and mental stress in middle-aged and older adults. J Women Aging 30：227-241, 2017
3) Rachiwong, S et al：Effects of modified hatha yoga in industrial rehabilitation on physical fitness and stress of injured workers. J Occup Rehabil 25：669-674, 2015
4) Ulger, O et al：Effects of yoga on balance and gait properties in women with musculoskeletal problems：a pilot study. Complement Ther Clin Pract 17：13-15, 2011
5) Deepeshwar, S：Effect of yoga based lifestyle intervention on patients with knee osteoarthritis：a randomized controlled trial. Front Psychiatry 9：180, 2018
6) Uluğ, N et al：Effects of Pilates and yoga in patients with chronic neck pain：A sonographic study. J Rehabil Med 50：80-85, 2018
7) Tilbrook, HE et al：Yoga for chronic low back pain：a randomized trial. Ann Intern Med 155：569-578, 2011
8) Schmid, AA et al：Yoga leads to multiple physical improvements after stroke, a pilot study. Complement Ther Med 22：994-1000, 2014
9) Vardar Yağlı, N et al：Do yoga and aerobic exercise training have impact on functional capacity, fatigue, peripheral muscle strength, and quality of life in breast cancer survivors? Integr Cancer Ther 14：125-132, 2015
10) Fulambarker, A et al：Effect of yoga in chronic obstructive pulmonary disease. Am J Ther 19：96-100, 2012
11) Swain, TA et al：Yoga-related injuries in the United States from 2001 to 2014. Orthop J Sports Med 4：2325967116671703, 2016
12) NCAA：Injury Surveillance System 2017

和文索引

あ

アイシング 145
　——システム 415
アキレス腱 284
　——滑液包炎 285
　——（周囲）炎 348
　——症 284
　——障害 290
　——痛 286
　——付着部症 284
アクアスプリント 372
アクアダンベル／バーベル 371
アクティブストレッチ 85
アジリティ 16, 216
　——トレーニング 222, 223
アスリートの鼠径部痛 108
アスレティックトレーナー 2
アスレティックリハビリテーション 2, 12
アタック 48, 277
圧縮力 212, 213
圧迫リリース 381
アライメント 316
　——不良 84
アンクルジャンプ 281

い

インソール 306
インターナルインピンジメント 24
インピンジメント 127
　——症候群 48, 56

う

ウインドラスの機能 213
ウォーミングアップ 34, 64
羽状筋 138
内がえしストレステスト 248, 254
運動生理学的分析 17
運動能力 2
運動療法 453
運動連鎖 13, 57, 215, 216, 317

え

エネルギー拡散型ショックウェーブ療法 417
遠位脛腓靱帯結合 246
円運動 385
遠心性運動 288
遠心性(伸張性)収縮 138
エンダモロジー 148
円板状半月 347, 351
　——板 204
　——板損傷 206

お

横断面リリース 405
オーバーヘッドスクワット 30
オーバーヘッドポジション 50
オーバーユース 6, 284, 320
オープンスキル 50, 236
オープンスタンス 62
オリンピック 407

か

開始基準 229
外傷調査 228
外旋運動配列 401
外旋ストレステスト 254
外側荷重 305
　——の修正 306
外側縦アーチ 421
外反ストレステスト 187
外反不安定性 187
外閉鎖筋 120
外方運動配列 401
顆間隆起骨折 349
下肢 pull 405
下肢機能改善 44
下肢パターン 397
荷重エクササイズ 323
下前腸骨棘 349, 350
鵞足炎 348, 426
加速距離 308

下腿三頭筋 291
肩関節の機能 58
滑液包炎 287
カッティング 182, 193, 216
可動域制限 207
カーフレイズ 255, 268, 280
からだと対話 353
寛骨臼関節唇損傷 113
関節唇損傷 23, 26
関節突起間部 81
関節由来性筋抑制 14
患部外トレーニング 18

き

基質 404
基礎的運動能力 356
機能低下 320
機能的足関節不安定性 258
機能的なトレーニング 391
機能評価 453
求心位 303
競技特性 19
競技復帰 57
競技レベル 327
協調中心 400
胸椎，胸郭可動性向上 61
胸椎後弯位 61
胸椎後弯増大 46
胸椎モビリティエクササイズ 102
胸腰筋膜 118
棘下筋萎縮 23
距骨下関節 421
距腿関節 444
筋外膜 400
筋腱移行 138
筋腱複合体 213
筋硬度 442
筋周膜 400
筋内膜 400
筋のタイトネス 8, 342
筋膜 400
　——性腰痛 359
　——マニピュレーション 403, 404
　——リリース 400, 402, 404

筋力　15

クアドセッティング　178
屈曲型腰痛　100
クライオセラピー　418
クリック　211
クーリングダウン　34, 64
クロスサポートメカニズム　295
クロスステップ　257, 262
グロース・スパート　358
クローズドスキル　236
クロスモーション　359

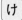

経皮的内視鏡手術　71
月経周期　335
楔状骨レベルの横アーチ　422
原因因子　319
牽引ストレス　384
腱炎　285
肩甲胸郭関節機能　22
肩甲骨アライメント　42
肩甲骨機能低下　58
肩甲上腕リズム　29
腱症　285
検診　299
減速距離　308
腱の肥厚　219
腱の浮腫　219
腱板エクササイズ　27
腱板関節面断裂　24
腱板機能検査　58
腱板損傷　23
腱板トレーニング　59
肩峰下インピンジメント　56, 60
腱膜　140

コアエクササイズ　104
コアスタビライゼーションエクササイズ　86
コアスタビリティトレーニング　198
後脛骨筋　295
　　——炎　426
後斜靱帯　186

光線療法　417
交代浴　414
高電圧パルス電流　416
後方運動配列　401
後方下制　395
後方挙上　395
後方重心　224
後方障害　23
股関節　238
　　——安定性低下　117
　　——外転筋トレーニング　268
　　——可動性低下　117
　　——関連鼡径部痛　112
　　——機能および体幹機能検査　59
　　——内外旋可動域制限　46
個人情報　9
骨化性筋炎　145
コッキング動作　30
骨挫傷　173
骨髄内浮腫　113
骨端輪骨折　68
骨軟骨移植術　40
骨盤可動性　127
骨盤−股関節の instability　128
骨盤帯可動性低下　117
骨盤の安定化　121
骨盤輪不安定症　110
骨盤裂離骨折　349
骨密度　331
固有受容性神経筋促通手技　392
コラーゲン線維　213
コレクティブアプローチ　90, 91, 92
コンディショニング　64, 411, 417, 456
コントラクト・リラックス　397
コントロロジー　452
コンビネーション・オブ・アイソトニックス　398
コンビネーションカーフレイズ　255

サイドステップ　257, 262
サイドブリッジ　192
サイドランジ　270
再発予防　64, 233, 408
　　——プログラム　274
サスペンショントレーニング　106, 384

サッカー　266
サーブ　63
サーフェイス　62, 266
三角巾帯　247, 252

支持基底面の重心移動動作　305
姿勢制御　210, 213, 215, 216, 306
姿勢の修正　376, 378
膝蓋下脂肪体　179, 211
　　——炎　424
膝蓋腱炎　218, 222, 223, 342
膝蓋骨疲労骨折　342
しなり動作　30
シャドーピッチング　31, 46
ジャンパー膝　218, 222, 223, 348
ジャンプ　200
重心線　376
重心動揺　214
柔軟性　342, 344
　　——改善　377, 378
受傷場面　238
シューズ　267
衝撃吸収　210, 214, 216, 316
踵骨後部滑液包炎　287
上肢 pull　405
小趾球　305
上伸筋支帯　448
上前腸骨棘　349
情緒のリリース　404
小殿筋　119
小頭障害　23
踵腓靱帯　246, 252
上腕骨小頭離断性骨軟骨炎　36, 40
上腕骨頭の求心性　24
上腕骨頭の上方化　60
上腕二頭筋長頭腱炎　48
女子サッカー　236
女性アスリートの三主徴　326
自律神経　443
深筋膜（腱膜筋膜）　400
シングルレッグスタンス　198
神経筋コントロール　15, 335
神経筋電気刺激　192
シンスプリント　346
深層筋群　120
身体成長率　343
伸展型腰痛　100

伸展制限　140
深部体幹筋　388
　　──トレーニング　121

水泳　100
水治療法　418
スクリーニング　90, 233, 242
スクワット　95, 106, 198, 269, 279
スターアップ　434
スタビライゼーショントレーニング　388
スタビリティ　410, 442
　　──エクササイズ　105
ストップ動作　263
ストレッチ　140, 226
　　──感覚　140
ストレングストレーニング　16
スパイク　48
スプリント　216
スポーツ診療　4, 5
スポーツドクター　4, 5, 6
スポーツにおける相対的なエネルギー不足　326
スポーツ復帰　122
スマッシュ　63
スリングセラピー　384
スローイング　33
　　──プログラム　33

性差　334
静水圧　370
成長期の内側障害　40
静的アライメント　334
生理学的運動　14
脊柱アライメント　61
脊柱管狭窄症　453
接触型損傷　170
接地　315
セルフケア　93
セルフストレッチ　226, 387
セルフチェック　355
前外側回旋不安定性　172
前下脛腓靱帯　252
前距腓靱帯　246, 252, 444
浅筋膜　400

前脛距靱帯　444
前十字靱帯　176, 234, 430
　　──再建術　9, 174
　　──損傷　9, 170, 196, 228, 349
全身機能評価　18
全身弛緩性　350
全身持久力　16
剪断力　212
前方運動配列　401
前方下制　395
前方挙上　395
前方コンパートメント症候群　424
前方引き出しテスト　248, 254
前方不安定性　172

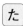

走動作　314, 318, 323
相反性神経支配　93, 397
足関節捻挫　252, 260, 266, 276
足関節背屈制限　225
足底腱膜　293, 310
　　──炎　310, 314
足底挿板　288
足部アーチの基本分類　420
鼠径部関連鼠径部痛　112
鼠径部痛　124, 424

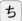

体外衝撃波治療　288
体幹　238
　　──, 肩甲骨, 肩関節, 肘関節の連動　44
　　──, 肩甲骨固定性改善　44
　　──外方傾斜　238
　　──深層筋　376, 378
　　──早期回旋　43
　　──側屈増大　43
大胸筋断裂　138
第5中足骨疲労骨折　298, 302
代償運動　214, 453
代償動作　13, 98
大腿骨寛骨臼インピンジメント　109, 116
大腿骨頭すべり症　110
大腿骨頭前方変位　126
大腿直筋　152
大腿二頭筋長頭　152

タイトネステスト　85
体力・運動能力　12
タオルギャザー　254
多関節筋　388, 446
多血小板血漿　288
多方向ランジ　184
単関節筋　388
炭酸泉　416
単独損傷　205

恥骨関連鼠径部痛　112
遅発性筋痛　443
肘関節内側側副靱帯損傷　48
中周波電流　416
中足骨レベル後方部分の横アーチ　422
中足骨レベル前方部分の横アーチ　421
中足趾節関節　450
肘頭疲労骨折　24
治癒促進　415
チューブエクササイズ　267
超音波　415
　　──検査　286, 312
　　──診断装置　299
　　──療法　191
腸脛靱帯炎　348, 425
長軸方向リリース　405
長腓骨筋　295
長母趾屈筋　292
跳躍　216
腸腰筋関連鼠径部痛　112
陳旧性MCL損傷　189

椎間関節症　70
椎間板症　72
椎間板性腰痛　68
使い過ぎ　6, 284, 320
ツール選択　382

て

テイクバック　52
低骨量/骨粗鬆症　328
低出力超音波パルス療法　302

465

低体重　327
テクニック　393
テニス傷害　56
テーピング　428
　　——の効果　428
テロスストレスX線　248
電気療法　418

と

同一支持基底面内での重心移動動作　303
投球障害肩　26
投球動作　33
　　——を想定した運動　46
投球フォーム　41, 43
投球プログラム　41, 46
動作　269
　　——分析　316
等尺性筋力訓練　10
疼痛緩和　415
疼痛の再現性　41, 42
疼痛誘発テスト　81, 207
動的アライメント　8, 334
動的安定化機構　119
動的安定性　15
　　——向上　386
特異的腰痛　66
ドーハの会議　108
ドーピング　5
止め足　276
トリプルエクステンション　454
トレンデレンブルグ現象　146
ドロップスクワット　269

な

内外側縦アーチ間隙部分　422
内在筋機能　317
内旋運動配列　401
内側障害　23
内側上顆骨端障害　36
内側上顆骨端線障害　36
内側側副靱帯　186, 190
内側縦アーチ　420
内側リスフラン関節　421
内転筋関連鼡径部痛　112
内方運動配列　401
軟骨損傷　173

軟部組織の伸張性改善　416

に

肉ばなれ　144, 152, 160
ニーベンドウォーク　269
日本アスレティックトレーニング学会　3
認知中心　401

ね

ネット型チームスポーツ競技　48
ネバー・タイトハム　77
粘弾性　404
粘稠度　404

の

ノルディックハムストリングス　159, 198

は

バイオメカニクス的分析　17
背屈制限　317
ハーキーステップ　182
バスケットボール　228
バックハンド　62
ハブ　20
パフォーマンステスト　263
パフォーマンストレーニング　410
ハムストリングス　144, 152, 160
バランス　268
鍼　436
バレーボール　276
半月型半月板　204
半月板損傷　173, 204, 234
半月板縫合術　210, 211
半腱様筋　152
反射性トレーニング　337
判断の要素　242
判断力　239
反復性膝蓋骨(亜)脱臼　350

ひ

ヒアルロン酸　220
　　——局所注入療法　288

腓骨筋腱炎　425
膝外反　235, 238
　　——モーメント　235
膝関節動揺性　190
膝屈筋腱　175
膝前十字靱帯　176, 234, 430
　　——再建　6
　　——損傷　228
膝内側側副靱帯　234, 432
肘関節外反モーメント　43
肘関節可動性改善　44
肘関節機能改善　44
肘さがり　47
肘内側側副靱帯　36
　　——損傷　54
微弱電流　414
比重　370
非受傷場面　239
非接触型損傷　170, 196, 228, 260
ビタミンD　298
ピッチング　33
ヒップヒンジ　366
非特異的腰痛　66, 90, 91
ビート板　374
腓腹筋内側頭　140
標準体重　330
ピラティス　452
ヒールスライド　178
ヒールロック　434
疲労骨折　81, 326, 346, 347

ふ

ファンクショナルトレーニング　408
フィギュア　434
フォアハンド　62
フォロースルー期　31
不感温度帯　371
副運動　14
腹直筋　140
浮腫の軽減　415
復帰基準　232
フットバー　453
フットワークドリル　62
物理療法　414
プライオメトリクストレーニング　222
ブリッジング　399
不良姿勢　214

浮力　370
プルブイ　371
ブレッシング　235, 236
ブロック　278
　──テスト　113
フロートベルト　371
分裂膝蓋骨　345

片脚スクワット　181
片脚デッドリフト　268
片脚動作　230
片脚ホッピング動作　306
変性腱　220
扁平足　293

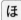

方向転換　234
　──動作　235, 236, 242
放散　393
母趾外転筋　295
母趾球　216, 305
　──荷重　261
ポジティブアプローチ　392
ホースシュー　434
保存療法　116
ボディメカニクス　393
骨付き膝蓋腱　175
ボール奪取　234, 238, 242
ホールド・リラックス　397
ホルモン療法　332
ボールリリース　31

ま

マクロ的漸進性　17

摩擦　267
マッスルペインリリーフ　402, 404
慢性足関節不安定症　248, 260

ミクロ的漸進性　18
無月経　326

メドマー　418
メンタリティー　2

モチベーション　19
モビリティ　442

野球肘　345
融合中心　401
有痛性外脛骨　345

1/4スクワット　178
腰椎終板障害　347
腰椎椎間板ヘルニア　66, 72
腰椎分離症　67, 80, 346, 348, 359
ヨガ　456
翼状肩甲骨　95
横アーチ　421
予防トレーニング　197
予防プログラム　233

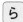

ラグビー　160
ラジオ波　415
ラダー　193
ランジ　200, 280
ランニング動作　261

リ

リカバリー　418
リコンディショニング　4, 5, 12
リ：スタイルポール®　61
リズミック・イニシエーション　395
離断性骨軟骨炎　347
リトルリーグショルダー　24, 345
リハビリテーション　2
リフォーマー　452
両足ジャンプ　280
リラクセーション　382
リリースポイント　46

レーザー　416
レシーブ　277
レッグエクステンション　183
レッグカール　181
レッグランジ　181
裂離骨折　349, 350
裂離損傷　142

欧文索引

AbHEC　296
ACL 再建術　9, 174
　　──後の競技復帰　236
ACL 受傷場面　236
ACL 損傷　9, 170, 196, 228, 349
　　──の危険因子　242
AN-LA　401
AN-ME　401
antemotion（AN）　401

Bennett 病変　24
bird & dog　121
BMI　330
body-awareness　456
bone marrow edema　113

centre of coordination（CC）　400
centre of fusion（CF）　401
centre of perception（CP）　401
clam exercise　192
closed kinetic chain（CKC）　7, 10

decline squat test　219
deep muscles　120
DOMS　443
double plane　23
draw-in　76
drop jump test　196
dynamic neuromuscular stabilization（DNS）　94

EBP　19
eccentric exercise　288, 295
EMS　417

enthesis organ　284
extrarotation（ER）　401

fascial manipulation®（FM）　403, 404
femoroacetabular impingement（FAI）　109, 116
fibular translation test　254
FIFA 11+　239
figure 8 hop test　258
flossing band　148
forward step down test　11
Functional Movement Screen（FMS®）　74, 91

groin pain　116, 124
　　──チェックリスト　125
growth spurt　344

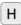

Haglund deformity　287
half sitting　212, 213
hamstring strain injury（HSI）　153
heel cord　290
heel height difference（HHD）　178, 358
heel pad　293
heel to hip distance（HH）　178
high intensity zone（HIZ）　69
hip-spine syndrome　108

IASTM　148
internal impingement　26
intrarotation（IR）　401

Joint by Joint Theory　73, 88, 90, 91

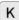

Kager's fat pad　285, 290, 448
Kemp test　359
knee bent walk　255
knee-in toe-out　8, 224, 225

lateromotion（LA）　401
LEA　330
　　──の改善　332

maximum external rotation（MER）　22
mediomotion（ME）　401
mindfulness　456
misuse　13
mobility　410
model-based image-matching（MBIM）法　171
Modic change　69
modifiable risk factors　196
modified drop squat　214
modified Thomas test　191
movement　410
MRI　140
muscle pain relief　402, 404
myofascial release　402, 404

NRS　358

OCD　40
open kinetic chain（OKC）　7, 10, 226
Osgood-Schlatter 病　220, 342, 344, 345, 358, 424
ossicle　344
overuse　6, 284, 320

overuse 外側縦アーチ低下型　320
overuse 回内足　320
overuse 内側縦アーチ上昇型　320

PED　71
pelvic instability　110
pivot shift test　172
plank　121
PM テスト　360
PNF　392
POLICE　302
post athletic rehabilitation　167
pretalar fat pad　448
pump bump　287

red flags　66
RE-LA　401

RE-ME の対角線　401
remodeling　210
resisted side stepping　193
retromotion（RE）　401
return to training　167
RICE 療法　145, 191, 250, 252

Segond 骨折　173
selective functional movement
　assessment（SFMA）　91
Sever 病　345
SFMA　442
short foot exercise　254
side hop test　258
Sinding-Larsen-Johansson 病　220,
　342, 344
single leg hop test　308
single leg squat test　196
single plane　23

somatoemotional release　404
squeeze test　254
stability　410, 442
stability & motor control dysfunction
　（SMCD）　128
straight leg raise（SLR）　178
suture-button device　251

tendinitis　285
tendinosis　285
TFCC　54
Therapeutic Use Exemptions（TUE）
　5
Thomas test 変法　212

Y-balance test　306

検印省略

アスレティックリハビリテーションガイド
競技復帰・再発予防のための実践的アプローチ

定価（本体 5,800円＋税）

2008年5月2日　第1版　第1刷発行
2018年10月29日　第2版　第1刷発行
2025年2月2日　　同　　第4刷発行

編　者	福林　徹・武冨　修治
	ふくばやしとおる　たけとみ しゅうじ
発行者	浅井　麻紀
発行所	株式会社 文光堂
	〒113-0033　東京都文京区本郷7-2-7
	TEL（03）3813-5478（営業）
	（03）3813-5411（編集）

ⓒ 福林　徹・武冨修治, 2018　　　　　　印刷・製本：広研印刷

ISBN978-4-8306-5187-8　　　　　　　　Printed in Japan

- 本書の複製権，翻訳権・翻案権，上映権，譲渡権，公衆送信権（送信可能化権を含む），二次的著作物の利用に関する原著作者の権利は，株式会社文光堂が保有します．
- 本書を無断で複製する行為（コピー，スキャン，デジタルデータ化など）は，私的使用のための複製など著作権法上の限られた例外を除き禁じられています．大学，病院，企業などにおいて，業務上使用する目的で上記の行為を行うことは，使用範囲が内部に限られるものであっても私的使用には該当せず，違法です．また私的使用に該当する場合であっても，代行業者等の第三者に依頼して上記の行為を行うことは違法となります．
- JCOPY〈出版者著作権管理機構 委託出版物〉
本書を複製される場合は，そのつど事前に出版者著作権管理機構（電話 03-5244-5088，FAX 03-5244-5089，e-mail：info@jcopy.or.jp）の許諾を得てください．